Haug

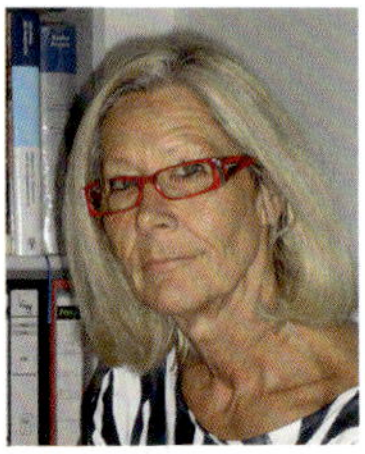

Dorothea Prodinger-Glöckl

Dorothea Prodinger-Glöckl, geb. Harmony (Jg. 1944), ist Krankengymnastin und Osteopathin. Von 1966–1976 arbeitete sie in Wien, seit 1977 hat sie eine eigene Praxis in Kirchheim bei München. 1992 Zusatzausbildung in Sport und Rehabilitation, ab 1997 Betreuung einer Olympiateilnehmerin im Siebenkampf der Frauen, Ergänzung der eigenen Praxis um ein Rehabilitationszentrum. Ab 1993 Ausbildung zur Osteopathin. Abschluss mit BAO-Urkunde 2005. Seit 1998 Zusammenarbeit mit der kieferorthopädischen Universität Jena und Erfurt bei Prof. Dr. Kopp. Ab 2006 Zusammenarbeit mit der kieferorthopädischen Universitätsklinik in Frankfurt/Main. Durchführung wissenschaftlicher Arbeit und Messungen sowie Durchführung von Seminaren in Zusammenarbeit mit Prof. Dr. Kopp. Seit 2003 liegt ihr Schwerpunkt auf Kiefergelenksproblematiken (CMD) und Durchführung interdisziplinärer Seminare. Seit Herbst 2011 Studium der Osteopathie an der Steinbeis-Hochschule Berlin.

Dorothea Prodinger-Glöckl

CMD in der Osteopathie

Interdisziplinäre Zusammenarbeit mit der Kieferorthopädie

243 Abbildungen

Karl F. Haug Verlag · Stuttgart

Bibliografische Information der Deutschen Nationalbibliothek

Die Deutsche Nationalbibliothek verzeichnet diese Publikation in der Deutschen Nationalbibliografie; detaillierte bibliografische Daten sind im Internet über http://dnb.d-nb.de abrufbar.

Anschrift der Autorin:

Dorothea Prodinger-Glöckl
Praxis für Osteopathie B.Sc.
Briennerstraße 11/V
80333 München

Karl F. Haug Verlag in Georg Thieme Verlag KG
Rüdigerstraße 14, 70469 Stuttgart, Germany
www.haug-verlag.de

Printed in Germany

Covergestaltung: © Thieme
Bildnachweis Cover: Kopf © SciePro/stock.adobe.com
Satz: Druckhaus Götz GmbH, Ludwigsburg
Druck: Grafisches Centrum Cuno, Calbe

ISBN 978-3-8304-7468-5 2 3 4 5 6

Auch erhältlich als E-Book:
eISBN (PDF) 978-3-8304-7469-2
eISBN (ePub) 978-3-8304-7665-8

Geleitwort

Dr. Wurst und das Garagentor

Dr. Wilhelm Wurst hatte sich ein schönes neues Garagentor geleistet und war mit dem Anblick sehr zufrieden. Doch vom ersten Tag des Einbaus an war ständig sein Reifen hinten links platt. Er ließ regelmäßig den Reifen reparieren, aber es half nichts: die Luft entwich weiter, und er wurde langsam ärgerlich („psychisch alteriert"). Da sagte ihm sein Freund, der immer den Reifen richten musste, er solle doch einmal sein Auto nicht hinten an der Wand parken, sondern etwas weiter vorn hinstellen. Dr. Wurst entfernte die dicke innere Verblendung des Tores, damit das Fahrzeug weiter vorn stand und siehe da, der Reifen machte keinen Ärger mehr.

Nun wollte Dr. Wurst aber wissen, was es war, und fand hinten in der Garage die Ursache für das Malheur: ein vergessenes kleines Brett mit einem herausstehenden Nagel, das beinahe unsichtbar dort lag. Seine gute Laune kehrte zurück und zur Sicherheit parkte er sein Auto in Zukunft weiter vorn.

Der Freund ist natürlich der Osteopath, die Garage der Mund oder das Kiefergelenk und das Tor könnte eine neue Frontzahnkrone sein, die zu dick gestaltet wurde. Das Umparken des Autos (Unterkiefer) entspricht dem Effekt einer Schiene, der Nagel ist z. B. eine Störung im Bereich der bilaminären Zone (Schmerzen, Diskusverlagerung o. Ä.).

Nach all der Mühe sollte es uns gemeinsam gelingen, der Familie Dr. Wurst und ihren Leidensgenossen weiteres Leid zu ersparen.

Herrsching, im Februar 2013
Dr. Walter Kerf

Danksagung

Für die Möglichkeit, meine Gedanken und angesammelten Erkenntnisse in Buchform festzuhalten, danke ich Frau Grübener vom Haug Verlag, der Initiatorin dieses Projekts.

Vor allem aber danke ich meinen Patienten, von denen ich immer wieder lernen und somit mein Behandlungsspektrum erweitern konnte. Sie haben mich auch ermuntert, meine Erfahrungen festzuhalten.

Mein besonderer Dank gilt Herrn Prof. Dr. Stefan Kopp, der mir das Wissen der Zahnmedizin mit viel Geduld und in großartiger Zusammenarbeit nahegebracht hat. Mein heutiges Wissen beruht auf dieser Basis. Ebenso möchte ich mich bei Herrn Prof. Dr. Rainer Breul für sein unerschöpfliches Wissen der Anatomie, welches er mir immer zur Verfügung gestellt hat, bedanken.

Meiner Kollegin Emanuela Bartmer-Leitl besten Dank, die mich beriet und mir immer wieder auf die Finger klopfte, wenn ich zu großzügig und nicht exakt genug in meiner Beschreibung war. Ebenso gilt mein Dank Frau Beatriz Baumann sowie meiner treuen Weggefährtin, Frau Katrin Welz.

Des Weiteren danke ich Frau Dr. Ohlendorf, Frau Dr. Menzel, Herrn Dr. Kerf, Frau Dr. Dietrich und Frau Gruber für ihre Beiträge, Herrn Dr. Ohling für das T-Scan, Frau Gabriele Götz, Herrn Cremer für ihre Kommentare und Herrn Dr. Breiter für seine Unterstützung in der EDV.

Tausend Dank auch all den vielen Anderen, die mich immer wieder aufrichteten, wenn ich eigentlich aufgeben wollte.

Vor allem aber danke ich meinen Mann für seine unendliche Geduld mit mir.

Heimstetten, im Februar 2013
Dorothea Prodinger-Glöckl

Vorwort

„Wo Bewegung verhindert wird, macht sich Krankheit breit." (Andrew Taylor Still, 1828 – 1917)

Hinter der Diagnose „craniomandibuläre Dysfunktion (CMD)" steht mehr, als bis jetzt auf dem medizinischen Gebiet angenommen wird. Dieses Buch soll den Leser weitläufig auf die Problematik der CMD hinweisen, die mich seit Jahrzehnten fasziniert und auch nicht mehr loslässt.

Dieses Buch entstand aus den Erfahrungen und Beobachtungen des osteopathischen Praxisalltags. Es ist sehr beruhigend, nach Behandlungen festzustellen, dass manchen Patienten Lebensqualität zurückgegeben werden konnte. Offenheit und genaues Beobachten durch den Behandler sind dabei wichtige Voraussetzungen. Hindernisse sollte man erkennen, genau definieren und Wege finden, um sie zu beseitigen.

Dysfunktionen des craniomandibulären Systems (CMS) beeinflussen sehr unterschiedliche körperliche Funktionen. Noch unzureichend ist unser Verständnis zur gesamten Komplexität dieses Systems, v. a. zu den Zusammenhängen der Strukturen und Funktion und insbesondere dem zentralen Nervensystem (ZNS). Kraftvektoren, die über unseren Kauapparat auf das ZNS einwirken, verursachen manch abenteuerliche Symptome. Eine sich für uns oft völlig unverständlich darstellende Symptomatik, die uns gelegentlich an der Darstellung des Patienten zweifeln lässt, kann jedoch bei genauer Betrachtung anatomisch funktionell nachvollziehbar sein. Die Vielzahl der Symptome ist so groß, dass es zunehmend erforderlich ist, interdisziplinär zusammenzuarbeiten – angefangen über die Diagnostik bis hin zur Therapie.

Die Wechselwirkung der Kaufunktion und der neuromuskulären Symptomatik gehört bedauerlicherweise noch nicht zum medizinischen Allgemeinwissen. In der Osteopathie fehlen teilweise wissenschaftliche Arbeiten, die die Theorien und Erfolge der CMD-Behandlung belegen. Die medizinische Akzeptanz ist allerdings notwendig, um den Patienten einen Zugang zu diesen ganzheitlichen Therapieformen zu ermöglichen. Die Dokumentation weiterer Beobachtungen und Erfahrungen ist erforderlich, um Therapieansätze und -erfolge allgemein zugänglich zu machen und weiterzuentwickeln, ebenso evidenzbasierte Studien, um diese Theorien und Beobachtungen wissenschaftlich zu untermauern. Nur so kann die Effektivität dieses Behandlungskonzepts sichergestellt werden. Dabei ist zu vermeiden, osteopathischen Therapievorstellungen kritiklos gegenüberzustehen, ohne sie auf eine (sichere) fundierte Basis zu stellen. Genauso wenig darf es vonseiten der Mediziner zu vorschnellen Verordnungen kommen, ohne vorher zu differenzieren, ob die Schmerzen nicht aus dem funktionellen neurophysiologischen Bereich kommen, also der osteopathischen Behandlung zugänglich sind. Inwieweit ausschließlich wissenschaftliche Belege den Nutzen eines ganzheitlichen Therapiekonzepts wie der Osteopathie zu belegen vermögen, ist fraglich, da vergleichende Untersuchungen zu einzelnen Grifftechniken diesem sicherlich nicht gerecht werden können.

Immer wieder kommt die erstaunte Frage von Patienten und Ärzten: „Kann man das wirklich spüren?" Natürlich kann ein Osteopath Störungen in den Geweben und Regelkreisen des Körpers spüren. Es ist schließlich sein tägliches Brot, mit seinen Händen zu fühlen. Das menschliche Gehirn hat im Laufe der Zeit viele Verknüpfungen im ZNS aufgebaut, es ist trainierbar. Je nachdem, wie viel man lernt/trainiert, vergrößern sich Teile des Gehirns und die Leistung wird effizienter. Dies gilt auch für den osteopathisch arbeitenden Therapeuten, der sein Spüren und Fühlen täglich trainiert. Aber ohne die genaue Kenntnis von Anatomie, Neurophysiologie und ohne das Verständnis für funktionelle Zusammenhänge nützen die besten Hände nichts. Es ist ein absolutes Muss, diese bis ins Detail zu kennen. Dadurch ist ein Osteopath fähig, die Strukturen, wichtige Zusammenhänge und deren Fehlsteuerungen durch gezielte Diagnostik zu erkennen.

In dem vorliegenden Buch wird eine Vielzahl an Sichtweisen, aktuellen diagnostischen und therapeutischen Möglichkeiten vorgestellt, die derzeit verfügbar sind. Es soll dem Interessierten, auf der Basis meines heutigen Wissenstands, als Anregung bei der Diagnose und Behandlung der CMD dienen. Osteopathische Behandlungen bei CMD-

Patienten sind nicht nur ein Lockern von Muskelstrukturen, sondern ein weiträumiges anatomisches, biomechanisches Behandlungskonzept, das den Menschen mit all seinen Strukturen ganzheitlich betrachtet. Globales Denken und Erwägen aller Möglichkeiten ist bei CMD-Patienten gefragt, denn die Behandlungsmöglichkeiten sind ebenso vielfältig wie sich die Symptomatik der CMD darstellen kann. *„Es gibt nur sieben Musiknoten, und trotzdem Millionen Kombinationen“* (Barral et al. 1993, S. 159). – Wie viele Möglichkeiten sind dann erst in unserem Körper vorhanden?

Jean-Pierre Barral schreibt treffend: *„Der Mensch bildet eine Totalität: Er stellt eine zusammenhängende Ganzheit von Knochen und Muskeln – wodurch er sich bewegen kann – sowie der Eingeweide dar, welche das Funktionieren dieser Ganzheit gewährleisteten. Das Leben ist Bewegung, Rhythmus, Austausch, andauernde Anpassung an neue Sachverhalte, Aufnahme, Abstoßung, Abwehr … bis zum Tode, wo alles zu enden scheint.“* (Barral, 1993).

Wir sind dazu aufgefordert, diese Möglichkeiten zum Wohle der Patienten auszuschöpfen!

Heimstetten, im Februar 2013
Dorothea Prodinger-Glöckl

Literatur

Barral J-P, Mathieu JP, Mercier P. Die Untersuchung der Wirbelsäule: Handbuch für die Osteopathie. Klein Dokkaai, Belgien: Osteo 2000 B.V.B.A.; 1993

Barral J-P, Mercier P. Viszerale Manipulationen I: Handbuch für die Osteopathie. Klein Dokkaai, Belgien: Osteo 2000 B.V.B.A.; 1994

Inhaltsverzeichnis

Teil II

Anhang

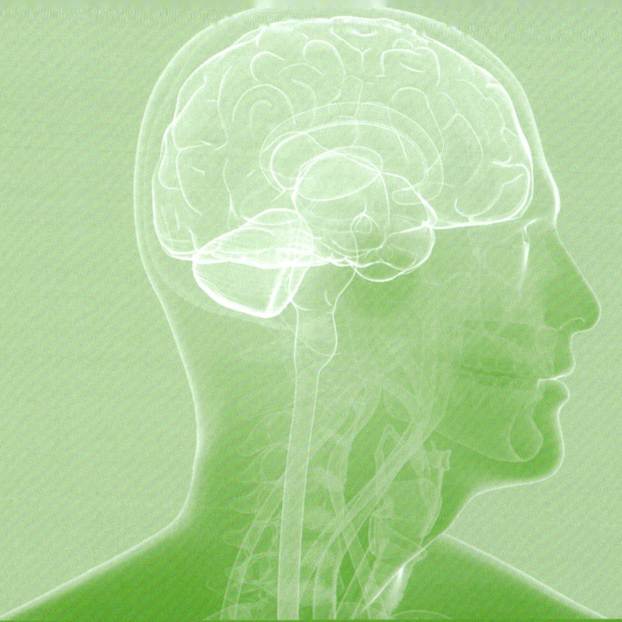

Teil 1 – Theorie

1 Einleitung

Faszination kraniomandibuläre Therapie: Eine Disziplin, die wegen der hohen Komplexität mit eine der größten Herausforderung ist und jegliches wissenschaftliche Herz höher schlagen lässt. Die Komplexität der Symptome bringt immer wieder neue Erkenntnisse und Denkansätze, die oft jegliche aktuelle Vorstellung zu dieser Thematik übertreffen. Nun ist es an der Wissenschaft, hier die Beweisführung zu erarbeiten. Der Praktiker wiederum ist gefordert, zu beobachten, Fakten zusammenzutragen und diese durch Studien zu erhärten. Fangen wir einfach an.

Die CMD ist ein sehr weitreichendes Fachgebiet, das in der heutigen Zeit immer mehr Aufmerksamkeit gewinnt. Veröffentlichungen in der Presse und im Fernsehen haben dies ermöglicht. Viele Symptome, die noch in der Vergangenheit als psychosomatisch eingestuft wurden, werden heute als CMD anerkannt. Das ist ein enormer Fortschritt für die betroffenen Patienten, durch den sich ihr Leidensweg erheblich verkürzen kann. Medikamente sind oft nicht wirksam, da die Problematik in den Strukturen und deren Zusammenhängen zu finden ist und nicht in chemischer Unzulänglichkeit.

CMD-Patienten leiden an dem Unverständnis ihrer Umgebung, fühlen sich missverstanden, nicht ernst genommen, allein gelassen mit ihren Problemen und Schmerzen. Es ist erstaunlich, wie viel Vertrauen von den Patienten aufgebracht wird, wenn man signalisiert, dass man ihre Probleme versteht und im Rahmen der bis jetzt bekannten therapeutischen Möglichkeiten bereit ist, sein Wissen und Handeln einzubringen. Die Patienten akzeptieren gemeinhin, dass keine Wunderheilung möglich ist und sind schon mit der Linderung ihrer Beschwerden zufrieden.

All die Beobachtungen und Erfahrungen, die aufseiten der Zahnmedizin und Osteopathie erworben wurden, müssen und sollen wissenschaftlich untermauert werden, um in der breiten Bevölkerung und den medizinischen Fachbereichen Akzeptanz zu erlangen, zum Wohle der betroffenen Patienten.

Interdisziplinäre Zusammenarbeit der Zahnmediziner und Osteopathen ist ein notwendiger Schritt in die richtige Richtung, d. h. dem gemeinsamen Behandeln von CMD-Patienten. Der jeweiligen Fachrichtung stehen alleine geschätzte 50% (laut Autorin) der Möglichkeiten zur Verfügung, die Dysfunktionen zu entkoppeln, während bei einem gemeinsamen Vorgehen unter Umständen Schmerzfreiheit erreichbar wäre. So wäre es wünschenswert, dass Zahnmediziner osteopathisches komplexes Denken nachempfinden und in ihr Konzept mit einbeziehen und dass Osteopathen das Wissen der Zahnmedizin verstehen und erkennen, wo sich Fehlkontakte befinden, und dieses neu erworbene Wissen in Theorie und Praxis umsetzen. Es wichtig zu verstehen, warum und zu welchem Zweck Schienen verwendet werden und welches Schienendesign was bewirken kann und muss.

Die CMD ist kein spezielles Krankheitsbild, sondern setzt sich aus mehreren Dysfunktionen zusammen. Nur die Dysfunktion der Okklusion (Verzahnung) alleine stellt noch kein CMD dar. Es hängt davon ab, inwieweit Adaption und Kompensation möglich ist. Kommen zu einer okklusalen Dysfunktion noch kraniale Funktionsstörungen, wie z. B. ein HWS-Syndrom (HWS = Halswirbelsäule) und/oder viszerale Störungen und/oder Arhythmien, stehen dem Organismus nicht mehr genügend Kompensationsmöglichkeiten zur Verfügung. Erst jetzt spricht man von einer CMD, und die „Badewanne“ ist bildlich gesprochen am „Überlaufen“ (▸ **Abb. 1.1**).

In der heutigen schnelllebigen Zeit, in der Stress an der Tagesordnung und das Burn-out-Syndrom kein Fremdwort mehr ist, ist es erforderlich, Strategien zu entwickeln, um mit diesen vielfältigen Symptombildern umzugehen.

Erschwerend kommt hinzu, dass in der Praxis wenig Zeit für Kommunikation bleibt, die Individualität der Person wenig respektiert werden kann, oft das Anhören der Patienten entfällt, die Entscheidungsfreiheit, welchen Therapieweg der einzelne gehen möchte, immer seltener zur Verfügung steht. Alles soll schnell gehen, ohne Respekt der Situation und Person. So entstehen Frust

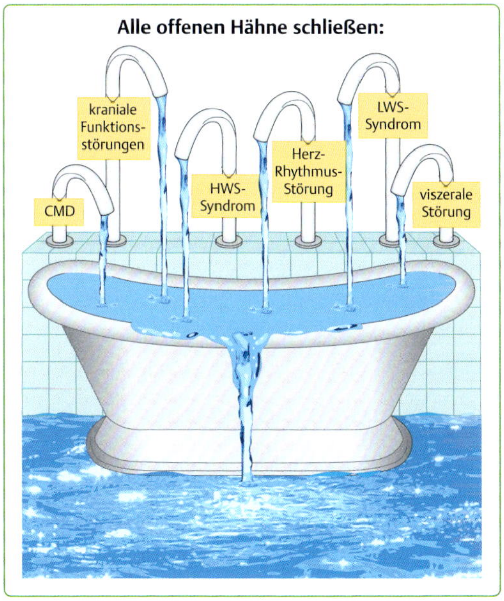

▶ **Abb. 1.1** Mögliche Ursachen einer CMD.

und Resignation der Patienten. Der Druck verstärkt sich weiter und der „Circulus vitiosus" beginnt.

Dem Kiefergelenk muss mehr Beachtung zukommen, da Stress- und Druckbewältigung heutzutage nicht durch körperliche Arbeit, sondern durch Pressen und Knirschen abgebaut werden. In folgenden Redewendungen kommt dies sehr schön zum Ausdruck: „Beiß die Zähne zusammen" – „Schluck den Ärger runter" – „Der hat Biss" – „Beiß dich durch" usw.

Die interdisziplinäre Arbeit versucht hier einen Ausgleich zu schaffen, indem sie dem Kauapparat die Möglichkeit der Kraftumverteilung durch eine Schiene sowie die Elastizität einzelner Strukturen durch Mobilitätstechniken der Osteopathie gibt. So besteht die Möglichkeit, nicht sinnvoll aufgebrachte Kräfte im Sinne eines Tensegrity-Modells weiterzuleiten (▶ S. 14). Gute Kommunikation zwischen den Fachdisziplinen sowie mit den Patienten ist hierbei eine wichtige Voraussetzung.

Es liegen bislang wenige konkrete Studien und Untersuchungen vor, die die Wechselbeziehungen von Kiefer und Körper klar darstellen und belegen. Beobachtungen sowie Erfahrungen aus der Praxis zeigen aber, dass der Weg der interdisziplinären Zusammenarbeit zur Behandlung der CMD geeignet und gangbar ist.

In diesem Buch soll aus osteopathischer und zahnmedizinischer Sicht die interdisziplinäre Therapie dargelegt werden, v. a. wann und in welcher Weise diese sinnvoll erscheint.

1.1 Schmerz und CMD

Schmerzen und Dysfunktionen im CMS beeinflussen viele Körperfunktionen. Oft kommt es zu „rätselhaften" und dauerhaft „chronischen" Befunden. Obwohl seit geraumer Zeit auf mögliche Zusammenhänge zwischen Schmerz und Dysfunktion hingewiesen wird, ist das medizinische Wissen über die Morphologie und Funktion noch nicht ausreichend gesichert. Das Nichterkennen der Problematik wird meist noch verstärkt, da es keinerlei sichtbare Zusammenhänge zwischen Okklusion und funktionellen Befunden gibt. In den letzten Jahren wurde das Wissen über die CMD in der täglichen Praxis erweitert, die Diagnose „CMD" immer öfter gestellt. Dieses vermehrte Interesse lässt hoffen, dass mehr Forschung im Bereich des Kraniums, des ZNS, zu verbesserten Diagnosen und Behandlungsmethoden führt.

Der Kauapparat nimmt eine zentrale funktionelle und strategisch äußerst wichtige Stellung ein. Funktionen, wie Kauen und Trinken, sind lebensnotwendig. Der Kauapparat kann extrem hohe Druckkräfte entwickeln. Kraftausdauer, Kraftspitzen sind schon von jeher Voraussetzung zum Überleben gewesen. In unserer heutigen Zeit werden extreme Beiß- und Kaufunktionen weniger gebraucht als vor Tausenden von Jahren. Heute beeindruckt es uns, wenn im Zirkus Akrobaten z. B. Menschen mit den Zähnen halten können und diese hängenden Personen dann auch noch Pirouetten drehen, oder wenn Personen wie Rathakrishnan Velu 300 t schwere Züge 2,8 m mit den Zähnen in einen Bahnhof ziehen (AFP 2007). All diese Extreme kann der Kauapparat ausführen. Daran sieht man, welch ungeheure Kraftpotenziale der Kiefer besitzt.

Der Evolutionsmediziner, Daniel Liebermann, der Harvard University Cambridge, USA, untersuchte den Kauapparat unserer Vorfahren und stellte fest, dass diese über eine ebenmäßige Oberkieferzahnreihe verfügten und die Backenzähne eine optimale Okklusion aufwiesen. In der Steinzeit musste bei der Nahrungsaufnahme z. B. rohes Fleisch vom Tier abgerissen und harte Wurzeln so lange zu Brei gekaut werden, bis sie zu schlucken waren. Dadurch war der Kiefer kräftig ausgeprägt, die Zähne hatten Platz (Zittlau 2012). In unserer heutigen Zeit ist dies nicht mehr nötig, da uns rund um die Uhr weiche Nahrung zur Verfügung steht.

Dabei braucht der Kiefer Belastung und funktionelle Bewegung. Wird die Funktion verändert, folgt die Struktur dieser Veränderung – der Kiefer wird aufgrund der verringerten Belastung kleiner, die Zähne finden keinen Raum mehr (Zittlau 2012). Bleibt die Frage, ob dies ebenfalls ein Grund für die Häufung von CMD-Fällen sein kann.

1.1.1 Belastungskräfte des Kauapparats

Belastungskräfte im Kauapparat betragen im Frontbereich im Mittel 250 N, 400 N im prämolaren und 700 N im molaren Bereich (Colicchia u. Wiesner 2010). Bei Stress steigen die Werte auf das Doppelte an.

Belastbarkeit ist individuell und abhängig von Alter, Gesundheits- und Gemütszustand. Ein älterer Mensch kann nicht die gleiche Leistung erbringen wie ein junger. Eine chronisch oder akut kranke Person wird nicht die gleiche Leistung zeigen wie ein gesunder Mensch. Noch gravierender wirkt sich der psychische Zustand eines Menschen aus. Um Leistung zu erbringen, bedarf es starker Willenskraft. Solange diese Willenskraft vorhanden ist, ist der Mensch fähig, mit jeder Situation, jeder Krankheit fertig zu werden und jede geforderte Leistung zu erbringen. All dies drückt sich in der Kraft der Zähne aus: „Man beißt sich durch." Wie Prof. Dr. S. Kopp es zutreffend in seinen Seminaren sagt: *„Was sind die drei wichtigsten Dinge im Leben eines Menschen? Fressen, Saufen, Knutschen! Und das alles findet im Kauapparat statt."*

Unsere heutige Stressbelastung wird nicht mehr durch Holzhacken, durch Schrubben der Fußböden mit der Hand usw. abgebaut, sondern über den Kiefer mit Knirschen und Pressen. Nimmt man an, dass bei Stress das Doppelte von 700 N (im Mittel) aufgebracht wird, so entstehen Druckkräfte von über 1400 N (Kraft geht niemals verloren!). Die Summe aller Kräfte muss Null sein (Newton'sches Gesetz), d. h. auch die Kräfte, die auf den Kauapparat einwirken, müssen kompensiert werden. Kraftspitzen entstehen immer dort, wo das System starr und unbeweglich ist. All diese Kräfte werden an und in unser Kranium, in dem unser ZNS liegt, weitergegeben. Es ist unser Integrations-, Koordinations- und Regulationsorgan für den gesamten Körper. Bei Verletzungen dieses sensiblen Gebiets wissen wir, dass es zu enormen Schädigungen kommt. So ist es gut vorstellbar, dass die Belastungen aufgrund von Stressabbau über den Kauapparat im gesamten Körper Dysfunktionen auslösen können und müssen.

1.1.2 Neurophysiologisches System

Unser Kauapparat unterliegt einem hochsensiblen neurophysiologischen System (▸ **Abb. 1.2**), selbst kleinste Teilchen können darüber ertastet werden. Hat sich beim Essen ein noch so kleiner Speiseteil zwischen 2 Zähnen eingebissen, spielt die Zunge so lange an dem Störfaktor, bis dieser wieder entfernt ist. Die Selbstregulation wird aktiviert. Ist es aber nicht möglich, diesen Speiseteil gleich zu entfernen, reagiert das System mit Dysfunktion, z. B. Kopfschmerz. Diese wichtigen funktionellen Einheiten beeinflussen sich gegenseitig.

Nicht umsonst ist die Präsenz der Rezeptoren im stomatognathen System so hoch, wie folgende Rezeptorenzahlen zeigen: Im Oberkiefereckzahn befinden sich pro cm^2 400 taktile Rezeptoren, im Unterkiefer pro cm^2 300 taktile Rezeptoren. Zum Vergleich: An der Fingerbeere befinden sich 200 Rezeptoren pro cm^2 und nur 20 Rezeptoren pro cm^2 an der Hautoberfläche (Kopp 2009).

Das Kausystem als Regelkreis (▸ **Abb. 1.3**) unterstreicht die Wichtigkeit der Kaufunktion. Eine Okklusion (F-Fühler), die Dysfunktionen aufweist, muss zwangsläufig zu Irritationen im ZNS (R-Regelstrecke) führen. Dieses hochsensible System ist fähig, kleinste Teilchen im Bolus zu ertasten und spontan zu reagieren. Okklusion und Kiefergelenk sind die Strukturen (F-Fühler), die die Information aufnehmen und dafür sorgen, dass die Muskulatur, aufgrund der Mechanorezeptoren (Vater-Pacini-, Golgi-Mazzoni-, Ruffini-Körperchen der Kapsel), adäquat, feinabgestimmt (R-Regelstrecke) reagiert.

Steuerung von Bewegungen

Schliff-Facetten führen über das ZNS zur Zwangsfunktion und rufen bestimmte „Muster" in Muskulatur, Faszien, Nerven und Gefäßen des gesam-

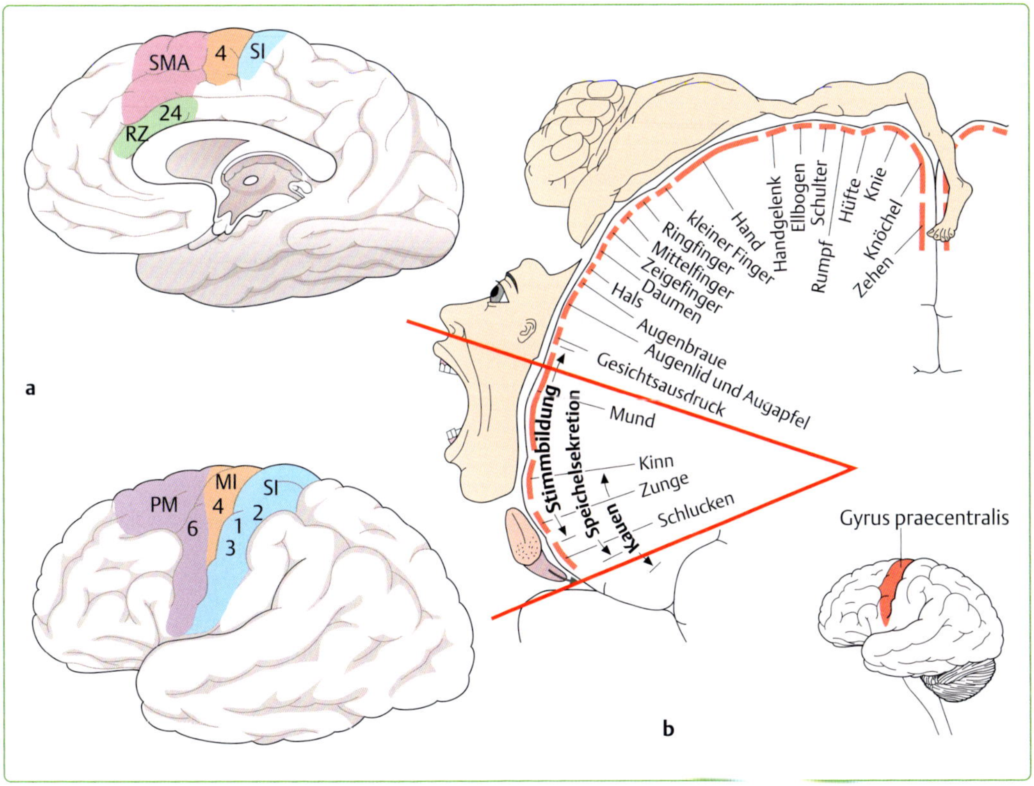

▸ **Abb. 1.2** Sensomotorisches Kortexareal des vom N. trigeminus gespeisten Gebiets. Bis Ende des 3. Monats nimmt der Raum der zu entwickelnden neuronalen Struktur ca. die Hälfte des ganzen Embryos ein.

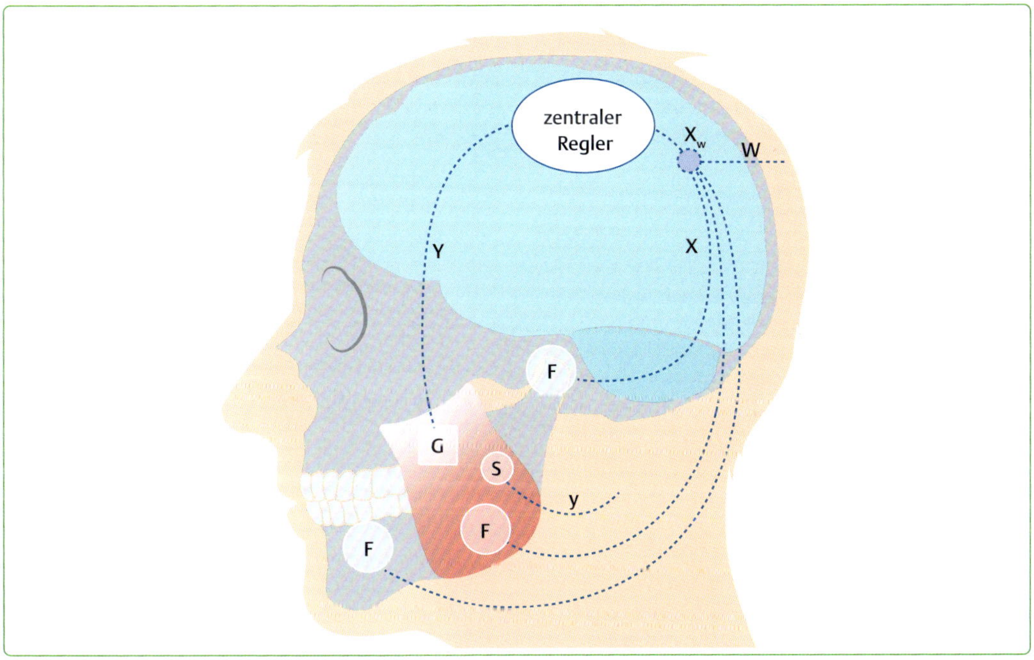

▸ **Abb. 1.3** Das Kausystem als vereinfachter Regelkreis – G: Stellglied, F: Fühler, X: Regelgröße, W: Sollwert, Xw: Regelabweichung, Y: Stellgröße, γ: Empfindlichkeitseinstellung des Fühlers.

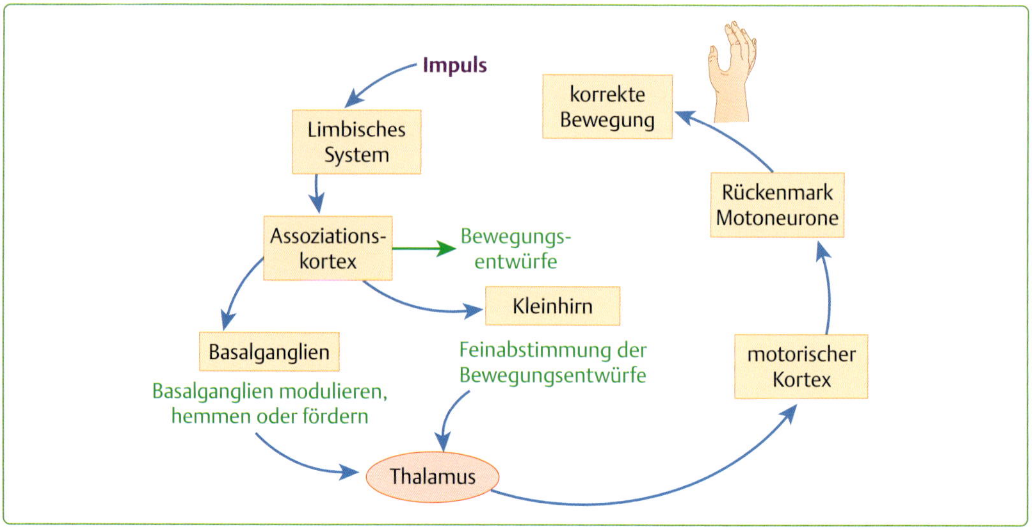

▶ **Abb. 1.4** Zentrale Regulation der Motorik.

ten Körpers ab. In der zentralen Motorikregulation wird der Impuls vom limbischem System an den Assoziationskortex weitergeleitet (▶ **Abb. 1.4**). Hier finden Bewegungsentwürfe statt. Um eine Feinabstimmung zu erreichen, werden die Impulse an Basalganglien und das Kleinhirn (Zerebellum) geleitet, in denen eine Modellierung durch Hemmung oder Förderung der Impulse stattfindet. Diese Informationen gelangen über den Thalamus in den motorischen Kortex und werden über die extrapyramidalen Bahnen an die Motoneuronen und an das Rückenmark weitergeleitet. Resultat ist eine korrekte Bewegungsausführung.

Jede ausgeführte Muskelaktivität durchläuft das limbische System, selektive Alleingänge sind im ZNS nicht möglich. Kommt es zu Fehlinformationen des zentralen Systems, äußern sich diese in der Peripherie als Dysfunktionen.

Einfluss von Emotionen

Auch Emotionen werden über das limbische System geschaltet. Einige der Thalamuskerne stehen in Verbindung mit den Amygdalae und haben einen Einfluss auf die Emotionen. Die Amygdala ist auf Angstreaktionen programmiert. Sie sendet unbewusste Emotionen zur Einleitung vegetativer Reaktionen.

Fornix und Hippocampus sind die Schnittstelle von Gedächtnis und Emotionen. Es wird auf eingelagerte Informationen zurückgegriffen, um bekannte Informationen zu bestätigen. Im Hypothalamus werden hormonelle Veränderungen ausgelöst, die den Puls und die Muskelkontraktionen erhöhen. Im Gyrus cinguli erfolgt die vegetative Modulation des psycho- und lokomotorischen Antriebs.

Sehr viele emotionale Informationen führen auch über kortikale Bereiche, in denen die Aufmerksamkeit und Reaktion gesteuert wird.

Bewegungen lösen Emotionen, und Emotionen lösen Bewegungen aus.

1.1.3 Schmerzentstehung

Schmerzen liegen im Allgemeinen funktionelle Störungen, Veränderungen des Gewebes zugrunde. Schmerz entsteht im Gehirn! Schmerz ist Warn- und Schutzsignal und somit nicht Ausdruck einer unzureichenden Schmerzmedikation. Schmerz hat auch subjektive Komponenten.

Schmerzursachen können muskulär, ligamentär, nerval, faszial und/oder periostal bedingt sein. Überlastung, egal welcher der genannten Struktur, führt zur Ausschüttungen von Schmerzmediatoren (z. B. Histamin, Serotonin) sowie weiterer Substanzen (Prostaglandine usw.), die die

Schmerzwahrnehmung beeinflussen, in dem Gewebe. Schmerz ist Aufnahme, Weiterleitung und Verarbeitung noxischer Signale.

Assoziationsgebiete nehmen ca. 80% der Kortex ein. Sie sind verantwortlich für die Interpretation von Sinneswahrnehmung und Zuordnung von Handlungskonsequenz (s. o.), und sie sind afferent und efferent mit Primärgebieten verbunden (Faller u. Schünke 2004, S. 608). Der Tractus spinothalamicus leitet Schmerz und Temperatur. Schmerzimpulse werden über diesen Tractus zum Thalamus geleitet. Synaptische Kontakte, die bei einer Verschaltung stattfinden, können vom Gehirn beeinflusst werden. Dies geschieht durch absteigende Fasern aus unterschiedlichen ZNS-Regionen. Schnelle Aδ-Fasern (Reizleitungsgeschwindigkeit: 20 m/s) und langsame C-Fasern (Reizleitungsgeschwindigkeit: 2,5 m/s) werden über das Rückenmark an das Großhirn (Kortex) weitergeleitet (Trepel 2003).

1.1.4 Schmerzcharakter

Der chronische Schmerz ist lang andauernd (mindestens 6 Monate), unklarer Genese und auf körperlicher und psychologischer Ebene nicht vollständig erklärbar, im Gegensatz zum akuten Schmerz, der von kurzer Dauer und meist gut behandelbar ist.

Das **biopsychosoziale Modell** des Schmerzes sagt aus:

- bio: Nozizeptor, Nerven, Rückenmark, Thalamus, limbisches System, Kortex
- psycho: Gedanken, Gefühle, Bewertung
- sozial: Umfeld

Dies alles muss beim chronischen Schmerz mit berücksichtigt werden, der bei CMD-Patienten vorherrschend ist.

Der auftretende Schmerz lässt Aussagen über die betroffenen Strukturen zu:

- Afferente Fasern des Typs A zeichnen sich durch helle Schmerzen aus, sind gut lokalisierbar und lösen einen Fluchtreflex aus (Verletzung).
- Fasern des Typs C sind nicht gut lokalisierbar, äußern sich brennend, tobend, dumpf und führen dazu, dass der Körper eher ruhiggestellt wird (Schutzfunktion).

Die Funktionen des ZNS werden immer noch in vielen Bereichen der Medizin nicht in die Therapie mit einbezogen, aber durch Efferenz und Afferenz von dort aktiviert. Diese Vielzahl der oben genannten Möglichkeiten macht es nicht leicht, schnell, präzise und effizient ein CMD zu diagnostizieren.

1.1.5 Schmerzatlas

Eine Studie der Gesellschaft für Konsumforschung (GfK Health Care) zum Schmerz erfasste im November 2005 20 579 Personen, die schriftlich zum Thema „Schmerz: Verbreitung und Therapie" befragt wurden. Die Ergebnisse sind in ▶ **Tab. 1.1** zusammengestellt.

In allen Altersgruppen geben vorwiegend die Frauen Schmerzen an. Mit zunehmendem Alter werden die Unterschiede immer kleiner: Bei den 18 – 30-Jährigen sind es über 20% mehr Frauen, dagegen bei den über 70-Jährigen nur noch 3%. Betroffene bis 50 Jahre haben v. a. Kopfschmerzen, Ältere Gelenk- und Rückenschmerzen. Schmerzen durch Muskelverspannungen an Rücken oder Nacken treten in allen Altersgruppen auf (Paulsen 2006).

Interessant wäre die Frage, wie viele der Untersuchten unter die Kategorie CMD fallen würden,

▶ **Tab. 1.1** Wie viel Schmerz haben Deutsche? Schmerzatlas (nach Paulsen 2006).

Altersklasse	Gesamt	Männer	Frauen
18 – 30 Jahre	46,6%	35,7%	59,7%
31 – 40 Jahre	61,0%	55,2%	75,5%
41 – 50 Jahre	56,8%	47,6%	66,7%
51 – 60 Jahre	54,9%	47,7%	56,1%
61 – 70 Jahre	57,5%	55,5%	63,8%
71 Jahre und älter	58,0%	48,3%	51,7%

was im Rahmen dieser Studie nicht weiter erfasst wurde. Eine exemplarische Querschnittsstudie an 1240 Patienten aus einer Landpraxis (Zietz) zeigt hierzu folgende Verteilung (Maghsudi 2000):

- 52,5 % Palpationsschmerz des M. pterygoideus lateralis
- 52,4 % Kopfschmerz
- 51,8 % Gelenkgeräusche
- 51,4 % Okklusionsstörungen
- 33,0 % Schmerzen bei weiter Mundöffnung
- 26,6 % Knirschen/Pressen
- 12,8 % Palpationsschmerz des Kiefergelenks
- 12,3 % Palpationsschmerz des M. masseter

1.2 Dysfunktionen des Kauapparats

Patienten mit CMD sind heute keine Seltenheit mehr. Bislang wurden nur Einzelsymptome angegeben, da die Zusammenhänge mit dem Kausystem nicht in Zusammenhang gebracht wurden. Aufgrund verstärkter Informationen in der Öffentlichkeit hat sich dies geändert.

60 % aller Deutschen zeigen Faktoren einer CMD auf, aber nur 10 % der Erwachsenen klagen über Störungen im Bereich der Kiefergelenke und der Kaumuskulatur (John et al. 2003).

1.2.1 Häufigkeit von Dysfunktionen des Kauapparats

Erhebungen zeigen, dass Dysfunktionen des Kauaparrats weitverbreitet sind (Colicchia u. Wiesner 2010):

- **anamnestische Symptome:** bei Kindern/Jugendlichen 25 %; bei Erwachsenen 33 %; bei Senioren 16 %
- **klinische Symptome**: bei Kindern/Jugendlichen 45 %; bei Erwachsenen 68 %; bei Senioren 59 %
- **orofazialer Schmerz**: bei Erwachsenen 10 %; dazu kommen psychische Beeinträchtigung, Angst, Somatisierung und Funktionseinschränkung des Kausystems sowie Verminderung allgemeiner Aktivität

Eine Studie an 1011 Probanden im Alter von 10 – 18 Jahren brachte folgende Ergebnisse: 10 % der Erwachsenen in Deutschland haben Störungen im Kiefergelenk und der Kaumuskulatur. Eine Palpation der Kaumuskulatur war zwischen 1 % und 9 % schmerzhaft, eine Palpation der Kiefergelenke zwischen 1 % und 5 %. Kiefergeräusche wurden von 13 % der Personen angegeben. Reproduzierbares Knacken wiesen 23 % und Krepitationsgeräusche 3 % der Personen auf (John et al. 2003).

1.2.2 Mögliche funktionale Zusammenhänge

Dysfunktionen im Kauapparat sind oft schon lange vorhanden, aber in den meisten Fällen den Patienten und betreuenden Therapeuten nicht bewusst.

Viele Menschen haben Abweichungen, Parafunktionen, Nonokklusion, was aber noch lange nicht heißt, dass hier eine CMD vorliegt. Nicht selten sieht man Menschen mit unregelmäßigen Zahnstellungen, die aber eine gute **Okklusion** aufweisen. Diese Gruppe von Menschen haben in den wenigsten Fällen Schmerzen. Wenn dennoch Schmerzen vorhanden sind, kommen sie im Allgemeinen aus anderen Bereichen. Andererseits begegnet man bei Personen mit traumhaft schönen regelmäßigen Zähnen aber einer Infra-/Nonokklusion. Diese Personen können jetzt oder zu einem viel späteren Zeitpunkt unerklärbare Beschwerden aufweisen, ohne dies in Zusammenhang mit ihrer Zahnstellung zu bringen.

Ebenso werden CMD-Probleme nicht in Zusammenhang mit **psychosomatischen Erkrankungen** gesehen. Diese Zahlen steigen ständig. Pressen und Knirschen gehören in der heutigen Zeit schon fast zum Alltag und werden nicht mehr genügend abgebaut. Psychische Belastung und Stress summieren sich und können auch erst nach vielen Jahren in Erscheinung treten. Dann ist es schwer, die CMD-Ursache im Zusammenhang mit lang vorher bestehender Infra-/Nonokklusion zu sehen. Psychische Belastungen sollten durch Sport oder muskuläre Betätigung abgebaut werden, was durch den Arbeitsdruck nur selten geschieht. Bedauerlicherweise werden in den Schulen der Sportunterricht und der natürliche kindliche Bewegungsdrang eingeschränkt, die Folge sind unruhige Kinder. So ist es leicht zu verstehen, dass die Zahnhartsubstanz von Kindern und Erwachsenen durch Knirschen und Pressen aufgrund von Hyperaktivität der Kieferschließmuskulatur Abrasionen zeigt. Weitere Funktions- und Strukturveränderungen können Schmerzen auslösen, die dann behandlungsbedürftig sind.

1.2.3 Therapie versus Selbstregulierung

Jeder Mensch ist ein individuelles Wesen, ein Unikat, und sollte nicht in Raster eingeordnet werden. Deshalb müssen Schmerzen jedes Menschen anerkannt und akzeptiert werden. Die Empfindungen der jeweiligen Person sind entscheidend, ob eingegriffen werden soll oder nicht.

Wenn sich nach einer Behandlung die Schmerzen reduziert haben, sollte man das System so belassen und nicht mehr eingreifen. Der Körper reguliert vieles von selbst. Es gilt das Motto: „Never touch a running system!"

Man muss dem Körper genügend Zeit zur Selbstregulierung lassen. In der heutigen Zeit wird vorschnell und viel zu viel mit Therapien eingegriffen. Man sollte stets abwarten, wie das selbstregulierende, gut funktionierende System reagiert. Behandlungsabstände sollte man so wählen, dass das System genügend Zeit bekommt, die gegebenen therapeutischen Informationen auch selbstregulierend zu verarbeiten. Solange das System kompensieren kann, muss man es in Ruhe lassen, um „keine schlafenden Hunde zu wecken".

Jahrelang kann ein Körper mit einer Okklusionsstörung schmerzfrei sein und dann spontan, ohne sichtbaren äußeren Anlass, plötzlich mit massiven Schmerzen reagieren. Nur dann, wenn Schleudertraumen, Stress und psychische Belastungen dazukommen oder eine zu hohe/niedrige Füllung, Kronen, Implantate oder Verletzungen dazukommen, wird das „Fass" überlaufen. Der Körper ist dann nicht mehr in der Lage zu kompensieren. Funktionelle Kompensation wird auf Dauer nicht mehr gewährleistet. Es kommt zur angepassten Gewebeänderung, zu einer **Adaption**. Später, wenn ein Ungleichgewichtszustand mit mindestens 2 Kompensationen vorliegt, kommt es zur **Dekompensation**. Dann ist der Zeitpunkt gekommen, einzugreifen in einen Circulus vitiosus, der die Eigendynamik dieses Systems immer schneller und schmerzhafter werden lässt. Jetzt muss schnell und mit adäquaten Therapien eingegriffen werden.

Auch nicht bekannte Einflüsse oder geringer Therapieimpuls können dazu führen, dass das System sich selbst reguliert, d. h. eine Adaption in anderen funktionellen Strukturen des Körpers stattfindet und so die Kompensation erfolgt. Der Körper ist erstaunlich regenerationsbereit.

Unumgänglich ist es, die subkortikale Speicherung der alten Informationen (Schmerz belastet) durch neue Muster zu überschreiben. Unbestritten ist jedoch die Tatsache, dass man auf subkortikaler Ebene nichts entfernen, also löschen, kann, sondern diese Verknüpfungen lediglich nicht mehr aktiviert, d. h. genutzt werden. Sie sind – auf den Straßenverkehr übertragen – von der Autobahn zum Schleichweg geworden. Auch die Quervenetzungen in diese Strukturen (Zuwege) werden weniger.

Schmerz ist ein Alarm- und Warnsignal, auf das man immer eingehen muss, ob funktionell, mental oder kortikal. Schon eine Reduktion der Schmerzen auf einer visuellen Analogskala (VAS; Bewertung von 1 – 10; 1 = kein Schmerz, 10 = stärkster vorstellbarer Schmerz; ▸ **S. 89**), von 8 – 9 auf 2 – 3 verändert auf funktioneller und kortikaler Ebene die bis dahin gespeicherten Informationen. Der Körper reagiert spontan auf jegliche Veränderung, um Dysfunktionen zu eliminieren.

Zusammenfassung

Der Kauapparat hat funktionell und strategisch eine überaus wichtige Funktion im Körper des Menschen. Die Belastbarkeit des Systems ist enorm hoch, da Stress und ggf. Parafunktionen verarbeitet werden müssen. Diese wirken sich dentogen, neurogen sowie arthrogen aus und sind auf den ersten Blick als Dysfunktion nicht zu erkennen. Es braucht interdisziplinäre Arbeit, kreative, achtsame Behandler, um adäquate Therapien einzuleiten.

Anhand der jetzt schon vorliegenden Statistiken wird deutlich, wie wichtig und notwendig es ist, dieses Thema vertieft aufzugreifen. Es ist ein faszinierendes medizinisches Gebiet, das wissenschaftlich und empirisch weiter ausgearbeitet werden sollte.

Literatur

AFP. Kräftezehrender Weltrekord – Wenn der Zahn zieht. Pressemitteilung der Süddeutschen Zeitung vom 31. 08. 2007. Im Internet: http://www.sueddeutsche.de/panorama/kraeftezehrender-weltrekord-wenn-der-zahn-zieht-1 238 145 (Stand: 23. 07. 2012)

Anonym. Berührung – Tasten, Erfahren, Begreifen: Wie Körperkontakt den Menschen prägt. GEO 2004; 6: 132

Colicchia G, Wiesner H. Statik des Kauapparats von Reptilien und Säugetieren. MNU 2000; 53: 158 – 163

Faller A, Schünke M. Der Körper des Menschen. Stuttgart, New York: Thieme; 2004

John M, Hirsch C, Reiber T. Häufigkeit, Bedeutung und Behandlungsbedarf kraniomandibulärer Dysfunktionen (CMD). Z Gesundh Wiss 2003; 9: 136 – 155

Kopp S. Seminar Interdisziplinäres Management der kraniomandibulären Dysfunktionen – Lernen durch Begreifen, Teil 1 Grundlagen Folie 34. Berlin: GBO; 2009

Maghsudi M. Untersuchung zur Validität und diagnostischen Aussagekraft der „kleinen Funktionsanalyse" nach Krogh-Poulson als Screening-Test für kraniomandibuläre Dysfunktionen [Dissertation]. Hamburg: Universität Hamburg; 2000

Paulsen H. Wie verbreitet sind derzeit Schmerzen in Deutschland? Ergebnisse einer GfK-Studie zur Verbreitung und Behandlung. BZB 2006; 9: 49

Trepel M. Neuroanatomie – Struktur und Funktion. 3. Aufl. München: Urban & Fischer/Elsevier; 2003

van den Berg F. Angewandte Physiologie 2: Organsysteme verstehen und beeinflussen. Bd. 2. 2. Aufl. Stuttgart, New York: Thieme; 2005

Zittlau J. Schwächen des Homo sapiens – Wie die Evolution den Menschen piesackt. Spiegel Online Wissenschaft (16. 05. 2012). Im Internet: http://www.spiegel.de/wissenschaft/mensch/der-mensch-hat-im-laufe-der-evolution-viele-schwachstellen-entwickelt-a-833 006.html (Stand: 21. 08. 2012)

2 Grundlagen

Das Kiefergelenk ist multifunktionell. Störungen in diesem System bezeichnet man als „Dysfunktion". Die Probleme, mit denen Patienten in die Praxis kommen, sind vielseitig, es können überall im Körper Symptome auftreten. Vieles wissen wir heute über Zusammenhänge und Funktion noch nicht, sodass es schwierig ist, die Patienten dementsprechend zuzuordnen, d. h. zu erkennen, ob eine Einzelerkrankung oder eine komplexe CMD-Symptomatik vorliegt. Therapie sollte sich aufgrund dessen nicht auf eine Fachrichtung beschränken, sondern interdisziplinär sein. Hausarzt, Zahnarzt und Osteopath müssen gemeinsam die Patienten betreuen. Je nach Symptomatik sind zudem andere Fachrichtungen heranzuziehen.

Viele Patienten suchen bereits lange nach einer Lösung ihrer gesundheitlichen Probleme. Dies gestaltet sich oft schwierig, da es noch kein Allgemeinwissen ist, dass hinter all ihren Symptomen auch eine kraniomandibuläre Erkrankung stecken kann. Zahnärzte sind oft in einem Dilemma, da Patienten Schmerzen im Mundbereich angeben und die Ursache in Zahnentzündungen vermuten. Die Zahnärzte werden von Patienten aufgefordert, Extraktionen durchzuführen, ohne objektiven Befund. So werden Zähne geopfert, oftmals ganze Quadranten, da sich die Patienten nicht mehr zu helfen wissen und der Arzt den Forderungen nachgibt, was die Probleme eher erhöht, statt sie zu verringern. Nur Aufklärung kann hier Abhilfe schaffen. Im fortgeschrittenen Lebensalter kommt es natürlicherweise zu Zahnverlust, zu Zahnfehlstellungen, Defekten im Discus articularis durch Beanspruchung und Degenerieren des Gelenkknorpels. All dies kann zwangsläufig zu Okklusionsstörungen und Schmerzen führen.

Screening zur Diagnostik, Funktionsanalyse und Statistiken über die Problematik können Aufschluss geben, sind aber in der heutigen Zeit noch keine Selbstverständlichkeit. Dies gestaltet Früherkennung und Therapie schwierig.

„*‚Ursprunglich schätzte man, daß mehr als 20 % der Durchschnittsbevölkerung irgendwann an Symptomen leiden, die mit dem Kiefergelenkapparat zusammenhängen. Dieser Anteil ist mittlerweile auf über 50 % gestiegen, da immer mehr Symptome über das Kiefergelenk hinaus mit dem Craniomandibulären Bereich in Verbindung gebracht werden müssen.' [Morgan 1982] DZW 48/04, DGZMK-Präsident Prof. Dr. G. Meyer: ‚Bereits bei 25 bis 40 Prozent der 6- bis 18-jährigen Patienten mit Zahn- und Kieferfehlstellungen lagen verdeckt latente Entzündungszeichen im Bereich der Kiefergelenke vor.'*" (Risse 2005).

Das heißt nicht, dass hier eine Fehlfunktion der Natur vorliegt, vielmehr haben wir unsere Lebensweise verändert: Kohlenhydratreiche und einseitige Ernährung sowie Bewegungsmangel sind sicherlich mitverantwortlich für viele gesundheitliche Störungen, zu denen auch die CMD-Symtomatik gehört.

Zusätzlich werden mentale Probleme in der heutigen Gesellschaft immer häufiger. Wir sind nicht mehr in der Lage, Stress, Frust und Überlastung körperlich auszugleichen. Die meisten Tätigkeiten werden ausschließlich sitzend ausgeführt, und die Belastung im Beruf steigt derartig an, dass viele Menschen dieser nur noch „mit zusammengebissenen Zähnen" standhalten können. Das funktioniert allerdings nur so lange, bis die Kompensationsfähigkeit des Einzelnen überschritten ist und es zur Dekompensation kommt. Die Natur ist großartig, man muss ihr jedoch Raum und Zeit lassen.

2.1 Definition

Es gibt verschiedene Namen in der Fachliteratur. Schon James Bray Costen (1895 – 1962) nannte es Myoarthropathie (Prochno 1997). Die gängigste Bezeichnung in Deutschland ist CMD und bezieht sich sowohl das Gelenk selber wie auch die Dysfunktionen, sprich Symptome. Im englischsprachigen Raum wird der Ausdruck Temporomandibular-Joint-Disorder (TMD) verwendet.

2.1.1 Craniomandibuläre Dysfunktion (CMD)

Die Abkürzung CMD setzt sich zusammen aus „Cranio“ (Kopf), „Mandibula“ (Unterkiefer) und „Dysfunktion“ (gestörte Funktion). Daraus lässt sich ableiten, dass es sich nicht isoliert um das Kiefergelenk handelt. Der Kopf, das Kranium, ist der Teil, der das Gehirn mit dem ZNS beherbergt. Ist dieser Teil nicht mehr funktionsfähig, ist der Körper auch nicht mehr reaktionsfähig. Das ZNS verarbeitet alle eingehenden Reize, koordiniert die Bewegungen, reguliert den Denkprozess. *„Das Rückenmark ist die Tastatur, auf der das Gehirn spielt, wenn es eine Aktivität bzw. Aktivitätsänderung hervorrufen will: ‚eine Symphonie von Bewegungen‘. Das Gehirn ‚denkt‘ in Form ganzer Bewegungen. Es ruft ausgesuchte Muster in Rückenmark und Hirnstamm ab, um diese in zahllose Variationsmuster zu verändern und in neue, komplexere Muster einzubinden. Feinabstimmung und Anpassung erfolgen durch ständige afferente und efferente Rückkopplung aus Muskeln, Sehnen und Gelenken.“* (Knorr 1976, zitiert nach Chaitow 2002, S. 5 f.).

Alle Kräfte, die über den Kauapparat auftreten, muss das ZNS adäquat verarbeiten. So darf es einen nicht wundern, dass eine Vielzahl von Irritationen, Schmerzen und mentalen Störungen das CMD-Bild kompliziert erscheinen lassen. Die Diagnose CMD bezieht sich nicht allein auf das Kiefergelenk, daher müssen auch die weiteren betroffenen Strukturen erfasst und behandelt werden.

2.1.2 Temporomandibular Joint (TMJ)

Die im englischen Sprachraum genutzte Bezeichnung TMJ, „Temporo“ (Os temporale), „Mandibula“ (Unterkiefer) und „Joint“ (Gelenk), ist von der Ausdrucksweise wesentlich einschränkender, da hier nur das Os temporale und die Mandibula, nicht aber die Strukturen mit angesprochen werden, also ausschließlich nur das Gelenk bezeichnet wird.

1968 wurde der Begriff „temporomandibular joint pain dysfunction syndrome“ eingeführt, um die Beteiligung des gesamten Kauapparats und des Körpers zu erklären. 1969 kam der Begriff „myofascial pain dysfunction syndrome“ hinzu. Mittlerweile hat sich im medizinischen Bereich die Bezeichnung „temporomandibular joint disorder“ (TMD) etabliert, die mit der CMD gleichzusetzen ist.

2.2 Allgemeine Symptomatik

Es können sehr viele Symptome auf eine CMD hinweisen. Bei CMD-Patienten befindet sich das Schmerzempfinden auf einer VAS häufig zwischen 7 – 9 und ist damit sehr hoch (▸ **S. 89**).

Die häufigsten Symptome sind:

- **Kopfschmerzen** in Schläfe oder Hinterkopf: Diese werden als stechend, drückend, pulsierend („mir platzt der Kopf“) bezeichnet.
- **atypischer Gesichtsschmerz**: Sie werden oft als brennend, taub, kribbelnd, tobend empfunden.
- **Neuralgien:** Neuralgien treten in Attacken auf.
- **Kieferprobleme:** Diese werden eher als brennend heller Muskelschmerz und Zahnschmerzen charakterisiert.
- **Ohrprobleme:** Diese werden häufig als stechend, wattig und/oder als Überempfindlichkeit gegen Kälte oder Wind beschrieben.
- **Wirbelsäulenbereich:** Der Wirbelsäulenbereich ist eine sehr häufige Schmerzlokalisation. Schmerzen können sich sowohl auf den Nacken- und/oder Brust- und/oder Lendenbereich beziehen.
- **Schulter:** Hier liegen sehr häufig Einschränkungen oder Schmerzen vor.

> Der Schultergürtel gehört funktionell zum Kauapparat, auch wenn dieser oft nicht mit dem stomatognathen System in Verbindung gebracht wird.

Die hier angesprochenen Symptome sind im Bereich des Gesundheitswesens am bekanntesten.

Weniger bekannte und von anderen Fachrichtungen oft nicht zum Kauapparat gezählte Erkrankungen sind:

- **Herzirritationen**: z. B. Arrhythmien, Extrasystolen oder anhaltender Druck in der Herzgegend
- **Schwindel:** manchmal als kurze heftige Attacken, im Liegen, Sitzen oder Stehen (Brandstätter 2004)

- **viszerale Beschwerden** aufgrund faszialer Strukturen sowie Irritationen der dazugehörigen Wirbelsäulensegmente, z. B. in:
  - Magen: Druckgefühle, leichte Übelkeit, Aufstoßen
  - Blase: Blasenentzündungen, Inkontinenz, häufiges Wasserlassen oder Harnverhalt

Ansprechen möchte ich auch die Symptome, die so gut wie unbekannt sind:

- **Chirurgie:** nach Unfällen, Impingement im Bereich der Schulter (auch an der Hüfte möglich!)
- **Endokrinologie:** Testosteron-, Östrogenabfall (mit begleitender Depression)
- **Psychiatrie:** Unruhe, Angst, Stimmungsschwankungen

Auf die hier angesprochenen Symptome wird in ► Kap. 3 näher eingegangen (► S. 23 ff.).

Hinter einer CMD-Diagnose steckt eine höchst komplexe Funktionsstörung, die Sebald (2001) in 3 Hauptstrukturen einteilt:

- **Zähne, Okklusion**: dento-/okklusogene CMD
- **Muskeln**: myogene CMD
- **Kiefergelenk**: arthrogene CMD

Hinzuzufügen wäre noch die psychogene Komponente, die durch Stressabbau über Knirschen und v. a. das Pressen das limbische System belastet.

2.3 Frühdiagnostik und Diagnosestellung

Die Wechselwirkungen zwischen Kaufunktion und neuromuskulärer Symptomatik sind noch kein Allgemeinwissen. Der CMD-Dachverband e. V. (2012) beziffert die CMD-Erkrankungen mit 7 Mio. in Deutschland. Trotzdem ist dieses Thema bei Zahnärzten und Ärzten noch nicht ausreichend bekannt.

Die Früherkennung ist eine große diagnostische Herausforderung, da bildgebende Verfahren oft keinen Aufschluss geben, also keine relevante Aussage haben. Nur hervorragende Information, das neu erworbene Wissen einzelner Therapeuten/Mediziner kann hier Abhilfe schaffen.

Der Zahnarzt/Kieferorthopäde trägt eine große Verantwortung. Zu hohe Füllungen, schlecht sitzende Brücken oder Kronen können der Auslöser für eine CMD sein. Bemerkungen wie „... das beißt sich schon ein“ sind kontraproduktiv!

2.3.1 Erkennungsmerkmale

Gängige Erkennungsmerkmale in der Frühdiagnostik sind:

- Knackgeräusche
- Abrasionen, Schliffflächen
- gestörte Schlüssel-Schloss-Funktion
- Funktionsstörungen bei Mundöffnung/-schluss und/oder Mediotrusion/Laterotrusion
- Knirschen und Pressen

Nur in wenigen Fällen fragt der Zahnarzt bei einer Behandlung nach, ob Beschwerden in Kopf, Nacken oder der Wirbelsäule bestehen oder sonstige Schmerzen vorhanden sind. Das sollte allerdings zur Standarduntersuchung dazugehören. Andere Fachbereiche haben es noch schwerer, eine Diagnose zu stellen, da kaum Berührungspunkte zu ihrem Fachgebiet bestehen. Bedenkt man aber, dass der Mensch eine Einheit darstellt und nicht in Gebiete aufzuteilen ist, müsste für alle Fachrichtungen die Möglichkeit vorhanden sein, eine kurze Überprüfung vorzunehmen und die Patienten ggf. an einen Fachkollegen weiterzuleiten.

Bei den Patienten mit unklarer Genese, rezidivierenden Symptomen, chronischen Störungen/Beschwerden liegt zumeist eine CMD vor. Einfache diagnostische Verfahren für alle Fachbereiche würden Abhilfe schaffen. Verschiedene Testungen werden ausführlich im interdisziplinären Screening beschrieben (► S. 79 ff.). Dies gilt ebenso für psychosomatische Kliniken mit dem Spezialgebiet Schmerzstörungen, um damit einer großen Anzahl von Patienten eine CMD-Therapie zu ermöglichen.

Wenn bildgebende Verfahren negativ sind, heißt das nicht, dass keine Funktionsstörungen zugrunde liegen. Eines sollte jedem bewusst sein: **chronischer Schmerz lügt!** Die primäre Läsion ist oft weit entfernt von dem angegebenen Schmerz. Biomechanische, anatomische und neurophysiologische Zusammenhänge können dies aufzeigen. Der Schmerz von Patienten muss anerkannt und akzeptiert werden und darf nicht auf eine rein psychosomatische Ebene gestellt werden.

Früherkennung ist schwer! Osteopathen lernen, global, funktionell, ganzheitlich in Ketten zu denken. Es wäre ihre Aufgabe, hier Pionierarbeit zu leisten.

2.3.2 Bedeutung einer eindeutigen Diagnose

Für den Patienten stellt sich die Diagnosefindung beim Vorliegen einer CMD oft als problematisch dar. Sie wandern von Arzt zu Arzt (Arzt-Hopping), von einer Therapie zu nächsten. Ganze Pakete mit Röntgenbildern, MRTs sowie Befunden werden mitgebracht, in der Hoffnung, dass ihr Leiden akzeptiert und verstanden wird, schnelle und effektive wirkungsvolle Hilfe sofort parat ist. Unkenntnisse des Gesundheitswesens und das Nichterkennen der Probleme erhöhen zusätzlich den psychischen Druck der Patienten.

Weitere Funktionsstörungen auf muskulärer, faszialer sowie nervaler Ebene können auftreten und sich genauso wie die begleitenden Emotionen verstärkt manifestieren (► **S. 4** ff.). Somit erklären sich die Zunahme der Schmerzen und der erschwerte therapeutische Zugang durch Einzelmaßnahmen. Die Situation wird für den Betroffenen immer schwieriger und durch Pressen und Knirschen weiter verschärft. So entsteht Druck, der nicht vor dem ZNS haltmacht. Kraftvektoren, Kraftpeaks verändern die hochsensiblen Vorgänge des Gehirns und damit auch die Aktivität der efferenten Neuronen.

In der Osteopathie werden diese Vorgänge über das Tensegrity-Modell („tension" = Spannung, „integrity" = Ganzheit) erklärt, bei dem *„ein strukturelles System aus starren diskontinuierlichen Anteilen [verbunden ist] über kontinuierliche Spannungskabel"* (Liem 2006, S. 177). Steht eine Komponente unter Spannung, wird dies auch Auswirkungen auf das übrige System haben. Löst sich die Spannung an einem Punkt, entspannen auch die weiteren Strukturen.

Hieraus geht hervor, welche Bedeutung einer eindeutigen Diagnose zukommt, bei der allen begleitenden Symptomen Beachtung geschenkt wird, und sich der Patient angenommen und verstanden fühlt.

2.4 Sicht der Ärzte und Zahnärzte

Dr. G. Plato und Prof. Dr. S. Kopp schrieben 1999 (S. 143):

„Chronische Schmerzsyndrome wie chronische Kopfschmerzen, atypische Gesichtsschmerzen, aber auch Schmerzen im Bereich des Beckenbodens sind mit Dysfunktionen im kraniomandibulären System (CMS) vergesellschaftet. Im Falle eines Chronifizierungsgrads III nach Gebershagen findet man in 100% eine kraniomandibuläre Dysfunktion (CMD). Schmerzsyndrome können von Dysfunktionen der Kiefergelenke, des gesamten kraniomandibulären Systems bzw. der Okklusion ausgelöst oder unterhalten werden. Die Beeinflussung kann auch in genau entgegengesetzter Richtung erfolgen."

Dr. med. Michael Honikel M.D.O. (2007, S. 4) schrieb:

„Störungen im craniomandibulären System werden als craniomandibuläre Dysfunktion (CMD) bezeichnet und haben ihre Ätiologie sowohl im stomatognathen System als auch im nicht stomatognathen. Diagnostisch unterscheidet man peripher-posturale und dento-arthrogene Systeme. Als hilfreich erweisen sich hier auch spezielle bildgebungs- sowie spezielle Testverfahren. Der therapeutische Ansatz der CMD erfolgt interdisziplinär mit enger Zusammenarbeit des Osteopathen mit dem gnathologisch ausgebildeten Zahnarzt oder Kieferorthopäden. Neben der Schienentherapie sind intensive osteopathische Intervention vonnöten sowie eine aktive Einbindung des Patienten."

Prof Dr. A. Bumann und Prof Dr. Lotzmann (1999, Vorwort) schreiben in ihrem Buch:

„Die gerade in den letzten Jahren hinsichtlich des Ätiologiemodells zunehmend kontrovers geführte Diskussion ‚Okklusion versus Psyche' führte zu einer starken Polarisierung der Lehrmeinungen. Sie erscheint aber gerade aus der Sicht des Praktikers wenig sinnvoll, geht es doch im konkreten Patientenfall um eine individuelle Ursachenfahndung, in

der natürlich auch okklusiale und psychische Faktoren einbezogen sind. Im Rahmen einer kausalen Funktionstherapie ist zu berücksichtigen, dass die Beseitigung okklusaler Störungen zwar eine Reduktion potientieller Einflüsse darstellen kann, aber nicht zwingend zur Beschwerdefreiheit führen muss, da weitere Kausalfaktoren außerhalb unseres Arbeitsbereiches liegen können."

Dr. E. Wühr schreibt in seiner Master-Thesis aus dem Jahr 2006 (S. 4):

„In der zahnärztlichen Funktionstherapie werden in den letzten Jahren die Einflüsse der Körperhaltung auf die kraniomandibuläre Funktion und umgekehrt zunehmend berücksichtigt. Bei der Behandlung von Myoarthropathien im kraniomandibulären System werden deshalb unter anderem Orthopäden, Physiotherapeuten und Psychologen in interdisziplinäre Konsiliar- und Behandlungskonzepte mit eingebunden."

2.5 Verbreitung der CMD

Der Behandlungsbedarf der CMD lässt sich u. a. am Beispiel der Genehmigung und Abrechnung von Krankenkassen ableiten. Hierzu wird eine Statistik der AOK Bayern herangezogen, aus der hervorgeht, wie viele Aufbissschienen innerhalb des Zeitraums von 2007 – 2011 genehmigt und abgerechnet wurden (▶ **Tab. 2.1**). Deutlich ist der kontinuierlich steigende Bedarf zur Schienenversorgung zu erkennen, wobei leider nicht nachvollzogen werden kann, um welche Schienenart (▶ **S. 228** ff.) es sich gehandelt hat. Die Zahlen sind insofern repräsentativ, da die AOK Bayern einen Marktanteil von gut 40% aufweist (Riedel 2011).

2.5.1 Allgemeine Häufigkeit

Einer internen Statistik der Gesellschaft für Zahngesundheit, Funktion und Ästhetik (GZFA) zufolge leiden von 150 Patienten rund 80% der Frauen und 40% der Männer unter schmerzhaften Symptomen einer CMD. Dazu gehören Kopf- und Schulterschmerzen, Migräne, Verspannungen und Schluckbeschwerden (GZFA 2004).

Bei den Patienten mit CMD-Problematik liegen folgende Symptome bzw. Dysfunktionen vor (Plato u. Kopp 1996):

- Schmerzen 23%
- Störungen der Funktion 39%
- Geräusche 32%

Dysfunktionen im CMS sind bei Schmerzpatienten im Chronifizierungsstadium II und III nach Mainzer Modell (Gebershagen) sehr häufig. Die Prozentangaben beziehen sich auf den Anteil der Patienten, bei denen begleitend eine CMD vorliegt (Plato u. Kopp 1996):

- chronische Schmerzen der Lendenwirbelsäule (LWS): 46%
- chronische Schmerzen des Beckenbodens: 100%
- chronische Schmerzen des Abdomens: 81%
- chronische Schmerzen des zervikothorakalen Übergangs: 76%
- atypischer Gesichtsschmerz: 100%
- bei „Kopfschmerzen" (unabhängig von der klassischen Einteilung): 87%

▶ **Tab. 2.1** Datenerhebung der AOK Bayern zur Versorgung der Patienten mit Aufbissschienen in den Jahren 2007 – 2011 (nach Riedel 2011).

Jahr	Anzahl	Anstieg im Vergleich zum jeweiligen Vorjahr
2007	31 884	–
2008	34 494	8%
2009	38 852	12%
2010	43 832	14%
30. 06. 2011	23 650	–
2011 (hochgerechnet)	47 300	8%

2.5.2 Auftreten der CMD am Beispiel einer interdisziplinär arbeitenden Praxis

Nur 20% der Patienten, die an chronischem Schmerz leiden, klagen über Beschwerden im CMS bei der Anamnese, allerdings sind 50% dieser Patienten unter zahnärztlich/gnathologischen Gesichtspunkten behandlungsbedürftig. CMD muss keine Beschwerden im Kiefergelenk zeigen, kann aber Beschwerden außerhalb verursachen/unterhalten (Plato u. Kopp 1996).

Der Schwerpunkt der osteopathischen Praxis in München liegt bei CMD-Patienten. Diese Praxisstatistik wurde mangels einsehbarer Unterlagen seitens der Krankenkassen oder vorhandener Studien erstellt. Die Daten stammen aus den Jahren 2001 – 2011, die in dieser Praxis gesammelt wurden. Alle waren/sind mit einer Schiene versorgt, mit einer 24-Stunden-Tragedauer. Die osteopathischen Behandlungsintervalle lagen zwischen 2 und 6 Wochen, je nach Schweregrad.

Die folgende Auswertung und Interpretation der erhobenen Daten beruhen ausschließlich auf Erfahrungswerten aus der genannten Praxis und erheben nicht den Anspruch einer allgemeinen Gültigkeit.

Altersverteilung

Aus ▸Abb. 2.1 ist ersichtlich, dass die Patienten der Jahrgänge 1960 – 1969, also die Altersgruppe der heute 40- bis 50-Jährigen, am häufigsten die Praxis aufsuchten und somit am stärksten betroffen sind. Diese Vermutung liegt nahe, da die häufigsten prothetischen Versorgungen in dieser Altersgruppe stattfinden. Es ist weiterhin anzunehmen, dass bis dahin nicht bekannte Dysfunktionen nach Eingliederung der Prothetik plötzlich zutage treten. Die Phase der kompensierten Störung, während der nur geringfügige Symptome bestehen, wird oft übersehen und nicht der Zahnbehandlung als Ursache zugeordnet.

Patienten der Jahrgänge 1970 – 1989 haben häufig kieferorthopädische Behandlungen abgeschlossen. Das Verändern der Zahnstellungen ohne Berücksichtigung der Funktion lässt häufig ein CMD entstehen. Diese Altersgruppe konnte schnell der kraniomandibulären Symptomatik zugeordnet werden, da sich viele Zahnärzte und Kieferorthopäden dieses Problems bewusst sind.

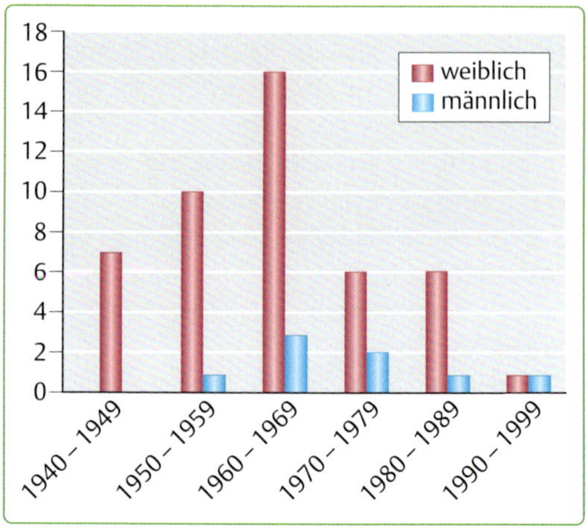

▸Abb. 2.1 Altersspezifische Verteilung von CMD-Patienten in einer interdisziplinär arbeitenden Praxis. Erfasst wurden 41 Frauen und 12 Männer.

An den Patienten der Jahrgänge 1990 – 1999 sieht man deutlich, dass das Thema CMD immer bekannter wird, sie weisen deutlich seltener Störungen auf.

Diagnosestellung

Dysfunktionen der Okklusion sind oft schon lange vorhanden, aber weder dem Patienten noch dem Behandler bewusst. Durch Unkenntnis der Sachlage beträgt gemäß der gängigen Literatur der durchschnittliche Leidensweg der Patienten 2 – 5 Jahre. Die in der Praxis erhobenen Daten zeigen dagegen einen wesentlich kürzeren Zeitraum von 3 Monaten bis zu 3 Jahren (▸Abb. 2.2).

Die Patienten durchleben oft einen langen Zeitraum bis zur eigentlichen Diagnose und sind sich in den meisten Fällen nicht einmal bewusst darüber, dass ihre Beschwerden stetig zugenommen haben. Durch eine bessere Früherkennung und eine flächendeckende Aufklärung sollte es möglich sein, die betroffenen Patienten bereits nach 3 Monaten einer adäquaten Behandlung zuzuführen.

Symptome

Wie die ▸Abb. 2.3 zeigt, werden von den meisten Patienten HWS-Symptome angegeben. Dabei darf man nicht außer Acht lassen, dass auch der Arbeit am PC, dem Sitzen im Büro und der mangelnden

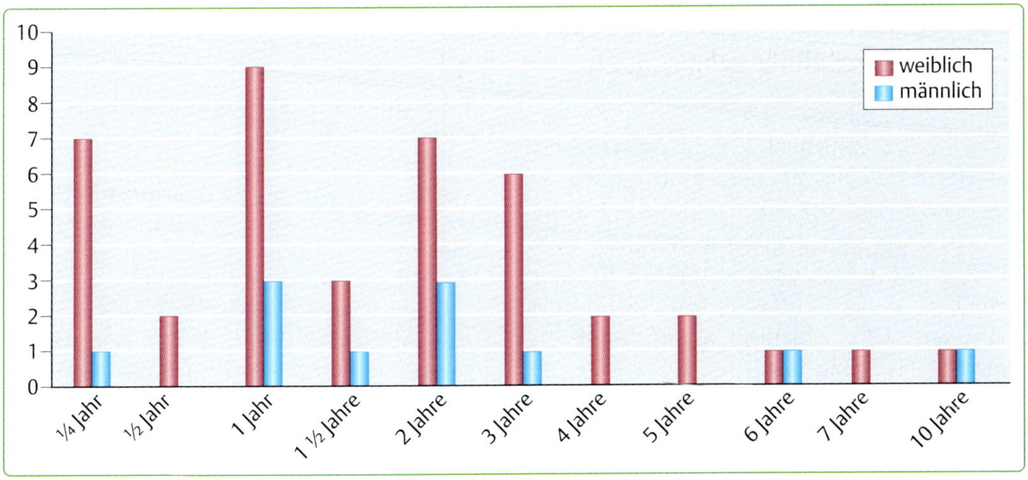

▸ **Abb. 2.2** Dauer bis zur Ersterkennung einer CMD in einer interdisziplinär arbeitenden Praxis. Erfasst wurden 41 Frauen und 12 Männer.

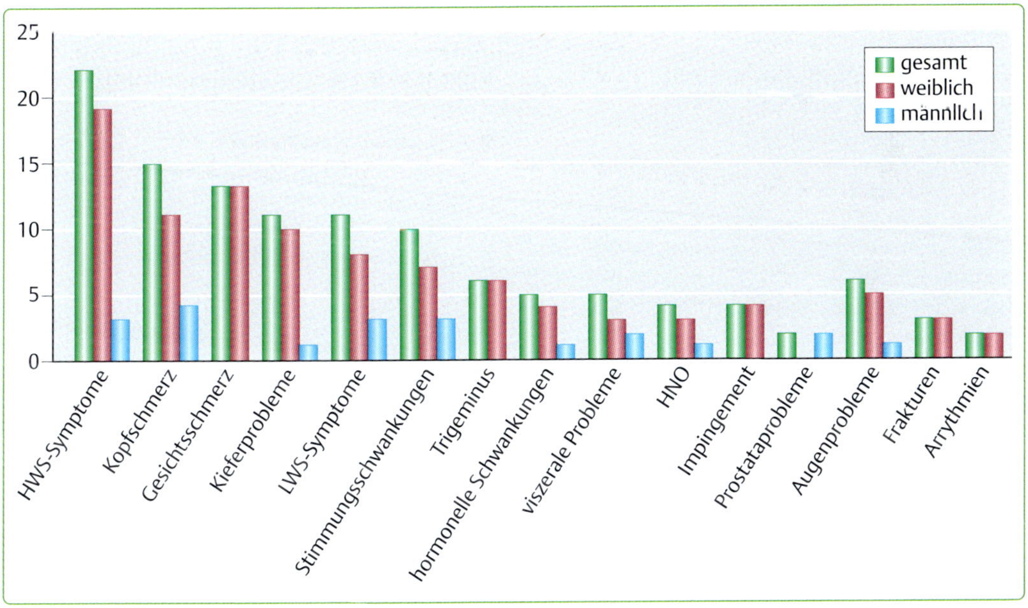

▸ **Abb. 2.3** Symptome bei Patienten mit CMD in einer interdisziplinär arbeitenden Praxis. Erfasst wurden 41 Frauen und 12 Männer.

Bewegung eine große Bedeutung zukommt. Augenfällig ist die Vielzahl der unterschiedlichen Schmerzen, wobei v. a. von Patienten mit unklarer Genese, rezidivierenden Symptomen oder chronischen Störungen multifaktorielle Schmerzen angegeben wurden. Bei diesen häufen sich die Schmerzsymptome bzw. werden im Laufe der Zeit vielfältiger – ein klares Zeichen für die gestörte Kompensationsfähigkeit des Körpers.

Behandlungsdauer

Die Behandlungsdauer variierte zwischen 1 Monat und 5 Jahren (▸ **Abb. 2.4**). Bei 9 weiblichen und 4 männlichen Patienten konnte kein schmerzfreier Zustand erreicht werden, aber eine Verbesserung auf der VAS von anfangs ca. 8 – 9 auf durchschnittlich 2 – 4.

Patienten, deren Beschwerdefreiheit in den ersten 6 Monaten erfolgte, waren diejenigen, bei

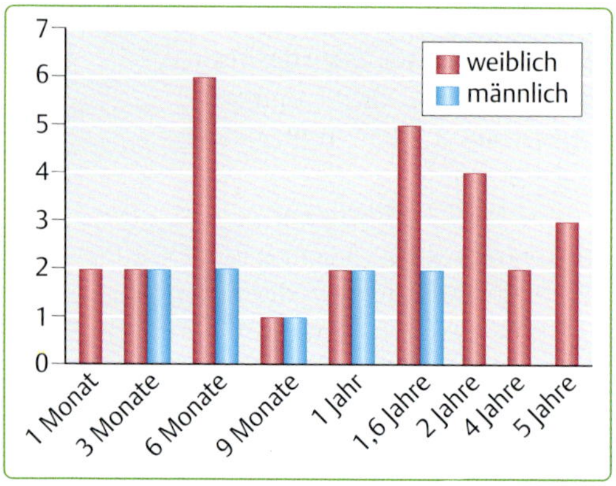

▶ **Abb. 2.4** Behandlungsdauer mit Schienenversorgung und Osteopathie bei Patienten mit CMD in einer interdisziplinär arbeitenden Praxis. Erfasst wurden 41 Frauen und 12 Männer.

denen die CMD relativ schnell diagnostiziert werden konnte (s. hierzu Fall 1).

Fallbeispiel 1

Student, männlich, 25 Jahre alt

- März 2008: Extraktion der 4 Weisheitszähne
- Juni 2008: Schmerzen in Hals, Gesicht, Ohren – Depressionen
- Okt. 2009: psychiatrische Betreuung, Medikamentenversorgung
- Juni 2010: kieferorthopädische Uniklinik, Schienenversorgung, orthopädische Betreuung
- im selben Monat: osteopathische Befunderhebung
- ca. 14 Tage später: 1. Behandlung, kombiniert mit direktem Einschleifen der Schiene in Statik und Dynamik
- Dez. 2010: Absetzen der psychiatrischen Therapie
- seit März 2011: Schmerzfreiheit des Patienten
- Nov. 2011: Kontrolle und Besprechen der weiteren Maßnahmen, Rekonstruktion der Zähne; Überweisen in die Kieferorthopädie
- Der Patient trägt seine Schiene immer noch 24 Stunden, diese wird 1 – 2 × jährlich kontrolliert. Er ist absolut beschwerdefrei.
- April 2012: Rückruf der Kieferorthopädie: Das Umsetzen der Schienenposition in eine Rekonstruktion ist möglich durch Brackets oder Kieferchirurgie; Befund der Kieferorthopädie: Molaren auf einer Seite nach lingual gekippt, teilweise gedreht

Das bedeutet, der Patient hatte schon nach dem Zahnwechsel diese Problematik der Zahnstellung, aber keinerlei Beschwerden bis zu dem Zeitpunkt der Zahnextraktionen, bei der das funktionierende System verändert wurde. Diese Problematik findet man bei annähernd allen CMD-Patienten.

Auftreten der ersten Symptome bis Behandlungsbeginn: 19 Monate/1. Behandlung bis Schmerzfreiheit: 6 Monate

Weitere Behandlung: in 8 – 12-wöchigem Rhythmus kraniomandibuläre und anschließende Schienenkontrolle

Bei einer Stabilität der Kontaktpunkte auf der Schiene von mindestens 6 Monaten sowie weiterhin Schmerzfreiheit und Mobilität des CMS kann eine Rekonstruktion umgesetzt werden. Der Patient möchte keine Rekonstruktion, sondern will weiterhin die Schienenversorgung belassen. Er hat Angst, dass die Symptome nach einer Rekonstruktion erneut auftreten könnten.

Fallbeispiel 2

Hausfrau, weiblich, 66 Jahre alt

- Juli 2008: Anamnese Schmerzen in der HWS, Schulter links, Knie links – Depression
- Aug. 2008: Schienenversorgung, Tragedauer von 24 Stunden
- Okt. 2008: Zahnarztwechsel und neue Schiene, Behandlungsintervall: alle 2 – 3 Wochen mit anschließendem Einschleifen der Schiene
- Febr. 2009: keine Schulterschmerzen
- April 2009: langsames Nachlassen der Angst und Panikstimmung
- Aug. 2009: nur noch sporadisch auftretende HWS-Beschwerden
- Sept. 2009 bis Aug. 2010: größere Behandlungsabstände
- ab Aug. 2010: Beschwerdefreiheit
- Mai 2011: Rekonstruktion der Zähne

Auftreten der ersten Symptome bis Behandlungsbeginn: 3 Jahre/1. Behandlung bis Schmerzfreiheit: 2 Jahre und 1 Monat

Fallbeispiel 3

Großhandelskauffrau, weiblich, 38 Jahre alt

- 1982: virale Meningitis
- 1987: Pfeiffer'sches Drüsenfieber
- 1991: unspezifische Hepatitis
- 1993: Auffahrunfall mit linksseitigem Os-parietale-Einbruch und Platzwunde
- ab 1993: sporadisch auftretende Kopfschmerzen
- ab 2003: massive Schmerzen bis zu Dauerkopfschmerz, meist 4 – 5 Tage anhaltend
- 2004: Brückenversorgung (24 – 26)

▼

- Juli 2008: Anamnese: Dauerkopfschmerz, Migräne, HWS, Brustwirbelsäule (BWS), Screening und Behandlungsbeginn
- Okt. 2008: Schienenversorgung, Tragedauer für 24 Stunden
- bis Juni 2011: osteopathisches Arbeiten, je nach Schmerzzustand im Intervall von 1 – 4 Wochen

Auftreten der ersten Symptome bis Behandlungsbeginn: 15 Jahre/1. Behandlung bis Verbesserung des Allgemeinbefindens von VAS 9 auf zurzeit 4 – 5: 3 Jahre

Im Kapitel zum Screening werden alle diese Fälle wieder aufgenommen, um die Zusammenhänge der funktionelle Strukturen zu erörtern (▶ S. 79 ff.).

Osteopathische Interventionen

Mit der Zielsetzung, die Wirkungsweise osteopathischer Interventionen genauer zu untersuchen, fand im Jahr 2001 bei 10 freiwilligen Probanden eine exemplarische Studie durch Herrn Prof. Dr. Stefan Kopp (Kieferorthopäde) sowie der Autorin (Osteopathin) statt. Vorgestellt werden Auszüge der Ergebnisse.

Das Kiefergelenk wurde jeweils vor und nach osteopathischen Interventionen mit dem zebris Jaw Measurement Analysis System (JMA-System) analysiert. Hinterfragt wurde, welche Veränderungen durch die osteopathische Behandlung hervorgerufen wurden. Der Therapieaufbau richtete sich nach den Dysfunktionen der Testpersonen. Es fand keine vergleichende Untersuchung selektiver Grifftechniken statt, weil dies nicht als sinnvoll erachtet wurde.

Aus ▶ **Abb. 2.5** geht hervor, dass sich die Koordination sowie Mundöffnung und Mundschluss des 1. Probanden nach der osteopathischen Behandlung erheblich verbessert haben. Das 2. Beispiel zeigt ebenfalls einen, wenngleich nicht ganz so gravierenden Unterschied der Messergebnisse (▶ **Abb. 2.6**).

In ▶ **Abb. 2.7** ist ein Vergleich von 5 Probanden in Bezug auf die Messparameter maximaler Öffnungswinkel des Mundes sowie die Geschwindigkeit von Mundöffnung bzw. -schluss dargestellt. Jeder einzelne der 5 Patienten wurde vor und nach osteopathischer Behandlung gemessen, um aufzuzeigen, ob und wenn ja, wie viel sich verändert hat. Bei der maximalen Mundöffnungsgeschwindigkeit ergab sich eine Verbesserung um durchschnittlich 27,44°/s und bei der maximalen Mundschlussgeschwindigkeit um 24,36°/s. Die geringste Veränderung fand sich beim Mundöffnungswinkel: Hier lag lediglich im Mittelwert eine Vergrößerung um 1° vor.

Die ▶ **Abb. 2.8** zeigt als Durchschnitt der 10 Probanden die prozentuale Veränderung des maximalen Mundöffnungswinkels, Mundöffnungs- und Mundschlussgeschwindigkeit vor und nach einer Behandlung. Es fand eine Verbesserung um

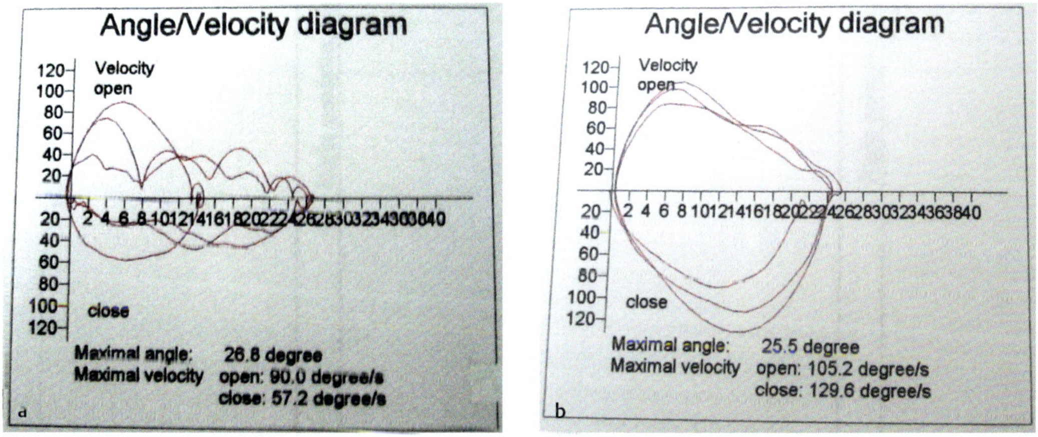

▶ **Abb. 2.5** Proband 1: Behandlung im September 2001.
a Vor osteopathischer Behandlung.
b Nach osteopathischer Behandlung.

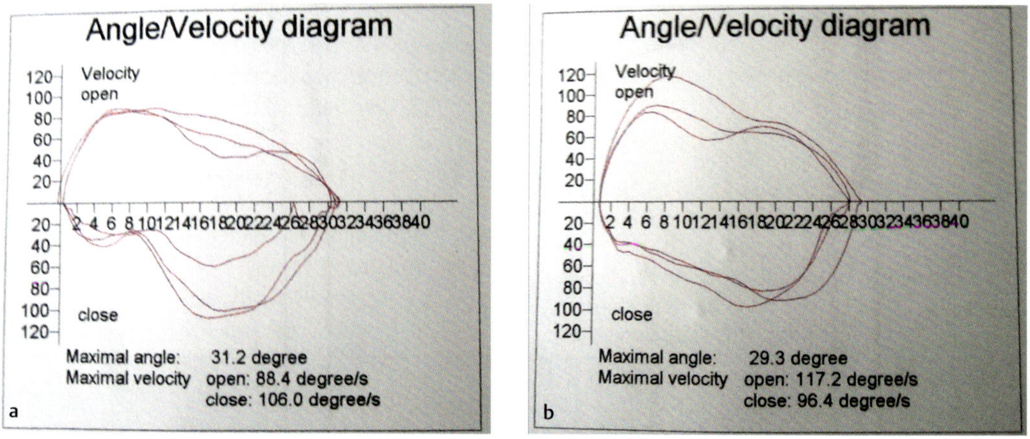

► **Abb. 2.6** Proband 2: Behandlung im Juli 2000.
a Vor osteopathischer Behandlung.
b Nach osteopathischer Behandlung.

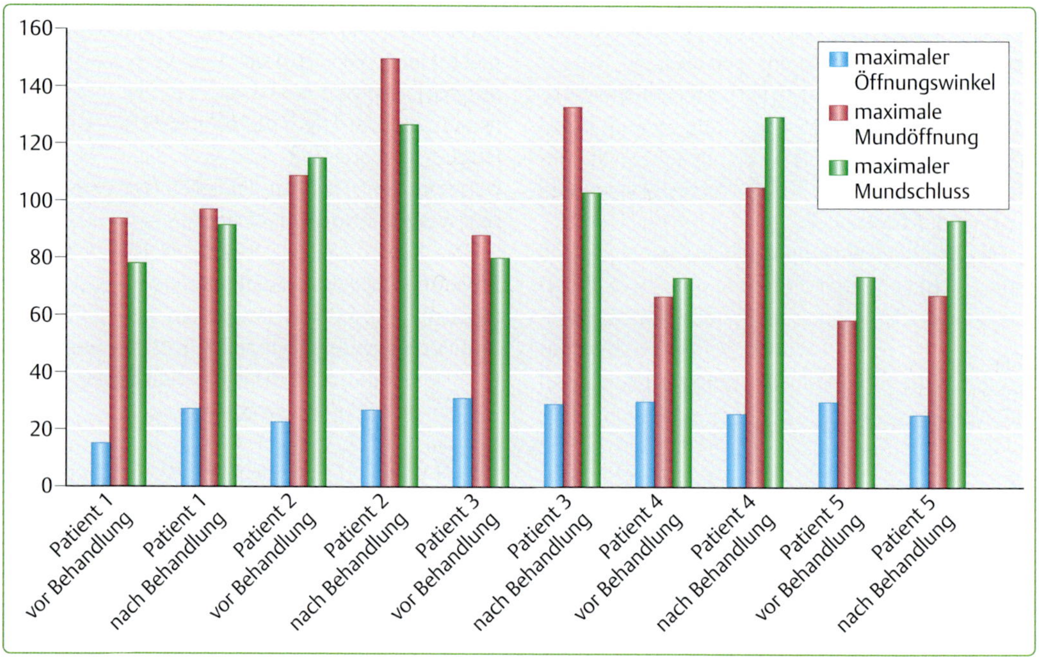

► **Abb. 2.7** Einzelauswertung von 5 Probanden der zebris JMA-Analyse.

2,7 % beim maximalen Mundöffnungswinkel, um 23,8 % bei der maximalen Mundöffnungs- und um 34,3 % bei der maximalen Mundschlussgeschwindigkeit statt.

Bei 6 der 10 Probanden hat sich außerdem die Koordination gebessert, bei 3 ist diese gleich geblieben und bei 1 hat sie sich verschlechtert (► **Abb. 2.9**).

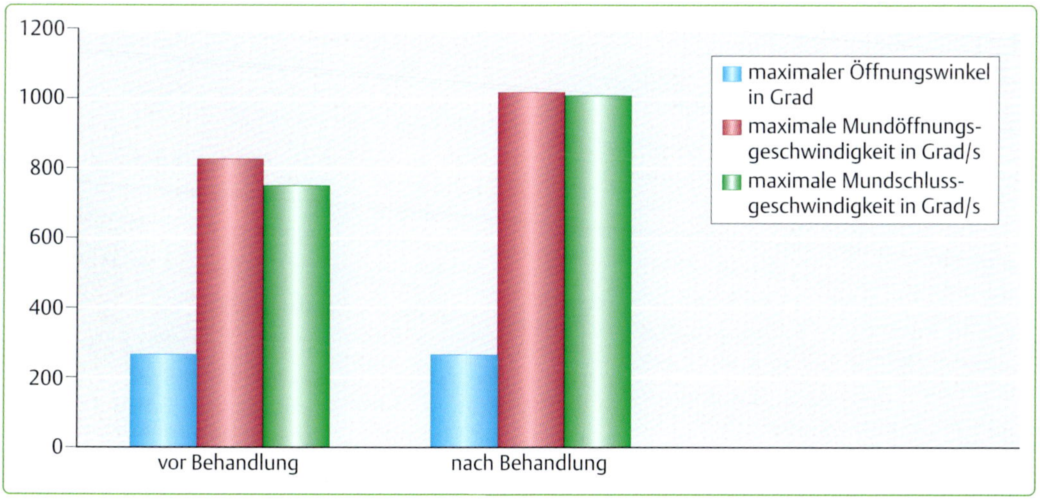

▶ **Abb. 2.8** Durchschnitt von 10 Probanden der zebris JMA-Analyse.

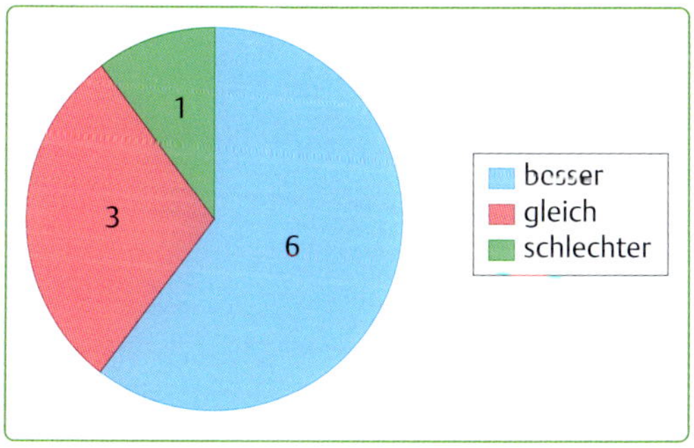

▶ **Abb. 2.9** Koordination – Durchschnitt von 10 Probanden der zebris JMA-Analyse.

2.6 Bedeutung der interdisziplinären Zusammenarbeit

Um der Komplexität der CMD-Symptomatik gerecht zu werden, ist eine weitreichende interdisziplinäre Zusammenarbeit zwischen den Zahnärzten und Osteopathen sowie weiteren Berufsgruppen, wie Allgemeinmedizinern, Kieferorthopäden, HNO-Ärzten etc., notwendig. Es gilt ein Bewusstsein für dieses Krankheitsbild zu schaffen, um sowohl die Diagnose der CMD wie auch die Therapie effektiver gestalten zu können.

Hierzu sind u. a. gemeinsame Fortbildungen für Osteopathen und Zahnärzte unabdingbar, damit beide Berufsgruppen sich austauschen und die bis dahin nicht im Detail bekannte andere Fachrichtung kennenlernen können. Für eine Zusammenarbeit bietet es sich außerdem an, bereits das diagnostische Verfahren und Screening von beiden Seiten zu gestalten (▶ **S. 79** ff.). Zahnarzt und Osteopath müssen das gleiche Vokabular verwenden, um den Inhalt der anderen Fachrichtung richtig interpretieren zu können.

Das Wichtigste in der Anamnese und dem Screening ist, gut zuzuhören, zu beobachten, nicht die eigene Meinung zu interpretieren und keine vorschnellen diagnostischen Schlüsse zu ziehen. Dazu gehört es auch, ungünstige Verhaltensweisen der Patienten nicht als Gewohnheiten (Habits) anzusehen, die abtrainiert werden müssen. Neue Hypothesen besagen, dass Habits, Tics, Bruxismus, Knirschen und orofaziale Dyskinesien nicht sinnlos sind, sondern Zeichen von Fehlfunktionen, die der Selbstregulation des Körpers dienen (Entrup 2008). Das ZNS ist immer bereit, Adaptionen einzugehen, um so Lösungen zu finden.

Durch exakte Diagnostik sowie gezielte Therapien kann man das CMS beeinflussen und dauerhaft verbessern. Maßnahmen wie die Schienentherapie, das Lösen von Dysfunktionen durch osteopathische Techniken und das Wissen aller weiteren Fachrichtungen sind hier gefragt. Ziel sollte es sein, das ZNS über das stomatognathe System und die Mobilität der Strukturen so zu beeinflussen, das eine positive Entkoppelung und Schmerzreduzierung möglich ist.

Zusammenfassung

Multifunktionelle Störungen können vielseitige Symptome der Patienten auslösen. Man sollte daher offen sein und in alle Richtungen bei Störungen des CMS denken sowie interdisziplinär alle Fachrichtungen einbeziehen, da Patienten auf der Suche nach einer Lösung ihrer Probleme sind. Es gibt schon heute einige bekannte Symptome, die adäquat behandelt werden können, aber auch weniger bekannte, die leider noch durch das medizinische Raster fallen. Statistiken und Studien können dazu beitragen, einen schnelleren Zugriff auf die Diagnostik und Therapie zu erhalten.

Schmerzen bei der Diagnose CMD entstehen nicht plötzlich und heftig, sondern bauen sich im Laufe von Jahren langsam auf, so lange bis die Kompensationsmöglichkeiten ausgeschöpft sind und es zur Dekompensation kommt (und „das Fass überläuft“). Nicht die Summe der gefundenen Dysfunktionen ist für ein therapeutisches Eingreifen relevant, sondern nur die nicht kompensierten Dysfunktionen. Das bedeutet z. B., dass CMD-Patienten schon lange (immer?) eine Zahnfehlstellung haben können, aber keinerlei Beschwerden, bis zu dem Zeitpunkt, an dem eine Veränderung (z. B. Zahnextraktionen, Kronen, Brücken usw.) des bis dahin funktionierenden Systems vorgenommen wird. Diese Problematik findet man bei nahezu allen CMD-Patienten.

Aufklärung der Öffentlichkeit und mehr Toleranz innerhalb des Gesundheitswesens würden mit dazu beitragen, den Leidensweg der Patienten zu verkürzen.

Literatur

Brandstätter S. Diagnostik und Physikalische Therapie des vertebragenen Schwindels. Österr Z Phys Med Rehabil 2004; 14: 62 – 67

Bumann A, Lotzmann U. Farbatlanten der Zahnmedizin, Bd. 12. Funktionsdiagnostik und Therapieprinzipien. Stuttgart, New York: Thieme; 1999

Chaitow L. Neuromuskuläre Techniken in der Manuellen Medizin und Osteopathie. München: Urban & Fischer; 2002

CMD-Dachverband e. V. Craniomandibuläre Dysfunktion. Im Internet: www.cmd-dachverband.de; Stand: 23. 07. 2012

Entrup W. Sind Habits, Tics, Bruxismus, Sprechfehler und orofaziale Dyskinesien eine Expression notwendiger kraniosakraler und posturaler Autoregulation des Menschen? Das Balance-Behandlungskonzept. Osteopathische Medizin 2008: 9: 20 – 26

GZFA – Gesellschaft für Zahngesundheit. Funktion und Ästhetik. Verbreitung der CranioMandibulären Dysfunktion (CMD) 2003/2004 (Mai 2004). Im Internet: http://www.gzfa.de/funktion-therapie/craniomandibulaere-dysfunktion-cmd/cmd-statistik; Stand: 24. 07. 2012

Honikel M. Das craniomandibuläre System und seine Effekte auf die Körperhaltung Teil 3. Osteopathische Medizin 2007; 8: 4 – 9

Kopp S, Plato G. Kiefergelenk: Dysfunktionen und Schmerzphänomene aus der Sicht interdisziplinärer Diagnostik und Therapie. Kieferorthop 2001; 15: 55 – 62

Kopp S. Seminar Interdisziplinäres Management der kraniomandibulären Dysfunktionen – Lernen durch Begreifen, Teil 1 Grundlagen [Skript]. Dresden: Zahnärztekammer; 2006

Liem T. Morphodynamik in der Osteopathie. Stuttgart: Hippokrates; 2006

Morgan DH, ed. Diseases of the Temporomandibular Apparatus: A Multidisciplinary Approach. St. Louis: Mosby, 1982

Plato G, Kopp S. Das Dysfunktionsmodell. Manuelle Medizin 1996; 34: 1 – 10

Plato G, Kopp S. Kiefergelenk und Schmerzsyndrome. Manuelle Medizin 1999; 37: 143 – 151

Prochno T. Tinnitus aus Sicht der Zahnmedizin. Deutsches Ärzteblatt 1997; 94: A-377 –A-379

Riedel E. Statistik der AOK Bayern zur Schienenversorgung der Versicherten in einem Zeitraum von 2007 – 2011 im Rahmen des Gesundheitsprojekts „Claridentis“ (15. 07. 2011). München: AOK Bayern; 2011

Risse G. Neudefinition der Zahnmedizin und Kieferorthopädie (2007). Im Internet: www.cmd-kfo.de; Stand: 23. 07. 2012

Sebald G. Systematik einer differenzierten Therapie der CMD. Z Bay 2001; 4: 27 – 30

Wühr E. Kieferanomalien und Körperfehlhaltungen – Die Morphogenese des Kraniomandibulären Systems aus osteopathischer und systemischer Sicht [Master-Thesis]. Krems, Österreich: Donau-Universität; 2006

3 Bekannte Symptome und ihre fachspezifische Zuordnung

Der Begriff „CMD“ darf nicht als Diagnose verstanden werden, aus der sich ein standardisiertes Behandlungskonzept ableiten lässt. Die CMD setzt sich aus vielen Symptomen, Schmerzzuständen und Dysfunktionen zusammen, die verschiedene Fachbereiche umfassen können. Dysfunktionen führen zu Veränderungen der Okklusion, und Fehlkontakte der Okklusion zu Veränderungen mit Dysfunktionen. Das Gleichgewicht von Anatomie und Biomechanik, also der physiologischen Funktion, ist ausschlaggebend für den Überbegriff „Gesundheit“. Wird dieses gestört oder aufgehoben, kommt es zu Dysfunktionen und Schmerzsymptomatik.

„Krankheiten überfallen den Menschen nicht wie ein Blitz aus heiterem Himmel, sondern sind Folgen fortgesetzter Fehler wider die Natur.“ (Hippokrates von Kos).

Die Belastbarkeit eines Organismus ist nicht unerschöpflich. Sind Kompensation oder Dekompensation nicht mehr möglich, wird es zu Veränderungen kommen. Wo und wie diese Veränderungen sich bemerkbar machen, ist nicht vorhersehbar. Zu den häufigsten und auch bekanntesten Symptomen gehören Kopf-, Zahn-, Kiefergelenks-, Ohren-, Gesichts-, Hals- und Wirbelsäulenschmerzen. Es muss mit einem exakten Screening sowohl der zahnmedizinischen Funktionsanalyse wie auch der osteopathischen Befunderhebung evaluiert werden, ob und inwieweit die Problematik von einer okklusalen Dysbalance herrührt.

Nach einem Schleudertrauma können plötzlich Symptome aktiviert werden, die zuvor zeitweise unterschwellig – z. B. ausgelöst durch Frühkontakte im stomatognathen System – vorhanden waren (d. h. „stumm“ waren) und nun spontan aktiv werden. Es kommt zu funktionellen Störungen der Kopf- und Kiefergelenke. Andererseits ist auch zu beobachten, dass Patienten mit CMD ein schon lang zurückliegendes Schleudertrauma hatten, was ihnen nicht mehr bewusst war.

Wie sensibel das ganze System ist, zeigen Messungen von Kobayashi u. Hansson (1988), nachdem in einer Untersuchung an 9 Studienteilnehmern ein Okklusionshindernis von nur 0,1 mm Größe auf einem gesunden Zahn aufgebaut wurde. Es erhöhten sich nach Einbringung die Adrenalin-, Noradrenalin- und Hydroxykortikosteroidspiegel signifikant, begleitet von Schmerzen in der Kaumuskulatur, Kiefergelenkknacken sowie verlängerten Apnoephasen im Schlaf. Nach 1 Woche fielen die gemessenen Parameter wieder auf ihren Ursprungswert zurück.

In manchen Fachbereichen der Medizin werden inzwischen bei Symptomen, die in Verdacht stehen, mit dem stomatognathen System zu tun zu haben, Zahnmediziner und/oder Osteopathen mit der Bitte um Differenzialdiagnostik hinzugezogen. Diagnostische Zeichen oder Symptome zu differenzieren ist die Voraussetzung zur Diagnosesicherung. Hier wäre es wünschenswert, dem Arzt bzw. dem Hausarzt Testmöglichkeiten zur einfachen Verifizierung an die Hand zu geben (▸ **S. 79** ff.).

3.1 Symptome nach Lokalisation

Beim Vorliegen einer CMD ist es wichtig zu unterscheiden, woher bestimmte Dysfunktionen oder Schmerzen kommen: z. B. aus der nervalen (sensiblen, motorischen, vegetativen) Verschaltung oder der Muskulatur, den Sehnen (Ruffini-Körperchen) usw. Dies erfordert neben einer differenzierten Erhebung des Schmerzcharakters (▸ **S. 89**), der Rückschlüsse auf die betroffenen Strukturen vermitteln kann, eine präzise differenzialdiagnostische Abgrenzung, wie folgende Ausführungen verdeutlichen.

3.1.1 Kopfbereich

Schmerzen im Kopfbereich können sich verschieden äußern. So gibt es unterschiedliche Kopfschmerzformen, atypische Gesichtsschmerzen sowie Schmerzen durch Nervenläsionen (Trigeminusneuralgie), wobei der Schmerz bei der Neuralgie als sekundärer Befund vorliegen kann.

Kopfschmerzen gehören neben Rückenschmerzen zu den häufigsten Beschwerden. In Deutschland leiden ca. 54 Mio. Menschen an Kopfschmerzen, davon 63 – 86% unter Spannungskopfschmerz (Evers 2011). Migräne und Cluster-Kopfschmerzen sind neben dem Spannungskopfschmerz die am weitesten bekannten Symptome.

Einer Klassifikation der International Headache Society (IHS) Classification ICHD-II zufolge lassen sich Schmerzen im Kopfbereich wie folgt einteilen (IHS 2003):

- primäre Kopfschmerzerkrankungen
- sekundäre Kopfschmerzerkrankungen
- kraniale Neuralgien, zentraler und primärer Gesichtsschmerz und andere Kopfschmerzen

Zur Abgrenzung stomatognather Kopfschmerzen von Schmerzen, die durch Erkrankungen der Zähne hervorgerufen werden, folgt ein Auszug der IHS (2003): *„Erkrankungen der Zähne rufen in der Regel Zahn- und/oder Gesichtsschmerzen hervor. Hingegen sind Störungen, die Kopfschmerzen verursachen selten. Dentogene Schmerzen können jedoch manchmal im Sinne eines fortgeleiteten Schmerzes projiziert werden und diffuse Kopfschmerzen hervorrufen. Der häufigste Grund für Kopfschmerzen ist eine Periodontitis oder Perikoronitis als Folge einer Infektion oder traumatischen Irritation in der Umgebung eines nur teilweise durchgebrochenen unteren Weisheitszahnes.“* (IHS: 11.6/ICD-10: G44 846).

3% aller erwachsenen Deutschen leiden an chronischem Kopfschmerz, 9 – 13% der Frauen und 2 – 4% der Männer haben Migräne und etwa 25% der Erwachsenen klagen über gelegentliche Spannungskopfschmerzen. Im Alter bis zu 12 Jahren haben annähernd 90% der Kinder bereits Kopfschmerzerfahrungen, 60% sind auf Spannungskopfschmerzen und 12% auf Migräne zurückzuführen (Deutsche Schmerzliga 2010).

Erfahrungswerte aus der Praxis zeigen, dass ein großer Prozentsatz der Kopfschmerzen von Patienten auf Dysfunktion des Kauapparats zurückzuführen sind. In der eigenen Praxisstatistik lag der Kopfschmerz an 2. Stelle nach Nackenbeschwerden.

Der chronische Kopfschmerz kann sehr vielseitig sein. Die am häufigsten angegebenen Beschwerden sind die des Druckkopfschmerzes.

Druckkopfschmerz

Dieser kann sich hinter der Stirn oder im Hinterkopf befinden und einseitig oder im gesamten Kopfbereich ausbreiten. Diese Art von Kopfschmerz tritt sehr häufig auf.

In ▸ **Tab. 3.1** sind die möglichen Lokalisationen mit häufigen Empfindungen der Patienten sowie die zugehörigen Sinusbereiche aufgeführt.

Stress kann eine der Ursachen sein, wenn Parafunktionen durch Knirschen und Pressen aktiviert werden, sodass die Membranen im Kranium belastet werden, was wiederum zur Folge hat, dass es zu Stauungen im Bereich des Sinus durae matris kommt (▸ **S. 156** f.). Das erklärt auch den Druck, der sich in der Stirn oder im Hinterkopf ausbreitet.

Ebenfalls durch Knirschen und Pressen kann die Galea aponeurotica beeinflusst werden, die den M. temporalis posterior aktiviert. Die Galea aponeurotica (ca. 0,5 mm) sitzt wie eine „Kappe“ haubenförmig auf dem Schädeldach (▸ **S. 173**). Bei Kontraktion des M. temporalis (Fascia temporalis) spannt sich die Galea aponeurotica in Querrich-

▸ **Tab. 3.1** Schmerzlokalisation beim Druckkopfschmerz.

Schmerzgebiet	Empfindung	Sinusbereich
hinter den Augen	Bedürfnis, die Augen nach innen zu drücken	Sinus cavernosus
hinter der Stirn	Bedürfnis, die Stirn zu kühlen	Sinus sagittalis
im Nackenbereich	Bedürfnis, den Kopf in den Nacken zu legen	Sinus marginalis, Plexus basilaris
in den Ohren	Bedürfnis, an den Ohren zu ziehen	Sinus petrosus superior und inferior
am Hinterkopf	Bedürfnis, den Kopf anzulehnen	Confluens sinuum, Sinus transversus
an den Schläfen	Bedürfnis, die Schläfen einzudrücken	Sinus sphenoparietalis

tung zwischen den beiden Jochbeinbögen (Gurtung der Jochbögen gegen Durchbiegespannung). Dies führt zu einem steigenden Druck auf das gesamte Schädeldach.

Daneben kann das Problem von der Vagina carotica ausgehen. Aufgrund verminderten Abflusses der V. jugularis erhöht sich der Druck im Sinusbereich und löst den Druckkopfschmerz aus.

Auch konnte beobachtet werden, dass bei lange zurückliegender Meningitis, kombiniert mit Okklusionsstörungen, dieser Druckkopfschmerz auftreten kann.

Psychische Komponenten spielen ebenso eine Rolle, da über die Krafteinwirkung durch das Knirschen und Pressen über den Gyrus cinguli und/oder die Hypophyse das limbische System beeinflusst wird (▶ S. 4 f.). So entsteht ein Teufelskreis: psychische Belastung – erhöhte Kraftwirkung – weitere Irritation – gesteigerte Aktivierung des limbischen Systems – erhöhte psychische Belastung usw.

Die Ursachen des Druckkopfschmerzes sind somit vielfältig und fordern den Osteopathen und Zahnarzt auf, diesen Kreislauf zu unterbrechen.

Kopfschmerz von dorsal kommend

Die von dorsal aufsteigenden Kopfschmerzen bei CMD-Patienten können sich aus folgenden Gründen aufbauen:

- **Zu niedrige Bisslage**: Diese kann durch Abrasionen der Zahnhartsubstanz, verschlissene Füllungen oder Prothetik entstehen. Die Position des Kiefers verändert sich, Muskeln des Kauapparats müssen die nun veränderte Kieferposition kompensieren. Bleibt diese Veränderung weiter bestehen, kommt es zur Adaption und zu einem späteren Zeitpunkt ggf. zur Dekompensation.
- **Zu hohe Bisslage**: Die Entstehungsmechanismen sind die gleichen wie bei dem zu niedrigen Biss und werden ausgelöst durch zu hohe Füllungen, eine zu hohe Krone bzw. Prothetik. Auch bei dem zu hohen Biss verändert sich die Kieferposition. In solch einem Fall muss die Kaumuskulatur aus einem Dehnzustand heraus agieren. Dieses Gefühl hat manch einer schon beim Essen von hartem, zähem Fleisch gespürt. Die Nackenmuskulatur wird überbeansprucht. Es kommt zu einem Druckschmerz, der nach einiger Zeit in Kopfschmerzen übergeht.

Migräne

Der Prozentsatz der CMD-Patienten, die unter Migräne leiden, ist im Vergleich zum Spannungskopfschmerz nicht hoch (Erfahrungswerte aus eigener Praxis, da keine Daten zur Verfügung stehen). Bechmann u. Nitsch (2003, S. 453) beschreiben, dass sich eine Migräne durch Verhinderung/Verzögerung der venösen Drainage aus der Schädelhöhle entwickeln kann.

Atypischer Gesichtsschmerz

Der atypische Gesichtsschmerz ist gekennzeichnet durch einen Dauerschmerz im Gesicht ohne schmerzfreie Intervalle, im Gegensatz zu der Trigeminusneuralgie, die in Intervallen auftritt. Er muss grundsätzlich von einer Trigeminusneuralgie unterschieden werden (▶ **Tab. 3.2, S. 27**).

Der atypische Gesichtsschmerz beginnt spontan oder tritt im Zusammenhang mit Infektionen oder durch Bagatellunfälle auf, oft völlig unerwartet persistierend nach einer Grunderkrankung (z. B. Sinusitis). Die Patienten beschreiben bei Berührung oder Wind eine Überempfindlichkeit der Haut, leicht diffus ziehend, ähnlich einem Nervenschmerz.

Äste des N. mandibularis spalten sich in den N. auriculotemporalis, N. temporalis und N. massetericus auf:

- Der N. auriculotemporalis schickt einen kleinen Ast zum Kiefergelenk und zieht kranial zur Haut der Schläfe (Überempfindlichkeit dieser Region).
- Der N. massetericus ist ein motorischer Ast für den M. masseter.
- Der N. temporalis versorgt motorisch den M. temporalis (ziehen die Kondylen nach dorsal).

Afferente Fasern stammen aus dem N. mandibularis und innervieren die Kapsel und v. a. die bilaminäre Zone mit dem Genu vasculosum. Daraus ergibt sich eine Überempfindlichkeit der Muskulatur, der bilaminären Zone mit dem Genu vasculosum. Kontakt im Frontzahnbereich lässt die Kondylen nach dorsal ausweichen. All dies lässt vermuten, dass sich der atypische Gesichtsschmerz so aufbauen könnte.

Bei drückenden, pulsierenden, brennenden Gesichtsschmerzen sollte man den Sinus-dura-mater-Bereich überprüfen, ob und inwieweit Stauungen vorliegen. Das Schmerzgebiet kann einseitig oder beidseitig auftreten und muss nicht eine ganze Gesichtshälfte umfassen, auch kleinere Regionen können betroffen sein.

Bei dem atypischen Gesichtsschmerz liegt oft eine erhöhte fasziale Spannung innerhalb der Schleimhaut in der Region der Nervenaustrittspunkte vor. Die Patienten beschreiben die Schmerzintensität auf der VAS zwischen 3 – 7 (▶ S. 89). Die Beschwerden können wochen-/monatelang anhalten oder auch nur kurzfristig sein.

Allgemeine Kriterien für den atypischen Gesichtsschmerz sind:

- Dauerschmerz im Gesicht, ohne Intervalle!
- keine lokalisierte Erkrankung.
- nicht dem Ganglion trigeminale zuzuordnen
- spontan auftretend, oft nach Infektionen (z. B. Sinusitis) oder Traumata (Stürze auf das Gesicht)

Überprüfen:

- Okklusion
- Sinusitis
- intraossäre Mobilität der Maxilla
- Faszienspannung
- Hyperaktivität der Muskulatur (M. temporalis posterior)

Praxistipp

Therapieempfehlung zur Eigenbehandlung: Kompression mit einer Hand auf das schmerzhafte Gebiet, um die vermehrte Ausschüttung von Nerve-Growth-Faktor der Nozizeptoren zu verringern.

Trigeminusneuralgie

An dieser Stelle muss zum direkten Vergleich mit dem atypischen Gesichtsschmerz die Trigeminusneuralgie folgen. Differenzialdiagnostisch werden beide nicht immer klar unterschieden, sodass das klinische Bild missverständlich interpretiert werden kann. Oft kommt es aufgrund dessen zu völlig unnötigen Zahnextraktionen, da die Patienten den Schmerz nicht verkraften. So werden sie auf eigene Initiative **zahnlos** gemacht, man nimmt ihnen so die unbedingt notwendige Abstützung im molaren Bereich des Kiefers. Diese Abstützung wird benötigt, da sonst aufgrund einseitigen Kauens der Druck auf das Ganglion trigeminale erhöht wird, was wiederum zu einer Überbelastung desselben führt.

Die Trigeminusneuralgie tritt plötzlich, völlig unerwartet und unerträglich heftig (VAS 8 – 10) auf. Medikamente helfen in den wenigsten Fällen, selbst bei Betäubung während einer zahnärztlichen Behandlung bleibt der Schmerz vorhanden. Die Dauer kann von Sekunden bis zu Minuten anhalten und betrifft das Versorgungsgebiet eines oder mehrerer Äste des N. trigeminus.

Betroffen sind die oberflächliche Haut sowie die Schleimhäute, die sensibel versorgt werden über:

- N. ophthalmicus: Tentorium, Stirn, Oberlid, Nasenrücken, Nasenhöhle, Sinus sphenoidalis
- N. maxillaris: sensible Versorgung der Wange, Unterlid, Oberlippe, Zähne, Sinus sphenoidalis, Sinus maxillaris
- N. mandibularis: Unterkiefer, Trommelfell, ⅔ der Zunge, motorisches Zittern der Muskulatur

Die trigeminale Kernsäule reicht vom Dienzephalon bis in die obere Halsregion.

In ▶ Tab. 3.2 sind die differenzaldiagnostischen Kriterien der Trigeminusneuralgie und des atypischen Gesichtsschmerzes im Vergleich dargestellt.

Ursachen:

- Extraktionen, v. a. der Weisheitszähne
- nach Implantaten durch Einschlagen des Implantats
- Schädelbasisfrakturen
- Herpes zoster
- Borreliose (Glocker et al. 2006, S. 120)
- Stauungen im Sinus durae matris
- Spannung des Tentoriums (Lage des Ganglion trigeminale)
- Okklusion
- Sinusitis

Der Praxisalltag zeigt, dass bei Trigeminusneuralgien zu einem hohen Prozentsatz okklusale Störungen ursächlich sind. Durch interdisziplinäre Arbeit, d. h. durch osteopathische Behandlung und Schienenversorgung, können die Abstände der Schmerzattacken auf ein Minimum reduziert bzw. Beschwerdefreiheit erreicht werden.

▶ Tab. 3.2 Differenzialdiagnose Trigeminusneuralgie und atypischer Gesichtsschmerz.

Trigeminusneuralgie	Atypischer Gesichtsschmerz
kurzzeitig auftretender Intervallschmerz	Dauerschmerz im Gesicht
getriggert auftretend	spontan auftretend
betroffen sind einer oder mehrere Äste des N. trigeminus	keine spezielle Zuordnung
Zuordnung: Ganglion trigeminale	Zuordnung: keine

Überprüfen:

- Mobilität (intraossär der Maxilla)
- Abstützung auf beiden Seiten der Molaren
- Faszienspannung
- Hyperaktivität der Muskulatur

Praxistipp

Therapieempfehlung zur Eigenbehandlung: Zur Entlastung des Ganglion trigeminale auf beiden Seiten 3 Finger nahe des Ohres an den Arcus zygomaticus (Jochbeinbogen) von kranial anlegen und nach kaudal ziehen.

3.1.2 Kieferbereich

Im Kieferbereich treten im Rahmen einer CMD oft muskuläre Probleme des Kauapparats sowie Kieferschmerzen auf.

Muskuläre Probleme des Kauapparats

Eine Vielzahl von Verkettungen und Ursachen sind in diesem Bereich möglich. Hier werden nur einige angesprochen.

Okklusale Störungen, z. B. durch einseitig zu hohe Füllungen, Kronen, Brücken, Prothesen usw., verursachen sehr häufig allgemein bekannte Symptome, z. B. im Bereich des M. masseter. Wobei die Praxis zeigt, dass auch durch Abrasion der Zahnhartsubstanz der Biss zu niedrig sein kann und so die Probleme ausgelöst werden.

Durch okklusale Störungen kommt es, aufgrund der Biomechanik, zu einer Immobilität des Os zygomaticum. Anatomisch ergibt sich folgendes Bild: Der M. masseter, der eine muskuläre Schlinge mit dem M. pterygoideus medialis bildet, verringert die Mobilität. Dies wirkt sich auf das Os zygomaticum, das Os sphenoidale und in weiteren Verlauf auf das Os temporale aus, die so ihre Flexibilität einbüßen. Neurophysiologisch kommt es zu einer Verschiebung der muskulären Balance. Gerade diese Verkettung über den M. masseter wird sehr häufig von Patienten als Beschwerdebild angegeben, d. h. Schmerzen im M.-masseter-Bereich.

Eine weitere Ursache/Verkettung ist die biomechanische Weiterleitung über **fasziale Strukturen**. Die fasziale Hülle des M. temporalis beispielsweise geht in die Galea aponeurotica über (▶ S. 173). Auch hier kommt es – wie bei dem Spannungskopfschmerz (s. o.) – aufgrund faszialer Spannung zu einer erhöhten Aktivität der Muskulatur, die sich dann auf die mimische Muskulatur überträgt. Die Patienten drücken es oft treffend aus: „Mein Kopf und Gesicht ist zu eng."

Kieferschmerzen

Schmerzen der Kapsel und/oder der bilaminären Zone sind äußerst schmerzhaft, treten aber selten isoliert auf. Durch Palpation dieses Bereichs ist der Schmerz sofort auslösbar. Vorsicht beim Tasten!

Vorgehen. Der Kondylus wird von außen mit einem Finger auf jeder Seite, vom Meatus acusticus externus ausgehend, ertastet. Das Kieferköpfchen befindet sich ca. 0,5 mm ventral des Ohres. Eine andere Möglichkeit besteht drin, den kleinen Finger im Meatus acusticus externus zu postieren, der Kondylus ist klar abgrenzbar, durch Mundöffnen und -schließen lässt sich die kondyläre Bewegungsbahn erfassen.

Ursachen:

- Entzündung des lateralen Kapselrands
- Frühkontakte der Okklusion (zu hohe Füllungen, schlecht sitzende Prothetik)
- erhöhter Druck auf die bilaminäre Zone durch zu hohe Muskelaktivität des M. temporalis posterior
- Innenrotation des Os temporale (▶ S. 141)
- erhöhte Spannung des M. digastricus
- Irritation des N. trigeminus

Fallbeispiel

Patientin, weiblich, 21 Jahre alt

Anamnese: Kieferschmerzen, Kopfschmerzen, Stimmungsschwankungen (depressiv)

Befund: Der Screening-Befund musste abgebrochen werden, da der Kapselschmerz beim Tasten so hoch akut war, dass der Kreislauf der Patientin entgleiste.

Therapie: Mit einem Aqualizer (► S. 232 f.) wurde sofort eine Entlastung der Kapsel und bilaminären Zone herbeigeführt und telefonischer Kontakt mit dem behandelnden Zahnarzt aufgenommen, um über die weiteren interdisziplinären Maßnahmen, wie z.B Schienentherapie/Osteopathie, einen gemeinsamen Konsens zu finden (► S. 225 f.).

Knackgeräusche sind im Allgemeinen nicht schmerzhaft und dennoch für den Patienten sehr unangenehm, da diese so laut sein können, dass sich Personen in der näheren Umgebung irritiert fühlen.

3.1.3 HNO-Bereich

Bereits der Kieferchirurg James Bray Costen (1895 – 1962) erkannte den Zusammenhang von Kiefergelenk und HNO-Bereich. Es entstand der Begriff **Costen-Syndrom**, ein Sammelbegriff für neuralgische Schmerzen im Kranium. Costen führte es auf Funktionsstörungen des Kiefergelenks, Gelenkknacken zurück (Prochno 1997). In der Fachliteratur ist auch der Begriff „Myoarthropathie“ zu finden.

Durch Zahnverlust, Zahnverschleiß und schlecht sitzenden Zahnersatz wird das Gleichgewicht der Kaumuskulatur gestört (Kopp u. Plato 2001).

Obwohl das Kiefergelenk nur wenige Millimeter vom Ohr getrennt liegt, ist es noch kein Allgemeinwissen, dass es bei Nonokklusion oder Parafunktionen zu unterschiedlichen Auswirkungen im HNO-Bereich kommen kann. Von Patienten relativ oft angegebene **Symptome** sind:

- Kälte- und Windüberempfindlichkeit
- Sinusitis
- Tinnitus
- Druck im Ohr
- Schwindel

Beispiel. Der HNO-Bereich hat einige Berührungspunkte mit der Zahnmedizin und der Osteopathie, hier am Beispiel des Schluckvorgangs aufgezeigt (Anatomie, Biomechanik): Beim Schlucken hebt sich das Hyoid nach kranial, die Zähne kommen in Kontakt (**Zahnmedizin**). Die Lamina praevertebralis (innere Halsfaszie) haftet an den darunter liegenden Strukturen und lässt ein ungehindertes Schlucken nicht zu (**Osteopathie**). Der Patient empfindet Halsschmerzen (**HNO**), obwohl kein sichtbarer Befund vorliegt.

Kälte- und Windüberempfindlichkeit

Die Frage stellt sich, wie es zu einer Überempfindlichkeit kommen kann. Die Zusammenhänge sind nicht mono-, sondern multikausal.

Eine Möglichkeit könnte die Immobilität der Sutura occipitomastoidea sein. Suturen sind mobil und dehnfähig (► S. 150). Parafunktionen lassen intraossäre Spannungen aufkommen und verhindern die Mobilität der Spongiosa. So werden Nerven und Gefäße beeinträchtigt. Der Spielraum für genügend Spannungsausgleich fehlt, und es kann zu einer Hypersensibilität kommen. Wind und Kälte sind dann Trigger, die das Gewebe der umliegenden Strukturen aufgrund ihres Mobilitätsverlusts überempfindlich reagieren lassen.

Theorien wie diese müssen durch Studien noch belegt werden. Beobachtungen und Erfahrungen aus der Praxis haben gezeigt: Ist die intraossäre Mobilität wiederhergestellt, ist diese Überempfindlichkeit nicht mehr vorhanden.

Druck im Ohr, Ohrenschmerzen mit oder ohne HNO-Befund

Wissenschaftlich bekannt ist, dass durch Veränderung von Luftdruck das Trommelfell nach innen gedrückt wird. Die Tubenfunktion wird eingeschränkt. Gängige Methoden zum Lösen sind z. B. Druckausgleich mit Luftanhalten oder Kaugummi kauen, Gähnen usw. Diese Wirkungsweisen werden funktionell aufgenommen, um Patienten mit konstanten Störungen mit Druck im Ohr zu behandeln.

In der Kieferorthopädie kann es nach Kieferregulierung durch z. B. Brackets zu Störungen in den Tuben kommen, ebenso nach Zahnextraktionen oder dem Setzen von Implantaten.

Durch langes Öffnen des Mundes kann es zu Problemen der Tuben kommen. Die Ligg. sphenomandibulare und stylomandibulare (die für die

Koordination des Kiefergelenks mitverantwortlich sind) werden gedehnt, sodass Mechanorezeptoren eine hemmende Wirkung ausüben. Die kontralaterale Seite muss kompensierend eingreifen. Der Therapieansatz ist das Lösen der kompensierenden Seite, um so den Druck vom Trommelfell zu nehmen.

Tinnitus

Tinnitus ist keine Krankheit, sondern ein Symptom. Man nimmt an, dass durch Funktionsveränderung der Hörnerv irritiert wird.

Die Ursachen sind ätiologisch und pathophysiologisch auch heute noch weitgehend ungeklärt. Kranium, Kiefer, Schultergürtel und HWS kommunizieren untereinander über Nerven, Muskeln, Gelenke und Faszien. Die unmittelbare Nachbarschaft zum Foramen jugulare, ebenso die zervikalen Spinalnerven mit den sensiblen und motorischen Strukturen, können bei Dysfunktionen Strukturveränderungen auf neuromuskulärer Ebene auslösen. Parafunktionen im stomatognathen System mit zusätzlichen Belastungen, wie Stress, können durch nervale Verschaltung zu Irritationen und damit zu Tinnitus führen.

Eine direkte Wirkung von Schallwellen, z. B. durch großen Lärm (laute Diskomusik) ist ebenfalls möglich. Schallwellen können eine so starke Energie freisetzen, dass selbst Gläser zerspringen. So ist es vorstellbar, dass durch die Wellen die Spongiosa in der Pars petrosa immobil wird und so nervale Irritationen hervorruft. Techniken zur Wiederherstellung der Mobilität der Spongiosa bestätigen diese Theorie und lassen manch einen Tinnitus verstummen.

Ein weiteres Erklärungsmodell wäre folgendes: Aufgrund einer Hyperaktivität der Kaumuskulatur und/oder Frühkontakten im Zahnbereich kann es zu physiologischen Veränderungen der Gefäße, des Knochens (Spongiosa), der Nerven (N. facialis versorgt neben der mimischen Muskulatur auch den M. stapedius) und deren Weiterleitung an den Kortex kommen. Die Nuclei cochleares senden die Signale an die Olive, diese Information wird über den Thalamus an den primären auditiven Kortex (Gyri temporales transversi) weitergeleitet. Knöchern ist dieser Bereich vom Os temporale bedeckt, in der sich die Fossa mandibularis mit dem Caput mandibulae befindet. Nonokklusion beeinflusst die Stellung des Kondylus, dieser Druck wiederum kann zu Irritationen des ZNS führen.

Es hat sich praktisch bewährt, die Veränderung der Lautstärke und Intensität diagnostisch zu nutzen. Sie können als Indikator dienen, um die mögliche Fehlerquelle zu suchen.

Praxistipp

Es erfolgt z. B. während der Mobilisation des Nerven-Gefäß-Strangs ein Hörtest: Verändert sich der Ton? Oder der Hörtest wird begleitend beim Lösen der Spongiosa (Pars petrosa) durchgeführt: Was ist mit der Tonintensität?

Der **HWS-Bereich** kann ebenso ursächlich sein, z.B über Afferenzen zum ZNS. Eine andere Variation ist eine Veränderung der **Kopfstellung**. Es kommt zu Zug oder Druck, je nach Seite, über den M. sternocleidomastoideus, der am Processus mastoideus ansetzt und somit Einfluss auf den N. cochlearis hat.

Solange nur Symptome und nicht die Ursache bekannt sind, arbeitet man auf Verdacht und nicht gezielt. Hier muss die Forschung der Ursache auf den Grund gehen. Osteopathische Techniken sowie die interdisziplinäre Zusammenarbeit mit anderen Fachrichtungen sind dabei gefragt.

Sinusitis

Die Symptome der Sinusitis reichen von einem Druckgefühl hinter der Stirn und den Maxillae bis hin zu Kopfschmerzen.

Der Sinus maxillaris und Sinus frontalis stehen mit dem Nasen-Rachen-Raum direkt in Verbindung, wodurch eine gute Belüftung gewährleistet ist. Das respiratorische Epithel (Lamina epithelialis mucosae), welches den Sinus maxillaris auskleidet, dient der Reinigung der Atemwege.

Ursachen:

- Entzündungen entstehen speziell durch einen oder mehrere Zähne (z. B. Abszess an einer Wurzel; dieser muss zuerst vom Zahnarzt behandelt werden) oder durch Kraftvektoren der Okklusion.
- Intraossäre Fixation verhindert die Elastizität nicht nur im Knochen, sondern auch im Epithel, sodass sich eine Sinusitis entwickeln kann, wenn die Mobilität eingeschränkt ist.

- Eine weitere Entstehungsmöglichkeit ist z. B. die Mundatmung (häufig bei CMD durch zu kurze Oberlippe), sie verhindert die Haarreinigung, Erwärmung und das Anfeuchten der Atemwege.

Knochen besteht zu 25 % aus organischen Teilen, Gelatine, Kollagenen, Knochenzellen, Fetten und Elastinspuren; diese dienen der Elastizität. Aus diesem Sachverhalt ergibt sich, dass durch intraossäre Mobilisation der Maxilla auch eine Verbesserung des Epithels zu erreichen ist.

Globusgefühl

Fast alle CMD-Patienten geben ein Globusgefühl als Beschwerden an. Ein Druck im Hals wird beschrieben, auch Halsschmerzen ohne erkennbaren Befund, oft auch Kratzen im Hals oder ein Fremdgefühl bzw. eine Enge, die nicht schmerzt, aber störend ist.

Häufig wird, wenn keine Pathologien festzustellen sind, von psychischer Ursache gesprochen. Aus Sicht der Osteopathie und der Zahnmedizin ist dies aber nur in sehr wenigen Fällen die Ursache. Auch wenn der Volksmund von „das schnürt mir den Hals ab“, oder „das bleibt mir im Hals stecken“, auch vom „Kloß im Hals“ spricht – in vielen Fällen ist das auf eine Dysfunktion der supra- und infrahyoidalen Muskulatur sowie der faszialen Strukturen zurückzuführen.

Der Schluckvorgang erfordert das Heben und Senken des Os hyoideum, seine Gleitfähigkeit sowie das fein abgestimmte neurophysiologische Zusammenspiel aller Strukturen des stomatognathen Systems.

Auch Spannungen des Mundbodens und der Zunge aktivieren unterschiedlichste Faszien (Fascia cervicalis oder die Glandula thyroidea mit der Capsula fibrosa). Durch einen erhöhten Tonus verringert sich die Gleitfähigkeit in der Halsregion. Dies könnte eine mögliche Ursache für das Globusgefühl sein.

> Differenzialdiagnostisch müssen bildgebende Verfahren erstellt werden, um Tumoren auszuschließen.

Pharynx, Larynx, Trachea und Ösophagus können somit eine Irritation in der vorderen Halsregion auslösen. Dies wäre eine plausible Erklärung, die jedoch noch untermauert werden muss.

3.1.4 Wirbelsäule und Bewegungsapparat

Die Wirbelsäule ist eine funktionelle Einheit. Anatomisch wird sie zwar in Segmente unterteilt, trotzdem sollten Therapien unter dem ganzheitlichen Aspekt aufgebaut werden.

Nobili und Adversi (1996) konnten anhand von Messungen zeigen, dass es beim Zusammenpressen der Zähne zu einer Rückverlagerung des Körperschwerpunkts kommt. Bezogen auf die LWS-Problematik wird die Wirbelsäule nach dorsal verlagert, welches zu einer stärkeren Belastung des Discus intervertebralis führt.

Zusammenhänge des stomatognathen Systems und der Wirbelsäule

John Martin Littlejohn (1865 – 1947) begegnete 1895 Dr. Andrew Taylor Still. Tief beeindruckt von dem osteopathischen Konzept entwickelte er ein Denkmodell, bei dem der Kiefer bis hin zum Becken eine bewegliche Einheit bilden (▶ **Abb. 3.1**):

- **oberes Dreieck**:
  - gelenkige Strukturen mit der Verbindung zum Foramen magnum
- **Basis**: für den Schädel, der auf dem Th 4 balanciert:
  - Eine Rotation des Schädels wirkt auf Th 4.
  - Das Hyoid und dessen Muskulatur beeinflussen die Funktion des oberen Dreiecks.
- **unteres Dreieck**: sichert Bauch und Thorax:
  - Eine funktionierende Beckenstatik ist die Voraussetzung der Bauchspannung.

Eine Veränderung der Beckenstatik beeinflusst das stomatognathe System und umgekehrt. Inwieweit eine Beckenverdrehung von der Okklusion ausgeht, ist einfach zu testen.

> **Praxistipp**
> Mit einer Watterolle werden die Frontzähne gesperrt, sodass kein Zahnkontakt besteht, und man prüft, ob im Beckenbereich eine Änderung im Vergleich zu dem Test ohne Watterolle erfolgt ist.

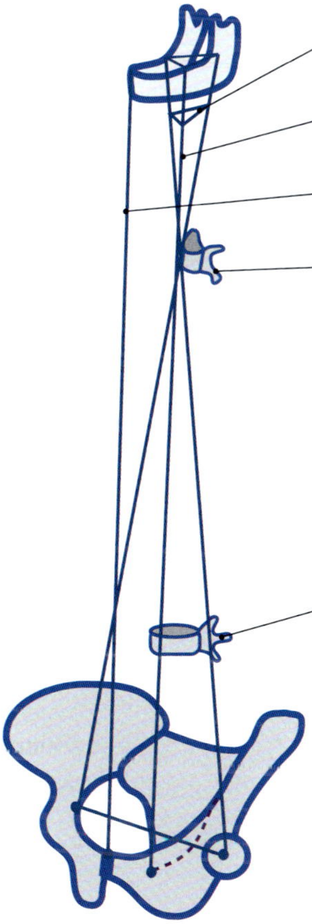

▶ Abb. 3.1 Das Vieleck der Kräfte, die an der Wirbelsäule wirken, nach Littlejohn.

Eine weitere Verbindung des stomatognathen Systems zur Wirbelsäule stellt die Dura mater spinalis dar (▶ **S. 163** f.).

Schulterproblematik

Der Schultergürtel ist unbedingt bei der Behandlung des Kauapparats mit einzubeziehen. Verbindungen bestehen über folgende Strukturen:

- Os temporale: mit dem Ansatz des M. sternocleidomastoideus am Processus mastoideus, der seinen Ursprung am Manubrium sterni und der Extremitas sternalis claviculae hat
- Klavikula: mit ihrer Kontaktfläche Facies articularis acromii zum Akromion

Die Mm. trapezius und sternocleidomastoideus sind die **Stabilisatoren des Kopfes**. Der M. trapezius hat seinen Ursprung an der Linea nuchae superior, der Processus spinosus (C 7 –Th 12) den Ansatz an der Spina scapula, dem Akromion und der Klavikula.

Beim Kauvorgang werden diese Muskelgruppen aktiviert. Verfolgt man eine muskuläre Kette, führt diese vom Processus mastoideus des Os temporale weiter zum M. sternocleidomastoideus (der Ursprung des Muskels befindet sich am Sternum und der Klavikula) über die Verbindung der Klavikula zum Akromion. Aufgrund veränderter Kaufunktion werden das Os temporale, der M. sternocleidomastoideus und die Klavikula beeinflusst und die Mobilität des Schultergürtels eingeschränkt.

Im umgekehrten Fall, durch verringerte Mobilität des Schultergürtels, kann es über die Aktivität des M. sternocleidomastoideus zu einer Innenrotation des Os temporale kommen. Dadurch wird die bilaminäre Zone verstärkt belastet, d. h., es kommt zu einem dorsal-kranialen Vektor.

3.2 Weitere Symptome nach Fachbereichen

Die hier beschriebenen Fallbeispiele beruhen nicht auf evidenzbasierten Studien, „ *[…] dennoch kann der niedergelassene Praktiker der Wissenschaft dadurch helfen, dass er genaue Beobachtungen der Befunde, die zur Diagnose geführt haben, Befunde vor und nach therapeutischen Maßnahmen etc. durch akribische systematische Dokumentation – nicht nur dieser Befunde – und die Einschätzung von Erfolg und Misserfolg insbesondere unter dem Vektor Zeit der Wissenschaft zur Verfügung stellt. Der Praktiker kann schließlich unüberhörbar Fragen an die forschende Wissenschaft stellen, denn er arbeitet an der Basis jeden Tag mit dem Patienten. Diese Beobachtungen und Erfahrungen sind nicht in Kellern und auch wenig an Maschinen zu gewinnen.*“ (Plato u. Kopp 1999, S. 143).

Wichtig ist, Kontakt mit den Ärzten der einzelnen Fachrichtungen aufzunehmen, gemeinsame Strategien zu erarbeiten und gegenseitiges Wissen auszutauschen. In bildgebende Verfahren Einblick zu erhalten, ist von größter Wichtigkeit: Magnetresonanztomografie (MRT), Röntgenbilder, Blutuntersuchungen und andere fachspezifische

Untersuchungen sind vom Osteopathen lesbar, nicht aber fachspezifische Details, dazu braucht man einen Fachmann. Ebenso muss man das Fachwissen der Osteopathie, das Zusammenspiel von Faszien, Nerven, Muskulatur und des Nerven-Gefäß-Verlaufs dem anderen Fachbereich, sprich den Fachärzten, zugänglich machen.

Beispiel. Es folgt ein Beispiel aus der Augenheilkunde: Der Patient hat einen erhöhten Augendruck (**Augenarzt**) und befindet sich deswegen in augenärztlicher Behandlung. Zeitnah soll eine neue Relaxationsschiene beim **Zahnarzt** eingegliedert und die Okklusion eingeschliffen werden. Hier erfährt der Zahnarzt, dass der Patient ständige Kopfschmerzen hat und empfiehlt, erst einen **Osteopathen** Kiefer- und Kopfschmerzen behandeln zu lassen. Ergebnis der Untersuchung: Die Kopfschmerzen und der erhöhte Augendruck resultierten aus einem verringerten Abfluss des Sinus cavernosus. Auf der neuen Schiene waren Fehlkontakte vorhanden (Auswirkung auf den Sinusbereich).

So gibt es fast in jeder medizinischen Fachrichtung Berührungspunkte, bei der auch der Osteopath und der Zahnarzt interdisziplinär gefragt sind.

3.2.1 HNO-Heilkunde

Der **Schwindel** hat viele Ursachen. In der überregionalen Spezialambulanz für Schwindel München sind die häufigsten Diagnosen von 12 085 Patienten registriert worden (Deutsches Schwindelzentrum 2012):

- benigner peripherer paroxysmaler Lagerungsschwindel 18,6 %
- phobischer Schwankschwindel 15,3 %
- basiläre Migräne 11,2 %
- Morbus Menière 9,2 %
- Neuritis vestibularis 7,7 %
- bilaterale Vestibulopathie 7,1 %
- Vestibularparoxysmus 3,9 %
- psychogener Schwindel 3,0 %
- Perilymphfistel 0,6 %

Es wurde keine Statistik gefunden, in der ein Zusammenhang mit einer CMD aufgezeigt wurde.

Eine der Ursachen des Schwindels kann das Vestibularorgan mit den 3 Bogengängen (Ductus semicirculares) sein. Rein anatomisch betrachtet beruht die Funktionsweise der Makulaorgane (Macula utriculis, Macula sacculi) auf den Sinneszellen, die von Gallerte bedeckt und auf der Kristalle (Statolithen) eingelagert sind. Statolithenmembranen sind von einer Flüssigkeit (Endolymphe) umgeben. Makulaorgane reagieren auf Translations-, Horizontal- und Vertikalbeschleunigungen. Die Statolithenmembranen registrieren jede Lageänderung des Kopfes.

Osteopathische Betrachtung. Da sich das Vestibularorgan in der Pars petrosa des Os temporale befindet, können Kräfte, die von den Kondylen ausgehen, z. B. durch Pressen und Knirschen, Irritationen im Vestibularorgan auslösen. Durch mechanische und physikalische Gesetze (Kraft geht niemals verloren – Newton'sches Gesetz) entstehen Kraftspitzen dort, wo das System keine Elastizität zulässt. Durch Elastizitätsverlust wird das Bogengangorgan mit der Ampulle, in der sich die Sinneszellen befinden, nicht mehr adäquat reagieren. Die Elastizität muss wiederhergestellt werden; durch einfache osteopathische Techniken (z. B. Ohrzug, Ear pull) kann dies erreicht werden.

Das Vestibularorgan alleine reicht nicht aus, um über Lage und Stellung des Körpers Auskunft zu geben. Dazu wird über die Augen eine Zusatzinformation benötigt. Visuelle Rezeptoren werden an den hinteren Teil des Zerebellums und an die Vestibularkerne (Lokalisation: Pons, unter dem Boden des 4. Ventrikels) weitergeleitet. Ausgänge des Vestibularsystems gehen zu den Kerngebieten der Augen (Lokalisation: Mesenzephalon ventral und Boden des Aquaeductus). Auch dort kann eine Beeinflussung entstehen und den Schwindel begünstigen.

3.2.2 Augenheilkunde

Anhand der Anatomie und Biomechanik sollen die Zusammenhänge hergestellt werden, warum bei CMD-Patienten die Augen betroffen sein können. Etwa 40 % der Leitungswege des ZNS gehen über das Auge. Die häufigsten von Patienten geschilderten **Symptome** sind:

- trockene, brennende Augen
- erhöhter Augeninnendruck
- verschwommenes Sehen

- Zucken des Augenlids
- Flimmern vor den Augen

An der Augenhöhle sind 7 Knochen beteiligt: Maxilla, Os zygomaticum, Ala major des Os sphenoidale, Os ethmoidale, Ethmoidale, Os zygomaticum sowie der Processus orbitalis des Os palatinum.

Mittig der Orbita befindet sich die Fissura orbitalis superior, durch sie ziehen der N. oculomotorius, N. trochlearis, N. abducens, N. ophthalmicus und die V. ophthalmica superior. Diese Nerven durchziehen den Sinus cavernosus, bevor sie in die Orbita zum Auge führen. Kaukräfte wirken sich auf diese Struktur unmittelbar aus. Eine weitere Schwachstelle ist die Fossa hypophysialis des Os sphenoidale, sie ist umgeben vom Sinus cavernosus.

Osteopathische Betrachtung. Vermehrte venöse Blutansammlung, die nicht genügend abfließen kann, übt Druck auf die nervalen Strukturen aus. Kraftspitzen entstehen dort, wo das System keine Elastizität zulässt. Das ist dann kein Problem, wenn trotzdem ausreichend Drainage über den Sinus petrosus superior und inferior erfolgt.

Bei CMD-Patienten kann die Ursache für eine **Erhöhung des Augendrucks** und **verschwommenes Sehen** im Bereich des Sinus cavernosus entstehen. Immer dort, wo Kraft nicht adäquat abgebaut wird, kommt es zu erhöhter Spannung der umliegenden Strukturen.

Praxiserfahrungen haben ergeben, dass durch eine Sinusdrainage des Kraniums diese Symptomatik behoben werden kann (▸ **S. 158** ff.).

Fallbeispiel

Patientin, 63 Jahre alt, CMD-Patientin mit Schienenversorgung im Unterkiefer

augenärztlicher Befund: Augeninnendruck von 20 mmHg (Normalwert: 10 – 20 mmHg)

Therapie: Direkt nach der Messung wurde eine Sinusdrainage durchgeführt mit anschließender erneuter Messung. Diese ergab nach der Sinusdrainage einen Wert von 16 mmHg, gemessen um 12:00 Uhr, um 16:00 Uhr einen Wert von 17 mmHg, um 19:00 Uhr von 14 mmHg. Dieser Wert blieb bis jetzt konstant.

Trockene, brennende Augen könnten bedingt sein durch eine Irritation des N. ophthalmicus. Der Nerv gibt einen Ast an den N. lacrimalis ab, seine viszeromotorischen Fasern laufen zur Tränendrüse (Glandula lacrimalis) und versorgen diese. Pressen, Knirschen sowie okklusale Einflüsse wirken sich auf das Os temporale aus. Da das Ganglion trigeminale auf der Pars petrosa des Os temporale liegt, kann bei einer Fehlbelastung, verursacht durch veränderte Krafteinwirkung des Kiefers, eine Beeinträchtigung des N. ophthalmicus entstehen.

Zucken und **Flimmern der Augen** findet man bei CMD-Patienten häufig. Dies wird von ihnen als normal empfunden, da sie dieses oft schon viele Jahre haben und sich nicht erinnern können, wann es begann. Die Zusammenhänge stellen sich wie folgt dar: Der Vomer ist ein unpaariger Knochen, der durch die Sutura sphenovomeralis mit dem Os sphenoidale Kontakt hat. Die Pars cuneiformis vomeris liegt mittig der paarigen Maxilla auf. Kontakt besteht auch mit der Lamina perpendicularis des Os ethmoidale. Zwischen der Incisura ethmoidale und dem Os frontale ist dieser eingefügt. An der Facies orbitalis befindet sich die Fovea trochlearis, eine kleine Grube für die Anheftung der Bindegewebsschlinge des M. obliquus superior. Die Fovea trochlearis gerät unter Zug und der M. obliquus superior muss kompensatorisch reagieren. Einseitiger Frühkontakt der Okklusion kann so das Zucken und Flimmern der Augen auslösen.

Gerade in der Augenheilkunde sollte zwischen **Osteopath**, **Zahnarzt** und **Augenarzt** ein interdisziplinärer Austausch stattfinden, da Kiefer und Augen in direktem Zusammenhang stehen.

3.2.3 Neurologie

Okklusionsstörungen, die nicht bekannt waren und lange vorher schon bestanden, können nach einem Trauma von Bedeutung sein, wie in dem nachfolgenden Fall beschrieben.

Die Pyramidenbahn (motorisch absteigende Bahn) führt vom Gehirn zum Rückenmark und ist für die Motorik der Extremitäten und des Rumpfes verantwortlich. Je nachdem, wie schwer die Schädigung des Gehirns ist, bleiben dennoch Restbewegungen. Die Pyramidenbahn spielt eine wichtige Rolle bei der Feinmotorik.

Es ist vielleicht vorstellbar, dass nach einem Schädel-Hirn-Trauma die Motorik reduziert ist bzw. nicht vollständig wiedererlangt wurde. Durch die im Verhältnis länger bestehenden und ggf. stärker ausgeführten Bewegungen des Kiefers entstehen vermehrt Kräfte, die wiederum das ZNS belasten.

Osteopathische Betrachtung. Aus osteopathischer Sicht verhindert die kondyläre Belastung eine ansonsten bessere Motorik.

Fallbeispiel

Patient, männlich, 42 Jahre alt

- März 2000: Autounfall
- 5 Tage nach dem Unfall: Operation (Koma bis Juni 2000)

Diagnose: Schädel-Hirn-Trauma, Hemiplegie rechts, Amnesie, Verlust des Kurzeitgedächtnisses

- Mai bis Juni 2000: ambulante Reha-Maßnahmen
- Aug. bis Sept. 2000: stationäre Reha-Maßnahmen
- Nov. 2004: Vorstellung des Patienten während eines interdisziplinären CMS-Kurses. Der Patient hatte in dem Zeitraum von 2002 – 2004 mehrere Prolapse im LWS-Bereich. Die Frage, die an das Kursteam gestellt wurde, lautete: Liegt eine CMD vor, die den neuerlichen Prolaps begünstigt hat? – Ein Screening der Kieferorthopädie und der Osteopathie bestätigten diesen Verdacht. Zum gleichen Zeitpunkt wurde eine provisorische Silikonschiene angefertigt, um einen Zahnkontakt auszuschalten. Die zurzeit bestehenden Rückenschmerzen verringerten sich spontan, auffallend war, dass sich das Gangbild des Patienten verbesserte. Außerdem gab der Patient an, dass die Sensibilität des Beins besser wahrzunehmen war.

Therapie: Der Behandlungsplan sah eine osteopathische und Schienentherapie nach interdisziplinärem Konzept vor.

- Nov. 2004: Eingliederung einer Relaxationsschiene und Beginn der osteopathischen Therapie in 4-wöchigen Abständen
- April 2005 Zwischenbefund: Das Kurzzeitgedächtnis hatte sich wesentlich verbessert und die Feinmotorik gleichfalls.
- Juli 2007 Abschlussbefund: Es besteht eine gute Motorik und Koordination. Der Patient kann im Einbeinstand auf der hemiplegischen Seite ruhig stehen und ist fähig, auf seinem (rechten) Bein zu hüpfen (▶ **Abb. 3.2**). Er fährt wieder Ski und geht zum Klettern.

Ein Fall wie dieser ist selten und nicht jeder gleichgeartete Fall muss so positiv verlaufen. Dies ist nur dann möglich, wenn eine gesicherte Diagnose „CMD“ vorliegt.

Auch in solchen Fällen sollte zwischen **Zahnarzt**, **Osteopath** und **Neurologe** ein interdisziplinärer Austausch stattfinden, wodurch neue Wege in der Therapie entstehen könnten.

3.2.4 Endokrinologie

Adenome der Hypophyse sind nicht selten, aber nicht alle müssen endokrin aktiv sein. Werden die Hormone jedoch durch Kompression des Gewebes irritiert, kann es bei Frauen zur frühzeitigen Menopause oder bei Männern zu Verminderung der Testosteronproduktion kommen.

Beobachtungen von Patienten, die Hormonirritationen und eine nachgewiesene CMD (interdisziplinäres Screening) aufwiesen, legten die Vermutung nahe, dass auch hier ein Zusammenhang bestehen könnte. Eine praxisinterne Untersuchung ergab folgende Ergebnisse.

Untersucht wurden 13 CMD-Patienten mit hormonellen Schwankungen. Durch weitere bildgebende Verfahren (MRT) von 5 Teilnehmern (4 Frauen, 1 Mann) konnte nachgewiesen werden, dass in 4 Fällen, darunter 1 Mann, ein Adenom der Hypophyse vorlag. Ein direkter Zusammenhang zwischen CMD und der Endokrinologie wurde über einen längeren Zeitraum verfolgt. Bei diesen 4 Personen wurde eine Schienentherapie (24-Stunden-Tragedauer) eingeleitet, in Kombination mit kranialer Osteopathie im Abstand von 3 – 4 Wochen (Mobilisation restriktiver Strukturen insbesondere des Os sphenoidale).

Bei dem männlichen Probanden fanden ca. 7 kraniale Behandlungen statt, danach wurden keine hormonellen Beschwerden mehr angegeben. Das weitere Behandlungskonzept sah alle 6 – 8 Wochen eine Schienenkontrolle vor, mit vorausgehender kranialer Osteopathie und dem direkten anschließenden Einschleifen der Schiene (▶ **S. 238** ff.).

Des Weiteren konnte bei 1 der weiblichen Probanden mit frühzeitig einsetzender Menopause Folgendes beobachtet und verfolgt werden: In einem Zeitraum von ca. 1,5 Jahren bei einem Behandlungsintervall von 3 – 4 Wochen setzte die Menstruation wieder ein. Auch die mentale Überempfindlichkeit, die ebenfalls zur hormonellen Irritation des limbischen Systems beiträgt, verbesserte sich wesentlich.

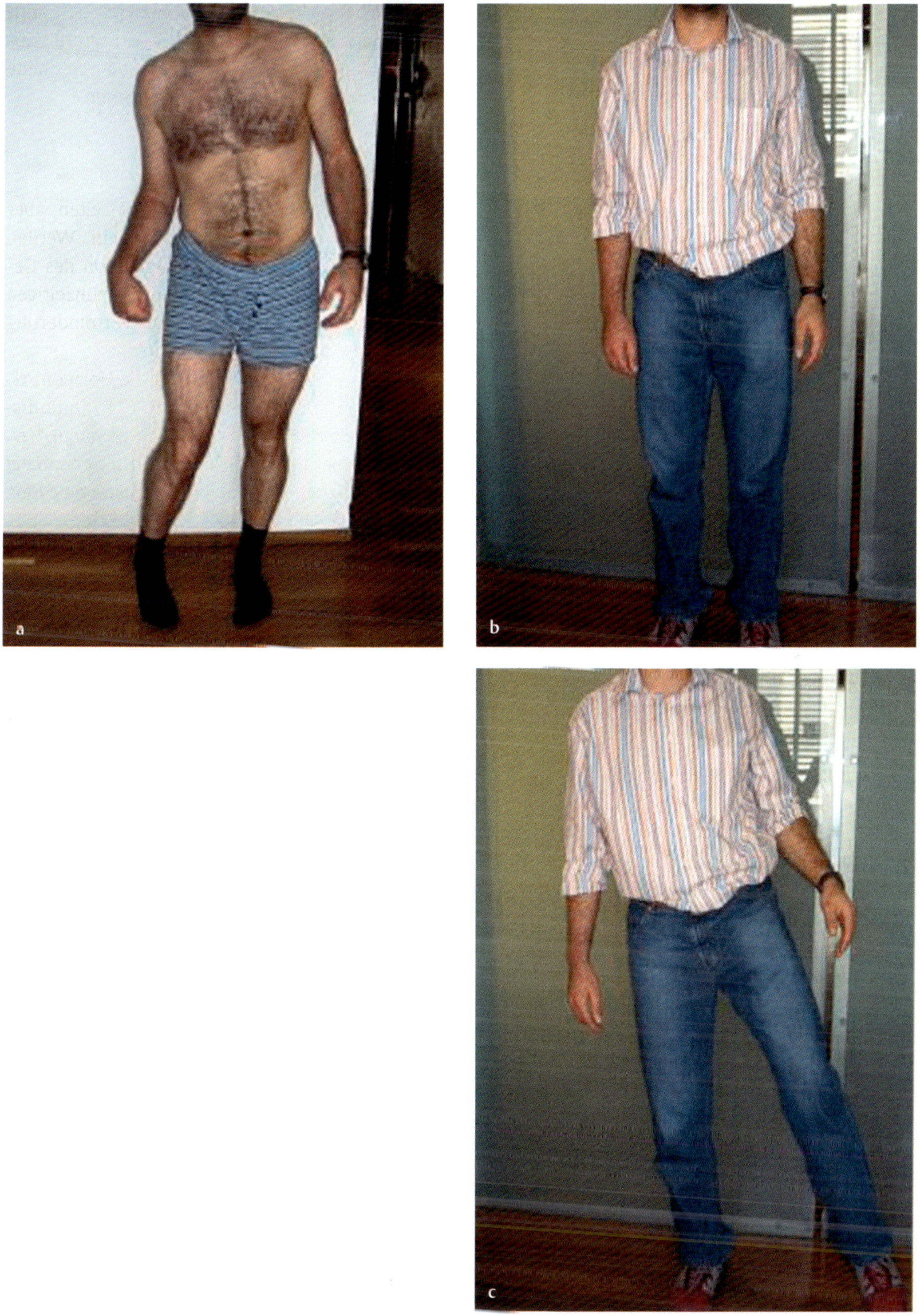

▶ **Abb. 3.2** Fallbeispiel nach Schädel-Hirn-Trauma mit anschließender osteopathischer Behandlung und Schienentherapie.
a April 2005.
b Juli 2007 – Frontalansicht.
c Juli 2007 – Einbeinstand auf der hemiplegischen Seite.

Ob und inwieweit das Adenom durch die interdisziplinäre Behandlung beeinflusst wurde, konnte leider im Rahmen dieser Untersuchung nicht abschließend geklärt werden, da (versicherungstechnisch) keine nochmalige MRT-Kontrollaufnahmen nach 1 Jahr möglich waren.

Osteopathische Betrachtung. Gerade CMD-Patienten sind emotional auffällig – einerseits aufgrund ständiger Schmerzen, andererseits auch aufgrund der Schmerzverarbeitung des limbischen Systems, da Schmerzfasern im limbischen System unbewusst, emotionell vermischt werden (▸ **S. 6**).

Es wäre wünschenswert, dass in großem Umfang Studien auf dem Gebiet der **Endokrinologie**, **Osteopathie** und **Zahnmedizin** durchgeführt werden.

3.2.5 Psychiatrie

Der Hypothalamus bildet den wichtigsten Anteil des limbischen Systems. Über die multiplen Schaltungen des Kortex zum Gyrus cinguli, in dem vegetative Modulation, psycho- und lokomotorischer Antrieb geschaltet werden, kommt es bei CMD-Patienten durch ständige Schmerzen, aber auch durch die Schmerzverarbeitung im limbischen System zur emotionalen Auffälligkeit. Zusammenfassend kann man festhalten, dass das limbische System als eine Funktionseinheit v. a. telenzephaler Gebiete für das reibungslose Zustandekommen von zahlreichen emotionalen, intellektuellen und triebhaften Leistungen des Menschen unerlässlich ist (▸ **S. 6**).

Stimmungsschwankungen und Depressionen sind bei CMD-Patienten nicht selten. 72 % der Patienten sind psychosomatisch auffällig, nur 4 % zeigen produktiv-psychotische Symptome, z. B. Halluzinationen und Schizophrenie (Strauß u. Kopp 2004).

Osteopathische Betrachtung. Bei diesen Patienten treten häufig Spannungen durch Immobilität der Suturen im Kranium auf. Insbesondere können sich Irritationen des Os sphenoidale (durch die veränderte Belastung) auf den Gyrus cinguli auswirken. Ebenso sind intraossär bedingte Ursachen möglich, d. h. durch Elastizitätsverlust der Spongiosa. Jegliche erhöhte Spannung kann Einfluss nehmen auf das limbische System.

Eine Zusammenarbeit mit **Psychologen, Osteopathen** und **Zahnärzten** ist erforderlich.

Fallbeispiel

Patientin, weiblich, 30 Jahre alt

- 2003: depressive Phasen
- 2004: Eingliederung einer Relaxationsschiene, 24-Stunden-Tragedauer, und kraniale Osteopathie zur Entlastung der Strukturen und des limbischen Systems; die depressiven Phasen waren nicht mehr so häufig und ihre Intensität ließ nach.
- 2006: Entfernung der 4 Weisheitszähne, seitdem keine depressiven Anzeichen mehr

3.2.6 Chirurgie

Das Schultergelenk gehört, wie bereits dargestellt, zum Kauapparat (▸ **S. 31**). In diesem Fallbeispiel wurde vonseiten der Osteopathie ein Schnelltest durchgeführt und danach eine Überweisung durch den Osteopathen an einen Kieferorthopäden veranlasst. Ein Screening wurde durchgeführt und bestätigte die CMD-Diagnose.

Wenn der Kiefer einen gestörten Zahnkontakt aufweist, kann dadurch auch das Schultergelenk negativ beeinflusst werden. Die strukturelle Weiterleitung verläuft vom Kiefer über den M. omohyoideus (oberer Rand der Skapula zum Cornu des Hyoids mit seiner Zwischensehne zur Vagina carotica) bis hin zur mittleren Halsfaszie, über der der M. sternocleidomastoideus liegt. Dieser wiederum hat eine Verbindung zur Klavikula, die einen Teil des Schultergelenks darstellt.

Osteopathische Betrachtung. Bei jedem Schluckvorgang (ca. 1 500 – 2 000 × pro Tag) drückt die Zunge gegen die Zähne. Durch den Zahnkontakt kann eine Dysfunktion ausgelöst werden. Bei einer Irritation kann das Hyoid beim Heben und Senken die mittleren Halsfaszien beeinflussen. Die Mm. sternocleidomastoideus und omohyoideus beeinflussen beide die Mobilität und Koordination des Schultergelenks, so kann es zur Immobilität dieses Gelenks kommen, ebenso durch Afferenzen und Efferenzen über die Pyramidenbahn.

Durch einfache Schnelltests kann man herausfinden, ob bei einem chirurgischen Fall zusätzlich eine CMD vorliegt. Durch Screening kann dieses bestätigt oder entkräftet werden.

Praxistipp

Das Bewegungsausmaß des betroffenen Schultergelenks wird je in Außen- und Innenrotation bewegt – 1 × mit geöffnetem Mund und 1 × mit verstärktem Kontakt der Zähne. Ändert sich das Bewegungsausmaß? Wenn eine deutliche Veränderung zu beobachten ist, muss eine genauere Funktionsanalyse durch den Zahnarzt erfolgen.

Zahnarzt und **Osteopath** sollten in solchen Fällen Hand in Hand arbeiten und den **Chirurgen** mit einbeziehen.

Fallbeispiel

Patientin, weiblich, 41 Jahre alt

- März 2000: Skiunfall

Diagnose: subkapitale Humeruskopf- und Akromionfraktur

- 5 Tage nach dem Unfall:: Operation
- Mai bis Juli 2000: ambulante Rehabilitation
- Juli 2000: Narkosemobilisation
- Aug. bis Sep. 2000: stationäre Rehabilitation
- Okt. 2001: Narkosemobilisation
- Feb. 2002: stationäre Rehabilitation
- Mai. 2002: Arthrografie
- Aug. 2003: Beginn der kraniomandibulären Therapie mit Schienenversorgung: Die Patientin wurde mit einer Unterkiefer-Relaxationsschiene versorgt und in 3-wöchigem Abstand osteopathisch behandelt.
- Mai 2004: Abschlussbefund in der Therapie
  ▶ Abb. 3.3

Therapie: Eingliederung einer 24-Stunden-Relaxationsschiene durch den behandelnden Zahnarzt; Einschleifintervalle der Schiene: alle 6 – 8 Wochen; osteopathische Behandlungsintervalle: alle 6 – 8 Wochen

Es wurde von osteopathischer Seite nur kraniomandibulär behandelt, also nicht der Schulterbereich, direkt mit einer anschließenden Silikon-Bisssicherung und direktem anschließendem Einschleifen der Schiene durch den behandelnden Zahnarzt (▶ S. 238 ff.).

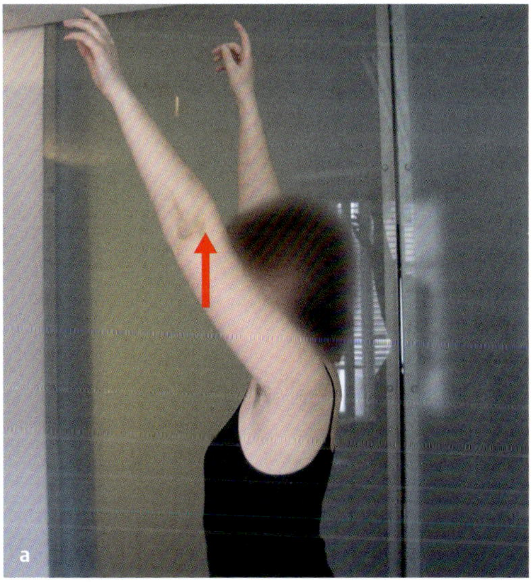

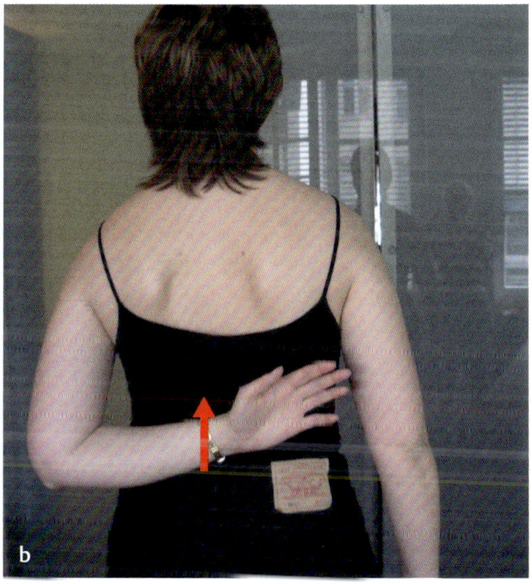

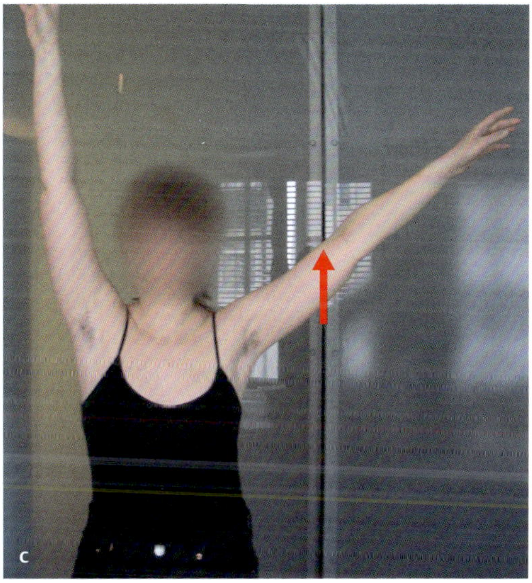

▶ **Abb. 3.3 a – c** Abschlussbefund nach der CMD-Behandlung: Die Beweglichkeit in der Schulterregion und den Armen ist wieder erreicht, ohne gezielte Behandlung dieser Strukturen.

3.2.7 Kardiologie

„Nicht selten klagen CMD-Patienten über Herzrhythmusstörungen, Herzrasen oder Druckgefühl in der Herzgegend. Diese Symptome lassen sich anatomisch und neurologisch wie folgt erklären: Neurologisch über die Verbindung des sympathischen Systems und deren Verschaltung über den Grenzstrang im Bereich C1–TH IV, V.2. Kardiologisch über zwei fasziale Systeme, die sich ventral und dorsal des Perikards befinden. […]

Vom Zwerchfell aus verlaufen die Ligg. sternopericardiaca inferior und superior ventral zwischen Sternum und Perikard über die mittlere Halsfaszie bis zum Hyoid. Dadurch ist auch ein enger Bezug zum mittleren Halsfaszienspanner, dem M. omohyoideus, gegeben. Dorsal vom Zwerchfell kommend erstreckt sich eine kleine dreieckige, aber sehr zugfeste Membran. Diese Membrana bronchiopericardiaca geht nicht nur eine enge Bindung zwischen Perikard und Ösophagus ein, sondern zieht zur Trachea und hält diese auf Spannung. An neun von uns untersuchten Präparaten konnten wir die Membrana bronchiopericardiaca darstellen, deren wichtige funktionelle Bedeutung der Anatom Hayek in seinem Handbuch der Thoraxchirurgie beschreibt (Hayek, 1957).

Die Schmerzsymptome eines CMD-Patienten können vielfältig sein, wie das folgenden Fallbeispiel zeigt:

Ein 35-jähriger Kaufmann konsultiert seinen Osteopathen mit folgenden klinischen Beschwerden:

Vor etwa 3 Wochen trat erstmalig und unregelmäßig Herzstolpern, begleitet von leichtem Kratzen im Hals auf. In den letzten Tagen haben sich zu diesen Symptomen zunehmender Kiefergelenks- und Leistenschmerz sowie ISG-Blockaden gesellt. In der Anamnese erzählt der Patient, dass er als Außendienstler viel im Auto sitze, beruflich sehr belastet sei und wenig Zeit für Ausgleichsaktivitäten finde. Gesundheitlich fühle er sich, außer den genannten Problemen, gut. Diagnostisch ergibt sich weder vonseiten des EKGs, noch neurologisch, labortechnisch oder radiologisch ein Hinweis auf die Ursache der angegebenen Beschwerden. Ein destruierendes, malignes oder hochentzündliches Geschehen ist gesichert ausgeschlossen.

Bevor jedoch bei Herzsensationen osteopathisch interveniert werden darf, ist eine kardiologische Abklärung zwingend erforderlich.“ (Bartmer-Leitl 2010, S. 8 ff.)

Aufgrund der oben aufgezeigten anatomischen und funktionellen Zusammenhänge ist es nachvollziehbar, dass sich Irritationen durch CMD-Problematik auch auf die Strukturen des Perikards und Herzens auswirken können.

Osteopathische Betrachtung. Eine osteopathische Behandlung könnte z. B. das Mobilisieren des Foramen jugulare sein, um eventuelle Irritationen des N. vagus zu entlasten. Oder über die HWS und BWS erfolgen, um das sympathische System über den Grenzstrang zu erreichen, oder durch das Lösen von faszialen Strukturen der HWS und BWS. Die Möglichkeiten sind enorm vielfältig, man muss individuell auf den Patienten eingehen.

So ist auch hier eine Zusammenarbeit des **Kardiologen**, **Osteopathen** und **Zahnarztes** erforderlich.

3.2.8 Urologie

Die häufigsten Beschwerdebilder sind:

- Harnwegsinfekt mit/oder ohne Erreger
- Harnverhalt
- Inkontinenz
- Restharn

Osteopathische Betrachtung. Es besteht ein direkter anatomischer Zusammenhang, der von den Zähnen bis zur Blase reicht. Die Abfolge gestaltet sich folgendermaßen: vom Kauorgan über die Zunge zum Pharynx (Rachenraum), im weiteren Verlauf vom Ösophagus bis zum Meso hepaticum ventrale, welches die Leber mit der Bauchwand verbindet, von dort im weiteren Verlauf über das Lig. falciforme (Peritonealfalte von der Lebervorder- und -unterseite an die vordere Bauchwand bis zu dem Bauchnabel). Das Lig. umbilicale (zwischen Peritoneum und Fascia transversalis gelegen) stellt somit die Verbindung zur Vesica urinaria (Blase) her.

In einer Präparation konnten diese strukturellen Zusammenhänge aufgezeigt werden (► **Abb. 3.4**).

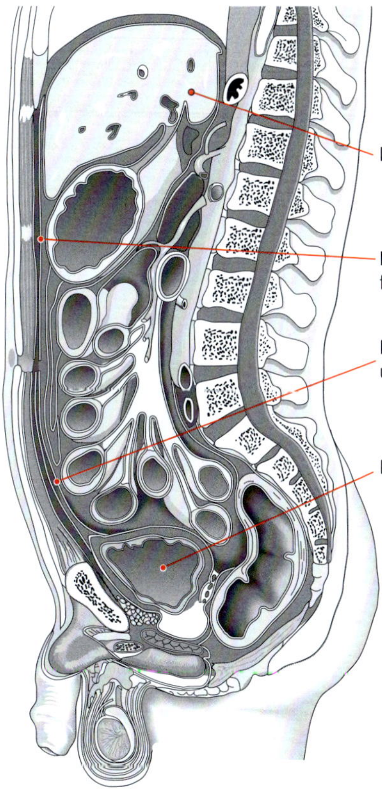

▶ **Abb. 3.4** Längsschnitt von der Leber bis zur Blase.

Eine interdisziplinäre Zusammenarbeit des **Urologen, Zahnarztes** und **Osteopathen** sollte auch hier, v. a. dann, wenn keine Rezidive, kein Nachweis der Ursachen durch bildgebende Verfahren oder ein bakterieller Befund vorhanden sind, erfolgen.

Zusammenfassung

Die häufigsten Beschwerden der Patienten sind Kopfschmerzen, Probleme des Kauapparats, Knackgeräusche, Kieferprobleme, atypischer Gesichtsschmerz, Trigeminusneuralgie, verschiedene Ohrenschmerzen, Irritationen im Halsbereich und der Wirbelsäule, Überempfindlichkeiten sowie Schulterschmerzen. All diese Symptome können – müssen aber nicht – durch Habits, Pressen, Knirschen oder Stress entstehen. Ihnen voraus gehen jeweils Parafunktionen, Frühkontakte, Nonokklusion oder Malokklusion. Um zu bestätigen, ob eine CMD den Beschwerden zugrunde liegt, muss eine Funktionsanalyse erfolgen.

Interdisziplinäre Zusammenarbeit bezieht sich nicht nur auf den Zahnarzt/Osteopathen, sondern auf jegliche Fachrichtung in der Medizin. Nur durch gegenseitigen Austausch der Informationen und Einbinden der Patienten in die Therapie kann ein Erfolg möglich sein. Jeder muss in seinem Fachgebiet die Symptome, Befunde und Überlastungen genau erfassen und bei diesen Untersuchungen erkennen, ob zusätzliche Fachbereiche hinzugezogen werden müssen. Ärzte Zahnärzte und Osteopathen sollten bei jedem Patienten, wenn Diagnose und Befund Unklarheiten aufweisen, überprüfen, ob eine kraniomandibuläre Auffälligkeit vorhanden ist, die letzten Endes auf eine versteckte CMD hinweist. Die Problematik ist hoch komplex und muss genauso verstanden und behandelt werden.

Literatur

Bartmer-Leitl E. Eine Faszienreise vom Musculus longissimus über den lumbosacralen Übergang bis Hyoid und dem Pharynx. DO 2010; 8: 10 – 13; DOI: 10 1055/s-0029-1 202 910

Bechmann I, Nitsch R. Zentrales Nervensystem, Systema nervosa centrale, Gehirn, Encephalon, und Rückenmark, Medulla spinalis. In: Fanghänel J, Pera F, Anderhuber F, Nitsch R, Hrsg. Waldeyer Anatomie des Menschen. 17. Aufl. Berlin: de Gruyter; 2003: 355 – 554

Deutsche Schmerzliga e. V. Ein Dossier der Deutschen Schmerzliga e. V. (Januar 2010). Im Internet: http://www.schmerzliga.de/download/Dossier_Schmerzliga.pdf; Stand: 25. 07. 2012

Deutsches Schwindelzentrum – Campus Großhadern, München. Häufigste Diagnosen. Im Internet: http://www.klinikum.uni-muenchen.de/IFB-Schwindel/de/Patienten/Diagnose/index.html; Stand: 25. 07. 2012

Evers S. Kopfschmerzen (08. 12. 2011). Im Internet: http://www.apotheken-umschau.de/Kopfschmerzen; Stand: 25. 07. 2012

Feneis H, Dauber W. Feneis' Bild-Lexikon der Anatomie. 10. Aufl. Stuttgart, New York: Thieme; 2008

Glocker FX, Rösler KM, Hopf HC. N. trigeminus (V): Trigeminusläsionen. In: Hopf HC, Kömpf D, Hrsg. Erkrankungen der Hirnnerven. Stuttgart, New York: Thieme; 2006: S. 117 – 132

Harzer W. Checklisten der Zahnmedizin – Kieferorthopädie. Stuttgart, New York: Thieme; 2011

von Hayek H. Anatomie des Brustkorbs. Bd. 1. Berlin, Heidelberg: Springer; 1957

Heisey SR, Adams T. Role of cranial bone mobility in cranial compliance. Neurosurgery 1993; 33: 869 – 876

IHS – International Headache Society. IHS Classification IVHD-II (September 2003). Im Internet: http://www.ihs-klassifikation.de/de/; Stand: 25. 07. 2012

Kobayashi Y, Hansson TL. Auswirkungen der Okklusion auf den menschlichen Körper. Phillip J Restaur Zahnmed 1988; 5: 255 – 263

Kopp S, Plato G. Ergebnisse eines stationäre interdisziplinären Diagnostischen Therapiemodells des Landes Schleswig-Holstein bei chronisch schmerzkranken Patienten. DFZS; 2001: 44 – 50

Liem T. Kraniosakrale Osteopathie. 5. Aufl. Stuttgart: Hippokrates; 2010

Nobili A, Adversi R. Relationship between posture and occlusion: a clinical and experimental investigation. Cranio 1996; 14: 274 – 285

Plato G, Kopp S. Kiefergelenk und Schmerzsyndrome. Manuelle Medizin 1999; 37: 143 – 151

Prochno T. Tinnitus aus Sicht der Zahnmedizin. Deutsches Ärzteblatt 1997; 94: A-377 –A-379

Reitemeier B, Schwenzer N, Ehrenfeld M. Zahn-Mund-Kiefer-Heilkunde. Lehrbuchreihe zur Aus- und Weiterbildung: Einführung in die Zahnmedizin. Stuttgart, New York: Thieme; 2006

Strauß B, Kopp S. Seminar Interdisziplinäres Management der chronischen Dysfunktion Teil 1 [Skript]. Folie 43. Dresden: Zahnärztekammer; 2004

Ningel K, Kopp S, Lehmann B et al. Von der interdisziplinären Diagnostik zum patientennahen Behandlungskonzept. PRK 2001; 11: 137 – 158

Trepel M. Neuroanatomie – Struktur und Funktion. 3. Aufl. München: Urban & Fischer/Elsevier; 2003

Wagner H, Fischereder M. Innere Medizin für Zahnmediziner: mit Beiträgen zur Neurologie und Psychiatrie. 2. Aufl. Stuttgart, New York: Thieme; 2011

Whitaker R, Borley N. Anatomiekompass: Taschenatlas der anatomischen Leitungsbahnen. 2. Aufl. Stuttgart, New York: Thieme; 2003

4 Kommunikation und Philosophie

Sowohl der fachliche, interdisziplinäre Austausch wie auch die Verständigung mit den Patienten stellen eine große Herausforderung in der Praxis dar. In Gesprächen unter Kollegen, mit anderen Fachärzten und v. a. mit Patienten, sollten daher einige elementare Kommunikationsregeln berücksichtigt werden. Erstens sollte das Unterbrechen des Gesprächspartners unbedingt vermieden werden. Zuhören ist eine Höflichkeit. Wie kann sich ein Gesprächspartner mit seinen Problemen oder Anliegen angenommen fühlen, wenn er nicht mal aussprechen darf? Natürlich ist es in der heutigen Zeit manchmal nicht ganz einfach, wenn der Zeitplan dafür nicht ausreicht. Das wichtigste diagnostische, therapeutische und fachliche Mittel ist das Zuhören und Verstehen – ohne ausschließlich von der eigenen Interpretation auszugehen. Ein weiterer bedeutsamer Aspekt, den es v. a. vonseiten des Therapeuten und Arztes zu kommunizieren gilt, sind die grundlegenden Prinzipien der Behandlung, damit die Patienten verstehen, was mit ihnen geschieht, und sie sich „gut behandelt" fühlen.

4.1

Grundregeln der Kommunikation

„Um mit verschiedenen Fachrichtungen kommunizieren zu können, braucht es eine gemeinsame Sprache. Einerseits muss das fachliche medizinische Wissen vorhanden sein und andererseits auch die fachliche sprachliche Kommunikation. Wenn die Fachbezeichnungen nicht vorhanden sind, kommt es zwangsläufig zu Missverständnissen bzw. zu fachlichem Unverständnis und zu Fehlinterpretationen. Missverständnisse aufgrund verbaler Kommunikation sind nicht selten, zumal jeder Mensch eine eigene Sprache, eine eigene Ausdrucksweise und Interpretation hat. Jeder hat seine eigene Welt und sieht sie mit seinen Augen und mit unterschiedlicher innerer Verarbeitung. Kommunikation ist keine Einbahnstraße der Information, sondern eine Beziehung, mit Wechselwirkungen auf unser Verhalten, sonst kann es zu wiederholenden Kommunikationsschleifen kommen." (Satir 1994, S. 55).

4.1.1 Linguistik

Sprache ist verbale und nonverbale Kommunikation, man teilt die Linguistik in spezifische Kategorien ein. Für den Sprachgebrauch im täglichen Umgang werden vorwiegend die Psycholinguistik (Zusammenhang von Sprache und Denken) und die Soziolinguistik (Zusammenhang von Sprache und Gesellschaft) angewendet. Es wäre wünschenswert, wenn die miteinander kommunizierenden Personen allgemein einen Einblick in Linguistik und Sprachgebrauch hätten. Dies erleichtert die Kommunikation erheblich. Sprache spricht die Sinne an, das Gehörte wird interpretiert, um es dann innerlich zu verarbeiten.

Im Neurolinguistischen Programmieren (NLP) werden bekannte Repräsentationssysteme benutzt. Diese Repräsentationssysteme werden durch verschiedene Kanäle betrachtet. Die Einteilung erfolgt in folgende 3 Kategorien:

- **V** – visuell
- **A** – auditiv
- **K** – kinästhetisch

Selbstverständlich sind das keine reinen Sprachkanäle, jegliche Mischarten stehen dem Sprachgebrauch zur Verfügung. Das bewusste Anwenden einer Sprache ist interessant und hat manch verblüffenden Effekt. Betrachtet man das Sprachverhalten einer visuell veranlagten Person, wird derjenige vorwiegend visuelle Wörter verwenden, z. B. „Sieh mal, schau her, diese Farben" usw., also alles, was mit Sehen zu tun hat, betonen. Eine auditiv veranlagte Person wird eher Beschreibungen anwenden, wie „Das hört sich gut an, die Geräusche ..., hörst du das?" usw. Die Wortwahl einer Person, die vorwiegend kinästhetisch veranlagt ist, orientiert sich an Wörtern, die Bewegungen ausdrücken, wie „Fühlen, Spüren, Bewegen" usw. Benutzt man die Repräsentationsworte des Gesprächspartners, wird dieser sich verstanden fühlen und die Kommunikation harmonisch verlaufen.

Sprache erzeugt Gefühle, sodass Ausdrucksweisen, die für den einen nicht emotional behaftet sind, bei dem anderen einen völlig abweichenden Eindruck erwecken und vielleicht Angst, Aggression oder Scham auslösen können. Verhalten löst Reaktionen, und Reaktionen lösen Gefühle aus (O'Connor u. Seymour 2009).

Die Grundlage einer gemeinsamen Sprache sollte nicht nur fachlicher Natur sein, sondern auch aus linguistischer Sicht stattfinden. Beides sollte bei interdisziplinärer Zusammenarbeit Berücksichtigung finden.

4.1.2 Körpersprache

Nonverbale Kommunikation ist die Verständigung ohne Worte, bei der sich der Kommunikationspartner willkommen oder abgelehnt fühlen kann. Sie geschieht absichtlich oder unabsichtlich und kann das gesprochene Wort ad absurdum führen.

Mimik, Gestik und Prosodie (Sprechtempo, Intonation etc.) sind ausschlaggebend in der Kommunikation. Untersuchungen haben gezeigt, dass wir zu 55 % auf Körpersprache und Gestik, zu 38 % auf die Tonalität und den Klang der Stimme und nur zu 7 % auf das gesprochene Wort reagieren (Ready u. Burton 2005). Das heißt, 93 % des Informationsgehalts liegt nicht darin, was gesagt wird, sondern wie es gesagt wird. Eine der Methoden, um einen guten und schnellen Rapport aufzubauen, ist: *„Nehmen Sie eine ähnliche Haltung in Bezug auf Körpersprache, Gestik, Stimmlage und Sprechgeschwindigkeit an."* (Ready u. Burton 2005, S. 128).

In der nonverbale Kommunikation mit seinem Gesprächspartner wird das gesprochene Wort angenommen oder je nach Körpersprache abgelehnt. Hält z.B die angesprochene Person Abstand zu ihrem Gegenüber, aber derjenige rückt immer näher, wird man sich vielleicht bedrängt fühlen. Umgekehrt ist es nicht anders: Geht der andere immer auf Abstand, kommt man sich leicht zurückgewiesen vor. Die Tonlage kann ebenfalls entscheidend sein: Ist die Stimmmodulation des einen leise und einschmeichelnd, die seines Gegenübers aber laut, aggressiv und hektisch, wird keine Harmonie entstehen, eher Abneigung und Unverständnis. Diese Beispiele verdeutlichen die engen Wechselwirkungen, die in der Gesprächsführung zu berücksichtigen sind.

Eine Strategie aus dem NLP ist, in einer Fremdsprache zu kommunizieren, da man besser und konzentrierter zuhören muss und den Worten und ihrer Bedeutung mehr Beachtung schenkt. Daneben schützt es vor vorschnellen Interpretationen und automatisierten Antworten, die im „vertrauten" Sprachgebrauch sehr häufig sind.

4.2 Kommunikation mit dem Patienten

In der Ärztezeitung vom 14. 02. 2012 wurden in einer Umfrage die Patienten gefragt, was für sie am wichtigsten ist, um gesund zu werden/bleiben. Für die Befragten kam an 1. Stelle das Gespräch, an 2. Stelle stand das Verstehen ihrer Krankheit und erst an 3. Stelle der Wunsch, gesund zu werden (Beneker 2012).

4.2.1 Gesprächsführung in der osteopathischen Praxis

Für das 1. Gespräch sollte ein ruhiger, ungestörter Raum gewählt werden. CMD-Patienten sind aufgrund ihrer häufig lang andauernden und intensiven Schmerzbelastung nervös, gereizt, den Tränen nahe und erpicht darauf, ihre Geschichte loszuwerden. Durch ihren großen Leidensdruck strahlen diese Personen auch nonverbal eine ausgeprägte Hilfebedürftigkeit aus. Sie haben in jeder Hinsicht Probleme, Probleme mit sich selbst und ihrem Umfeld. Aus diesem Grund spielt die Umgebung eine große Rolle.

Man sollte das Gespräch mit einer Bitte beginnen, um eine vertrauensvolle Situation herzustellen (Satir 1994). Die verbale Gesprächsführung sollte auf positive Art geführt werden, z. B.: „Sehr schön, dass sie den Schmerz jetzt nicht mehr haben, dann muss nur noch der andere behoben werden." Dadurch soll der Fokus des Patienten von seiner Erkrankung als Ganzes auf einzelne (positive) Aspekte gelenkt werden. Diese Strategie erlaubt es, sukzessiv die hohe Identifikation des Patienten mit der Erkrankung, die oft lebensbestimmend geworden ist, aufzubrechen.

Wichtig ist es, eine positive Perspektive aufzubauen, **ohne** Versprechungen zu äußern, die später nicht eingehalten werden können.

Auf einen „heimlichen", zumeist unbewussten Sekundärgewinn des Patienten sollte man in der Gesprächsführung achten, z. B.: Braucht diese Person den Schmerz, um mehr Aufmerksamkeit zu bekommen?

Neben dem Gespräch und dem Hinterfragen der Symptome sollte man den Patienten genau beobachten, insbesondere den Mund mit Zunge und Zähnen: Welche Gewohnheiten/Habits hat er? Was sagt die Mimik? Wo greift er mit den Händen hin? Welche Körperhaltung nimmt er ein? Die unbewussten Gesten des Patienten geben oft Aufschluss über primäre Ursachen, dass ZNS will selbst regulieren, um Dysfunktionen zu beseitigen.

Steht nach Anamnese und Screening fest, dass es sich um eine CMD handelt, muss der Kontakt zu dem behandelnden Zahnarzt aufgenommen und ein Gespräch zur interdisziplinären Zusammenarbeit gesucht werden. Telefonischer Kontakt ist der 1. Schritt. Der Verdacht der CMD-Diagnose wird besprochen und weitere Strategien in die Wege geleitet und die erhobenen Befunde ausgetauscht. Fachliche Gespräche sind oft der Anfang von Zusammenarbeit und manchmal nicht leicht. Auch sollte der Osteopath so viel zahnmedizinisches Wissen haben, dass er die Kontakte einer Schiene und in einem Artikulator beurteilen kann. Im Laufe der Zeit können so auch persönliche Freundschaften entstehen, die in Kreativität, gegenseitig befruchtendem Denken und dem Umsetzen in Therapien enden.

Fallbeispiel 1

Patient, männlich, 70 Jahre alt

Anamnese: Eine 15 Jahre alte Brücke (25, 26, 27) wurde entfernt und durch eine neue provisorische ersetzt. Noch am gleichen Tag des Einsetzens traten im Bereich des linken oberen Fünfers (25) der Zähne leichte Schmerzen auf, die auch im Laufe der nächsten Wochen nicht geringer wurden. Der Patient trägt nachts eine Relaxationsschiene wegen starken Knirschens, um die Zahnsubstanz zu erhalten. Trotz Nachtschiene und mehrfacher Nachbehandlung des behandelnden Zahnarztes durch okklusale Anpassung, trat keine Verbesserung der Beschwerden ein.

Befund: Der Fall wurde gemeinsam mit dem Zahnarzt und Osteopathen besprochen. Die intraossäre Immobilität der linken Maxilla war auffallend und könnte die Beschwerden ausgelöst haben.

Therapie: Die Brücke wurde entfernt und nur ein Schutz über die Zahnstümpfe gegeben. Es erfolgte eine osteopathische Mobilisation der Maxilla und ein Lösen der muskulären und ligamentären Strukturen. Direkt danach erfolgte das neuerliche provisorische Einsetzen der Prothetik bei dem behandelnden Zahnarzt. Es traten keine Beschwerden mehr auf. Daraus kann man schließen, dass die intraossäre Spannung eine Elastizität verhinderte, die die Prothetik zum einwandfreien Sitz braucht.

Fallbeispiel 2

Patientin, 35 Jahre alt

Anamnese: Sie trägt seit 9 Monaten eine Schiene (24 Stunden). Die Patientin hat einen plötzlich auftretenden starken diffusen Druck im Kopf.

Therapie: Osteopathisch wurden eine Sinusdrainage durchgeführt und die muskulären, ligamentären sowie kapsulären Kieferstrukturen behandelt. Danach war die Patientin beschwerdefrei.

Um ein Rezidiv zu vermeiden, musste die Schiene erneut eingeschliffen werden. Nach dem Telefonat mit dem Zahnarzt konnte die Frau sofort in seine Praxis fahren, um die Schiene nachschleifen zu lassen. Würde die Schiene nicht direkt nach osteopathischer Behandlung eingeschliffen, d. h. keine okklusale Anpassung erfolgen, träte der alte Zustand wieder ein.

Die Voraussetzung in der interdisziplinären Zusammenarbeit ist, Verständnis für die anderen Denk- und Sichtweisen zu haben, die Philosophie zu verstehen, die zu dem jeweiligen Fachbereich gehört, und diese zu akzeptieren.

4.2.2 Gesprächsführung in der zahnärztlichen Praxis

In einer Zahnarztpraxis, die interdisziplinär orientiert ist, sollte der Zahnarzt einfache osteopathische Grundtests durchführen. Das wären z. B. Tests der Mobilität der Bänder, der intraossären Spannung der Maxilla sowie der Beweglichkeit des Vomers, um nur einige zu nennen. Das sind Techniken, die der Zahnarzt in interdisziplinären

Kursen erlernen kann und die in der Praxis leicht durchzuführen sind. Wenn sich daraus Befunde ergeben, ist es dann möglich, mit dem Osteopathen in Kontakt zu treten, um ihm die fachspezifische Verantwortung zu übergeben.

Bei dem gemeinsamen Behandlungskonzept wird besprochen, in welchen Abständen eingeschliffen werden soll, ob im Vorfeld osteopathisch behandelt werden soll (was sinnvoll ist) oder nicht und ob vor einer Rekonstruktion der Osteopath den Schädel überprüfen soll, damit die optimale Versorgung nicht durch Restriktionen behindert wird. Es hängt von der Kommunikation ab, inwieweit eine optimale Zusammenarbeit stattfinden kann. CMD-Patienten sind ohne Osteopathie zumeist nicht ausreichend zu behandeln, genauso wenig genügt die Zahnmedizin – **es ist ein Miteinander!**

In der Zahnmedizin findet man daneben zunehmend Zahnärzte, die sich mit der Osteopathie auseinandergesetzt haben und auch ohne Hinzuziehen eines Osteopathen eigenständig einfache Dysfunktionen erkennen und behandeln (z. B. das Lösen des Vomers) können. Grundlage sind manuelle Techniken, die in einem gemeinsamen Screening-Kurs erlernt werden (▸ **S. 79** ff.).

Fallbeispiel 3

Patient, männlich, 56 Jahre alt

Beim Einsetzen einer Brücke, im 1. Quadranten, 2.– 4. Zahn (12 – 14), lässt sich diese leicht auf die Stümpfe aufsetzen. Der Patient empfindet diese als unpassend. Nach mehrmaligem Herausnehmen und Wiedereinsetzen ändert sich nichts an der Situation.

Der Zahnarzt, der mehrere interdisziplinäre Kurse besucht hatte, erinnert sich, dass für dieses Missempfinden auch eine intraossäre Immobilität die Ursache sein kann. Er löst die Maxilla und setzt die Brücke erneut ein, quittiert von der Aussage des Patienten, dass diese jetzt passt. Ein Zustand, der auch nach längerer Zeit erhalten bleibt.

Dieses Fallbeispiel zeigt, dass durch den Austausch zwischen Osteopathie und Zahnmedizin gute Behandlungserfolge erzielt werden können.

Der Austausch zwischen dem Zahnarzt und Osteopathen im Rahmen eines gemeinsamen Behandlungskonzepts lässt sich durch eine enge Absprache und definierte Behandlungsreihenfolge ausgestalten (▸ **S. 238** ff.). Auch hierfür ist eine gute Kommunikation wesentlich.

4.3

Philosophische Aspekte und Hintergründe

„Gesundheit zu finden sollte das Ziel des Arztes sein. Krankheiten kann jeder finden.“ – Andrew Taylor Still (nach Liem 2010, S. 1).

4.3.1 Zahnmedizin und Kieferorthopädie – Gesundheit und Ästhetik

Das Postulat von Still (s. o.) wird in der Zahnmedizin seit Langem verfolgt, mit Prophylaxe und Gesunderhaltung der Zahnsubstanz.

Der philosophische Ansatz der Zahn- und Kieferorthopädie bezieht sich auf Gesundheit und Ästhetik, um eine individuell bestmögliche Lebensqualität zu ermöglichen. Funktion und Ästhetik orientieren sich an der Natur. In der funktionell orientierten Kieferorthopädiepraxis versucht man verstärkt auf die Funktion der anatomischen Strukturen einzugehen.

Frau Dr. Menzel schreibt in einem bisher nicht veröffentlichen Artikel über Kieferorthopädie (Februar 2012, S. 8): *„Da dieses Eingreifen in den meist jungen Körper mit gewissen Funktionen und Fehlfunktionen verbunden ist, muss beachtet werden, wie die Behandlung am besten unterstützt werden kann. Das kann am günstigsten beurteilt werden, wenn klar ist, was sie behindert oder ihr sogar entgegenwirkt.“*

Zu berücksichtigen sind z. B. die Auswirkungen einer Gaumennahterweiterung auf die benachbarten Knochen- und Muskelstrukturen (▸ **S. 144**) oder die Reaktionen und Veränderung der kranialen Strukturen bei einer Schienentherapie. Und wie kompensiert das ZNS die Modifikationen im Kauapparat? – All dies sind neue Ansätze in der Zahnmedizin, die eine absolut neue Betrachtungsweise voraussetzen.

Weiter stellte Frau Dr. Menzel fest, dass aufgrund des Einbeziehens skelettal gestützter Funktionsregler eine deutlich sichtbare Tendenz zum Unterkieferwachstumsschub erkennbar ist. Interessant ist folgende Erkenntnis (S. 15): *„Hier scheint eine Veränderung der Schädelbasis-Ebene stattgefunden zu haben wie auch eine günstigere*

Ausrichtung der Synchondrosis sphenobasilaris.“ Dies belegen MRT-Aufnahmen.

Individualität steht im Vordergrund, um langfristig medizinische Erfolge zu sichern und ein strahlendes Lächeln der Patienten zu erreichen. Daneben ist die stetige Wissenserweiterung grundlegend, wie folgendes Zitat zeigt: „*Der Medizinphilosoph Karl Rothschuh schreibt in seinem Buch über die Konzepte der Medizin, dass Heilkunst niemals ausgeübt wurde, ohne dass sie zugleich begründet bzw. legimitiert wurde. Aus dem Zwang zum Handeln resultiert in der Medizin das Erklärungsbedürfnis, es entsteht der Zwang zur Theorie.*“ (Nagel et al. 2011, S. 8).

4.3.2 Osteopathie – Einheit von Körper, Geist und Seele

Die Inhalte der Osteopathie sind am besten mit den Aussagen des Begründers Andrew Taylor Still (1828 – 1917) zu erklären. Er entwickelte folgende 3 Prinzipien:

1. **Körperliche Einheit:** Für Still umfasst die körperliche Einheit Körper, Geist und Seele, wobei diese bis hin zu jeder einzelnen Zelle reicht. Dabei ist die Bewegung ein wichtiger Motor, der auf alle 3 Ebenen gleichermaßen einwirkt: „*Leben ist Bewegung und wird Bewegung verhindert, macht sich Krankheit breit.*“ (Andrew Taylor Still).
2. **Abhängigkeit von Körper und Struktur:** Die Aufgabe jeder Struktur ist genau definiert. Sie kann nur dann optimal genutzt werden, wenn die Funktion optimal ist. Struktur und Funktion beeinflussen sich gegenseitig. Ist eine Funktion gestört, z. B. an Wirbelsegmenten, wird dies Auswirkung auf benachbarte Strukturen haben, die wiederum mit Adaption oder Kompensation reagieren müssen.
3. **Selbstheilungsmechanismen:** Der Körper wird immer versuchen, alles im Gleichgewicht zu halten, auszugleichen, zu adaptieren. Ist eine Krankheit vorhanden, wird der Körper mit Fieber reagieren, um so das ursprüngliche Gleichgewicht wiederherzustellen. Auch in der Natur begegnen wir dem Prinzip der Selbstregulierung immer wieder: Verlieren z. B. Amphibien und Fische ihre Gliedmaße, wachsen diese wieder nach – ein Phänomen, das bis heute nicht erforscht ist.

Diese Grundgedanken der Osteopathie, die Still damals aufstellte, sind auch heute noch gültig und Bestandteile der Osteopathie.

Osteopathisches Vorgehen

Still's Prinzipien sind die Grundlage für den Osteopathen, aus denen er die Zusammenhänge ableitet, die einer Dysfunktion zugrunde liegen. Einem Detektiv oder Manager gleich analysiert und entwickelt er Theorien, um festgefahrene Probleme zugänglich zu machen und von allen Seiten zu beleuchten. Alle Aspekte von Struktur, Funktion und Emotion werden als ganzes Bild zusammengesetzt, bekannte Strukturen analysiert und weitere Möglichkeiten in das Denkmodell einbezogen – ähnlich einem Puzzle, bis sich alle Teile harmonisch ineinander fügen.

Dysfunktionen oder Läsionen werden mit osteopathischen Techniken zum Wohle und Nutzen körpereigener Ressourcen eingesetzt. Die Auseinandersetzung mit den anatomischen Strukturen ist von essenzieller Natur – für die Therapie und das ganzheitliche Denken. Anatomie soll auf eine Art und Weise betrachtet werden, dass gesundes Gewebe von kranker Struktur unterschieden wird und Dysfunktionen genutzt werden, die Selbstregulierung wieder anzuregen. Die Voraussetzung ist das Erfassen der Ganzheit.

Da in der heutigen Medizin die Spezialisierung immer mehr in die Tiefe geht, immer detaillierter wird, geht oft der Blick für das Ganze verloren. Ein guter Manager muss alles im Auge behalten und Details anderen überlassen, die das gut können und mit den richtigen Worten auch kommunizieren. Professionelle Betreuung der Patienten führt dazu, dass die Struktur und der Heilprozess aktiviert werden.

Haltung des Osteopathen

Auch der Osteopath nimmt seinerseits mit Körper, Geist und Seele an dem therapeutischen Geschehen teil.

„*Wenn in gewissen Situationen keine gesicherte Diagnose formuliert werden kann, ist der Osteopath auf seine Intuition angewiesen, um den Patienten trotzdem behandeln zu können. Die Intuition liefert dann eine Entscheidungsgrundlage innerhalb sehr kurzer Zeit bei spärlichen Informationen.*" (Sidler 2010, S. 4).

Fryman (2007, S. X) schreibt, *„[...] dass man nicht nur etwas fühlen muss, sondern auch beobachten muss, wie man fühlt: Was mache ich mit meiner Hand, meinem Ellenbogen und meiner Schulter, wenn ich eine bestimmte Bewegung im Körper fühlen möchte.*"

Die eigene innere Einstellung ist entscheidend, mit der man sich einem Patienten nähert. Bin ich selbst aggressiv, wird sich dies übertragen, habe ich Angst, wird auch dies weitergegeben. Innere Ruhe und Ausgeglichenheit sind Voraussetzungen für die osteopathische Tätigkeit.

Das folgende Zitat gibt die osteopathischen Prinzipien, Denkweisen und Tätigkeiten sehr treffend wieder und ist einzigartig in den gesamten Fachrichtungen, die sich mit Gesundheit befassen:

„Gesundheit ist der Zustand vollständigen körperlichen, geistigen und sozialen Wohlbefindens und nicht nur das Freisein von Krankheit und Gebrechen." (Franzkowiak u. Sabo 1993, S. 60).

Zusammenfassung

Grundkenntnisse der verbalen und nonverbalen Kommunikation sind eine wichtige Voraussetzung zur guten Zusammenarbeit mit Patienten und jeder Fachrichtung der Medizin.

Der Berufsstand „Osteopathie" sollte die Prinzipien von Andrew Taylor Still in Wissenschaft und Philosophie weiterhin erhalten und v. a. weiterentwickeln. Die Osteopathie ist eine faszinierende Arbeit und zeichnet sich aus durch die nahezu unbegrenzte Vielzahl ihrer Möglichkeiten.

Literatur

Beneker C. Ärzte punkten bei Patienten mit Zuwendung (14. 02. 2012). Im Internet: http://www.aerztezeitung.de/praxis_wirtschaft/praxisfuehrung/article/804 699/aerzte-punkten-patienten-zuwendung.html; Stand: 21. 08. 2012

Franzkowiak P, Sabo P. Dokumente der Gesundheitsförderung. Internationale und nationale Dokumente und Grundlagentexte zur Entwicklung der Gesundheitsförderung im Wortlaut und mit Kommentierung. Mainz: Sabo; 1993

Fryman VM. Die gesammelten Schriften von Viola M. Fryman. Das Erbe der Osteopathie für Kinder. Pähl: Jolandos; 2007

Liem T. Kraniosakrale Osteopathie. 5. Aufl. Stuttgart: Hippokrates; 2010

Menzel E. Funktionell orientierte Kieferorthopädie [persönliche Mitteilung]. Februar 2012

Nagel M, Bahr C, Ciranna-Raab C. Der Einfluss von Rudolf Virchow auf Andrew Taylor Still – eine kulturwissenschaftliche Untersuchung. Osteopathische Medizin 2011; 12: 8 – 13

O'Connor J, Seymour J. Neurolinguistisches Programmieren: Gelungene Kommunikation und persönliche Entfaltung. 16. Aufl. Kirchzarten: VAK; 2009

Ready R, Burton K. Neuro-Linguistisches Programmieren für Dummies. Weinheim: Wiley-VCH; 2005

Rothschuh KE. Konzepte der Medizin in Vergangenheit und Gegenwart. Stuttgart: Hippokrates; 1978

Satir V. Muster ihres Zaubers. Paderborn: Junfermann; 1994: 55

Sidler S. Relevanz der Intuition in der Osteopathie – Überlegungen und ein Literaturüberblick. Osteopathische Medizin 2010; 11: 4 – 9

5 Interdisziplinäre Zusammenarbeit bei CMD-Patienten

Interdisziplinär heißt „zwischen den Disziplinen". Der Begriff beinhaltet für die Autorin unterschiedliche Fachrichtungen, Methoden, Denkweisen, Sichtweisen, Lösungsansätze, Therapieansätze, Ganzheitlichkeit, Grenzüberschreitung, Blickwinkelerweiterung, Verständigungsprozess, gemeinsame Sprache usw. Interdisziplinäre Zusammenarbeit muss z. B. bei jedem Hausbau oder Teamsport stattfinden. Werden keine Absprachen getroffen, wer wann was macht, wird jegliches Bemühen erfolglos bleiben. Der Begriff ist so positiv belegt, dass es sich jede Berufsgruppe auf die Fahne schreibt. Wie sieht es aber mit der Umsetzung in der Praxis aus?

Die Notwendigkeit zu einer Zusammenarbeit wird zunehmend erkannt und für wichtig erachtet, v. a. wenn es um komplexe Krankheitsgeschehen geht wie bei der CMD. Hierzu einige Meinungen aus zahnärztlicher Sicht:

Dr. Katrin Dietrich (Zahnärztin, pers. Mitteilung, München 2011):

„Das komplexe Geschehen bei einer CMD erfordert ein ganzheitliches Behandlungskonzept des Zahnarztes. Eine umfassende Anamnese und Diagnostik ist notwendig für die individuelle Therapie des einzelnen Patienten. In der Mehrzahl der Fälle ist die interdisziplinäre Zusammenarbeit von Osteopathen, Physiotherapeuten, Orthopäden, Neurologen, HNO-Ärzten, Psychologen und anderer Therapeuten unerlässlich."

Frau Anja Gruber (Zahnärztin, pers. Mitteilung, Kirchseeon 2012):

„Viel erfolgversprechender ist ein interdisziplinäres Behandlungskonzept. Es führen viele exogene (auch psychosoziale) und endogene Faktoren zu dem Krankheitsbild einer Myoarthropathie, welches nur durch intensive interdisziplinäre Zusammenarbeit von Zahnmedizin, Osteopathie und craniosacraler Therapie, Bewegung/Entspannung und ggf. psychologischer Betreuung etc. erfolgreich zu behandeln ist. Wir dürfen nebst den Zähnen und dem Kiefergelenk nicht vergessen, dass diese Strukturen nur dann funktionieren, wenn die entsprechende Muskulatur diese Knochen bewegt und diese Muskeln, Faszien und Bänder nur funktionieren, wenn sie ausreichend mit Blut über durchgängige Gefäße versorgt werden und die Reize aus unserem Gehirn über die nervalen Strukturen ohne Einschränkung an ihren Wirkungsort weitergeleitet werden. Dieses Zusammenspiel ist nur möglich, sofern sich all unsere anatomischen Strukturen im Gleichgewicht zueinander befinden. Um dieses zu ermöglichen und unsere Patienten erfolgreich zu behandeln, bedarf es meines Erachtens der Zusammenarbeit der genannten Disziplinen, da jede für sich betrachtet auch irgendwo an ihre Grenzen stößt."

5.1 Zusammenführen fachübergreifender Kompetenzen

Die Zusammenführung fachübergreifender Kompetenzen ist eine enorme Herausforderung, da im Bereich der medizinischen Fakultäten die Spezialisierung immer weiter fortschreitet, zunehmend mehr das Detail Beachtung findet und Fachwissen noch spezieller wird. Ohne Kommunikation und intensive Zusammenarbeit verschiedener Fachbereiche ist keine patientengerechte Behandlung möglich.

Hier ist Teamwork angesagt! Interdisziplinäre unterschiedliche Fakultäten müssen ihre komplexen Fragestellungen untereinander erörtern. Ein einzelner Fachbereich sieht lediglich seine eigene, eingeschränkte Sichtweise, im Teamwork wird das (große) „Ganze" im Auge behalten, wobei der Patient mit seiner individuellen Problematik im Mittelpunkt steht. Jeder Einzelne bringt sein fachspezifisches Wissen ein und ergänzt so das Spektrum an Behandlungsmöglichkeiten.

Durch den interdisziplinären Austausch von Informationen können zudem Kosten bei der Befunderhebungen etc. und letztlich wertvolle Zeit für die Patienten und Behandler eingespart werden.

Im Verständigungsprozess müssen Osteopath und Zahnarzt lernen, die gleiche Sprache zu sprechen, um die andere Fachrichtung ohne Missverständnisse zu verstehen.

Interdisziplinäre Arbeit ist eine Herausforderung und sollte keine Modeerscheinung sein. Einzelkämpfer „kämpfen", Teamwork macht Spaß und neugierig. Es ist spannend, das Wissensspektrum zu erweitern. Man wird wieder kreativ durch andere Sichtweisen. Es ist befriedigend, im Team die bestmögliche Lösung zu entdecken.

Interdisziplinäre Arbeit bedeutet:

- zusammenzuarbeiten und nicht nur einzelne Arbeiten zusammenzufügen (auch bei Kongressen, Seminaren, Vorträgen),
- das Wissen verschiedener Fakultäten gemeinsam einzubringen,
- die Achtung und Akzeptanz der anderen Berufsgruppe schätzen zu lernen,
- die Betrachtungsweise von Diagnostik und Therapie nicht nur aus eigener Sicht, sondern auch aus der des anderen.

Vor allem CMD-Patienten brauchen ein betreuendes Team. Jeder Alleingang, egal welcher Fachrichtung, ist nicht zielführend, da diese Menschen schon von Haus aus mit ihrer Problematik alleine gelassen wurden. Für CMD-Patienten ist die interdisziplinäre Zusammenarbeit unumgänglich (► **Abb. 5.1**).

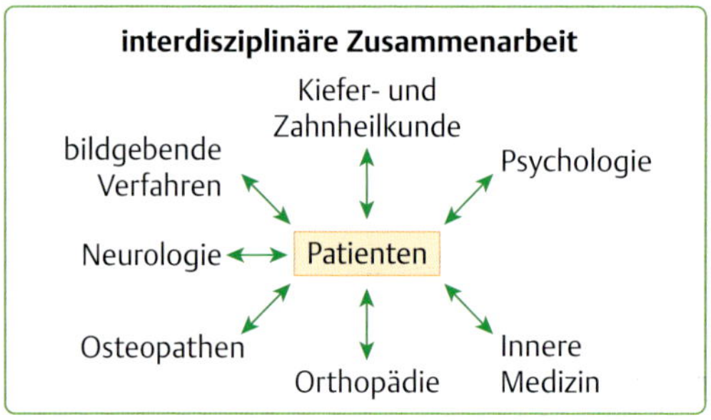

► **Abb. 5.1** Der Patient steht im Mittelpunkt der interdisziplinären Zusammenarbeit.

5.2

Voraussetzungen für eine erfolgreiche Zusammenarbeit

Interdisziplinäre Arbeit ist noch immer eine Ausnahme, sie wird wenig umgesetzt, aber viel wird darüber geredet. Gemeinsame Fortbildungen für Osteopathen und Zahnärzte sind vonnöten, in denen beide Berufsgruppen die jeweils andere Fachrichtung verstehen und respektieren lernen, mit ihrem fachspezifischen Vokabular, den Denk- und den Handlungsweisen.

Es geht darum, nicht nur zuzuhören, sondern zu **begreifen**. Das bedeutet, gemeinsam in einer Fortbildung zu sitzen und von der anderen Fachrichtung zu lernen sowie konkrete Hilfestellungen in fachlicher und praktischer Hinsicht zu leisten. Bei den meisten Kongressen trägt jede Fachrichtung einzeln ihr Wissen vor. Eine neue Errungenschaft wäre es, gemeinsam einen Vortrag zu gestalten und zu präsentieren, was heute noch absolute Seltenheit ist. Dies würde aber den interdisziplinären Gedanken stärker untermauern. Geduld, Disziplin sowie Ehrlichkeit gehören zu einer interdisziplinären Zusammenarbeit, um komplexe Problemlösungen zu bewältigen.

5.2.1 Was will ich erreichen?

Es geht darum, eigene Grenzen zu erkennen, um nicht die Glaubwürdigkeit, auch vor sich selbst, zu verlieren. Wichtig ist es, den Patienten in den Mittelpunkt zu stellen und nicht die eigene Fachrichtung als das Wichtigste zu betrachten. So können Erfahrungen gesammelt und diese gezielt und kompetent zur besseren Therapie genutzt werden, um den Patienten eine gesteigerte Lebensqualität zu ermöglichen.

Eine weitere Zielsetzung wäre die Erweiterung der eigenen Kompetenzen, sodass auch der Zahnarzt mit osteopathischen Tests abklären kann, ob und inwieweit eine Zusammenarbeit mit dem Osteopathen notwendig ist oder nicht. Genauso sollte der Osteopath beurteilen können, ob und inwieweit der Zahnarzt eingeschaltet werden sollte. Dazu braucht es selbstverständlich das Wissen über Funktion und Dysfunktion.

Durch eine interdisziplinäre Zusammenarbeit sind auch dem eigentlich „Fachfremden" die Arbeitsgänge der jeweiligen anderen Fachrichtung vertraut, was nicht nur in Notfällen hilfreich sein kann, sondern auch bei der Anleitung und Kommunikation mit den Patienten.

5.2.2 Wo ist der Nutzen?

Probleme im CMS lassen sich schlicht und ergreifend nicht alleine lösen, osteopathische Behandlungserfolge ohne zahnärztliche Zusammenarbeit werden von der Autorin auf maximal 50% geschätzt. Das Gleiche gilt für den Bereich des Zahnarztes, auch hier ist ein Alleingang nur in gewissem Umfang möglich.

Ohne ein sinnvolles Miteinander kann sich die Behandlung erheblich verzögern, der Leidensdruck der Patienten in Bezug auf Schmerz und Chronifizierung steigt in gleichem Maße. So bleiben schnelle Erfolge für Patienten und Behandler aus.

Durch interdisziplinäre Arbeit gewinnen alle Beteiligten, und zwar v. a. durch folgende Aspekte:

- gute Betreuung
- schnellere Diagnose
- Zielorientierung
- Zeitersparnis
- rasche Wissenserweiterung
- schnellere Schmerzfreiheit
- Kostenreduzierung

5.2.3 Wie muss das Management aussehen?

Ein großes Problem in der interdisziplinären Zusammenarbeit ist die räumliche Trennung und der Terminfaktor. Es ist schwierig, für alle Beteiligten Zeit und Ort in Einklang zu bringen.

Der zeitliche Ablauf für CMD-Patienten sollte folgendermaßen gestaltet werden:

1. osteopathische Behandlung mit Schwerpunkt des Kiefers und Bisssicherung
2. Fahrt zum Zahnarzt

Der Organisationsablauf muss so gestaltet sein, das der Termin beim Zahnarzt zeitnah auf die osteopathische Tätigkeit folgt (▸ S. 238 ff.). Die zahnärztliche und osteopathische Terminplanung müssen aus diesem Grund gut aufeinander abgestimmt sein. Diese Vorgehensweise ist notwendig, um die Schiene aus einer absolut individuellen und neurophysiologisch entspannten Struktur einzuschleifen.

In manchen Fällen ist es möglich, dass sich alle beteiligten Personen in einer Praxis treffen, was für den Patienten, aber auch die Behandler von Vorteil ist, da gemeinsam weiter Vorgehensweisen besprochen werden können.

Um die räumliche Distanz und Zeit zu überbrücken, in der der Patienten keinen Zahnkontakt haben darf, stehen verschiedene Materialien zur Verfügung (▸ S. 238).

5.2.4 Ist interdisziplinäre Arbeit notwendig?

Ohne diese können CMD-Patienten nicht behandelt werden. Struktur steuert Funktion, und Funktion steuert Struktur. Funktion und Statik, Okklusion und Neurologie hängen eng zusammen und betreffen sowohl den Zahnarzt als auch den Osteopathen. Wenige Zahnärzte/Ärzte wissen, was und wie ein Osteopath bei CMD-Patienten behandelt. Auch unter Osteopathen ist das Wissen unterschiedlich und bezieht sich nur auf den Kauapparat. Zahnmedizinisches Wissen vonseiten der Osteopathie ist in den seltensten Fällen vorhanden. Osteopathische Philosophie und Techniken stoßen bei Zahnärzten und Ärzten auf Unkenntnis und Unverständnis (nicht wissenschaftlich genug!). Wie aber soll man wissenschaftliche Arbeit erreichen, wenn kein Geld für Studien zur Verfügung steht?

Nur wenn wir wissen, was der Zahnarzt erreichen möchte, und der Zahnarzt versteht, was unser Ziel ist, können wir interdisziplinäre Arbeit umsetzen. Osteopathische Screening-Bögen und zahnärztliche Funktionsdiagnostik müssen untereinander verstanden und ausgetauscht werden. Kongresse sollten neue gemeinsame Gestaltung annehmen, sodass eine interdisziplinäre Einheit auch durch die Anwesenheit beider Fachbereiche während des gleichen Vortrags demonstriert werden kann.

5.2.5 Nur gemeinsam sind wir stark!

Viola M. Fryman, DO, berichtet in ihrem Buch, dass die Zusammenarbeit mit Zahnärzten schon 1976 an der School of Dentistry in Form eines Seminares über temporomandibuläre Dysfunktion stattgefunden hat. Dieses Seminar war der Beginn einer interdisziplinären Zusammenarbeit aus der Erkenntnis, dass Zähne *„Auswüchse von Knochen sind, die direkt oder indirekt mit allen Knochen des Kopfes artikulieren, welche wiederum mit dem gesamten Patienten in Beziehung stehen,“* (Fryman 2007, S. X) und Okklusionsstörungen durch osteopathische Techniken verbessert werden können.

Dr. Erich Wühr (2011, S. 15 f.) beschreibt die interdisziplinäre Zusammenarbeit in seiner Zusammenfassung wie folgt: *„Zahnärzte/Kieferorthopäden brauchen Osteopathen/Physiotherapeuten, weil sie ohne Vorbehandlung des gesamten Fasziensystems keinen belastungsfreien Biss finden können. Osteopathen/Physiotherapeuten wiederum benötigen Zahnärzte/Kieferorthopäden, weil sie ihre Behandlungsergebnisse ohne Jig- und Stabilisierungsschienen nicht nachhaltig stabilisieren können. Innerhalb unseres Konzeptes der kraniofaszialen Orthopädie hat sich die Kooperation beider Berufsgruppen sehr bewährt.“*

Zusammenfassung

Die Idee interdisziplinärer Zusammenarbeit ist nicht neu und auch keine Modeerscheinung, sondern tägliche Notwendigkeit, um zielsicher, ohne wiederholende Befunde, die Diagnose und Therapie aufzubauen. Die Vorteile, die ein Miteinander bringt, sind:

- das Zusammenführen des Wissens verschiedener Fakultäten
- die Achtung und Akzeptanz der anderen Berufsgruppe
- die Betrachtungsweise von Diagnostik und Therapie aus Sicht des Anderen

Daraus resultiert für den Patienten wie Therapeuten gleichermaßen ein Gewinn: gute Betreuung, schnellere Diagnose, Zielorientierung, Zeitersparnis, schnellere Wissenserweiterung, Schmerzfreiheit sowie Kostenreduzierung.

Literatur

Fryman VM. Die gesammelten Schriften von Viola M. Fryman. Das Erbe der Osteopathie für Kinder. Pähl: Jolandos; 2007

Dietrich K. Zur Bedeutung der interdisziplinären Zusammenarbeit [persönliche Mitteilung]. München; 2011

Gruber A. Zur Bedeutung der interdisziplinären Zusammenarbeit [persönliche Mitteilung]. März 2012

Wühr E. Schmerzverursachende Belastungen des Kausystems. DO 2011; 9: 15 – 16

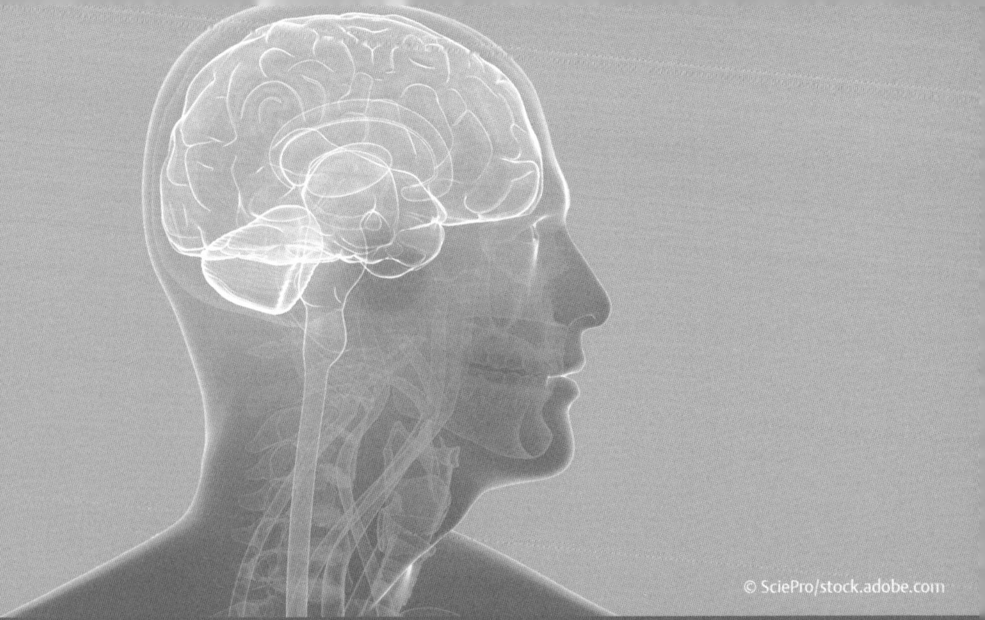

© SciePro/stock.adobe.com

Teil 2 – Praxis

6 Zahnmedizin für Osteopathen

Osteopathen sollten die Nomenklatur und Ausdrucksweise der Zahnmedizin lernen und verstehen, was es bedeutet, wenn von einer Spee'schen Kurve oder Nonokklusion oder statischen Okklusion die Rede ist. Gleiches gilt für die Zahnmediziner, die mit Begriffen, wie Läsionen oder Bregma oder „anatomatic shifting suspension fulcrum“ konfrontiert werden. Sutherland bezeichnete als Beispiel den Sinus rectus, der von den beiden Blättern des Tentorium cerebelli im Bereich ihrer gemeinsamen Ansatzstelle an der Falx cerebri gebildet wird, als Fulcrum. Eine klare Terminologie ist im Verständigungsprozess mit dem Zahnarzt von grundlegender Bedeutung.

Dr. Walter Kerf (pers. Mitteilung, Herrsching 2012):

„‚Muss ich denn jetzt wirklich auch noch Zahnarzt werden?' – Natürlich müssen Sie das nicht, aber ein bisschen Grundwissen schadet zunächst weder Ihnen noch Ihren Zähnen noch denen Ihrer Familie. Und ich verspreche Ihnen: Sie als leidenschaftliche(r) Osteopath(in) – und das sind Sie, sonst hätten Sie dieses Buch nicht in der Hand, werden es lieben, im Netzwerk mit (Zahn-)Ärzten auch die schwierigen Fälle zu lösen!

Außerdem gibt es genügend Zahnärzte, die heilfroh sind, wenn sie endlich eine(n) Osteopath(in) gefunden haben, der oder die ihm bei der zugegeben anspruchsvollen Arbeit an funktionsgestörten Patienten hilft.

‚Also gut, aber was haben denn ausgerechnet Osteopathen und Zahnmediziner gemeinsam?'

Um es mit einem Satz zu sagen: Sie ergänzen sich gegenseitig zum Wohle des Patienten.

Erklären lässt es sich am Beispiel der sog. Schienentherapie, welche Anwendung findet bei funktionellen Störungen im Bereich des Kauorgans. Diese Schienen sind Aufbissbehelfe und sollen entlasten, schützen und den Unterkiefer in die ‚richtige' Position bringen. Es gibt unzählige Schienentypen mit entsprechenden Therapieansätzen und welche die beste ist, mag dahingestellt sein.

All diesem ist jedoch eines gemein: Ohne begleitende, besser gesagt führende osteopathische Behandlung wird zumindest in schwierigen Fällen nur ein vorübergehender Erfolg möglich sein.

Erst die Zusammenarbeit beider Fachbereiche macht es möglich, auch bislang ‚therapieresistente' Fälle Schritt für Schritt zum Ziel zu bringen, welches ich wie folgt definieren möchte: Das symptomfreie, stabile und belastbare Funktionieren gesunder Strukturen. – Dazu brauchen wir viel Geduld, Einfühlungsvermögen und ebenso die Bereitschaft, zu hören und zu verwerten, was der Patient uns mitteilt. (Das trifft natürlich auch auf den Zahnarzt zu, der die Aufbissbehelfe auf das Genaueste anpassen muss nach jeder osteopathischen Sitzung.)

Auch unter uns Therapeuten ist eine gute und respektvolle Kommunikation vonnöten, die nur möglich ist, wenn der eine weiß, was der andere tut und seine Fachsprache versteht. (Wir Zahnärzte müssen ja auch erst einmal lernen, was am Schädel Läsion, Extension und Flexion bedeutet, vom Fühlen eines Release ganz zu schweigen.)

‚Und wie fange ich am besten an?'

Im nächsten Kapitel geht's los, und Ich wünsche Ihnen genauso viel Freude und Begeisterung, wie ich sie immer noch habe an dieser so erfolgreichen Hilfestellung für unsere Patienten.“

6.1 Nomenklatur und Grundlagen

Die Gnathologie ist die Lehre von der Funktion des Kauorgans, des stomatognathen Systems. Sie beschäftigt sich mit der Anatomie und Physiologie und setzt sich mit dem Kiefergelenk, den Zähnen und dem neuromuskulären System auseinander. Das stomatognathe System ist eine funktionelle Einheit (Parsché 2006).

Das Zusammentreffen der Zähne ist nicht nur ein Zusammenbeißen der Zähne, sondern beschreibbar mit Vektoren, Kontakten und Kraftpeaks.

Für den Osteopathen, den Behandler von CMD, ist es wichtig, über die Stellung der Zähne und deren Kraftvektoren in ihrer Funktion informiert zu sein. Daher folgt eine kurze Darstellung der zahnmedizinischen Nomenklatur und die Erklärungen wichtiger Begriffe.

6.1.1 Okklusion

In der Zahnmedizin ist die Okklusion (Verschließen, Verschluss) die Bezeichnung für jeden Kontakt der Zähne des Oberkiefers zu den Zähnen des Unterkiefers. Dies ist die Okklusionsebene. Wie und ob Kontakte der Okklusion vorhanden sind, wird mit einer Okklusionsfolie bestimmt. Man unterscheidet die statische und dynamische Okklusion:

- **statische Okklusion** (static occlusion): das Aufeinandertreffen der Zähne ohne Mobilität des Unterkiefers
- **dynamische Okklusion** (dynamic occlusion): Zahnkontakte, die infolge einer Bewegung des Unterkiefers entstehen, z. B. Kaubewegungen

Weitere Definitionen zur Okklusion:

- **habituelle Okklusion:** gewohnheitsmäßige Kontakte
- **zentrische Okklusion** (centric occlusion): Kontakte der statische Okklusion in zentrischer Kondylenposition (kranioventrale, nicht seitenverschobene Position beider Kondylen bei physiologischer Kondylen-Diskus-Relation)
- **Frontzahnführung** (incisal guidance): das Bewegen der Unterkieferfrontzähne gegen die Oberkieferfrontzähne (das Bewegen des Unterkiefers nach ventral)
- **Eckzahnführung** (canine rise): die dynamische Okklusion zwischen Ober- und Unterkiefereckzähnen (das seitliche Bewegen des Unterkiefers)
- **Vorkontakt** (deflective occlusal contact): vorzeitiger Kontakt eines Zahnes oder einer Zahngruppe in statischer und dynamischer Okklusion bei vorhandener Bezahnung
- **Nonokklusion:** Begriff für fehlenden Gegenkontakt
- **Malokklusion:** Bissformen/-abweichungen, wie der offene Biss, Kreuzbiss etc. (▶ S. 58 ff.)
- **Infraokklusion:** Zahnfehlstellung in vertikaler Richtung

6.1.2 Materialien

Das Überprüfen der Okklusion geschieht mit speziellen Folien. Dieses Überprüfen erfolgt bei jedem Zahn einzeln mit einer **Shimstock-Folie.** Die Shimstock-Folie ist eine 10 µ dünne, silberne, nicht eingefärbte Folie mit enormer Reißfestigkeit (das Material wird auch in Rettungsdecken verwendet). Die Folie ist in schmalen Streifen auf einer Rolle erhältlich und wird in ca. 2 cm lange Streifen geschnitten. Mit einer Klemme wird dieser Streifen gehalten, um dann jeden Zahn einzeln auf seine Kontakte hin zu prüfen.

Um einen Gesamtüberblick der Okklusion zu erhalten, wird der Test mit einer **Okklusionsfolie** durchgeführt. Diese Okklusionsfolie ist eine eingefärbte, 60 µ dünne, 10 cm breite Folie. Sie ist erhältlich in roter, blauer und grüner Farbe. Die verschiedenen Farben sind notwendig, um zwischen einer statischen und dynamischen Funktion zu unterscheiden. Den dazu benötigten Folienträger nennt man **Bissgabel.** Dieser hat eine U-Form mit einem ca. 10 cm langen Stiel zum Halten. Für die Messung wird die Okklusionsfolie in die Bissgabel eingespannt – auf einer Seite die rote Folie für die Bestimmung der statischen, auf der anderen Seite eine grüne oder blaue Folie für Bestimmung der dynamischen Okklusion.

Vergleichbar ist die Okklusion mit Zahnrädern, die ineinander greifen (Verzahnung). Stimmt diese Verzahnung nicht, z. B. aufgrund von Früh- oder fehlerhaften Kontakten, zu hohen/niedrigen Füllungen oder Brücken, verändern sich die Kraftvektoren. Ohne Adaption wird das Kranium und das ZNS verändert belastet.

Um eine nicht korrekte Verzahnung festzustellen, werden diese Folien zum Testen benötigt.

6.1.3 Bezugsebenen am Schädelskelett

Die klinische Beurteilung des kraniofaszialen Systems war und ist auch heute noch ein Problem in der Kieferorthopädie, auch in der gesamten Zahnmedizin, da die Harmonie des Gesichtsausdrucks für den Menschen von großer Bedeutung ist. Dürer unterteilte das Gesicht in Quadranten und bestimmte so die Gesichtsharmonie. Auch de Coster und Mootees wandten viele Jahrhunderte später diese Methode in der Röntgenkephalometrie an. 1922 wurden die ersten Röntgenaufnahmen des Schädels von Pacini Carrera durchgeführt. 1931 führten Hofrath und Broadbent standardisierte Methoden ein (Rakosi 1988, S. 13).

Bezugsebenen werden als Einstellungsebenen für Röntgenaufnahmen, digitale Volumentomografie (DVT) und Computertomografien (CT) des Kopfes in der Zahnmedizin verwendet (▶ **Abb. 6.1**). In der Kieferorthopädie sind diese Bezugsebenen von elementarer Wichtigkeit:

- **Tragus-Augenwinkel-Ebene:** die Bezugsebene vom Tragus (flächiger Vorsprung von der äußeren Öffnung des Gehörgangs) zum seitlichen Augenwinkel
- **Frankfurter Horizontale:** gedachte horizontale Linie, die durch den tiefstgelegenen Punkt des Unterrands der Augenhöhle und durch den höchsten Punkt des äußeren knöchernen Gehörgangs (Porus acusticus externus, Porion) im menschlichen Schädel verläuft
- **Camper'sche Ebene:** Diese verbindet die Spina nasalis anterior (Subnasion) mit dem Oberrand des Porus acusticus externus (Tragion).
- **Okklusions- oder Kauebene** (funktionelle Okklusion): verläuft parallel zur Camper'schen Ebene
- **Spee'sche Kurve:** Bezugsebenen am Schädelskelett in der Sagittalebene („sagittale Okklusionsebene"), deren Bogen die Schneidekante und den Höcker der oberen Zähne miteinander verbindet, sie tangiert den Kondylus, ihr Mittelpunkt liegt im Zentrum der Orbita

6.2 Terminologie

Grundlegend sind für die Orientierung im Kiefer folgende **Lagebezeichnungen**.

Beim Menschen befinden sich auf jeder Seite je (▶ **Abb. 6.2**):

- 2 Frontzähne (Schneidezähne)
- 1 Eckzahn
- 2 Prämolaren: 4er und 5er (Vorbackenzähne)
- 3 Molaren: 6er und 7er (Backenzähne), 8er (Weisheitszahn)

Eingeteilt werden Ober- und Unterkiefer in folgende **Quadranten** (▶ **Abb. 6.3**):

- 1. Quadrant: rechte obere Seite
- 2. Quadrant: linke obere Seite
- 3. Quadrant: linke untere Seite
- 4. Quadrant: rechte untere Seite

Die Bezeichnungen der **Zahnflächen** lauten wie folgt:

- Die Außenseite eines jeden Zahnes bezeichnet man als **vestibulär/bukkal**.

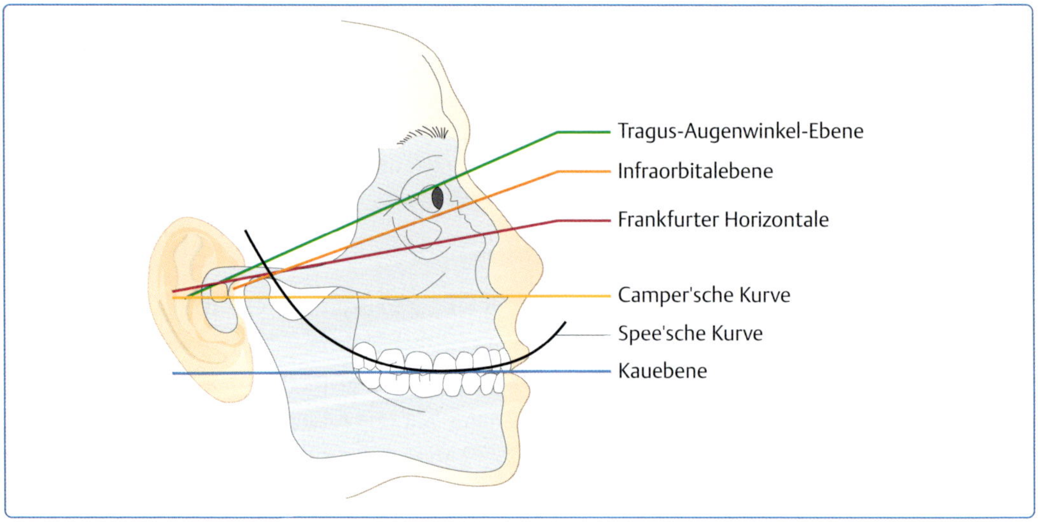

▶ **Abb. 6.1** Bezugsebenen am Schädel.

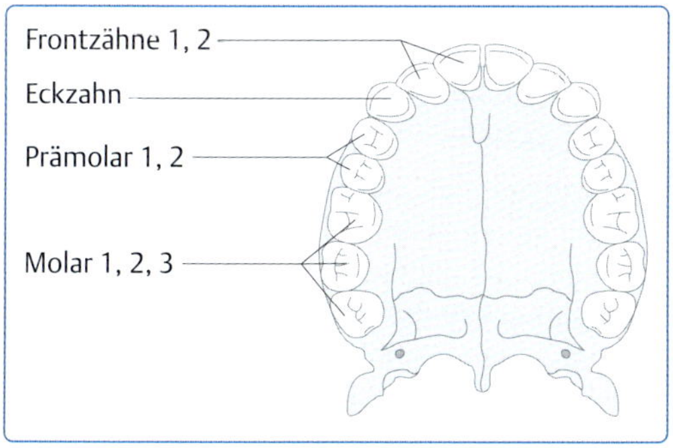

▶ **Abb. 6.2** Anatomische Bezeichnungen des menschlichen Gebisses.

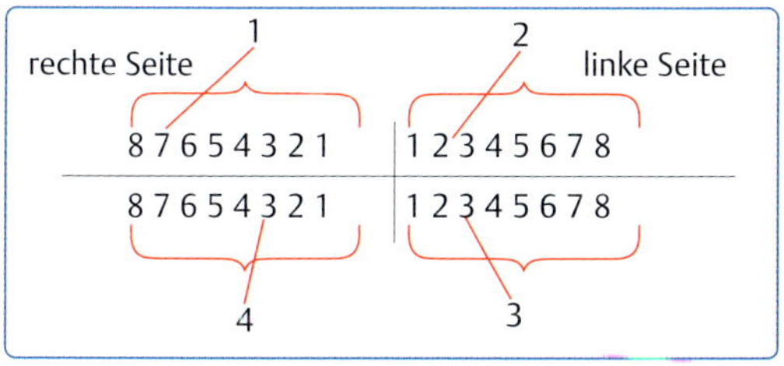

▶ **Abb. 6.3** Zahnschema. Man zählt und spricht wie folgt: z. B. 1. Quadrant, Zahn 7 = eins sieben (17); oder 4. Quadrant, Zahn 3 = vier drei (43); oder 2. Quadrant, Zahn 2 = zwei zwei (22); oder 3. Quadrant, Zahn 3 = drei drei (33) usw.

- Die Innenseite eines jeden Zahnes bezeichnet man als **palatinal/lingual**.
- Die zur Mitte gerichtete Seite eines jeden Zahnes bezeichnet man als **mesial**.
- Die nach dorsal gerichtet Seite eines jeden Zahnes bezeichnet man als **distal**.

In ▶ **Tab. 6.1** ist eine Übersicht der Lage- und Richtungsbezeichnungen der Zähne zusammengestellt. Sie ermöglichen eine eindeutige Zuordnung der Ausrichtung der Zahnflächen.

6.2.1 Zahnstellung

Für den Osteopathen, der CMD-Patienten behandelt, ist es wichtig, die einzelnen Normen der Zahnstellung (▶ **Abb. 6.4**) zu erkennen, um diese in Theorie und Praxis beurteilen zu können.

Der Einfluss der Zahnstellungen ist aufgrund der Belastung durch Fehlkontakte von immenser Wichtigkeit. Geringe Störungen der Okklusion in Statik und/oder Dynamik können das fein abgestimmte System aus dem Gleichgewicht bringen.

Fehlstellungen einzelner Zähne oder Quadranten können zu einem muskulären Ungleichgewicht führen, das betrifft ebenso Faszien, Nerven, Gefäße, Suturen, Membranen usw. Sind Struktur und Funktion bekannt, kann dieses Wissen optimal in die Therapie aufgenommen werden:

▶ **Tab. 6.1** Lage- und Richtungsbezeichnungen der Zähne.

Terminus	Lage und Richtung	abgeleitet von
oral	zur Mundhöhle	lat. orus = Mund
bukkal	zur Backe (Außenseite der Zähne)	lat. bucca = Backe
vestibulär	zwischen den Zähnen und Wangen (Außenseite der Zähne)	lat. vestibulum = Vorhof
lingual	zur Zunge (Innenseite der Zähne)	lat. lingua = Zunge
mesial	zur Mitte (Zahnzwischenräume)	griech. mesos = Mitte
distal	zum Ende (nach dorsal gerichtete Seite des Zahnes)	lat. distare = sich entfernen
palatinal	zum Gaumen (Innenseite der Zähne)	lat. palatum = Gaumen
zervikal	zum Zahnhals	lat. cervix = Hals
incisal	zur Schneidekante	lat. incidere = einschneiden
gingival	zum Zahnfleisch gehörend	lat. gingiva = Zahnfleisch
marginal	zum Zahnfleischrand gehörend	lat. margo, marginis = Rand
apikal	zur Wurzel hin	lat. apex = Spitze
labial	zur Lippe hin	lat. labium = Lippe

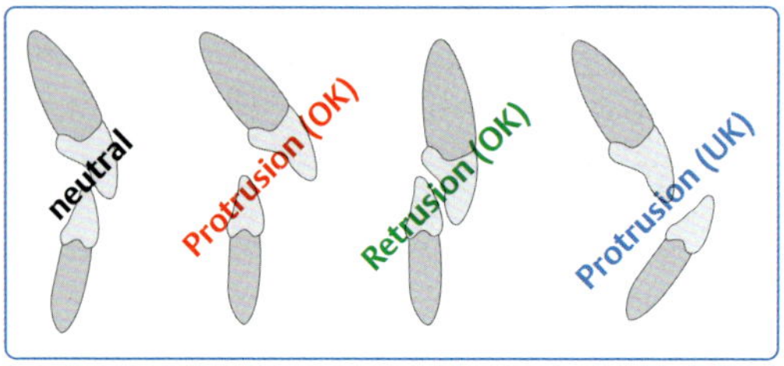

► **Abb. 6.4** Stellungen der Zähne in Bezug zum Ober- und Unterkiefer.

- **Neutralstellung der Oberkieferfrontzähne:** Der Neigungswinkel der Frontzähne hängt von der Form des Gaumens ab, ob dieser schmal, hoch, breit oder abgeflacht ist. In der Kieferorthopädie gibt es Messungen und Winkelberechnungen, um dies genau zu eruieren.
- **Protrusion der Oberkieferfrontzähne:** Hierbei wird der Winkel flacher im Verhältnis zum Unterkiefer und nach ventral verlagert. Diese Zahnfehlstellung kann erworben sein durch Daumenlutschen oder durch zu hohen Zungendruck sowie auch genetisch. Bei einer Protrusion der Oberkieferzähne wird das Gaumendach eher abgeflacht sein.
- **Retrusion der Oberkieferzähne:** Bei dieser steht die Front steil und nach retral (dorsal) geneigt. Das Gaumendach wird sich bei der Retrusion des Oberkiefers eher hoch gestalten.
- **Protrusion im Unterkiefer:** Bei der Protrusion im Unterkiefer stehen die Oberkieferzähne hinter denen des Unterkiefers, d. h., der Unterkiefer wird nach ventral verlagert. Die Protrusion des Unterkiefers erkennt man an einem stark nach ventral fliehendem Kinn.

In ► **Tab. 6.2** sind die Lage- und Richtungsbezeichnungen im Kiefer in einer Übersicht zusammengeführt.

► **Tab. 6.2** Übersicht der Lage- und Richtungsbezeichnungen im Kiefer.

Terminus	Beschreibung
Infraokklusion	vertikale Stellungsunstimmigkeit, bei der Zähne nicht mit Antagonisten okkludieren
Nonokklusion	teilweise oder vollkommene Aufhebung des normalen Zahnreihenschlusses bei vorhandener Bezahnung
Ruhe-Schwebe-Lage	konstantes unbewusstes Abstandshalten der Unterkiefer- zu den Oberkieferzähnen in aufrechter Körperhaltung und gerader Kopfhaltung
Sprechabstand	Minimalabstand von Ober- und Unterkieferzahnreihen beim Sprechen des Buchstabe „S“ (beträgt ca. 2 mm) Hinweis: Ist der Abstand kleiner, ist die Vertikaldimension zu hoch; ist er größer, ist die Vertikaldimension zu niedrig.
Okklusion	Kaufläche (lat. occludere = verschließen)
Okklusion, statische	Zahnkontakte bei unbewegtem Unterkiefer in geschlossener Position
Okklusion, dynamische	Zahnkontakte bei bewegtem Unterkiefer in geschlossener Position
Protrusion	Vorschieben des Unterkiefers (in ventrale Richtung)
Retrusion	Zurückziehen des Unterkiefers (in dorsale Richtung)
Mediotrusion	Bewegungsrichtung nach medial; bezeichnet die seitliche Verschiebung der Mandibula aus Sicht der Balanceseite (► **S. 60**)
Laterotrusion	Bewegungsrichtung nach lateral; bezeichnet die seitliche Verschiebung der Mandibula aus Sicht der Arbeitsseite (► **S. 60**)
Orthognathie	korrekte Position eines Kiefers zum Schädel und der Kiefer zueinander
Prognathie, skelettale	skelettale Vorlage eines Kiefers (maxillär, mandibulär), Vorverlagerung
Retrognathie, skelettale	skelettale Rücklage eines Kiefers (maxillär, mandibulär)
Interkuspidation	Zusammenschluss der Oberkiefer- und Unterkieferzähne im maximalen Vielpunktkontakt

Zahn- und Kieferstellung

Bei einer optimalen Okklusion der Zähne sollten die Zähne der Oberkieferfront nicht mit denen des Unterkiefers in direktem Kontakt stehen, d. h. sich nicht berühren (▶ **Abb. 6.5**). Dabei ist eine Gleitmöglichkeit von ca. 0,5 – 1,5 mm möglich. Im Seitenzahnbereich sind mindestens 3 okklusale Abstützungen auf beiden Seiten notwendig, um die Front vor Überlastung zu schützen.

Der Diskus ist bikonkav und als innerer Teil der Kapsel zu sehen, er sitzt wie eine Kappe auf dem Kondylus (▶ **S. 60**). Durch Frühkontakt im Frontbereich (▶ **Abb. 6.6**) kommt es zu einem dorsokranialen Vektor, der Kondylus wird verstärkt in die bilaminäre Zone bewegt. Da die Oberkieferfront (Punctum fixum) nicht ausweichen kann und die Verzahnung der Molaren aufgehoben wird, bewegt sich die Mandibula nach retral. Auf Dauer kann die bilaminäre Zone dem Druck nicht standhalten und verliert an Viskosität. Es kommt zur Verlagerung des Kondylus.

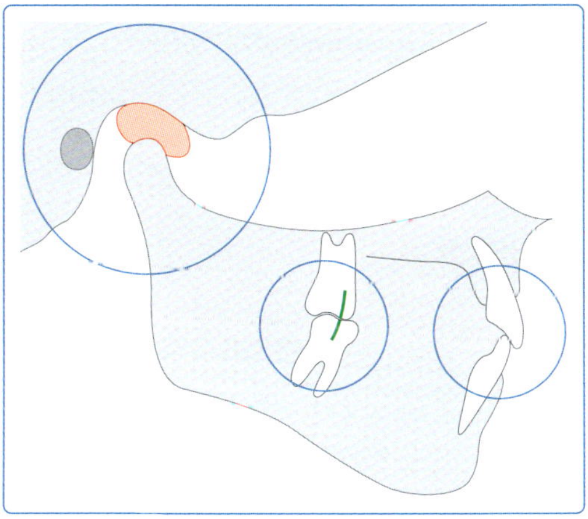

▶ **Abb. 6.5** Normalstellung der Front – normale Verzahnung im molaren 6er-Bereich, normale Lage des Diskus.

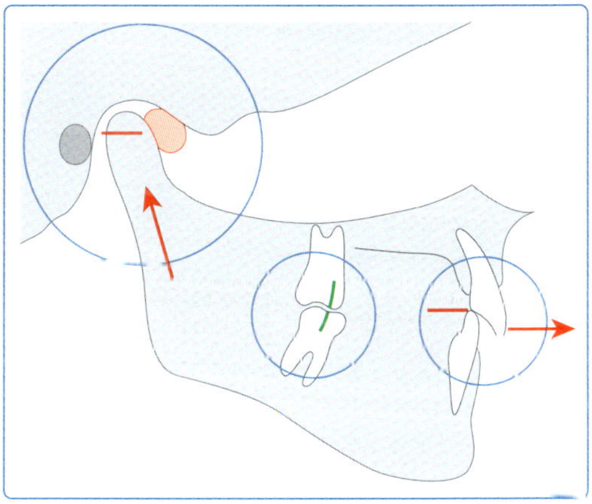

▶ **Abb. 6.6** Frontzahnfrühkontakt. Durch den Frontzahnvorkontakt wird die Mandibula nach retral geschoben. Der Molare (6er) verliert seine Verzahnung und der Kondylus rutscht in die bilaminäre Zone.

Angle-Klassifikation

Zu Beginn des 19. Jahrhunderts stellte der Orthodont Edward Hartly Angle (1855 – 1930) eine Klassifikation auf, die den Bezug von Ober- und Unterkiefer zur Zahnstellung beinhaltet:

- **Klasse-I-Verzahnung:** Bei einer **Normalverzahnung** stehen die oberen Zähne zwischen denen der unteren, d. h. der vordere Höcker des oberen 6ers okkludiert zwischen dem großen Höcker des unteren 6ers. Bei der Neutralokklusion herrscht im Allgemeinen eine Harmonie und Ausgeglichenheit in der Mimik und dem Gesichtsausdruck der Personen.
- **Klasse-II-Verzahnung:** Bei der **Distalokklusion** okkludiert der vordere Höcker des oberen 6ers vor dem vorderen Höcker des unteren 6ers, d. h. er hat sich zu weit nach dorsal verschoben. Medizinisch gesehen kann diese Stellung aufgrund der Verschiebung vermehrten Druck in die bilaminäre Zone aufbauen.
- **Klasse-III-Verzahnung:** Bei der **Mesialokklusion** okkludiert der vordere Höcker des oberen 6ers hinter dem 2. Höcker des unteren 6ers. Dabei können die Frontzähne im Unterkiefer vor denen des Oberkiefers (Progenie) stehen. Ästhetisch ist diese Kieferform nicht ansprechend, sodass viele Patienten eine Korrektur wünschen. Aus medizinischer Sicht entsteht durch diese Position häufig eine Mundatmung durch das Nicht-Schließen-Können der Lippen. So kann es zu Infektionen der Luftwege mangels Lippenschluss kommen.

Die Zahnstellungen sind aus ästhetischer und medizinischer Sicht von Bedeutung: medizinisch aufgrund von Kraftübertragung auf die benachbarten Strukturen (auch auf das ZNS), ästhetisch aufgrund der Auswirkungen auf die Psyche.

Ursachen für die Abweichungen der Zahnstellung können sein (Pickartz 2005):

- Verhaltensweisen: z. B. Habits, Daumenlutschen, falsches Zungen- und Schluckmuster
- Veränderungen des Kauapparats: z. B. Lücken aufgrund von Zahnextraktionen
- genetische Fehlbildungen: z. B. Druck von schief gewachsenen Weisheitszähnen, Kiefer-Gaumen-Spalte

6.2.2 Bissabweichungen

Die Gelenkform ist abhängig von der Bissart. So sind die Gelenkoberflächen beim Kopfbiss relativ flach ausgeprägt, bei stärkerem Überbiss fällt das Tuberculum articulare dorsal steil ab.

Die Oberkieferfrontzähne greifen normalerweise in 2 Richtungen über die der unteren Zahnreihe. Abweichungen von der Norm sollen in folgendem Abschnitt erläutert werden.

Overbite, Tiefbiss

Der Overbite ist der Abstand in der vertikalen Ebene, d. h. das Überbeißen der oberen Zähne über die unteren (▸ **Abb. 6.7**). Die Norm beträgt ca. 2 – 3 mm, Abweichungen jeglicher Art sind möglich (▸ **S. 103** f.). Der Overbite wird nur dann korrigiert, wenn es zu Zahnfleischstörungen bzw. -entzündungen kommt.

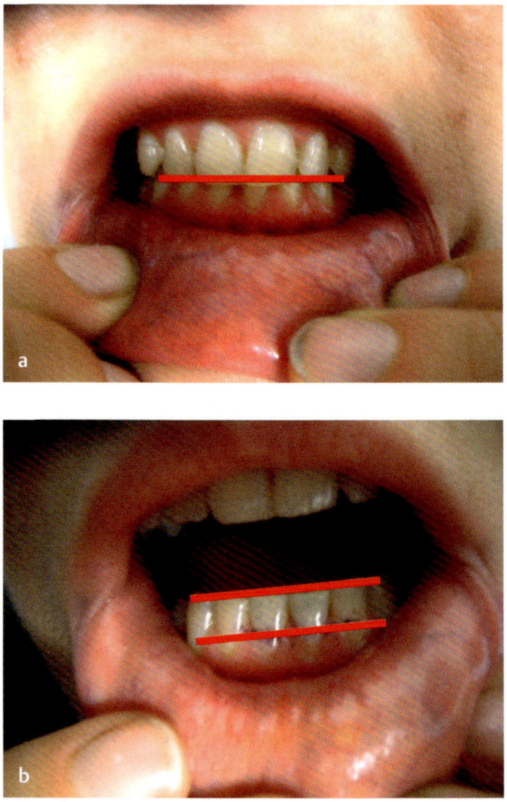

▸ **Abb. 6.7** Overbite, Tiefbiss.

Overjet, Sagittalstufe

Der Overjet ist die Sagittalstufe, also der Abstand der unteren Zähne zu den oberen Zähnen in der Sagittalebene (▸ **Abb. 6.8**). Es wird beurteilt, wie weit der Abstand der oberen Frontzähne zu den unteren Zähnen ist. Die Norm beträgt auch hier 2 – 3 mm. Abweichungen können eine positive oder negative Sagittalstufe aufweisen, z. B. durch eine retrale Lage der Mandibula bei positiver Sagittalstufe.

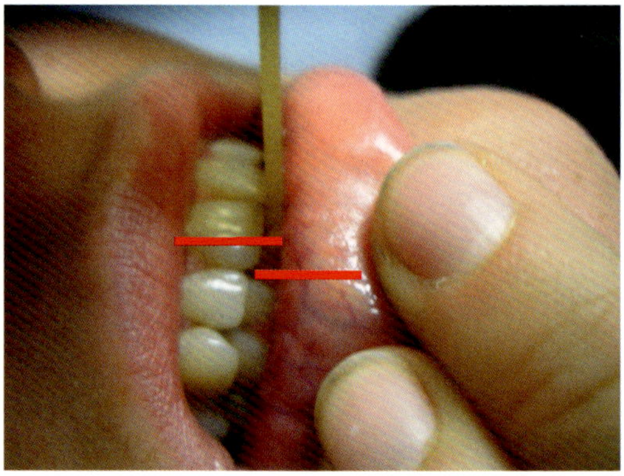

▸ **Abb. 6.8** Overjet, Sagittalstufe.

Frontal offener Biss

Beim frontal offenen Biss stehen die Frontzähne des Ober- und Unterkiefers weit entfernt voneinander (▸ **Abb. 6.9**). Durch den offenen Biss wird das Sprechen und Abbeißen der Nahrung sowie die Mimik und der Gesichtsausdruck bei vielen Patienten gestört. Es kommt zur Mundatmung, was Infektionen des Rachenraums nach sich ziehen kann. Ursache ist in vielen Fällen langes Daumenlutschen.

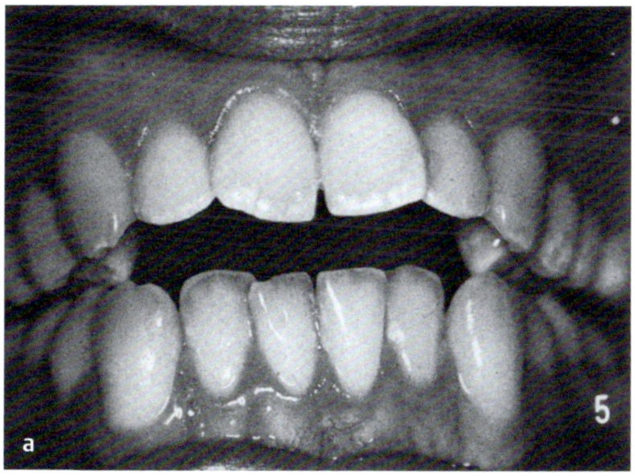

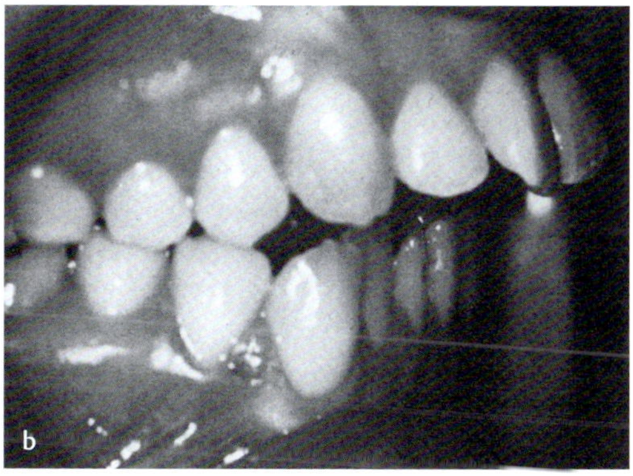

▸ **Abb. 6.9** Frontal offener Biss.
a Ventrale Ansicht: Nur die seitlichen Zähne haben Kontakt.
b Laterale Ansicht: Die Mandibula steht retral (Sagittalstufe).

Seitlich offener Biss

Beim molar offenen Biss ist das Kauverhalten durch den fehlenden Kontakt der Molaren gestört (▸ Abb. 6.10). Die Nahrung kann nicht genügend zerkleinert werden, was unter Umständen Magenprobleme verursachen kann. Eine Abstützung der Zähne im molaren Bereich ist nicht möglich, um den Druck im Kauapparat adäquat abzufangen. Die Abstützung erfolgt vorwiegend in der Front, es kommt zu Abrasionen derselben.

Kopfbiss

Ein Kopfbiss ist das Zusammenbeißen der oberen und unteren Frontzähne direkt aufeinander (Inzisalkanten; ▸ Abb. 6.11). Es kommt zu verstärkten Abrasionen. Beim Kopfbiss sind die Gelenkoberflächen des Kondylus relativ flach.

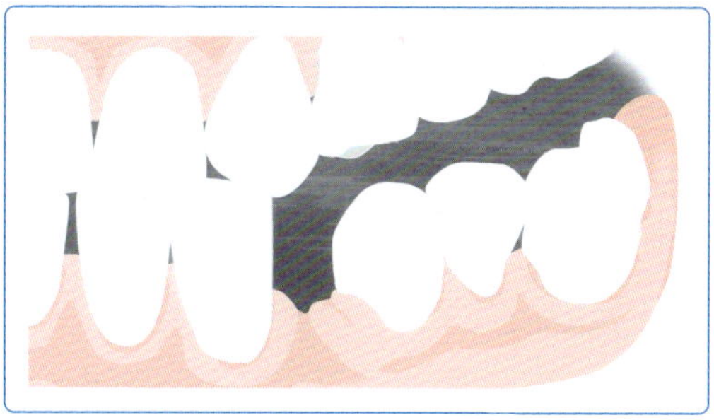

▸ **Abb. 6.10** Seitlich offener Biss – Nonokklusion im Bereich der Molaren.

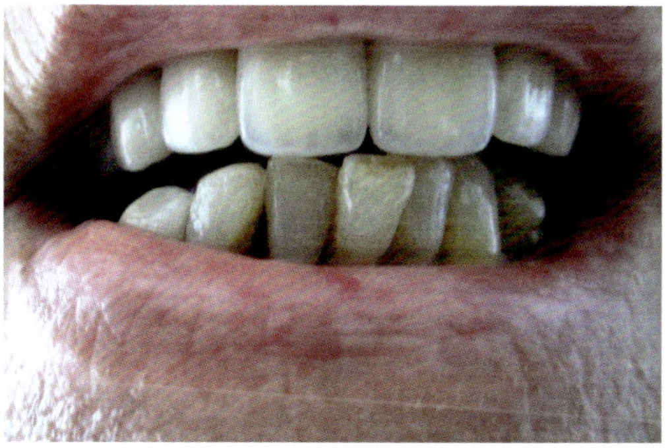

▸ **Abb. 6.11** Kopfbiss.

Kreuzbiss

Beim Zusammenbeißen von Ober- und Unterkiefer verschiebt sich auf einer Seite der Oberkiefer nach lingual und der Unterkiefer nach bukkal. Solange die Person keine Schmerzen hat, die auf den Kreuzbiss zurückzuführen sind, soll man keine Korrektur des Kreuzbisses vornehmen. Die Kompensation und Adaption bietet dem Körper genügend Anpassung.

Verändert man die angepasste Physiologie ohne Grund, können Probleme daraus resultieren, die oft schwer wieder zu beheben sind und unter Umständen dann ein CMD auslösen können. Kommt es aber zu Beschwerden, sollte eine Schienentherapie eingeleitet werden – bei Kindern mit einer Kieferorthopädie.

Tiefer Biss

Beträgt der Überbiss > 4 mm, bezeichnet man dies als tiefen Biss.

Offener Biss

Ein offener Biss liegt dann vor, wenn die Frontzähne sich nicht überlappen und zwischen den oberen und unteren Frontzähnen ein Freiraum entsteht.

Kiefersperre

Bei einer Kiefersperre lässt sich der Mund nach dem Öffnen nicht mehr vollständig schließen.

Hierzu gehört **nicht** der erschwerte Mundschluss, sondern ausschließlich das Nichtschließen (Bisssperre)!

Ursachen können sein:
- herzhaftes Gähnen
- eine Diskusverlagerung ohne Reposition (bei einseitiger Diskusverlagerung weicht der Unterkiefer zur Seite ab)
- Leitungsanästhesie
- ggf. der Durchbruch oder nach Operationen von Weisheitszähnen
- Luxationen des Kiefergelenks

6.2.3 Abweichungen im Kiefergelenk

Kondylenposition

Die Kondylenstellung kann man mit den Begriffen „Laterotrusion“ oder „Mediotrusion“ bezeichnen (▶ Abb. 6.12):
- **Mediotrusion** ist ein seitliches Verschieben der Mandibula aus Sicht der Balanceseite. An der Balanceseite sind folgende Muskeln beteiligt:
  - M. pterygoideus lateralis (Pars inferior)
  - M. pterygoideus medialis
  - M. temporalis
- **Laterotrusion** ist das seitliche Verschieben der Mandibula aus Sicht der Arbeitsseite. An der Arbeitseite sind folgende Muskeln beteiligt:
  - M. digastricus
  - M. mylohyoideus
  - M. geniohyoideus
  - M. pterygoideus lateralis pars superior (stabilisiert den Kondylus)
  - M. temporalis (Pars posterior)

Zurzeit wird in der Zahnmedizin der Ausdruck „Mediotrusion“ verwendet (▶ S. 199).

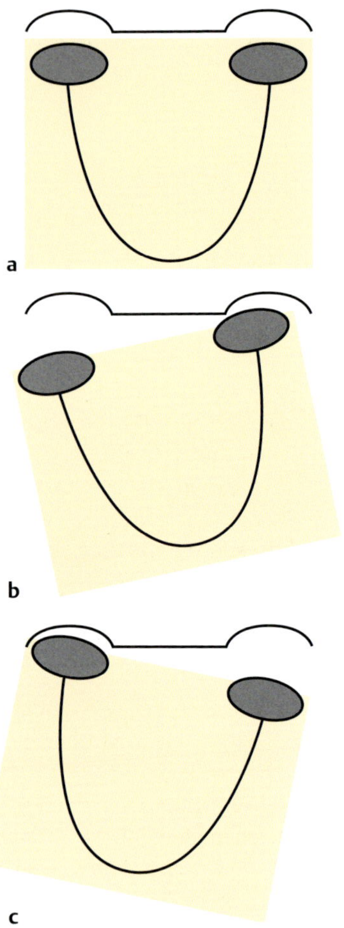

▶ **Abb. 6.12 a – c** Kondylenposition.
a Geschlossen.
b Mediotrusion rechts oder Laterotrusion links.
c Mediotrusion links oder Laterotrusion rechts.

Diskus

Der Discus articularis ist eine quer-ovale Platte, die in ihrer Mitte ausgedünnt (inkongruent) ist und aus kollagenfaserigem Gewebe besteht. Bei geschlossenem Mund liegt der Diskus wie eine Kappe auf dem Kondylus. Beim Öffnen des Mundes bewegt er sich ungehindert nach ventral.

Bildgebende Verfahren (Panorama-Röntgen, CT, DVT, Kernspintomografie und MRT) können die Lage des Diskus darstellen.

Diskusverlagerung

Beim physiologischen Diskus-Kondylus-Komplex steht der Kondylus ca. ⅓ ventral und ⅔ dorsal in

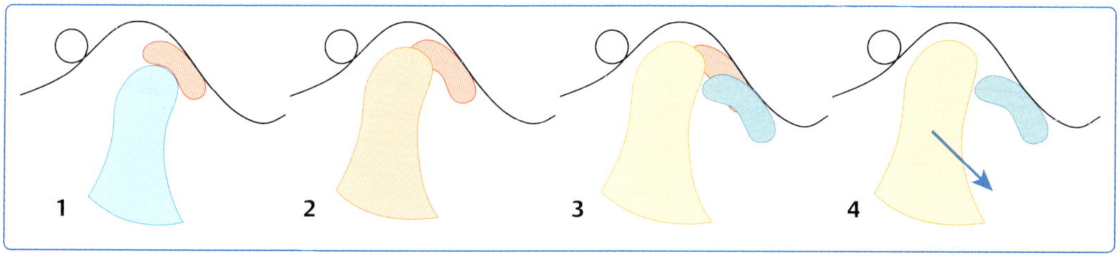

▸ **Abb. 6.13** Diskusverlagerung: 1) physiologischer Diskus-Kondylus-Komplex; 2) Diskussubluxation; 3) Diskusluxation; 4) Diskusvorverlagerung.

der Fossa. Der Diskus liegt auf dem Caput mandibulae bei 12:00 Uhr bis 3:00 Uhr. Die pathologischen Variationen sind sehr groß.

Folgende Verlagerungen des Diskus können auftreten (▸ **Abb. 6.13**):

- **Diskussubluxation:** Bei dieser gleitet der Diskus aus seiner Position nach ventral, ohne vor dem Kondylus zum Liegen zu kommen, und der Kondylus wird in Richtung bilaminäre Zone gedrängt.
- **Diskusluxation:** Eine Diskusluxation tritt partiell oder total auf, mit und ohne Reposition. Die Diskusluxation kommt häufig vor und verursacht im Allgemeinen keine größeren Probleme. Es entstehen durch Diskusluxation oder das Lig. laterale Knackgeräusche von minimal sehr leise bis störend laut.
- **Diskusvorverlagerung:** Hierbei kommt der Diskus vor dem Kondylus zum Liegen: Bleibt er in dieser Position, ohne wieder auf das Köpfchen aufzuspringen, bezeichnet man dies als Diskusvorverlagerung ohne Reposition.

Zusammenfassung

- Für eine gute Zusammenarbeit in eine gemeinsame Sprache entscheidend, die auch die Kenntnisse der jeweiligen Terminologie des anderen Fachbereiches voraussetzt. Hierzu gehören für den Osteopathen, der mit CMD-Patienten arbeitet, v. a. die Okklusion, Zahnstellung, Bezugsebenen der Zähne und des Kiefers sowie Abweichungen der Neutrallage des Diskus und der Kondylen.
- Ebenso sollte ihm die Angle-Klassifikation vertraut sein, da diese für das Verständnis der Funktion und damit für den Therapieaufbau wichtig ist.
- Man kann nur dann Parafunktionen von einer Normalstellung unterscheiden, wenn auch Begriffe, wie Kopf- oder Kreuzbiss, bekannt sind.

Literatur

Bumann A, Lotzmann U. Farbatlanten der Zahnmedizin, Bd. 12. Funktionsdiagnostik und Therapieprinzipien. Stuttgart, New York: Thieme; 1999

Feneis H, Dauber W. Feneis' Bild-Lexikon der Anatomie. 10. Aufl. Stuttgart, New York: Thieme; 2008

Hoffmann-Axthelm W. Lexikon der Zahnmedizin. 6. Aufl. Berlin: Quintessenz-Verlag; 1995

Kerf W. Einleitung zur Zahnmedizin für Osteopathen [persönliche Mitteilung]. 2012

Kopp S. Interdisziplinäres Management der CMD [Skript]. Dresden: Zahnärztekammer; 2004

Lehmann KM, Hellwig E, Wenz HJ. Zahnärztliche Propädeutik: Einführung in die Zahnheilkunde. 12. Aufl. Köln: Deutscher Ärzte-Verlag; 2012

Parsché E. Funktionslehre I: Biomechanik (Oktober 2006). Graz, Österreich: Abteilung für Zahnersatzkunde 1 – Universitätsklinik für Zahn-, Mund- und Kieferheilkunde Graz. Im Internet: http://www.medunigraz.at/zahnklinik/Download/FunktionslehreBiomechanik.pdf (Stand: 01. 08. 2012)

von Piekartz HJM, Hrsg. Kiefer, Gesichts- und Zervikalregion: Neuromuskuloskeletale Untersuchung, Therapie und Management. Stuttgart, New York: Thieme; 2005

Rakosi T. Atlas und Anleitung zur Fernröntgenanalyse. 2. Aufl. München: Hanser; 1988

Schünke M, Schulte E, Schumacher U, Hrsg. Prometheus – LernAtlas der Anatomie: Kopf, Hals und Neuroanatomie. 2. Aufl. Stuttgart, New York: Thieme; 2009

7 Osteopathie für Zahnmediziner

Die Aufgaben in der Osteopathie sind v. a. nicht invasive Techniken, wobei Biomechanik und globales Denken im Vordergrund stehen. Chronifizierte Strukturen lassen sich nicht mit lokalen Techniken beheben, da der chronische Schmerz lügt: Die Adaption, Kompensation und Dekompensation verlagern den Schmerz in andere Regionen. Der gesamte Körper wird in die Diagnostik und Therapie einbezogen, d. h. viszerale, parietale, kraniale Bereiche, die Muskulatur, die Bündelung der Nerven, Gefäße, Lymphe und Faszien. Auch der emotionale Aspekt darf nicht außer Acht gelassen werden, da das limbische System, die Region der Emotionen, alle Bewegungsabläufe mit beeinflusst. In der Diagnostik müssen primäre Strukturen herausgearbeitet werden. Dies ist der Ansatz, um Dysfunktionen zu eruieren. Dazu benötigt es hervorragende Kenntnisse der Anatomie und neurophysiologischen Funktionen sowie dynamisches Denken und Kreativität. Nur mit gutem Grundwissen ist es möglich, die späteren Techniken und deren Gedankengerüst zu verstehen.

7.1 Grundlagen

Die Osteopathie ist eng verbunden mit ihren Begründern und Wegbereitern, die die verschiedenen therapeutischen Richtungen im Laufe der Zeit entwickelt und weiter ausgebaut haben. Auch wenn im Folgenden auf Teilbereiche der Osteopathie, die parietale, viszerale und kraniale Osteopathie, abgehoben wird, ist es wichtig zu verstehen, dass keiner der Bereiche isoliert für sich steht, sondern immer in ein ganzheitliches Behandlungskonzept einfließt.

7.1.1 Entwicklung der Osteopathie

Dr. Andrew Taylor Still (1828 – 1917), der Begründer der Osteopathie, folgte der Idee, dass anatomische Irritationen, v. a. über die knöchernen Strukturen, zu Blockierungen und Stauungen im Körper führen können. Diese betreffen neben den Knochen auch Lymphe, Blut, Nerven und Muskeln.

Still studierte in Kansas an der Universität Medizin und war als Arzt im Bürgerkrieg und in seiner Praxis tätig. 1874 gab er die neue Therapiemethode „Osteopathie“ (griech. osteon = Knochen, pathos = Schmerz) bekannt. In ihr vereinte sich sein Wissen zur Anatomie und den funktionellen Zusammenhängen, die er mit viel Neugier und Forschungsdrang erwarb – über Knochen, Sehnen, Faszien, Muskeln und Gefäße. Still sah den Menschen als eine Einheit und bezog dies in seine Therapie ein.

Die Osteopathie ist eine Methode, die ohne Medikamente auskommt und die Selbstheilungskräfte des Menschen stimuliert, den Menschen als Ganzes betrachtet sowie insbesondere die Struktur und Funktion nicht trennt.

Still stellte sich so gegen die damalige etablierte Medizin. Der Verlust seiner 4 Kinder war der Hintergrund, warum er den Glauben an die Schulmedizin verloren hatte und sich ganz seinen anatomischen Studien und dem funktionellen Gedankengut widmete.

1875 eröffnete er seine Praxis in Kirksville/Missouri und gründete aufgrund seiner großen Erfolge 1892 die American School of Osteopathy.

Zu seinen Schülern gehörte **John Martin Littlejohn** (1865 – 1947), der 1917 die British School of Osteopathy in England gründete. So kam die Osteopathie nach Europa und verbreitete sich dort.

William Garner Sutherland (1873 – 1954) entwickelte die kraniosakrale Therapie im Rahmen der Osteopathie. Er erforschte v. a. die Schädelknochen und machte Selbstversuche, um festzustellen, warum Schädelnähte vorhanden sind und wozu sie gebraucht werden.

Die osteopathische Arbeit wird beispielsweise fortgesetzt von Harold Magoun (1927), Viola M. Fryman (1921), Jean-Pierre Barral, Pierre Mercier, Laurie Hartmann u. a. Beobachtungen aus der täglichen Praxis entwickeln sich weiter und werden zunehmend durch Studien untermauert.

In den letzten 20 Jahren hat die Osteopathie an Bedeutung gewonnen. Immer mehr wissenschaftliche Arbeiten belegen die Erfahrungswerte der Osteopathen.

Die Osteopathie ist keine neue Therapieform, die sich in die Reihe der verschiedenen manuellen und physikalischen Verfahren oder Chiropraktik einordnen lässt, sondern eine eigenständige anatomisch-medizinische Sichtweise mit dem philosophischen Ansatz von Still. Als solche ist sie seit 1963 in den USA anerkannt, als eigene Studienrichtung etabliert und der Doctor of Osteopathy (D.O.) dem Medical Doctor (M.D.) gleichgestellt.

In Deutschland ist der Begriff „Osteopath" hingegen nicht gesetzlich geschützt, ebenso wenig gibt es einheitliche Ausbildungsstandards. Initiativen sind gegenwärtig aktiv, um das Berufsbild „Osteopathie" als eigenständige Medizinform juristisch und durch einen Studiengang zu implementieren. Einheitliche Standards sind entwickelt worden und werden, z. B. durch den Studiengang der Steinbeis-Hochschule Berlin, untermauert. Es bleibt zu hoffen, dass sich diese Entwicklung fortsetzt und zum Erfolg führt.

7.1.2 Teilbereiche der Osteopathie

Es gibt mehrere Teilbereiche der Osteopathie, die bei der Behandlung der CMD im Vordergrund stehen:

- **Parietale Osteopathie**: Behandlung der Gliedmaßen, deren Schwerpunkt beim Bewegungsapparat liegt, z. B. Wirbelsäulenprobleme, Impingement-Syndrom, Wiederherstellung nach Verletzungen usw.
- **Viszerale Osteopathie**: Behandlung vom Erkrankungen innerer Organe, in funktionellen Zusammenhängen der Diagnostik und Therapie, z. B. Reflux, Harnwegsinfektionen, dyspeptische Beschwerden, Ulcus pepticum (Schleimhautdefekte im Magen oder Bulbus duodeni) usw.
- **Kraniale Osteopathie**: Behandlung des Schädels und ZNS, (selektive) Mobilisation aller Schädelknochen, Membranen, Gefäße, Nerven, des Großhirns und der Strukturen des ZNS, z. B. bei CMD, Migräne, Konzentrationsstörungen, Tinnitus, erhöhtem Augeninnendruck (Tensionswerte), mentalen Irritationen usw.

7.2 Terminologie

In ▶ Tab. 7.1 sind die wichtigsten osteopathischen Terminologien aufgeführt und kurz erläutert.

▶ **Tab. 7.1** Osteopathische Terminologie.

Terminus	Beschreibung
Adaption	angepasste Gewebeänderung, um eine funktionelle Kompensation zu erreichen
Adhäsion (mechanische)	Anheftung (lat. adhaerere = anhaften) Hinweis: Die Theorie der mechanischen Adhäsion bezieht sich auf Verklammerung eines Klebstoffes in den mikroskopisch kleinen Poren und Vertiefungen eines festen Körpers.
Dekompensation	Ungleichgewichtszustand eines Körperteils, verursacht von einem Konflikt zwischen 2 Kompensationen oder Adaptionen
Dysfunktion (funktionelle Störungen)	primäre Dysfunktion = Bewegungseinschränkung (meist traumatischen Ursprungs) sekundäre Dysfunktion = Kompensation einer primären somatischen Dysfunktion
Dysfunktion, fasziale	Einschränkung des Umhüllungssystems der Muskeln, Organe, Gefäße, Nerven
Dysfunktion, intraossäre	Bewegungseinschränkung innerhalb des Knochens
Dysfunktion, kraniale	Strukturveränderung, Einschränkung der Schädelknochen
Dysfunktion, membranöse	Einschränkung des Membransystems (Falx cerebri, Falx cerebelli, Tentorium, Dura mater spinalis)
Dysfunktion der Nerven-Gefäß-Stränge	Störungen im Nerven-Gefäß Verlaufsystem
Dysfunktion, suturale	Mobilitätsverlust einer oder mehrerer Suturen in Bezug zueinander

Fortsetzung ▶

▸ Tab. 7.1 Fortsetzung

Terminus	Beschreibung
Dysfunktion, viszerale	verminderte oder ganz eingeschränkte Mobilität/Motilität (s. u.) des viszeralen Systems, zu dem fasziale, neurologische, vaskuläre, skelettale und lymphatische Elemente gehören (Liem et al. 2005)
Fixation	gezielte Bewegungseinschränkung
Kompensation	physiologische Reaktion eines Körperteils auf eine funktionelle oder strukturelle Veränderung
Läsion	Störung einer anatomischen Struktur (lat. laesio = Verletzung)
Mobilisation	Förderung und Erhaltung der Beweglichkeit
Mobilität	bezeichnet die willentlich vom ZNS gesteuerten Bewegungen
Motilität	beschreibt die intrinsische Eigenbewegung der Struktur (z. B. eines Organs)
Pompage	Pumpbewegung
Motrizität	steht für die passive Bewegung von Strukturen (z. B. eines Organs) aufgrund der Motorik des Bewegungsapparats
Releasing	Loslassen
Restriktion	Bewegungseinschränkung einer Struktur
Still-Point	Ruhepunkt = Ausgleich = Spannungsausgleich im Gewebe
Technik, direkte	(sanftes) Bewegen aus der eingeschränkten Struktur in die zu öffnende Restriktionskomponente, d. h. in die entgegengesetzte Position, in der sie sich zur Zeit befindet; Anwendung: nach indirekten Techniken, nach Traumata, Kinder < 5 – 6 Jahren
Technik, globale	Techniken, die mehrere Strukturen in den Lösungsansatz mit einbeziehen, z. B. Mittelgesicht
Technik, indirekte	in die Entstehungsrichtung der Dysfunktion hineingehen, Impuls (im Sinne einer Information) in die Dysfunktion geben; die Struktur, in die man geht, nannte W.G. Sutherland „the point of balanced membranous tension"; Anwendung: v. a. vor direkten Techniken, bei frischen Traumata, Kindern < 5 – 6 Jahren, bei Nichtlösen verkeilter Restriktionen
Recoil-Technik	Loslasstechnik bei restriktiven/fixierten Strukturen (Druckspannung wird aufgebaut und spontan losgelassen)
Sideshift	Schub von rechts nach links und von links nach rechts
Tensegrity	Zugspannung (engl. tension), Ausgleich zwischen Zug-, Druck-, Biege- und Schubspannung, Verteilung des Tonus (▸ S. 14)
Unwinding	Soma = Körper, Unwinding = Entwringen Hinweis: Das Konzept des somato-emotionalen Unwindings wurde u. a. von Dr. Upledger entwickelt.

7.3

Osteopathische Therapien

Vorgestellt wird eine Auswahl wichtiger Techniken und Therapien, die in der Osteopathie angewendet werden.

7.3.1 Counterstrain-Therapie

Lawrence Jones, D.O, entwickelte in den 1980er-Jahren diese Technik. Aufgrund von fehlerhaften Dauerbelastungen entstehen Dysfunktionen über Reflexe der Propriozeptoren. Durch die möglichst schmerzfreie Positionierung des Patienten (bis zu einer Schmerzminderung um ca. 70 %) und Druck auf die sog. Tenderpoints kommt es zum Lösen der somatischen Dysfunktionen. Der Patient, der sich in seiner individuellen optimalen Lagerung befindet, verweilt mindestens 90 Sekunden so. Anschließend muss der Patient **langsam** und v. a. **passiv** aus der schmerzfreien Situation zurückbewegt werden. Es kommt zu einer Verbesserung der Dysfunktionen (Jones 2005).

„Eine akute somatische Dysfunktion benötigt oft nur eine Behandlung. Bei chronischen Dysfunktionen sind gelegentlich 6 – 10 Behandlungen erforderlich. Die nachfolgenden Behandlungen sollten nicht früher als nach 3 Tagen erfolgen, um dem Körper eine Chance zur Antwort auf die Behandlung zu geben. Bei allen Behandlungsansätzen bleibt immer zu berücksichtigen, daß die somatische Dysfunktion der Ansatz zur Behandlung ist und der tenderpoint mitunter nur ein Aspekt der somatischen Dysfunktion sein kann.“ (Sievert 2000, S. 3 f.).

7.3.2 Muskel-Energie-Therapie

Dieses Behandlungskonzept der Muskel-Energie-Technik (MET) nach Mitchell ist für das Muskel-Skelett-System eine sanfte, direkte Methode. Sie wird bei gestörter Gelenkmechanik auf neurophysiologischer Grundlage angewendet.

Das Gelenk wird 3-dimensional gegen die pathologische motorische Barriere eingestellt und durch Gegendruck des Therapeuten isometrisch kontrahiert, um das Bewegungsausmaß zu vergrößern. Der Patient spannt in die freie Bewegungsrichtung an, um anschließend durch passives Feineinstellen in der Korrekturrichtung eine verbesserte Beweglichkeit zu erreichen.

7.3.3 Myofasziale Therapie

Die myofasziale Therapie erfordert ein *„Verständnis des Konzeptes der anatomischen Zuglinien“* (Myers 2004, S. 1). Faszien erstrecken sich über den ganzen Körper und sind ein faszinierendes biomechanisches System, das dem Osteopathen eine Vielzahl individueller Behandlungsstrategien ermöglicht. Faszien sind Stoßdämpfer, haben eine Schutzfunktion und stehen untereinander intra- und extrazellulär im Dialog. Faszien können verkleben, wenn lymphatische Flüssigkeit, das Fibrinogen (Blutgerinnungsfaktor) nicht aus dem Gewebe transportiert wird.

Myofasziale Techniken sind Weichteiltechniken der Muskulatur und des Bindegewebes im funktionellen Bewegungsapparat, um Fibrinogen aus dem Gewebe zu lösen. Eine Dehnung der Kollagenfasern bewirkt eine Korrektur der Mechanorezeptoren (z. B. der Golgi-Mazzoni-Körperchen), um pathologische Muster aufzulösen.

7.3.4 Viszerale Therapie

Die viszerale Therapie ist eng verbunden mit Jean-Pierre Barral sowie Pierre Mercier, die bis heute entsprechende Techniken weiterentwickeln. Jedes Organ hat seine eigene physiologische Achse und Position, um die es sich bewegt. Durch sensibles Ertasten der Struktur wird die Mobilität und Motilität zur Selbstkorrektur aktiviert.

Es sind direkte oder indirekte Methoden, die die Organbeweglichkeit aktivieren sowie die ihres Umfeldes oder ihrer Anheftungen. Um diese Beweglichkeit wiederherzustellen, werden Verklebungen der Organhüllen, wie z. B. das Peritoneum, sanft mobilisiert. Stauungen des Gewebes werden durch eine Drainage entstaut oder Gefäße zu ihrem umliegenden Gewebe gelöst.

7.3.5 Kraniosakrale Therapie

William Garner Sutherland (1873 – 1954) und John E. Upledger entwickelten die kraniosakrale Therapie, eine eigenständige, von der Osteopathie abgespaltene Therapieform – ausgehend von der Annahme, dass der Schädel in direkter Verbindung mit dem Sakrum steht und rhythmische Pulsationen des Gehirns- und der Rückenmarksflüssigkeit (Liquor cerebrospinalis) als primärer Atemmechanismus (PAM) palpierbar sind. Diese Strukturen sind primär zu behandeln, um einen Spannungsausgleich im Schädel und dem Körper zu erreichen. Schädel und Os sacrum bilden eine funktionelle Einheit. Wichtige weiterleitende Strukturen sind die Membranen (Falx cerebri, Falx cerebelli, Tentorium) und die Dura mater spinalis, die das ZNS und Rückenmark umhüllen. Es ist ein funktionelles anatomisches System.

Die kraniosakrale Therapie ermöglicht ein Aktivieren der Beweglichkeit des gesamten Systems, sowohl auf energetischer als auch auf emotionaler Ebene – eine sanfte Form, um über körpereigene Schwingungen einen Ausgleich herzustellen. Anzuwenden ist diese Therapieform auch bei psychosomatischen Krankheitsbildern sowie posttraumatischen und postoperativen Problemen.

Die Existenz des PAM, der Liquorwelle und deren Wirksamkeit konnte wissenschaftlich bislang nicht belegt werden.

7.3.6 Kraniale Therapie

Die kraniale Therapie unterscheidet sich gravierend von der kraniosakralen Therapie. Hierbei handelt es sich um eine Mobilisation der Schädelknochen, Membranen, Nerven, Gefäße, Faszien sowie des Liquors, die überprüft und therapiert werden. Einbezogen werden ZNS-Strukturen, die über Efferenzen Informationen an den Körper weiterleiten und über Afferenzen das ZNS informieren. Auf diese Behandlungstechniken und anatomischen Zusammenhänge wird in diesem Buch ausführlich eingegangen.

Bruno Chikly, M.D., D.O., erweiterte die kraniale Therapie um Techniken zur Therapie des Gehirns (Ventrikel, Lobus insularis, Thalamus, Hypothalamus, Basalganglien usw.).

7.3.7 Kraniomandibuläre Therapie

In der kraniomandibulären Therapie wird der Zusammenhang mit einer Funktionsstörung im Bereich der Kiefergelenks gesehen. Dies sind Techniken für den Kauapparat, das Kranium mit seinen Knochen, seiner Muskulatur, den Nerven und den Gefäßen basierend auf zahnmedizinischen und osteopathischen Grundlagen. Diese Techniken sind ebenfalls Inhalt dieses Buches.

7.3.8 Neuromuskuläre Therapie

Diese entwickelte sich in den 1960er-Jahren zur Behandlung von myofaszialen Dysfunktionen und wird bei chronischen Schmerzen, muskulären Problemen, Tendopathien, CMD sowie Migräne eingesetzt. Durch die neuromuskuläre Therapie wird das Nervensystem mit beeinflusst.

Es ist eine Palpationstechnik mit verstärktem Druck, der nicht invasiv ist und Einfluss auf den Tonus des Gewebes hat. Dies bewirkt eine Veränderung in der behandelten Struktur (Chaitow 2002). Das Prinzip dieser Technik ist das isometrische Anspannen sowie die Relaxation und Dehnung in oder gegen die Dysfunktion.

7.3.9 Fasziendistorsionsmodell nach Typaldos

Das Fasziendistorsionsmodell nach Dr. S. Typaldos (USA, 1991) wird eingesetzt, um Probleme des Bewegungsapparats, ausgelöst durch fasziale Adhäsionen, wiederherzustellen. Es sind Schiebetechniken, die mit hohem Druck und sehr langsam auf das Gewebe einwirken, um auf Dauer die Funktion der Faszien wiederherzustellen. Er unterteilte seine Diagnostik in:

- **Hernierter Triggerpunkt:** Hierbei handelt es sich um Muskelfaserprotrusionen aus tiefen Gewebeschichten. Durch gezielten Druck auf die Hernie werden die Fasern wieder in die tiefen Gewebeschichten zurückbefördert.
- **Triggerbands:** Dies sind Crosslinks der bandartigen Faszien. Die Schiebetechnik verläuft in Richtung des Faszienverlaufs.
- **Zylinderdistorsion:** Dies sind Überlagerungen zylindrischer Fasern. Die Technik arbeitet mit gegeneinander rotierender Kraft, um die Verdrehungen der oberflächlichen Faszienschicht zu lösen.
- **Tektonische Fixation:** Diese begündet sich auf den Verlust der Gleitfläche und erfordert ein flächiges Verschieben der Faszien.
- **Continuumdistorsion:** Hierbei ist die Übergangszone zwischen verschiedenen Geweben verändert.
- **Faltdistorsion:** Dies beschreibt eine 3-dimensionale Veränderung der Faszienebene.

Das Fasziendistorsionsmodell bietet dem Therapeuten die Möglichkeit, durch subjektive Körpersprache des Patienten die für ihn spezifische Methode zuzuordnen.

7.3.10 Neuronale und vaskuläre Mobilisation nach Jean Pierre Barral

Eine neuronale und vaskuläre Mobilisation beschreibt das Lösen des Gefäßverlaufs aus seiner Umgebung. Das Venensystem ist ein Niederdrucksystem, in dem der Druck von den Venolen (15 – 20 mmHg) bis zu dem rechten Vorhof stetig abnimmt. Kommt es zu Turbulenzen im venösen System, wird eine Therapie nach Barral zum verbesserten Abtransport und zur Regeneration angewendet.

Da die Arterien gut palpierbar sind, werden diese zur Orientierung genutzt. Mit einer Hand folgt man dem anatomischen Gefäßverlauf, bis der 1. spürbare Puls tastbar ist, und bleibt in dieser Position. Mit der anderen Hand wird im weiteren Verlauf des Gefäßes ebenso Kontakt aufgenommen (bis zur nächsten Pulsation). Das nun zwischen den beiden Händen befindliche Gefäß wird unter geringen Zug gebracht, bis eine Entspannung, ein Releasing, einsetzt.

Praxistipp

Die Techniken sind sehr sanft und sollen nicht den 1. palpierten Impuls übersteigen.

7.4

Anatomische Strukturen und Lagebezeichnungen

Es werden die anatomischen Strukturen und Lagebezeichnungen vorgestellt, die im engeren Sinne zum Kopf- und Kieferbereich, der fur die Behandlung der CMD-Patienten wichtig ist, gehören. Dies sind die kranialen Knochen (Schädel und Kiefer), die Suturen (Schädelnähte) sowie die Membranen und Faszien im Kopfbereich. Eine eingehende Besprechung dieser und weiterer, aus osteopathischer Sicht relevanter Strukturen erfolgt vertiefend in Kap. ▸Kap. 9 (▸S. 133 ff.).

7.4.1 Bezugspunkte am Schädel

Für die Grifftechniken der Osteopathen sind einige Bezugspunkte am Schädel wichtig (▸Abb. 7.1):

- **Nasion:** Struktur des medianen Punktes der Sutura frontonasalis
- **Glabella:** ebenes Gebiet zwischen den Augenbrauen, am unteren Teil der Sutura metopica (Sutura frontalis)
- **Ophryon:** Mittelpunkt der Glabella zwischen beiden Augenbrauen
- **Bregma:** Schnittpunkt der Sutura sagittalis und der Sutura coronalis (große Fontanelle)
- **Vertex:** Scheitelfläche des Schädels, Schnittstelle von Ossa parietalia, Os frontale und Os occipitale

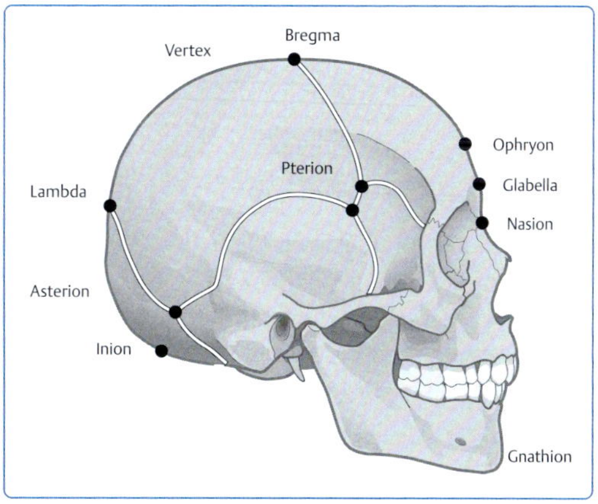

▸Abb. 7.1 Bezugspunkte am Schädel.

- **Lambda:** das Gebiet der Sutura sagittalis und Sutura lambdoidea (kleine Fontanelle)
- **Inion:** entspricht der Protuberantia occipitalis
- **Asterion:** Überlappung von Os parietale, Os occipitale und Os temporale
- **Pterion:** Überlappung von Os frontale, Os sphenoidale, Os parietale und Os temporale
- **Gnathion:** unterster Punkt in der Mitte der Kinnspitze

7.4.2 Achsen und Bewegungsrichtungen kranialer Knochen

Zu den kranialen Knochen gehören die Kopf- und Kieferknochen, im Folgenden präsentiert in der Reihenfolge ihrer relativen Nähe zu Kiefergelenk. Unter osteopathischem Gesichtspunkt sind die relativen Bewegungen der Knochen selbst bzw. zueinander entscheidend, sodass jeweils der Achsenverlauf und die Bewegungsrichtung der Knochen aufgezeigt werden – zunächst einzeln und im Anschluss in der Zusammenschau.

Achsen sind gedachte Linien, die der Beschreibung von Bewegungen einzelner Strukturen bzw. verschiedener Strukturen zueinander dienen. Je nach Bewegungsverlauf kann sich dabei auch die Position der Achse verschieben.

Alle hier angeführten Ursachen fur Dysfunktionen und Symptome sind nur ein Ausschnitt aus der Vielfalt an Möglichkeiten.

Os temporale

In ▸ Abb. 7.2 sind der Achsenverlauf und die Bewegungsrichtung für das Os temporale gezeigt. Die Bewegungsrichtung ist eine Innenrotation mit geringer Adduktion und Außenrotation mit geringer Abduktion: Der Processus mastoideus bewegt sich bei einer Innenrotation nach anterior lateral, bei einer Außenrotation nach posterior medial; der Processus zygomaticus bewegt sich bei einer Innenrotation nach kranial medial, bei einer Außenrotation nach posterior lateral

Das Os temporale hat eine Schlüsselfunktion in Bezug auf das Kiefergelenk. Dysfunktionen des Os temporale können den Kauvorgang beeinträchtigen. Ist das Os temporale z. B. in Innenrotation fixiert, verstärkt sich der Druck des Caput mandibularis in die bilaminäre Zone. Umgekehrt gilt: Steht das Os temporale verstärkt in Außenrotation, so erhöht sich der Druck des Kondylus auf den Discus articularis.

Ursachen. Dysfunktionen entstehen z. B. durch Zahnextraktion, Bruxismus, Kaugummi kauen, Kompression (Abflussstörungen).

Symptome. Ohrschmerz, Schwindel, Gleichgewichtsstörungen

Maxilla

Die Maxilla ist ein paarig angelegter Knochen, der durch die Sutura palatina mediana (auch bezeichnet als Sutura intermaxillaris) verbunden ist. Sie braucht intraossäre Beweglichkeit. Einschränkungen der Sutura palatina mediana werden sich auf die Okklusion und den Kaudruck negativ auswirken.

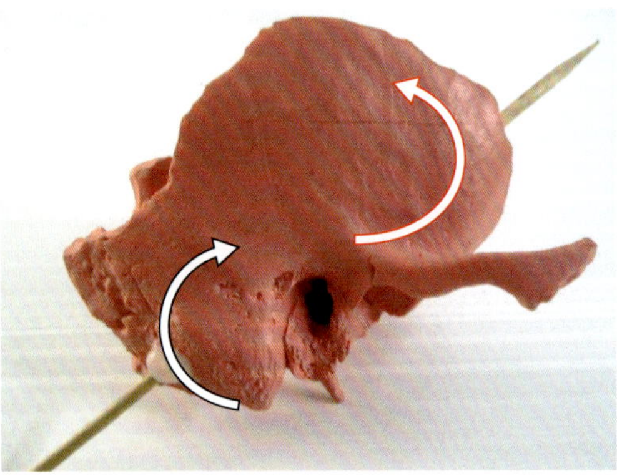

▸ Abb. 7.2 Achsenverlauf des Os temporale: von dorsal, kaudal, lateral nach ventral, kranial, medial.

In ▸ Abb. 7.3 sind der Achsenverlauf und die Bewegungsrichtung der Maxilla dargestellt:

- Steht die Maxilla in Adduktion (Innenrotation), hebt sich das Gaumendach, d. h., es bildet sich ein hoher Gaumen (▸ Abb. 7.4).
- Befindet sich die Maxilla in Abduktion (Außenrotation), so flacht sich das Gaumendach ab.

In diesem Zusammenhang bestehen unterschiedliche Meinungen in Bezug auf die 1er-Frontzähne zueinander. Den Beobachtungen und Bildern der Kieferorthopädie zufolge schieben sich die Frontzähne bei einem hohen Gaumen übereinander, während bei einem flachen Gaumendach ein Spalt zwischen den 1ern entstehen kann.

Durch die Gaumenstellung verändert sich die Mittellinie. Auch eine Veränderung in der anterior-posterioren Achse (AP-Achse) wird sich auf den Kauapparat und dessen benachbarte Strukturen auswirken.

Ursachen. Dysfunktionen entstehen z. B. durch Zahnextraktion, Verblockung in der Front, Gaumennahterweiterung (▸ S. 144).

Symptome. Kopfschmerzen, Zahn- und Gesichtsschmerz, Schmerzen im Verlauf des N. maxillaris

Mandibula

Die Mandibula ist der mobile Teil im stomatognathen System, sein Punctum mobile, also der bewegliche Teil des Kauapparats. Seine Beweglichkeit ist abhängig von der Muskulatur, nervalen Informationen, dem Discus articularis und der Okklusion. In ▸ Abb. 7.5 ist der Achsenverlauf der Mandibula aufgezeigt. Bewegungsrichtungen sind Mundöffnung, -schluss, Mediotrusion, Laterotrusion, Protrusion, Retrusion.

Zu hohe Füllungen, unter Spannung sitzende Brücken, intraossäre Restriktionen, nicht gut angepasste Prothesen usw. lassen Kompensationen und Adaptionen nur dann noch zu, wenn genügend Kapazität zur Kompensation im stomatognathen System vorhanden ist.

Ursachen. Dysfunktionen sind z. B. möglich durch Okklusionsstörung, Früh- bzw. Frontkontakt, Bruxismus, Mundatmung, eingeschränkte Mundöff-

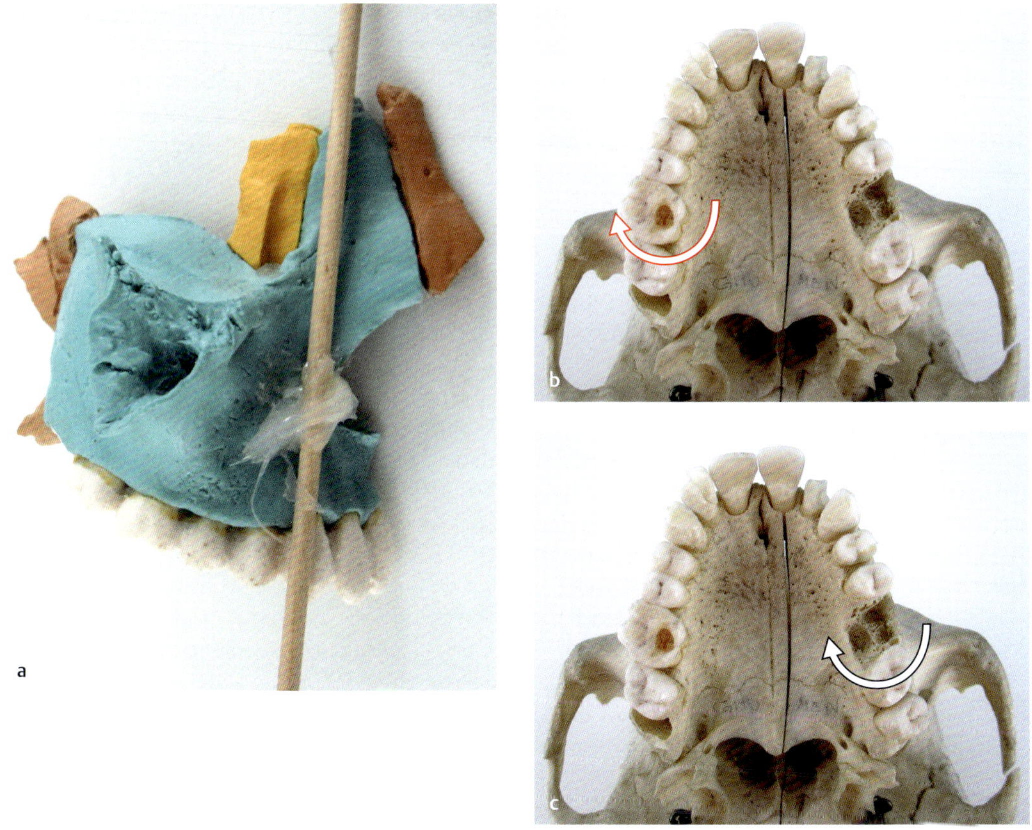

▶ **Abb. 7.3** Achsenverlauf und Bewegungsrichtung der Maxilla.
a Achsenverlauf: senkrecht von kranial nach kaudal durch den oberen Eckzahn.
b Bewegungsrichtung: in Abduktion (Außenrotation).
c Bewegungsrichtung: in Adduktion (Innenrotation).

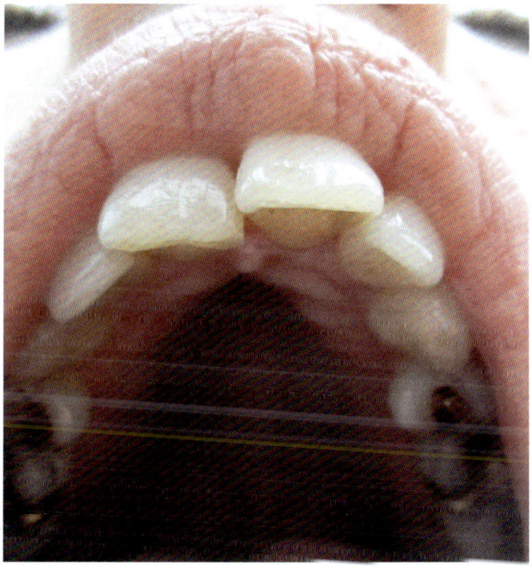

▶ **Abb. 7.4** Hoher Gaumen.

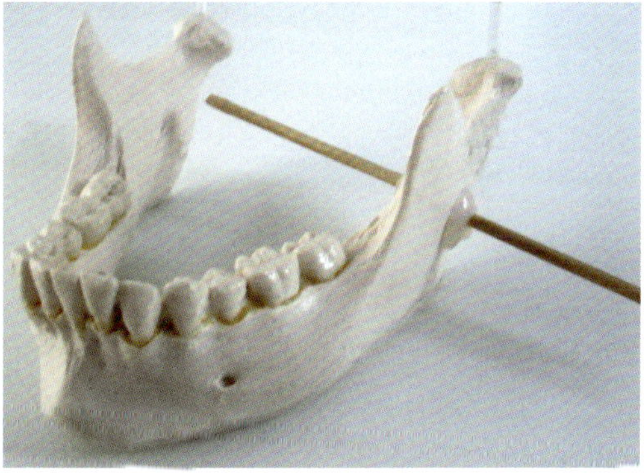

▶ **Abb. 7.5** Achsenverlauf der Mandibula: Dieser ist horizontal, je nach Stellung der Mandibula verändert sich die Achse mit.

nung, Os temporale in Außenrotation/Innenrotation, Habits (Bleistiftknabbern, Pfeifenrauchen, Kaugummi kauen).

Symptome. Verminderung der Mundöffnung, Kiefersperre, Okklusionsstörung, CMD, Schmerzen im Verlauf des N. mandibularis

Os sphenoidale

Das Os sphenoidale ist die Knochenstruktur, die mit jedem der übrigen Schädelknochen in Verbindung steht und somit eine zentrale Stellung einnimmt. Die Mandibula ist eine der wenigen Strukturen, die keinen direkten Kontakt zum Os sphenoidale hat. Über muskuläre Verbindungen (M. pterygoideus lateralis und medialis) wird indirekt ein Kontakt hergestellt.

In ▸**Abb. 7.6** ist der Achsenverlauf des Os sphenoidale dargestellt. Es beschreibt folgende Bewegungsrichtungen: In Extension bewegt sich die Ala major nach kranial ein wenig nach dorsal, in Flexion nach kaudal ein wenig nach ventral, die Rotation ist ein Kippen zu einer Seite.

Bei Dysfunktionen ist aufgrund der zentralen Lage des Os sphenoidale v. a. der Mittelgesichtsbereich beeinträchtigt. Die in direktem Kontakt stehenden Strukturen mit dem Os sphenoidale sind:

- **Hypophyse**: hormonelle Beeinträchtigung, Verhalten
- **Sinus cavernosus**: Stauungen, nervale Beeinträchtigung der Augenversorgung über den N. oculomotorius (III), N. trochlearis (IV), N. abducens (VI), N. ophthalmicus (V1); der N. maxillaris (V2) zieht ebenfalls durch den Sinus cavernosus
- **Foramen spinosum:** A./V. meningea media
- **Foramen ovale**: N. mandibularis (V3)
- **Foramen rotundum:** N. maxillaris (V2)
- **Fissura orbitalis superior:** nervale Versorgung der Augen
- **Muskulatur:** M. pterygoideus lateralis und medialis

Alleine aufgrund der Beeinträchtigung der Strukturen, die das Auge betreffen, sollte man dem Os sphenoidale eine besondere Aufmerksamkeit schenken und den Handlungsbedarf in der Therapie erkennen.

Ursachen. Dysfunktionen können entstehen durch Restriktion eines kranialen Knochens, Schlag, Stoß, Kompression des Kiefergelenks, Schleudertrauma, Gaumennahterweiterung (▸**S. 144**).

Symptome. alle Arten von Augenproblemen, Rauschen, Pulsieren im Kopf, Zahnschmerzen, Schmerzen in Ober- und Unterkiefer

Os frontale

Die Verknöcherung der Sutura frontalis (Sutura metopica) zwischen den Ossa frontalia findet ca. im 6. Lebensjahr statt. Der Achsenverlauf ist in ▸**Abb. 7.7** gezeigt. Bei Bewegung des Os frontale bewegt sich der Processus zygomaticus nach anterior-lateral und etwas nach kaudal.

Anatomisch von Bedeutung ist die Überlappung des Os frontale über das Os parietale an der Sutura coronalis (▸**Abb. 7.8**). Nach ca. ⅔ der Strecke

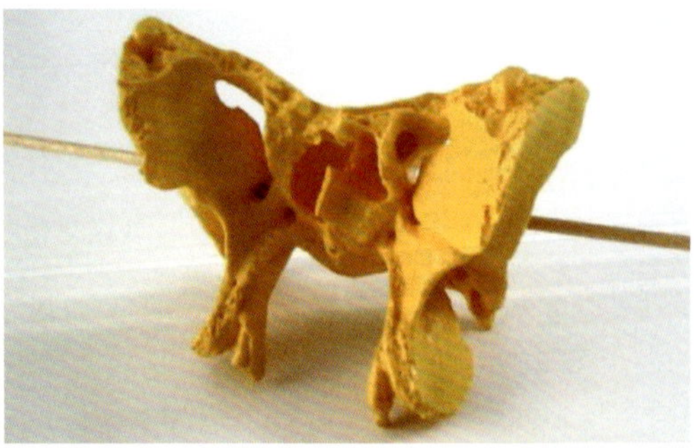

▸**Abb. 7.6** Achsenverlauf des Os sphenoidale: transversal.

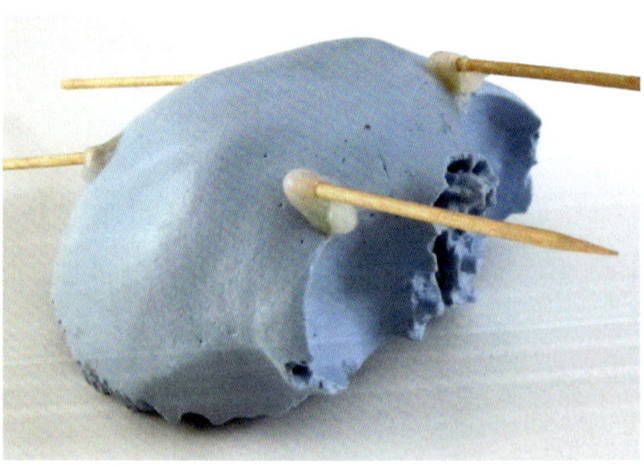

▸**Abb. 7.7** Achsenverlauf der Ossa frontalia: auf jeder Seite von ventral durch die Tuber frontalis und durch das Schädelinnere, dann dorsal ca. 2 cm vor der Sutura coronalis nach außen austretend.

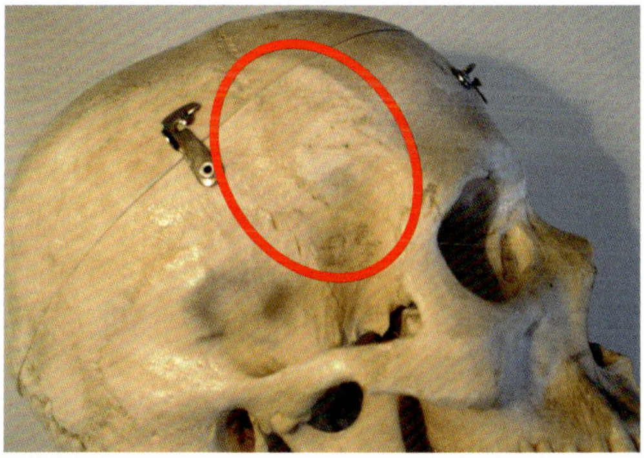

▸ Abb. 7.8 Sutura coronalis.

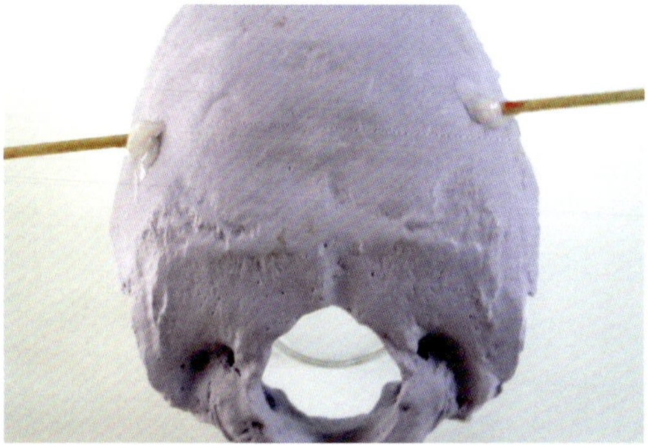

▸ Abb. 7.9 Achsenverlauf des Os occipitale: transversal verlaufende Achse oberhalb der Linea nuchae suprema.

wechselt die Überlappung und das Os parietale überlappt das Os frontale.

Ursachen. Dysfunktionen können ausgelöst werden durch Geburtstrauma (Zug an der Falx cerebri), Kopfverletzungen, Stauung des Sinus.

Symptome. Kopfschmerzen, Sinusitis

Os occipitale

Das Os occipitale hat einen großen Einfluss auf die Bewegungen des Kauapparats, da es in direktem Kontakt mit dem Os temporale steht. Die Verbindung ist durch die Sutura occipitomastoidea gegeben. Beide Knochen bewegen sich gegenläufig. In ▸ Abb. 7.9 ist der Achsenverlauf des Os occipitale dargestellt. Die Bewegungsrichtungen sind wie folgt beschreibbar:

- In **Extension** bewegt sich die Pars basilaris nach kaudal-posterior; die Pars condylaris nach kaudal-posterior und die Pars lateralis nach kranial.
- In **Flexion** bewegt sich die Pars basilaris nach kranial-anterior; die Pars condylaris nach anterior und die Pars lateralis nach kaudal, lateral.

Ist das Os occipitale fixiert, wird das Os temporale zwangsläufig in seiner Bewegung beeinträchtigt. Hier befinden sich ebenso zentrale Strukturen, die direkt über den Kauapparat beeinflusst werden. Diese sind:

- Sulcus sinus transversi: heftet das Tentorium an
- Protuberantia occipitale interna: mit dem Confluens sinuum (Sammelpunkt)
- Pons (mit den vitalen Zentren): im kaudalen Teil des Os occipitale

Wichtige Gefäßversorgungen, wie die A. vertebralis, A. basilaris und A. carotis interna, passieren dieses Gebiet.

Ursachen. Mögliche Ursachen für Dysfunktionen sind Schleudertrauma, Sturz auf den Hinterkopf, Störungen des Kauapparats, Restriktionen der Membranen.

Symptome. Kopfschmerz, Stauung im Sinus (Protuberantia occipitalis interna), Nackenverspannungen, HWS-Blockierungen (Linea nuchae), Herz-Kreislauf-Beeinträchtigungen, Spannungskopfschmerz, Konzentrationsstörungen, Brennen am Hinterkopf, Schwindel

Os palatinum

Das Os palatinum hat engen Kontakt mit dem Processus pterygoideus. Beide gleiten im Sulcus pterygopalatinus ineinander (fast so wie Eisenbahnschienen).

Die ▸ Abb. 7.10 zeigt den Achsenverlauf. Die Bewegungsrichtungen des Os palatinum ergeben sich wie folgt. Die Lamina horizontalis bewegt sich nach posterior-kaudal, der Processus orbitalis in kaudale Richtung.

Bei der Behandlung von CMD-Patienten fällt häufig auf, dass die Sutura sphenopalatina immobil ist. Dies kann zu Früh- oder Frontkontakten führen.

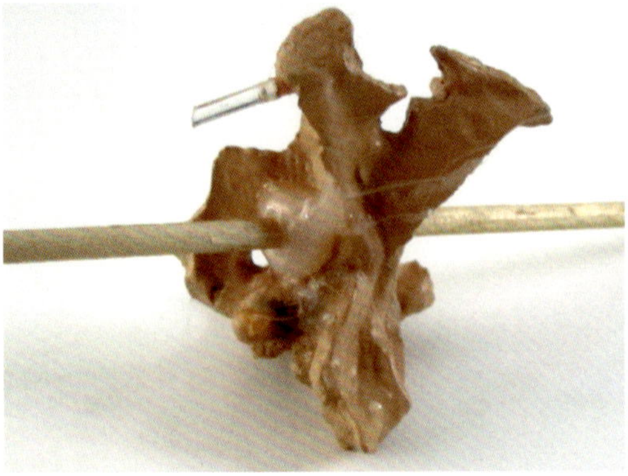

▸ **Abb. 7.10** Achsenverlauf des Os palatinum: Es ist eine Transversalachse.

Ursachen. Dysfunktionen können entstehen durch einen Hypertonus der Mm. pterygoideus lateralis und medialis (Bewegungseinschränkung des Os palatinum), Schläge, Stürze auf Oberkiefer, Zahnextraktionen.

Symptome. Parästhesien im Mittelgesicht (N. maxillaris), Sensibilitätsstörung der Pharynxschleimhaut

Vomer

Der Vomer hat einen entscheidenden Einfluss auf das stomatognathe System, er steht in direktem Kontakt mit dem Kauapparat durch seine Lage zwischen den Maxillae auf der Crista nasalis. Die dünne unpaarige Knochenplatte bildet mit der Lamina perpendicularis ossis ethmoidalis den knöchernen Teil des Nasenseptums. An den Vomer schließt sich die Pars basilaris ossis occipitalis an. Er liegt zwischen dem Corpus ossis sphenoidalis (Sutura sphenovomeralis) und zwischen den beiden Maxillae.

Der Achsenverlauf des Vomers ist in ▸ **Abb. 7.11** dargestellt. Die Bewegung ist eine Translation, laterolateral: Die Ala vomeris bewegt sich nach kaudal-posterior, der anteriore Teil nach kranial-anterior.

Biomechanisch verkeilt sich der Vomer leicht aufgrund seiner dünnen Knochenplatte, was Einfluss auf die Maxillae hat. Durch Spannungen des Vomers können Patienten eine neu eingesetzte Prothetik oder Brücke als nicht passend empfinden.

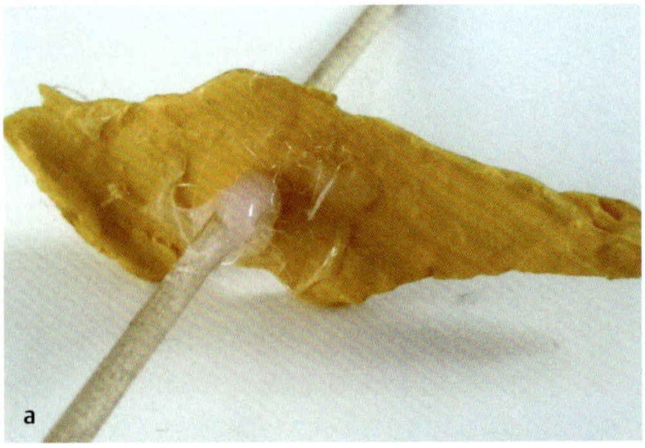

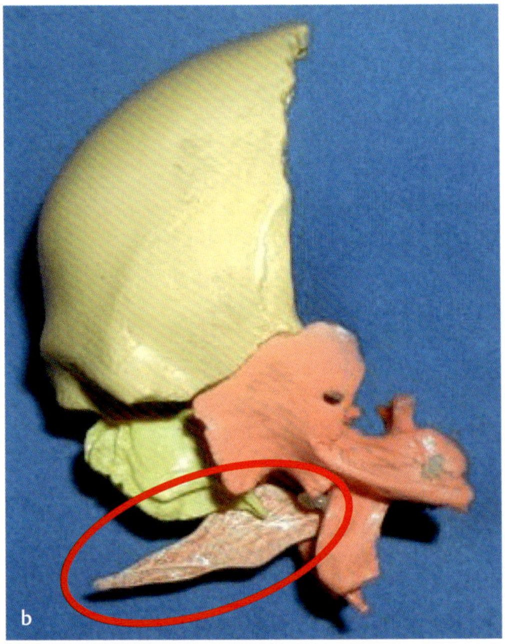

▸ **Abb. 7.11** Achsenverlauf und Lage des Vomers.
a Transversalachse.
b Lage des Vomers.

Ursachen. Mögliche Ursachen für Dysfunktionen sind Schläge auf die Nase, Zahnextraktionen.

Symptome. Gesichtsschmerz, Zahnschmerz an einzelnen Zähnen oder Quadranten

Os ethmoidale

Das Os ethmoidale besteht aus dünnen Knochenlamellen, die die Hohlräume bilden. Die Lamina perpendicularis bildet den oberen Teil der Nasenscheidewand und ragt mit dem oberen Rand der Crista galli in die Schädelhöhle. An ihr ist die Falx cerebri befestigt. Diese Verbindung ist in der kra-

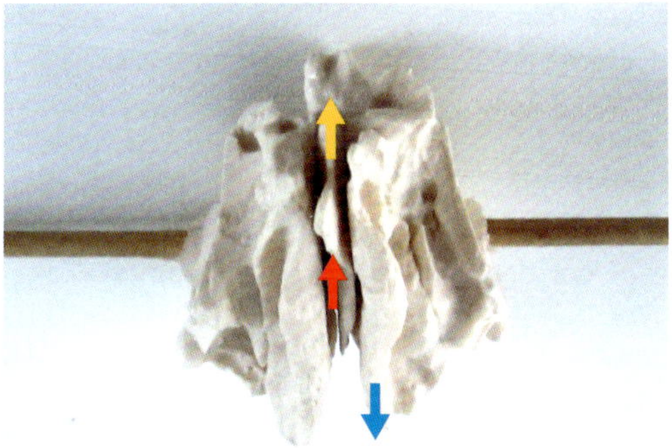

▸ Abb. 7.12 Achsenverlauf des Os ethmoidale: Frontotransversalachse; Bewegungsrichtungen: nach kranial, kaudal und laterolateral (roter Pfeil); Lamina perpendicularis: anteriorer Teil bewegt sich nach kranial und der posteriore Teil nach kaudal (blauer Pfeil), Crista galli: nach posterior-superior (gelber Pfeil).

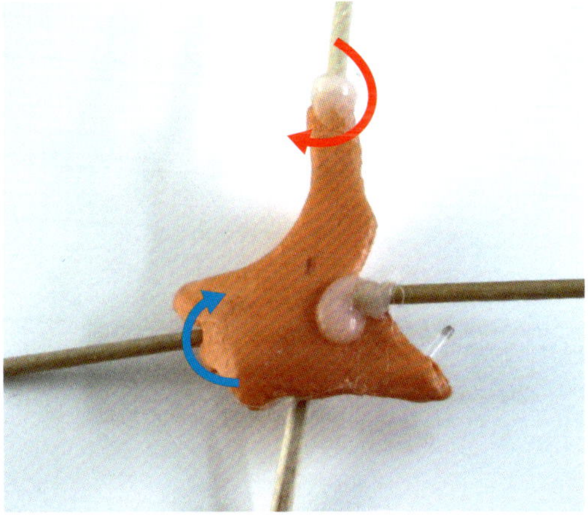

▸ Abb. 7.13 Achsenverlauf des Os zygomaticum: Die Achsen verlaufen transversal und von kranial nach kaudal; Bewegungsrichtungen: nach lateral und in Innen- und Außenrotation; der Processus frontalis bewegt sich nach anterior und lateral, der Processus maxillaris nach posterior und lateral.

nialen Therapie ein wichtiger Behandlungsansatz, da über die Membranen und die Dura mater spinalis die mechanischen und neurogenen Verbindungen zu allen Segmenten der Wirbelsäule hergestellt werden. Gerade CMD-Patienten klagen häufig über Beschwerden in der Wirbelsäule.

Die ▸ Abb. 7.12 zeigt den Achsenverlauf und die Bewegungsrichtungen des Os ethmoidale.

Das Os ethmoidale hat aufgrund seiner Position im Mittelgesicht ein zentrale Lage (vergleichbar mit einer Fahrradnabe), um den sich die Nachbarstrukturen bewegen. Das heißt, eine Beeinträchtigung z. B. der Falx cerebri hat Auswirkungen auf den gesamten Körper, den Kiefer und die Okklusion.

Ursachen. Dysfunktionen können entstehen durch Nasenbeinbruch, Kippung des Vomers, Gaumennahterweiterung (▸ S. 144).

Symptome. Sinusitis, häufige Infektionen, Druck auf die Augen

Os zygomaticum

Das Os zygomaticum hat Verbindungen über den Processus zygomaticus zur Maxilla, zum Os frontale über den Processus frontalis und zum Os temporale über den Processus temporalis und steht im direkten Kontakt mit dem Kauapparat. Die Position des Os zygomaticum kann man mit dem Schlussstein eines gotischen Gewölbes vergleichen: Durch die Verbindung von Os frontale, Os temporale und Maxilla erhält das laterale Gesicht seine Stabilität.

Die ▸ Abb. 7.13 zeigt den Achsenverlauf und die Bewegungsrichtungen des Os zygomaticum. Eine Immobilität des Os zygomaticum wird zwangsläufig das Os temporale und die Maxilla behindern.

Ursachen. Das Os zygomaticum verkeilt sehr leicht und führt dadurch zu okklusalem Frühkontakt. Daneben können Dysfunktionen durch einen Sturz auf das Gesicht sowie Beweglichkeitseinschränkungen des Kiefergelenks verursacht werden.

Symptome. Sensibilitätsstörung Schläfe, Stechen in der Schläfe, Druck auf Augen, Ohrenschmerzen, Einschränkung der Beweglichkeit des Kiefergelenks

Os parietale

Beide Ossa parietalia bilden den Schutz und ermöglichen die Beweglichkeit des Kortex. Verbunden sind sie durch die Sutura sagittalis.

In ▸ Abb. 7.14 sind der Achsenverlauf und die Bewegungsrichtung des Os parietale dargestellt.

Jeglicher Druck, der aufgrund von Frühkontakten und Infraokklusion entsteht, muss über die Elastizität der einzelnen ossären Strukturen abge-

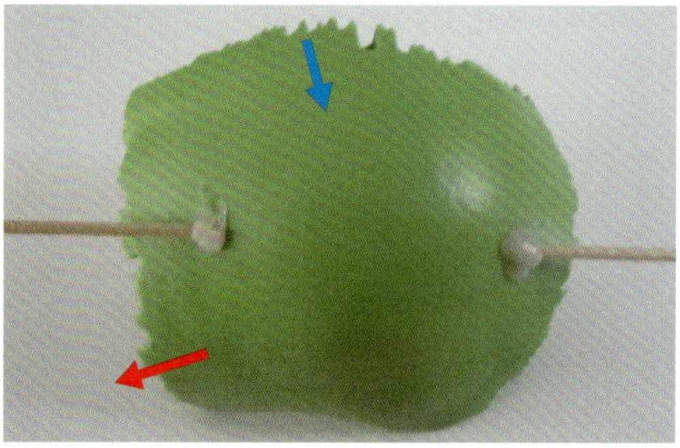

▸ Abb. 7.14 Achsenverlauf des Os parietale: Die Achse verläuft von anterior nach posterior, vom Margo frontalis zum Tuber parietalis; Bewegungsrichtungen: Angulus sphenoidalis nach anterior und lateral; Margo sagittalis nach lateral und leicht kaudal.

fangen werden. So spielt auch das Os parietale, zwar nicht direkt, aber indirekt eine Rolle bei der CMD.

Zusammenspiel der kranialen Knochen

Betrachtet man die einzelnen Schädelknochen als ein zusammenhängendes Zahnradsystem (▸ Abb. 7.15), ergibt sich Folgendes:

1. Bei einer **Extension** senkt sich das Os occipitale (Bewegungsrichtungen: Pars basilaris und Pars condylaris nach kaudal-posterior; Pars lateralis nach kranial), der Processus pterygoideus des Os sphenoidale bewegt sich nach ventral-kranial, Vomer und Maxilla senken sich nach kaudal und die Crista galli wird sich nach ventral-kaudal bewegen.
2. Bei einer **Flexion** des Os occipitale (Bewegungsrichtungen: Pars basilaris nach kranial-anterior; Pars condylaris nach anterior; Pars lateralis nach kaudal-lateral) bewegt sich der Processus pterygoideus des Os sphenoidale nach kaudal, Vomer und Maxilla heben sich nach kranial und die Crista galli wird nach kranial-dorsal bewegt.

Verändert sich nur eine einzige Struktur, müssen sich zwangsläufig alle anderen Strukturen anpassen. Mit Veränderung der Strukturen passt sich ihre Funktion an, über diese wiederum der ganze Körper (▸ Abb. 3.1, S. 31). Es kommt in der Folge zur veränderten Kompensation, Adaption oder auch Dekompensation.

Keine Änderung einer Struktur im Körper geschieht selektiv, da das System in einem ganzheitlichen Zusammenhang steht. Wird ein Teil des Ganzen modifiziert, hat dies Auswirkungen auf alle übrigen Teile.

7.4.3 Suturen

Suturen sind Schädelnähte, die einzelne Knochen miteinander verbinden. Suturen sind beweglich! Die Beweglichkeit ist zwar minimal, aber von enormer klinischer Bedeutung. Heisey und Adams (1993) erbrachten den Nachweis der Suturendehnfähigkeit der Sutura sagittalis (▸ S. 150).

Suturen müssen beweglich sein, um intrakranielle Druckschwankungen zu kompensieren. In der Morphogenese (Wachstumsphase) des kindlichen Schädels spielen die Membranen, insbesondere die Dura mater, eine wichtige Rolle bei der Entwicklung. Läsionen können den Wachstumsprozess der Schädelknochen und damit die Suturen stören (Fanghänel u. Preuße 2004). Liem (2010) schreibt zum Thema Suturen, dass Rezlaff et al. (1976) in Untersuchungen bei Saimiri-Affen keine Anzeichen fanden, die auf eine Verknöcherung der Suturen schließen ließ, stattdessen fan-

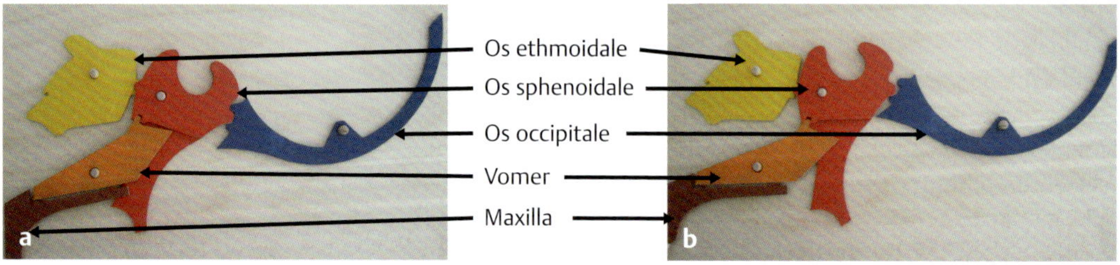

▸ Abb. 7.15 Zusammenspiel der kranialen Knochen.
a Extension.
b Flexion.

den sie Kollagene und Elastinfasern, Nerven und sensorische Nervenendigungen sowie Blutgefäße.

Einen große Bedeutung für die Suturen haben die Membranen Falx cerebri, Tentorium und die intrakranielle Dura mater encephali, denn von außen kommende Einflüsse müssen im Inneren des Kraniums verteilt werden. Die Suturen müssen sich flexibel an den Falx cerebri, das Tentorium und die Dura mater encephali angleichen können.

Als Beispiel dieses Anpassungsprozesses führten Rang und Höppner (2002, S. 3) aus: *„Der Körper bedient sich dabei des gleichen Bauplanes wie der Zahnhalteapparat (Gomphosis). Ein Zahn ist gleichzeitig fest und flexibel eingebunden. So fest, dass er bei einen Schlag eher frakturiert, so flexibel, dass er seinen Aufgaben beim Kauen gerecht wird. Analog frakturiert ein Schädel nicht in den Suturen.“*

Aufbau Suturen

Suturen verbinden Schädelknochen miteinander und sind von besonderer Bedeutung für das Schädel- und Hirnwachstum im Kindesalter. Bei frühzeitiger Verknöcherung kommt es zu Schädeldeformitäten, je nachdem, welche Suturen sich frühzeitig verschließen. Man spricht von prämaturen Synostosen:

- Schließt sich die Sutura sagittalis, bildet sich ein schmaler, länglicher Schädel (Skaphozephalus).
- Aufgrund des Verschlusses der Sutura coronalis wird sich die Schädelform verstärkt nach kranial ausrichten (Oxyzephalus).

Bis 6 Jahre ist das intrasuturale Gewebe sehr locker und mobil, was sich in der kranialen Behandlung mit Kindern aufgrund guter Behandlungsergebnisse deutlich zeigt. Zwischen 6 und 7 Jahren wird das Gewebe straffer, und es erhöht sich die Stabilität. Die Mobilität bleibt allerdings bis ins hohe Alter erhalten, und praktische Erfahrungen aus der therapeutischen Arbeit zeigen, dass auch Patienten mit 70 oder 80 Jahren noch gut bewegliche Suturen haben.

Es gibt verschiedene Nahtformen der Suturen:

- **Sutura serrata:** stark gezackte Knochenränder
- **Sutura plana:** glatte Knochenränder
- **Sutura squamosa:** schuppenförmige Knochenränder
- **Sutura schindylesis:** keilförmige Vertiefung des Nachbarknochens (zwischen Vomer und Os sphenoidale)
- **Gomphosis:** Aufhängeapparat des Zahnes zwischen Zement und Alveolarknochen

Suturen bestehen aus mehreren intrasuturalen Schichten: einer intrasuturalen inneren Schicht (Kapsel) und osteogenen Zellen, mittig retikulärem Bindegewebe, Blutgefäßen und nervalen Endigungen. Die äußere Verbindungsschicht besteht aus dem Periost mit kollagenen und elastischen Fasern.

Der Hauptanteil des Periosts besteht aus Kollagenfasern, den Sharpey'schen Fasern. Die Verankerung der Zellen dieser Fasern kommen von der äußeren bindegewebigen Schicht, dem Stratum fibrosum (Knochenhaut). Sie ziehen durch das Stratum osteogenicum in die Substantia compacta des Knochens. Durch diese Verankerung, die über Proteinverknüpfungen bis zur einzelnen Zelle des Zytoskeletts reicht, ist die mechanische Belastbarkeit gegeben.

Auf die Suturen bezogen ist dies von enormer Wichtigkeit. Einerseits wird Elastizität gebraucht und andererseits Stabilität, um die intrakraniellen Strukturen zu schützen. Dem Zahnarzt sind Scharpey'sche Fasern aus dem Zahnhalteapparat geläufig.

Suturenbezeichnung

Suturen werden nach „ihren“ benachbarten Knochen benannt, z. B. Sutura frontonasalis, Sutura sphenopalatina, Sutura frontozygomatica usw.

Es gibt folgende Ausnahmen:

- **Sutura coronalis:** zwischen Os frontale und den paarigen Ossa parietalia
- **Sutura sagittalis:** zwischen den beiden Os parietale
- **Sutura squamosa:** Pars squamosa, Os temporale und Os parietale
- **Sutura lambdoidea:** zwischen Os parietale und Os occipitale
- **Sutura metopica:** zwischen den Knochenkernen des Os frontale
- **Sutura incisiva:** in der Maxilla, vom Foramen incisiva zwischen Eckzahn und ersten Prämolaren

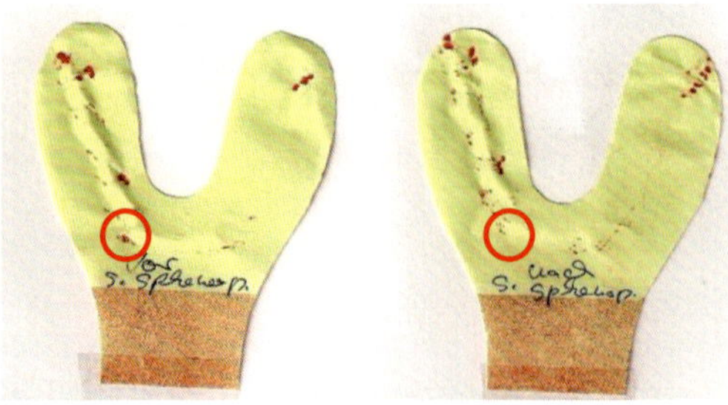

▶ Abb. 7.16 Fallbeispiel: Patientin, weiblich, 53 Jahre, vor und nach dem Lösen der Sutura sphenopalatina.

Bei der Behandlung von CMD-Patienten sind einige Suturen besonders wichtig, da sie von außen kommende Einwirkungen verteilen müssen. Zu nennen sind hier:

- **Sutura sphenopalatina:** zwischen Processus pterygoideus und Os palatinum
- **Sutura palatina mediana**: Naht zwischen den beiden Maxillae
- **Sutura occipitomastoidea**: Fortsetzung der Lambdanaht bis zur Schädelbasis
- **Sutura palatoethmoidale:** Naht zwischen Maxilla und Os ethmoidale

Beispiel. Folgendes Beispiel verdeutlicht die Wichtigkeit von Suturen: Aus osteopathischer Erfahrung heraus entsteht durch die Fixation der Sutura sphenopalatina in vielen Fällen ein Eckzahnfrühkontakt der kontralateralen Seite (▶ Abb. 7.16). In der praxisinternen Dokumentationsführung kann das in vielen Fällen nachgewiesen werden.

7.4.4 Membranen

Die Meningen setzen sich aus Dura mater, Arachnoidea und Pia mater zusammen. Für die osteopathische Behandlung sind folgende Membranen wichtig:

- **Falx cerebri:** sichelförmig; reicht von der Crista galli (Os ethmoidale) bis zur Crista occipitalis interna
- **Falx cerebelli:** Fortsetzung der Falx cerebri von der Protuberantia occipitalis interna bis zum Foramen magnum
- **Tentorium:** liegt wie ein Zeltdach (lat. tentorium = Zelt) im Schädel; spannt sich zwischen den Processus clinoideus anterior und posterior und liegt auf der Pars petrosa (Os temporale) auf

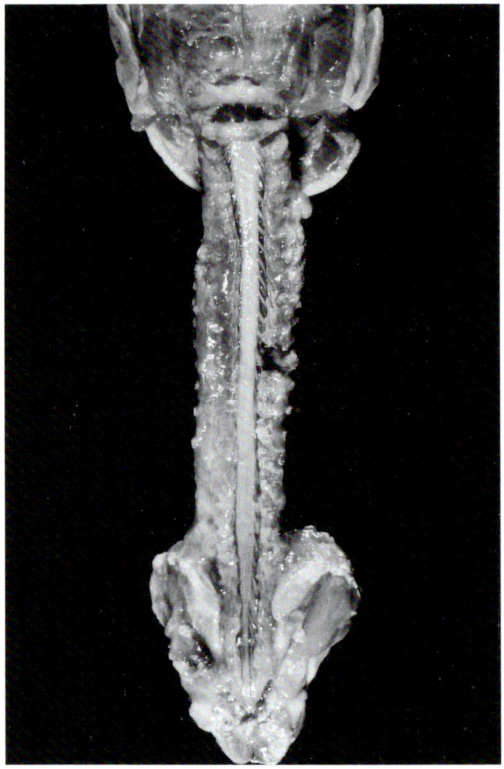

▶ Abb. 7.17 Vertikal geöffnete Wirbelsäule vom Os occipitale bis zum Os coccygis, Freilegung der Dura mater spinalis.

- **Dura mater spinalis:** verläuft vom Foramen magnum (Umhüllung des Rückenmark) bis zum 2. oder 3. Sakralwirbel (▶ Abb. 7.17), ist bis zum 2. Kokzygealwirbel fadenförmig mit dem Filum terminale verwachsen; die sensible Innervation im Kranium (Falx cerebri, Falx cerebelli und Tentorium) erfolgt durch den R. tentorii; besteht vorwiegend aus kollagenfaserigem Bindegewebe; Gleitfähigkeit: ca. 6 cm

7.4.5 Faszien

Faszien haben eine wichtige Funktion: Sie sind ein Stützgewebe, umhüllen alle Strukturen unseres Körpers, wie die Organe, und bilden eine Funktionskette der Muskulatur. Sie ermöglichen so ein Weiterleitungs- bzw. Kettensystem, das sich vom Kopf bis zu den Füßen zieht und umgekehrt (▶ Abb. 7.18).

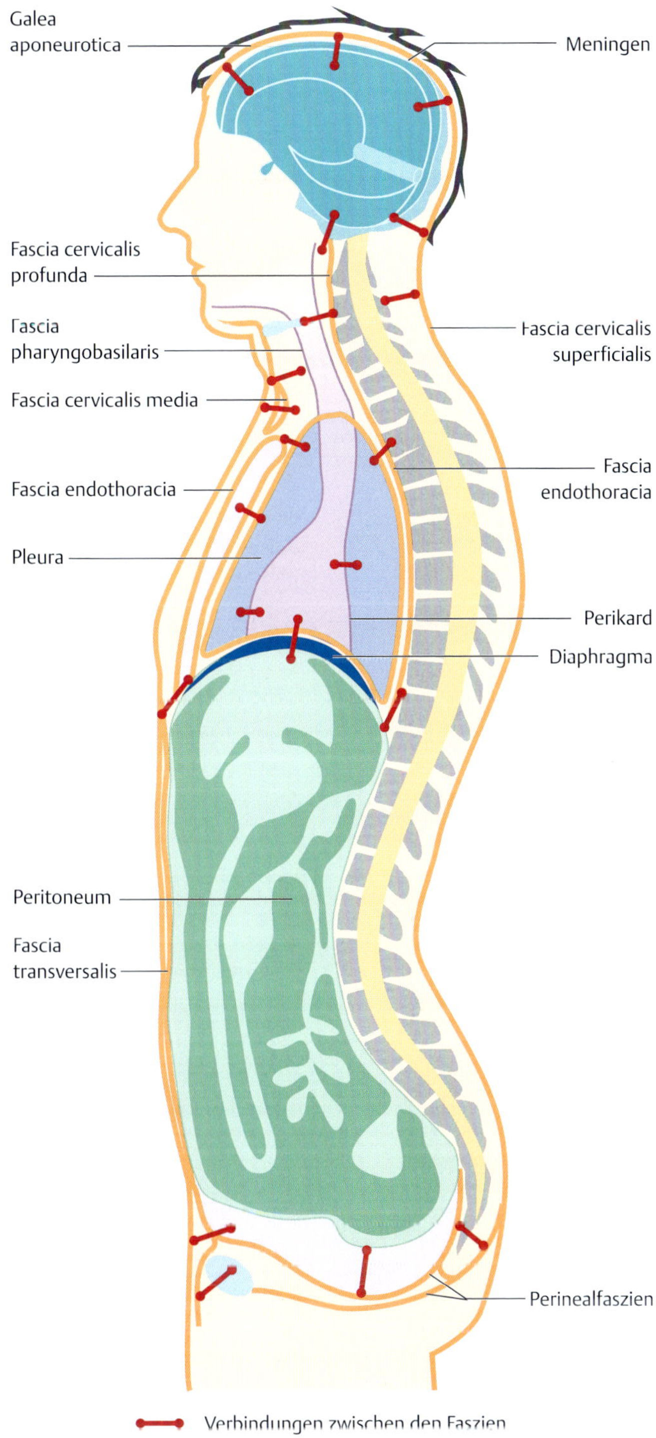

▶ **Abb. 7.18** Allgemeine Anordnung der Faszien und ihre Verbindungen untereinander.

Mit den Händen kann die Spannung erfühlt und beurteilt werden, ob und inwieweit sich Fixationen, Restriktionen aufgebaut haben.

Praxistipp

Die Palpation kann man trainieren, indem eine Klarsichtfolie auf eine Unterlage aufgespannt wird. Mit geschlossenen Augen werden beide Hände palpierend auf diese Folie gelegt. Nun beschwert eine andere Person die Folie mit unterschiedlichen Gegenständen. Zu ertasten ist, mit was und wo die Folie beschwert ist.

Zusammenfassung

A.T. Still gründete 1874 die Therapieform „Osteopathie". Diese Methode kommt ohne Medikamente aus und stimuliert die Selbstheilungskräfte des Körpers. Der Körper wird als eine untrennbare Einheit begriffen, bei der die Struktur nicht von der Funktion getrennt wird.

Primärstrukturen werden erarbeitet, um dort parietal, viszeral und kranial therapeutisch anzusetzen. Im Laufe der Jahre entwickelten sich viele Techniken, die unterschiedliche Strukturen, wie Gefäße, Faszien, Suturen oder die Funktion des Kauapparats, behandeln.

Grundlegend für die osteopathische Arbeit ist die Kenntnis der Nomenklatur, so z. B. der Bezugspunkte am Schädel, die für das spätere Screening vorausgesetzt werden. Die Mobilität einzelner Strukturen ist entscheidend für die Verteilung von Kräften (Tensegrity-Modell). Das ungestörte Zusammenspiel von Knochen, Faszien, Ligamenten und Muskeln ist die Voraussetzung, dass keine Dysfunktion entsteht und über die Dura mater spinalis bis in die Peripherie weitergeleitet wird.

Literatur

Chaitow L. Neuromuskuläre Techniken in der Manuellen Medizin und Osteopathie. München: Urban & Fischer/Elsevier; 2002

Corts M. Diagnoseleitfaden Osteopathie. Stuttgart: Haug; 2012

Fanghänel J, Preuße U. Suturen – Wachstumszonen des Schädels. Osteopathische Medizin 2004; 5: 4 – 8

Feneis H, Dauber W. Feneis' Bild-Lexikon der Anatomie. 10. Aufl. Stuttgart, New York: Thieme; 2008

Fryman VM. Die gesammelten Schriften von Viola M. Fryman. Das Erbe der Osteopathie für Kinder. Pähl: Jolandos; 2007

Heisey SR, Adams T. Role of cranial bone mobility in cranial compliance. Neurosurgery 1993; 33: 869 – 876

Holberg C, Rudzki I. Die Belastung der Schädelbasis bei forcierter Gaumennahterweiterung. QZ 2008; 34: 1088 – 1101

Jones LH. Strain-Counterstrain: Osteopathische Behandlung der Tenderpoints. München: Urban & Fischer/Elsevier; 2005

Liem T, Dobler TK, Puylaert M. Leitfaden Viszerale Osteopathie. München: Urban & Fischer/Elsevier; 2005

Liem T. Kraniosakrale Osteopathie. 5. Aufl. Stuttgart: Hippokrates; 2010

Myers TW. Anatomy Trains: Myofasziale Leitbahnen. Urban & Fischer/Elsevier; 2004

Paoletti S. Faszien: Anatomie, Strukturen, Techniken. 2. Aufl. München: Urban & Fischer/Elsevier; 2011

Rang NG, Höppner S. CSO – CranioSacralOsteopathie: Kurzlehrbuch für Ärzte und Physiotherapeuten. 3. Aufl. Stuttgart: Haug; 2002

Rezlaff EW, Michael D, Roppel R et al. The structures of cranial bone sutures. JAOA 1976; 75: 607 – 608

Sievert L. Osteopathische Counterstrain-Techniken. Journal für ganzheitliche Medizin und Naturheilkunde 2000; 3 – 5

8 Interdisziplinäres Screening

Screening ist ein nach bestimmten Kriterien orientiertes, intensives Überprüfen („Durchsieben") eines Patienten. Dies ist insbesondere beim Verdacht auf eine CMD wichtig, da die zu prüfenden Kriterien wegen der Komplexität und fachübergreifenden Zuordnung eine besondere Herausforderung darstellen.

- CMD ist keine Erkrankung, für die es verbindliche Laborparameter oder bildgebende Verfahren gibt.
- CMD ist nicht durch einzelne Symptome gekennzeichnet.
- CMD ist mehr als eine okklusale Störung.
- CMD ist eine Sammlung verschiedener Symptome, die ein Cluster bilden.
- CMD zeigt durch die Häufung (Verkettung) das Vollbild der Erkrankung.

Die Anamnese ist die halbe/ganze Miete. Gezielte Testverfahren, ob zahnmedizinische oder osteopathische, sind unumgänglich! Nur wenn der Zahnarzt und der Osteopath den jeweiligen Screening-Bogen interpretieren können, kann eine gemeinsame Arbeit erfolgen. Trotz der unterschiedlichen Gebiete muss ein gemeinsamer Nenner erarbeitet werden. Der Osteopath muss sich in die Zahnmedizin einarbeiten und der Zahnarzt in die ganzheitlich biomechanischen Denkweisen der Osteopathie. Gegenseitiges Verständnis und die Kenntnis der anderen Fachrichtung sind die Voraussetzung zum Untersuchen der CMD-Patienten.

Testverfahren sollten so gestaltet sein, dass sie kurz, informativ, verständlich, lesbar, aussagekräftig und dennoch in möglichst kurzer Zeit zu bewerkstelligen sind. In diesem Kapitel werden 1 Patienten-Fragebogen und 1 kombinierter Bogen für den Zahmediziner und Osteopathen zur orientierenden Funktionsprüfung vorgestellt und eingehend erläutert (► S. 82 ff.).

Dr. Walter Kerf (pers. Mitteilung, Herrsching 2012):

„Nach der Anamnese und dem Gespräch haben wir immer, auch ohne es zu wollen, eine Verdachtsdiagnose. Diese wird unterschiedlich ausfallen, abhängig von Tätigkeitsschwerpunkt, Ausbildung und Erfahrung. Doch Vorsicht damit, denken Sie daran: ‚Wer nur einen Hammer hat, für den ist die Welt voller Nägel.' Es kann doch sein, dass gar nicht unser Fachgebiet alleine gefragt ist und wir Hilfe von anderer Seite in Anspruch nehmen müssen! Außerdem benötigen wir eine definierte Ausgangssituation, um in unserer Behandlung Fortschritt und Erfolg beurteilen zu können.

Wir wollen jetzt das tun, was wir am besten können: Hand anlegen! – Rücken wir also dem Patienten auf die ‚Pelle' und objektivieren wir das, was wir durch Messen, Tasten und Anamnese erfahren haben: die ***Funktionsanalyse****."*

8.1 Funktionsanalyse

Eine Funktionsanalyse ist ein Untersuchungskonzept zur Evaluierung, ob und in welchem Umfang eine CMD vorhanden ist. Diese erfolgen beim interdisziplinären Screening sowohl mithilfe computergestützer wie auch manueller Tests.

Die manuell durchgeführten Testverfahren haben gezeigt, dass auch diese Untersuchungen präzise und exakt sind. Ihr Vorteil liegt darin, dass mit ihnen individueller und eingehender einzelne Funktionen getestet werden können.

Eine wichtige Bedeutung kommt der Dokumentation der Eingangsuntersuchung, dem Status praesens, und der Abschlussuntersuchung zu: Es geht darum, Befunde zu dokumentieren, zu evaluieren, präzise den individuellen Zustand des Patienten festzuhalten, Krankheitsbilder einzuordnen (z. B. ob die Ursache neuromuskulär, mit oder ohne Zahn-/Kieferbeteiligung, funktionell oder emotional bzw. psychisch ist) und möglichst schnell herauszuarbeiten, wo die Probleme liegen. Je nach Ursache ist dann zu entscheiden, welche Therapie angemessen ist, ob z. B. eine Schienentherapie angebracht ist oder nicht.

Eine Funktionsanalyse ist grundsätzlich bei Schmerzen im CMS notwendig, und zwar immer dann, wenn es sich um eine unklare Genese handelt. So kann im Vorfeld abgeklärt werden, ob sich eine CMD im Anfangsstadium oder bei Rezidiven zeigt. Treten die Beschwerden rezidiv auf, ist ebenfalls eine Funktionsanalyse zum Ausschluss einer CMD erforderlich. Aber nicht nur bei Schmerzsymptomatik, sondern auch nach Unfällen im Kopfbereich, vor und nach kieferorthopädischen Eingriffen etc. sollte diese erfolgen, um erst gar keine CMD-Problematik aufkommen zu lassen. Auch bei Konzentrationsstörungen sowie bei allen bereits angesprochenen Symptomen (▶ S. 23 ff.) ist eine Funktionsanalyse sinnvoll.

Geeignet sind alle Testverfahren, die nicht allein von dem Zahnarzt oder dem Osteopathen ausgehen, egal wie sie bezeichnet oder unter welchen Namen sie geführt werden. Wichtig ist v. a. bei der CMD, dass die Probleme von allen Seiten und nicht einseitig betrachtet werden.

8.1.1 Testverfahren im Überblick

In der Zahnmedizin findet man folgende Testverfahren:

- **Achsiografie:** Dies ist ein präzises Instrument zur Gelenkregistrierung sowie dem Vermessen und Aufzeichnen der Unterkieferbewegung gegen eine Bezugsebene. Es werden patientenspezifisch die Neigung der Kondylenbahnen und Einschränkungen der Kieferbewegungen aufgezeichnet, und zwar bei zentrischer, exzentrischer Unterkieferbewegung. Diese Analyse ist z. B. Voraussetzung zur individuellen Einstellung im Artikulator (s. u.).
- **zebris Jaw Measurement Analysis System** (JMA-System) und **Cadiax-Compact-System** sind computergestützte Verfahren. Es werden Mundöffnung, Mundschluss, Mediotrusion rechts/links sowie Protrusion/Retrusion über Sensoren gemessen.
- **Artikulator:** Der Artikulator dient der instrumentellen Okklusionsdiagnostik und ist ein Gerät, um Kieferbewegungen bei befestigten Kiefermodellen zu simulieren (▶ S. 236 f.).
- **T-Scan:** Dies ist ein Computerverfahren mit Sensorfolien, die die Kontaktpunkte der einzelnen Zähne zueinander aufzeichnen. Die Darstellung erfolgt über einen Monitor, um ein Gesamtbild zu erhalten. Es handelt sich um eine 4-dimensionale Bissanalyse (▶ S. 95 ff.).
- **P-Scan:** Der P-Scan ist eine manuelle funktionsanalytische, schnelle und einfache Untersuchung. Mit einem Papiersystem (Okklusionsfolie und ein Post-script von 990 µ) können direkt die Bereiche ermittelt werden, an denen die Druckbelastung der Zähne am höchsten ist (▶ S. 95 ff.).

Dem Osteopathen stehen u. a. folgende Untersuchungen und Sicherheitstests zur Verfügung, die speziell den Kopf und die obere Extremität betreffen:

- **Romber-Test:** Mit diesem neurologischen Test kann eine Differenzierung betroffener Nerven erfolgen, die anhand des Auftretens von Gleichgewichtsstörungen zugeordnet werden. Der Patient steht, mit nach vorne gestreckten Armen. Treten bei geöffneten Augen Schwankungen auf, deutet das auf eine zerebelläre Störung hin, mit geschlossenen Augen auf eine vestibuläre Störung.
- **De-Kleyn-Test:** Dieser Test zur Überprüfung der hirnversorgenden Arterien wird im Sitzen oder in Rückenlage ausgeführt, wobei der Kopf in Extension/Seitneige und wenn möglich in maximale Rotation gebracht wird. Treten Schwindel, Übelkeit oder homolateraler Nystagmus auf, kann dies ein Hinweis auf eine Störung der Blutversorgung der A. vertebralis sein.
- **Hautant-Test:** Der Patient wird aufgefordert, im Sitzen beide Arme nach vorne gestreckt zu halten, die Augen zu schließen und aktiv den Kopf in Rotation zu bewegen. Kommt es zu einem Kraftverlust eines Armes, deutet das auf eine HWS-Problematik hin.
- **Kinesiologische Tests**, wie der Bein- oder der Armlängentest, geben einen Einblick, ob ein Komplett-Screening ansteht. Diese Techniken werden in den nachfolgenden Kapiteln genau beschrieben (s. u.).
- **Watterollentest:** Hierbei handelt es sich um einen groben Schnelltest, um einen Eindruck zu erhalten, ob eventuell ein CMD vorliegen könnte. Es wird die zu untersuchende Struktur mit Bisskontakt geprüft, anschließend eine Watterolle zwischen die Frontzähne gegeben und eine neuerliche Prüfung vorgenommen.

Ist die zu prüfende Struktur mit der Watterolle verbessert, ist das ein Zeichen für das eventuelle Vorliegen einer CMD.

8.1.2 Schnelltests

Schnelltests ersetzen keine genaue Untersuchung, sondern sollen nur Klarheit darüber schaffen, ob und in welchem Umfang Screening-Untersuchungen stattfinden oder ob diese Symptome aus anderen Regionen herrühren und selektiv betrachtet werden müssen.

Erste Hinweise vermittelt die Anamnese, bei der sich der Behandler „nur" mit dem Patienten unterhält. So können z. B. bei Mundöffnung Abweichungen der Mittellinie, Zungeneinlagerungen usw. beobachtet werden, die auf eine funktionelle Kompensation hindeuten können.

Die Bein- und Armlängentests sind nur eine Momentaufnahme und können sich jederzeit anders darstellen. Es obliegt dem Therapeuten, nichts aus eigener Sicht zu interpretieren. Auch besteht die Möglichkeit, durch kinesiologische Muskeltests Dysfunktionen zu eruieren. Dies muss und soll einem Fachmann überlassen werden. Eine weitere Möglichkeit ist das Testen mit Fleximeter-Strips (▶ **Abb. 8.1**), um die Muskelspannung zu prüfen.

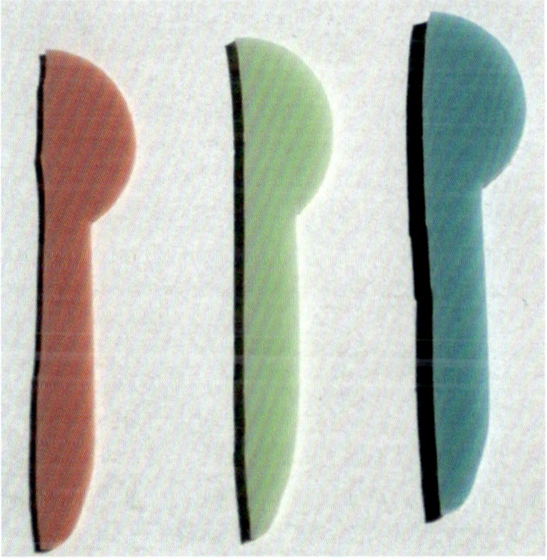

▶ **Abb. 8.1** Fleximeter-Strips.

Beinlängendifferenz (Downing-Test)

Es ist eine Möglichkeit, manuell eine funktionelle Beinlängendifferenz abzuleiten. Bei Verdacht einer CMD wird dieser Test als grobes Ausschlussverfahren benutzt.

Vorgehen. Die zu testende Person liegt auf einer Behandlungsliege flach auf dem Rücken. Der Therapeut steht bei den Füßen der zu testenden Person und legt seine Hände an die Sprunggelenke, mit den Daumen an den Malleolus medialis beidseitig auf gleicher Höhe, und fixiert diese. Die zu testende Person wird aufgefordert, sich aufzusetzen. Dies geschieht 1 × mit aufeinandergepressten Zähnen, und es wird beobachtet, ob eine Verschiebung des Malleolus medialis auf einer Seite entsteht. Dasselbe erfolgt nochmals mit geöffnetem Mund. Verändert sich die Daumenlage im Vergleich zu der mit aufeinander gepressten Zähne (entsteht an den Malleoli mediales eine Differenz, d. h. auf einer Seite ist der Malleolus medialis nach kaudal verschoben) kann dies als positive Testung angesehen werden.

Aussage. Fällt der Downing-Test mit geschlossenem Mund positiv, mit geöffnetem Mund aber negativ aus, ist ein CMD-Verdacht naheliegend. Es sollte ein Screening durchgeführt werden.

Armlängendifferenz

Das gleiche Testverfahren ist bei dem Armlängentest anzuwenden. Der Unterschied besteht diesmal darin, die Arme zu beurteilen.

Vorgehen. Auf beiden Seiten greift man an das Handgelenk, mit den Daumen am Radius. Beide Arme werden vom Therapeuten im Ellenbogengelenk leicht angewinkelt und an den Körper gelehnt. Nun führt der Therapeut die Arme über den Kopf des Patienten, in Verlängerung des Körpers, ohne einen Zug auszuüben, nach oben. Die zu testende Person wird aufgefordert, 1 × mit aufeinandergepressten Zähnen und 1 × mit geöffnetem Mund den Test durchführen zu lassen. Differieren beide Daumen, wird auch hier von einem positiven Ergebnis gesprochen.

Aussage. Ist eine Armlängendifferenz nur bei geschlossenem, nicht aber bei geöffnetem Mund vorhanden, liegt ein CMD vor.

Muskeltest

Hier werden mithilfe vom Fleximeter-Strips (▸ Abb. 8.1) Muskelspannungen getestet, die sich aufgrund einer zu niedrigen okklusalen Höhe aufgebaut haben.

Vorgehen. Es wird die Spannung des zu testenden Muskels aufgenommen und der vermutete Höhenverlust mit Fleximeter-Strips ausgeglichen und nachgetestet. Verändert sich die Muskelspannung nicht, dann erfolgt der Test in variierenden Höhen, um zu prüfen, ob es überhaupt zu Veränderungen im Muskeltonus kommt bzw. wo diese liegen.

Aussage. Höhenverlust ist oft ein Zeichen einer CMD. Spannungen in der Nackenmuskulatur sind sehr häufig bei zu niedriger Okklusion zu finden. Durch den vorher getesteten Höhenausgleich entspannt sich die Muskulatur spontan. Diese Höhe muss dann auf die vorhandene Schiene oder Prothetik vom Zahnarzt angeglichen werden.

Fallbeispiel

Patientin, 67 Jahre alt

Anamnese: Trigeminusneuralgie anfallartig mit Berührungs-Trigger (Hand, Wind, Sprechen)

- Aug. 2009: erstmalige Vorstellung
- Okt. 2009: Schienenversorgung
- Okt. 2009 bis Anfang Febr. 2011: schmerzfrei
- Anfang Febr. 2011: seit diesem Zeitpunkt immer wieder leicht aufflackernde Schmerzen auf Berührung
- Aug. 2011: neuerliche Vorstellung in der Osteopathie

Befund: Es ging zunächst um die Fragestellung, ob die Beschwerden arthrogen, myogen oder durch die Okklusion ausgelöst wurden. Aufgrund neuerlichen Screenings wurden arthrogene und myogene Ursachen ausgeschlossen, da keine nennenswerten Befunde vorlagen.

Nun galt es zu klären, ob die Höhe und/oder die Kontakte der Auslöser waren. Hierzu wurde mit Fleximeter-Strips nacheinander eine Höhe von 1,0 mm, 1,5 mm und 2,0 mm je auf einer und auf beiden Seiten aufgelegt und ausgetestet, ob so eine Schmerzfreiheit erreicht werden konnte und die Schiene erhöht werden musste.

Das Ergebnis dieses Tests war, dass die Schiene auf beiden Seiten um ca. 2,0 mm erhöht werden sollte. Der
▼

▼
Test sollte mindestens 3 × durchgeführt werden, um die Aussage zu bestätigen.

Therapie: Nach telefonischer Rücksprache mit dem behandelnden Zahnarzt wurden die Maßnahmen einer Erhöhung durchgeführt, und die Patientin ist seitdem wieder schmerzfrei.

P-Scan

Auch der P-Scan gehört zu den Schnelltests, da er ein einfaches Hilfsmittel darstellt, mit dem die Zahnkontakte geprüft werden können (s. o.).

8.2 Erfassung der Befunde

Auf der Basis von über 20-jähriger Arbeit mit CMD-Patienten und interdisziplinärer Tätigkeit wurden die hier vorgestellten Untersuchungsbögen und Techniken aus der praktischen Erfahrung heraus zusammengestellt. Entwickelt und erstellt wurden folgende Formulare von Prof. Dr. Stefan Kopp und der Autorin.

- **Patienten-Fragebogen (▸ Abb. 8.2):** Erfassung der Probleme aus Patientensicht
- **Zahnarzt-Befundbogen (▸ Abb. 8.3):** zahnärztliche Diagnostik
- **Osteopathen-Befundbogen (▸ Abb. 8.4):** Evaluation möglicher Restriktionen/Läsionen

Interdisziplinäre Zusammenarbeit ist gerade im Testbereich gefordert. Nur so wird ein klares Krankheitsbild herausgearbeitet. Die anschließenden Therapien bauen auf diesem Wissen auf. Es ist wichtig abzuklären, ob sich z. B. eine Gesichtsasymmetrie durch eine Kiefer-/Okklusionsproblematik oder aufgrund einer kranialen Dysfunktion entwickelt hat. Eine allgemeine Beurteilung der Konstitution ist ausschlaggebend, um die Entstehung von Fehlentwicklungen beurteilen zu können. Diese muss mit in die Anamnese, Beurteilung der Okklusion, Testung des Kiefergelenks einbezogen werden, was ohne interdisziplinäre Zusammenarbeit nicht möglich ist.

Hier sollte auch angedacht werden, ob nicht ein Hausarzt-Fragebogen sinnvoll sein kann, da dieser – gerade bei diffusen Problemen der Patienten – zumeist als Erster aufgesucht wird. Selektive Befunde werden erstellt, die oft negativ sind, was im

Untersuchung CMS
Patienten-Fragebogen

CMS 4.1
CRANIO-MANDIBULÄRES SYSTEM
DOROTHEA PRODINGER-GLÖCKL

Patientenname	Geburtsdatum	UntersucherIn	Datum	Allgemeine VAS

Vorbehandlung

Mit welchen Beschwerden suchen Sie uns <u>jetzt</u> auf ?		
Falls Sie wegen dieser Beschwerden bereits in ärztlicher/zahnärztlicher oder orthopädisch/physiotherapeutischer Behandlung waren oder sind, notieren Sie bitte kurz Ihre Beschwerden und die Art der Behandlung.	Monat/Jahr	Beschwerden
	Behandlung	
	Monat/Jahr	Beschwerden
	Behandlung	

Vorgeschichte

Wir möchten Sie bitten, nachfolgend die auf Sie zutreffenden Fragen zu Ihrem Befinden im Mund-, Kiefer- und Gesichtsbereich anzukreuzen.

Schmerzen: Leiden Sie unter ...

☐ Kopfschmerzen	☐ Probleme mit den Augen
☐ Ohrgeräusch / Tinnitus	☐ Zahnschmerzen
☐ Heiserkeit, Kloßgefühl, Schluckbeschwerden, rauher Hals	
☐ Nackenbeschwerden	☐ Schwindel
☐ Rückenbeschwerden	☐ Herzbeschwerden
☐ Oberbauchbeschwerden	☐ Unterbauchbeschwerden
☐ Unfall, ggf. ohne Verletzung	☐ Stimmungsschwankungen
☐ schmerzhafte Mundöffnung	☐ gestörtes Kauen/Zubeißen
☐ andere :	

Zeichnen Sie bitte im unterstehenden Schema zur grafischen Schmerzlokalisation den Ort Ihrer Beschwerden ein.

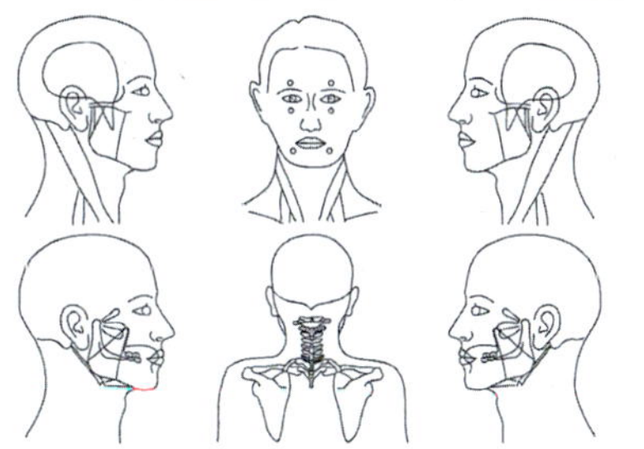

Beschwerden

☐ Treten Ihre Beschwerden zu bestimmten Tageszeiten auf ?	
☐ Haben sich über mehrere Wochen Veränderungen ergeben ?	
☐ Gehen die Beschwerden im Urlaub zurück ?	
☐ Sind die Beschwerden so stark, daß Sie tagsüber daran erinnert werden ?	
☐ Hatten Sie einen Unfall o.ä. im Schulter- / Kopfbereich ?	
☐ Gab es eine schwierige Weisheitszahnentfernung ?	
☐ Sind bei Ihnen Beschwerden im Bereich der Wirbelsäule oder anderer Gelenke aufgetreten ?	
☐ Waren oder sind Sie wegen der Beschwerden in ärztlicher Behandlung ? Wenn ja, welche Fachrichtung ?	
☐ Hausarzt	☐ Neurologe
☐ HNO-Arzt	☐ andere :
☐ Waren / sind Sie deswegen in **zahnärztlicher** Behandlung ?	
☐ Waren / sind Sie deswegen in **kieferorthopädischer** Behandlung ?	
☐ Passen Ihre Zähne „nicht richtig aufeinander" ?	
☐ Kauen Sie nur auf einer Seite ?	
☐ Treten beim Kauen Gelenkgeräusche auf ?	
☐ Können Sie den Mund nur eingeschränkt öffnen ?	
☐ Knirschen oder Pressen Sie mit den Zähnen ?	
☐ Sind einzelne Zähne besonders temperaturempfindlich ?	
☐ Tritt häufig Mundtrockenheit oder (Zungen-) Brennen auf ?	
☐ Haben Sie Taubheitsgefühle im Nasen- Lippen-Bereich ?	
☐ Kennen Sie Ihre Schlaflage ? Wenn ja, welche ?	
☐ links	☐ rechts
☐ Rücken	☐ Bauch

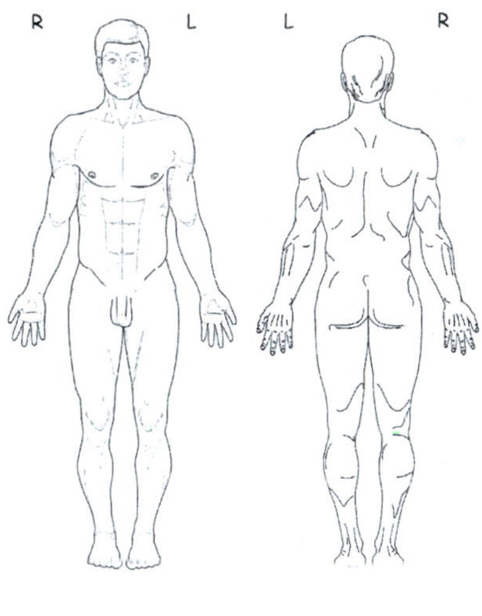

▶ **Abb. 8.2** Patienten-Fragebogen.

Orientierende Funktionsprüfung

☐ Eingangsuntersuchung ☐ Status praesens ☐ Abschlussuntersuchung

CMS 4.1
CRANIO-MANDIBULÄRES SYSTEM
D. PRODINGER-GLÖCKL/S. KOPP

Patientenname	Geburtsdatum	UntersucherIn	Datum	Allgemeine VAS 1-10

Info	Schmerz	Fixation	Läsionsrichtung

Parafunktion			
	☐ Asymmetrie des Gesichtes	☐ Masseterhypertrophie	☐ Hyperaktivität M. mentalis
	☐ Mundwinkelrhagaden	☐ trockene Lippen	☐ Zungeneinlagerung
	☐ Wangensaugen / Wangenbeißen	☐ Schliffflächen an Zähnen	☐ Schlüssel-/Schlossphänomene
	☐ Schmelzsprünge		

Mobilität	aktiv			passiv			Isometrie			
Überbiss mm Sagittalstufe mm	mm	Provokation des Schmerzes	Schmerz bekannt	mm	Provokation des Schmerzes	Schmerz bekannt	kraftlos	faszillierend	Provokation des Schmerzes	Schmerz bekannt
Mundöffnung										
Mediotrusion R										
Mediotrusion L										

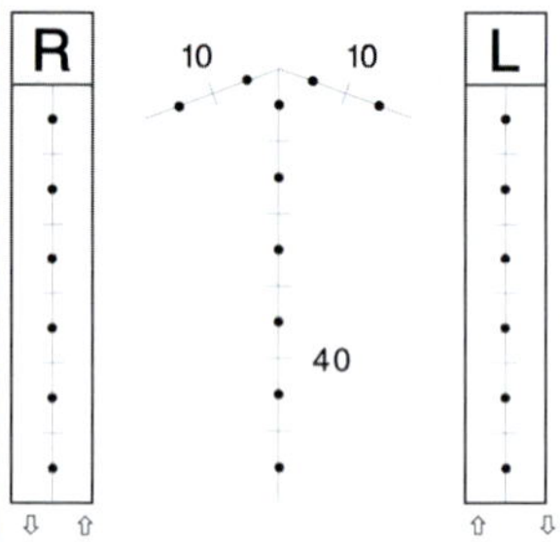

Nerv & Muskel		
Re.	N. V_1	Li.
	N. V_2	
	N. V_3	
	M. temporalis posterior	
	M. masseter, Pars superior	
	Temporalissehne	
	M. pterygoideus lateralis	
	M. zygomaticus	
	M. pterygoideus medialis	
	Mundboden M. digastricus	
	M. sternocleidomastoideus	
	Supra-/infrahyoidale Muskulatur	
	Nackenmuskulatur	
	M. iliopsoas	
	Diaphragma pelvis	

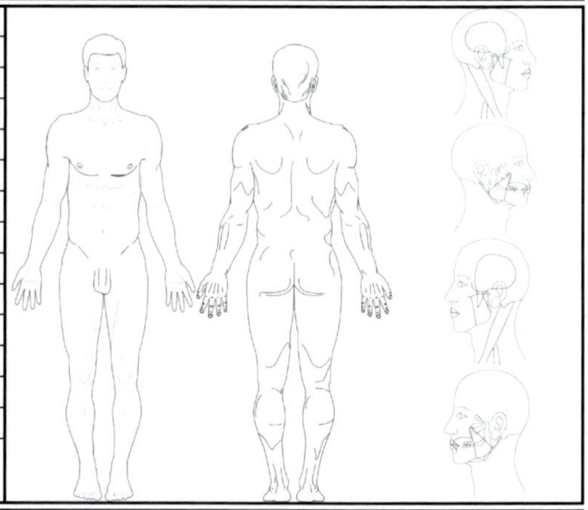

Gelenk & Band					
Re.	Palpation Kiefergelenk, von lateral - statisch	Li.	Re.	Palpation Kiefergelenk, von lateral - dynamisch	Li.
	Palpation Kiefergelenk, von dorsal - statisch			Palpation Kiefergelenk, von dorsal - dynamisch	
	Kompression nach dorsal			Kompression nach kranial & Protrusion	
	Kaudaltraktion			Lig. sphenomandibulare	
	rostromediale Translation			Lig. stylomandibulare	

▶ **Abb. 8.3** Orientierende Funktionsprüfung Teil 1 – Zahnarzt-Screening.

Orientierende Funktionsprüfung

CMS 4.1
CRANIO-MANDIBULÄRES SYSTEM
D. PRODINGER-GLÖCKL/S. KOPP

Suturen	Membrane	Sinuum	Fascien
☐ S. coronalis ☐ S. sagitalis ☐ S. occipitomastoidea ☐ S. palatina mediana ☐ S. spehnopalatina 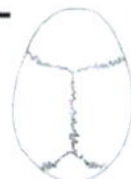	☐ Falx cerebri ☐ Falx cerebelli ☐ Tentorium rechts ☐ Tentorium links ☐ Dura mater	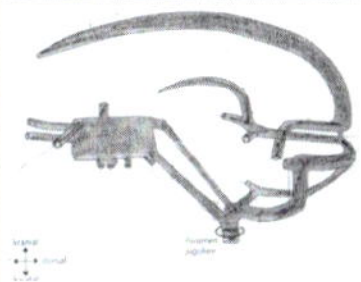 ☐ S. confluenz	☐ Lamina superficialis ☐ Lamina praetrachealis ☐ Lamina praevertebralis ☐ F. clavipectoralis ☐ F. thyroidia
Vomer/ Os. palatinum	Os. temporale/ Os. zygomaticum	Os. temporale/ Os. zygomaticum	Maxilla/ Os. ethmoidale
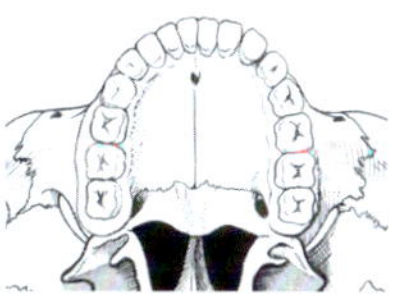	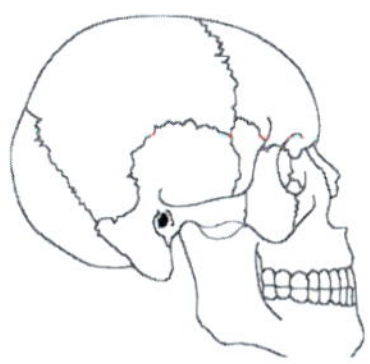	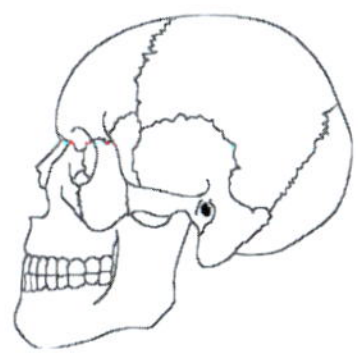	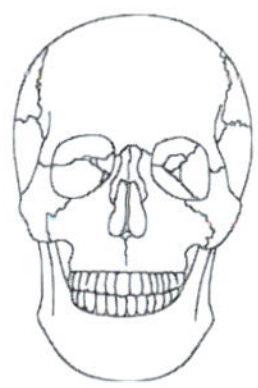
Os. sphenoidale	Body	Body	Anmerkungen
Re Li 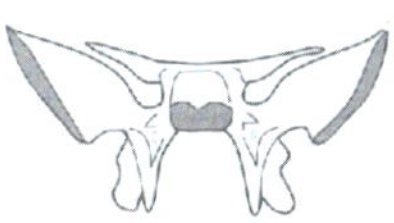 Hirnnerven II, III, IV, V, V_1, V_2, V_3, VI, VII, VIII, IX, X, XI, XII For. jugulare re. li. For. magnum	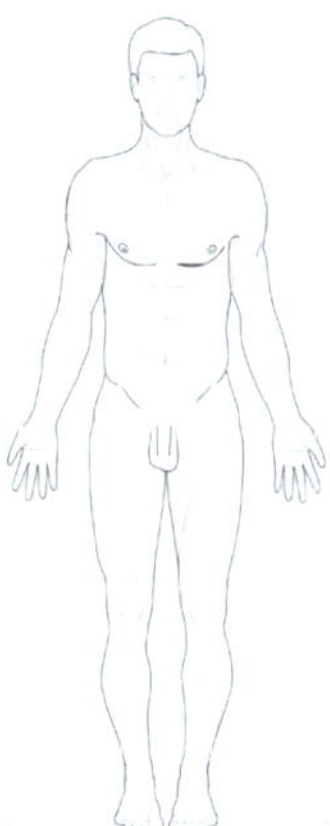	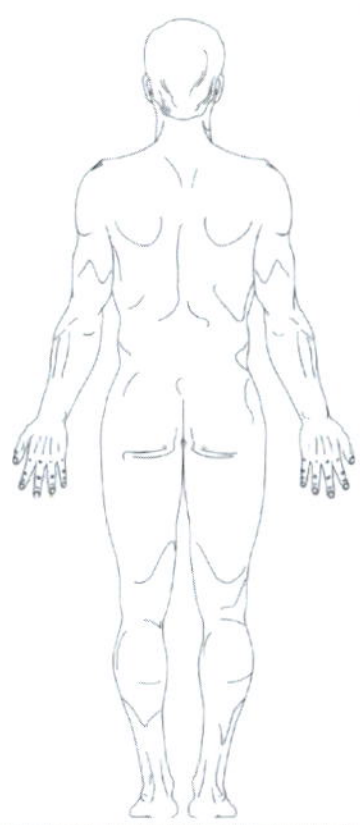	

▶ **Abb. 8.4** Orientierende Funktionsprüfung Teil 2 – Osteopathie-Screening.

Zusammenhang mit einer CMD eher von Vorteil ist, da weiter geforscht wird. Gibt es aber einen Befund, wird dieser oft als alleinige Ursache der Beschwerden bewertet und der „falsche Weg eingeschlagen".

So zeigt folgendes Patientenbeispiel, das kein Einzelfall ist, wie sich die Problematik über viele Jahre verschärfen kann, bis die Symptome auf eine CMD zurückgeführt werden können. Dies kann nur durch eine effiziente Befunderhebung vermieden werden.

Fallbeispiel

Patient, männlich, 41 Jahre alt

Anamnese: Beschwerden seit 1994: Nacken- und HWS-Beschwerden, orthopädische Untersuchungen ohne Befund (Empfehlung: Sport), Schwindel, internistische kardiologische Untersuchungen, zu niedriger Blutdruck, ansonsten ohne Befund (Empfehlung: Sport); trübe Augen, schwarze Flecken beim Sehen, augenärztliche Untersuchungen ohne Befund

Diagnose: Blutdruckanstieg und Anstieg des Pulses um 94 Schläge/min über vegetative Dystonie

Unter der vegetativen Dystonie versteht man eine Störung des vegetativen Nervensystems (Regulierung u. a. von Blutdruck, Puls), verschiedene Störungen des Spannungszustands von Muskeln, Nerven und Gewebe. Es treten Symptome, wie Unruhe, Schwindel oder Krämpfe in den Gliedmaßen, auf.

Therapie: β-Blocker, Blutdruck jetzt im Normbereich, Beschwerden weiter vorhanden; durch Nebenwirkungen Absetzen des Medikaments

- 1996: Oberbauchbeschwerden, Übelkeit, internistische Untersuchungen ohne Befund (falsches Essen, Psyche)
- 1998: Ohrendruck, Nase verschleimt, Sinusitis, 2 Operationen zur Entfernung von Wucherungen, ohne Erfolg; Psyche: zu viel Stress
- 2002: Knackgeräusche, Zahnarztaussage: Knacken des Lig. laterale
- 2004: Diskusvorverlagerung ohne Reposition
- 2005: Beginn der CMD-Behandlung mit 24-Stunden-Schiene und Osteopathie

Dieser Fall ist kein Einzelfall, es werden Einzeldiagnosen therapiert, meist ohne nennenswerte Erfolge, und selten an eine CMD-Symptomatik gedacht.

8.3 Patienten-Fragebogen

Der Patienten-Fragebogen gibt eine Hilfestellung, um gezielt Fragen zu stellen und sich einen Gesamtüberblick zur Problematik des Patienten zu verschaffen. Im Gespräch mit den Patienten sollte man gut zuhören und beobachten, um wichtige Information herauszufiltern (► S. 42 ff.).

Das Erkennen von Habits, Tics, orofazialen Dyskinesien oder unbewusster physiologischer Autoregulation (► S. 21) geben oft schon die Information für die spätere Therapiestrategie und lassen im Screening gezielter nachtesten. Patienten greifen gerne an die gleiche Stelle ihres Körpers, z. B. Ziehen am Ohrläppchen, Reiben an der Nase, Hände hinter dem Kopf verschränken usw.

8.3.1 Allgemeines

Sämtliche MRT-, Röntgenaufnahmen und Arztbefunde sollten vom Patienten vollständig mitgebracht werden (dies können viele sein!). Diese Befunde sind in den meisten Fällen alleine nicht aussagekräftig genug, um die Diagnose CMD zu stellen.

Durch Patienten-Fragebögen erhält man schnell einen Überblick über die subjektiven Beschwerden eines Patienten. Vergleicht man die Information des Patienten-Fragebogens mit der eigenen Evaluierung, erkennt man aufgrund der Übereinstimmung, wo die Problematik zu suchen ist. Ein weiterer wichtiger Aspekt ist das gezielte Nachfragen, um Details zu erarbeiten. CMD-Patienten, die oft eine wahre Odyssee hinter sich haben, neigen zu ausladender Beschreibung ihres Leidensweges. So erfährt man manch interessante Geschichte, aber wenige verwertbare Details.

Patienten-Fragebögen sind nicht immer günstig, sie ersetzen nicht das persönliche Gespräch, aber reflektieren die Probleme der Patienten. Man kann anhand des Bogens gezielt nachfragen, und in Hinblick auf den täglichen Zeitrahmen ist dies oft zeitsparend.

8.3.2 Konkretes Vorgehen

Der für die Patienten erarbeitete Fragebogen wird ihnen während der Wartezeit zum Ausfüllen ausgehändigt. Dazu benötigt der Patient, je nach Persönlichkeit, zwischen 15 – 30 min, und es sollte dafür genügend Zeit einkalkuliert werden. Ist dies nicht möglich, kann der Fragebogen auch vorher zugesandt werden.

Praxistipp
Empfehlenswert ist es, den Patienten z. B. einen blauen Stift zu geben, um den Fragebogen auszufüllen, und die vom Behandler erhobenen Befunde in dem zahnärztlichen/osteopathischen Bogen mit einem roten Stift zu kennzeichnen.

Vorbehandlung

Hierbei geht es darum, den Grund für die Konsultation zu erfassen sowie vorherige Behandlungen abzuklären.

Mit welchen Beschwerden suchen Sie uns jetzt auf?

Die akuten Schmerzen sollen beschrieben werden, um als behandelnder Arzt/Zahnarzt oder Osteopath aktuelle Information zu erhalten.

Waren Sie bereits in ärztlicher/zahnärztlicher/osteopathischer Behandlung?

Dies soll Aufschluss geben über bis jetzt erfolgte Behandlungen.

Vorgeschichte

Zur Vorgeschichte gehört die konkrete Erfassung der Schmerzen, wie ihre Lokalisation und das Auftreten.

Welche Schmerzen sind bisher aufgetreten?

Der Patient kreuzt die auf ihn zutreffenden Punkte an und zeichnet auf den daneben gezeichneten Köpfen seine Schmerzen ein. Diese können eingekreist oder schraffiert gekennzeichnet werden.

Fragen zu Beschwerden im Mund-, Kiefer-, Gesichtsbereich

Der subjektive Schmerz des Patienten soll hier angekreuzt und auf den nebenstehenden Köpfen eingezeichnet werden.

Gezielte Fragen

Anhand des Patienten-Fragebogens kann differenzierter nachgefragt werde (▸ Tab. 8.1).

Dieser Fragebogen spiegelt den subjektiven Eindruck des Patienten wider. Es ist für die behandelnden Fachrichtungen von Vorteil zu erfahren, was der Patient fühlt und denkt. Er gibt einerseits einen Gesamtüberblick der Situation, andererseits kann man den Bogen mit der eigenen Differenzialdiagnostik vergleichen. Infolgedessen lässt sich ableiten, welche Schmerzen funktionell und welche Beschwerden emotional sein könnten.

8.4 Zahnarzt-Screening

Parafunktionen zeigen an, ob und inwieweit eine CMD zu überprüfen ist. Sind mehr als 5 Parafunktionen vorhanden, sollte im Screening-Verfahren fortgefahren werden, vereinzelte Dysfunktionen sind nicht behandlungspflichtig. Der Mobilitätstest gibt Aufschluss über die Funktion und das Zuordnen von Schmerzen im Kiefergelenk und Körper. Wie ist die Koordination bei Mundöffnung? Entstehen Geräusche beim Öffnen und/oder Schließen?

Praxistipp
Die Testung der Nervenaustrittspunkte ist ein wichtiger Faktor in Bezug auf Tumoren, Neuralgien, Infektionen oder Trigeminusneuralgie!

Da ungefähr 75 % aller Symptome des CMS myogenen Urprungs sind, sind Muskeltests unumgänglich, um zu einem späteren Zeitpunkt diese Information in gezielte Therapien umzusetzen. Gelenk- und Bandapparat spiegeln das Ausmaß einer Dysfunktion wider.

Dieser zahnärztliche Bogen ist mit dem osteopathischen Bogen in Zusammenhang zu sehen (▸ S. 82 ff.). Die dargestellten Parameter ergänzen sich gegenseitig.

Dieser Bogen soll sowohl vom Zahnarzt wie auch vom Osteopathen erhoben werden. Er ermöglicht einen Überblick des zahnärztlichen Bereichs. Alle Parameter, die notwendig sind, um eine Diagnose CMD aus zahnärztlicher Sicht zu evaluieren, werden in diesem Bogen untersucht. Die Entscheidung, ob eine CMD-Diagnose vorliegt, beruht auf vielen Parametern und nicht auf einzelnen, auch wenn diese noch so wichtig erscheinen; die Summe der Parameter macht es aus.

▸ **Tab. 8.1** Weitere zielführende Fragestellungen und Hinweise auf mögliche Ursachen.

Frage	Ursache	Schmerzcharakter	Beispiele möglicher Ursachen
Wie sind die Kopfschmerzen?	Pressen des Kiefers	Besteht ein **Druck** im Kopf?	Sinus/venöser Stau
		Ist der Schmerz hinter der **Stirn**?	Falx cerebri, Os ethmoidale
		Zieht der Schmerz von **hinten** in den **Kopf**?	Dura mater, M. trapezius
Wie empfinden Sie die Augenschmerzen?	Pressen des Kiefers	Als **Druck**?	Sinus cavernosus
		Trockene oder **tränende** Augen?	N. ophthalmicus
Wie ist der Ohrenschmerz?	retromandibulärer Druck	Stechend?	Druck vom Kondylus
		Pulsierend?	A. carotis
Oder ein Geräusch?		Tinnitus?	HWS, intraossäre Restriktion
Welcher Art sind die Halsschmerzen?	Zug/Druck	Globusgefühl?	N. laryngeus recurrens
		Heiserkeit?	Lamina praevertebralis
		Halsschmerzen ohne HNO-Befund?	N. vagus, R. internus
Wo genau sind die Nackenschmerzen?	Kopfhaltung = Okklusion	Kranial?	N. trigeminus, Tractus spinalis
		Schulter?	N. accessorius
Wie ist der Schwindel?	retromandibulärer Druck	Beim Aufstehen?	vegetativ
		Dreht es sich?	N. vestibularis
Wo sind die Rückenbeschwerden?	Okklusion	Im Stehen/Liegen/Sitzen?	Dura mater
Wie sind die Herzbeschwerden?	Kompression im Kiefergelenk	Ist es ein Druck?	Fascia thyreoidea, Lamina thyropericardia, infrahyoidale Muskulatur
		Arrhythmie?	N. vagus
Wo im Oberbauch ist der Schmerz?	Pressen des Kiefers, Zähneknirschen	Im Magenbereich?	Hyoid/Ösophagus
Im Unterbauch ist der Schmerz wo?	Pressen des Kiefers, Zähneknirschen	In der Blase?	Hyoid, Lig. falciforme, Lig. umbilicale
Hatten Sie ein Bagatelltrauma?	Schlag am Kopf?	Welcher Bereich?	Dura mater
	Stauchung der Wirbelsäule?	Welcher Bereich?	Dura mater
	Sturz auf das Steißbein?	Beim Sitzen, Gehen, Stehen?	Dura mater, Os sacrum
Leiden Sie an Stimmungsschwankungen?	Pressen des Kiefers	Depressionen? Angstgefühl? Unruhe?	limbisches System
Ist die Mundöffnung schmerzhaft?	–	Myogen? Arthrogen? Ligamentär?	wird im zahnärztlichen Bogen genauer untersucht
Haben Sie Probleme beim Kauen/Zubeißen?	–	Myogen? Arthrogen? Ligamentär?	wird im zahnärztlichen Bogen genauer untersucht

Die Eingangsuntersuchung ist die Grundlage und dient zur Dokumentation. Sie sollte bei jedem Patienten mit dem Verdacht auf eine CMD-Diagnose erstellt werden.

Der Screening-Bogen enthält folgende Unterpunkte:

- Parafunktionen
- Mobilität
- Nerven und Muskeln
- Gelenk und Bänder
- Suturen
- Membranen
- Sinus durae matris
- Faszien
- Knochen
- Body (Körper)

Praxistipp

Der Untersucher füllt mit einem roten Stift den Bogen aus, um zu einem späteren Zeitpunkt die Befindlichkeit des Patienten (blauer Stift) mit dem Befund (roter Stift) zu vergleichen.

8.4.1 Art der Untersuchung

Vermerkt wird, ob es sich um eine 1. Untersuchung, Zwischenbefunde (Status praesens) oder Abschlussuntersuchung handelt. Diese Erhebungen werden an die jeweiligen Fachrichtungen weitergeleitet.

Zwischenbefunde (Status praesens) sollen zur Dokumentation und zur neuerlichen Information für den Zahnarzt/Osteopathen oder einen Facharzt erstellt und weitergeleitet werden.

Abschlussbefunde gehören zu jeder Dokumentation. Gerade bei CMD-Patienten ist dies von entscheidender Wichtigkeit, da durch spätere Veränderungen an den Zähnen oder nach Bagatellunfällen eine behobene Schmerzsymptomatik erneut auftreten kann.

Aufgrund von Befunderhebungen lässt sich hervorragend nachvollziehen, welche Probleme älteren und welche neueren Datums sind.

8.4.2 Schmerzerfassung – Visuelle Analogskala (VAS)

Die VAS soll den subjektiven Schmerzzustand des Patienten widerspiegeln. Manche Patienten sehen darin ein Problem, die exakte Wiedergabe in einer Zahl anzugeben. Es kommt allerdings nicht darauf an, ob der Schmerz bei 2 oder 3 liegt. Wichtig ist, in welchem Bereich (2 – 3; 4 – 6; 7 – 9) das Schmerzempfinden angesiedelt ist:

- Schmerz 1 wird als kein Schmerz bezeichnet; er ist zu gering, um wahrgenommen zu werden.
- Marker 3 ist das Befinden, welches nicht bewusst wahrgenommen wird, wenn man beschäftigt ist, aber beim Nichtstun bewusst wird.
- Ab einem Wert von 4 und mehr ist das ZNS nicht mehr in der Lage, den Schmerz auszublenden.
- 9 – 10 ist der Schmerzzustand, der einen dazu treibt, alles zu unternehmen, egal was, um Schmerzfreiheit zu erlangen.

Ein Referenzwert zum Vergleich des Schmerzes muss dem Patienten an die Hand gegeben werden.

Praxistipp

Die Hautfalte zwischen Daumen und Zeigefinger eignet sich z. B. als eine solche Bezugsgröße. Drückt man mit Daumen und Zeigefinger diese Hautfalte leicht zusammen, entspricht dies der Referenz 1 = kein Schmerz. 10 ist der höchst vorstellbare Schmerz, vergleichbar mit einem 10 kg schweren Hammerschlag auf einen Fingernagel.

8.4.3 Parafunktionen

Parafunktionen sind keine Pathologien, sondern nur ein Hinweis auf eine mögliche Funktionsstörung!

Liegen mehr als 5 der folgenden Parafunktionen vor, muss differenzialdiagnostisch weiter untersucht werden. Es wird nach äußeren und intraoralen Befunden gesucht. Parafunktionen alleine sind nicht behandlungspflichtig, sondern einzig und allein ein Baustein, der dazu beitragen soll, Klarheit über ein multikausales Geschehen zu erlangen.

Alle sichtbaren Befunde werden in den entsprechenden Feldern angekreuzt.

Asymmetrie des Gesichts

Das Augenmerk richtet sich nach der Stellung der Mandibula:

- Liegt eine Abweichung der Mittellinie vor?
- Sind die Augen auf gleicher Höhe?

Oft sind diese Unterschiede sehr gering und nicht gleich ersichtlich. Gut zu sehen sind solche Abweichungen, wenn der Patient auf der Behandlungsbank liegt und man das Gesicht von oben her beurteilt. Gemessen wird dies mit einem Winkelmesser (▶ **Abb. 8.5 a**) oder durch eine Fotoanalyse (▶ **Abb. 8.5 b, c**).

Praxistipp

Zur Winkelmessung wird die Kinnmitte mit einem Punkt markiert. Die Position des Winkelmessers orientiert sich am Tragus und an der Kinnspitze.

Fotografien ermöglichen eine exaktere Analyse. Es bietet sich an, diese von vorne und der Seite anzufertigen, um mit vorgegebenen Parametern Linien darauf einzuzeichnen.

Auf dem **Frontalbild** werden folgende Linien eingezeichnet (▶ **Abb. 8.5 b**):

1. durch Nasion, subnasales Nasion und Gnathion (Kinnspitze)
2. durch beide Pupillen
3. durch den rechten und linken Mundwinkel
4. unterhalb der Frontzähne

Abweichungen der Mittellinie werden so deutlich.

Die **Fotoanalyse im Profil** findet in 3 Bezugsebenen statt (▶ **Abb. 8.5 c**):

1. Die Frankfurter Horizontale wird eingezeichnet, indem eine Linie vom Porion (dem oberen Rand des Gehörgangs) zur Orbita gezogen wird.
2. Eine senkrechte Linie wird im rechten Winkel zur Frankfurter Horizontalen von der Orbita eingezeichnet.
3. Eine 2. senkrechte Linie wird im rechten Winkel zur Frankfurter Horizontale durch das Nasion eingezeichnet.

Das **Abweichen der Mittellinie** kann bedingt sein durch:

- einseitig verstärkt ziehende Muskulatur
- durch eine Fixation der Kapsel auf einer Seite
- durch die unterschiedliche Höhe der Okklusion
- durch Einschränkung eines Gelenks
- durch genetische Anlage oder durch Entwicklung
- Diskusverlagerung ohne Reposition

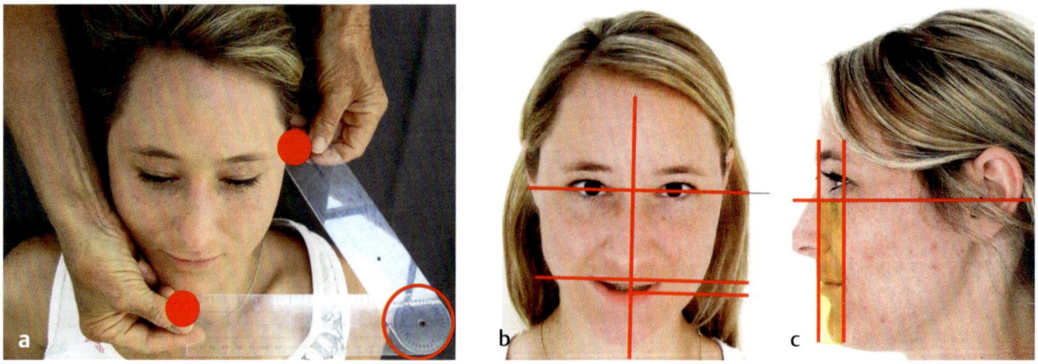

▶ **Abb. 8.5** Bestimmung der Gesichtssymmetrie.
a Winkelmessung am Kopf: Es kann die Gradzahl am Winkelmesser abgelesen werden.
b Frontalansicht: Verlaufen die horizontalen Linien parallel zueinander, entspricht dies dem Idealzustand. Abweichungen werden gut sichtbar.
c Profilbild: Der Idealzustand ist, wenn die Kinnspitze mittig zwischen der Senkrechten der Orbita und der Senkrechten von Nasion und Subnasion verläuft. Abweichungen werden gut sichtbar.

Masseterhypertrophie

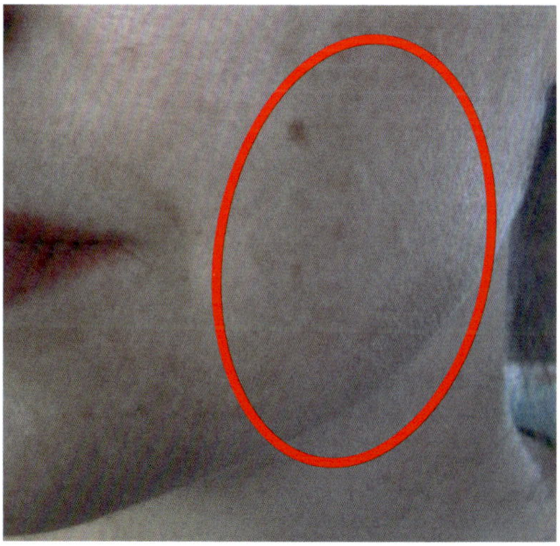

▸ Abb. 8.6 Masseterhypertrophie.

Der Sicht- und Tastbefund gibt Aufschluss, ob der M. masseter stark beansprucht wird und eine Hypertrophie vorliegt (▸ Abb. 8.6).

Ursachen. Überbeanspruchung durch Pressen, ständiges Kaugummi kauen

Aussage. Es ist ein Zeichen, dass stark gepresst wird.

Hyperaktivität des M. mentalis

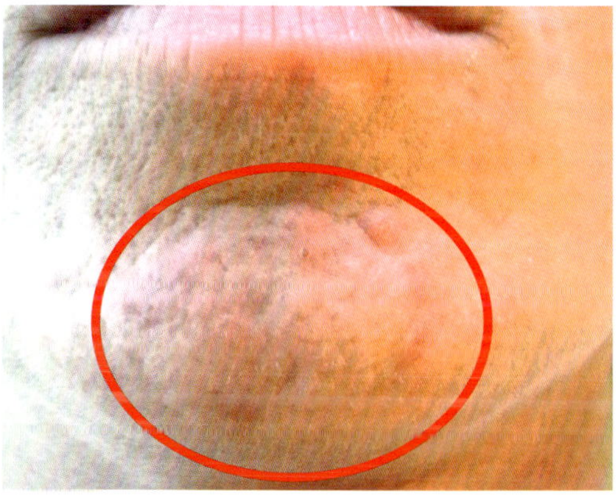

▸ Abb. 8.7 Hyperaktivität des M. mentalis.

Der M. mentalis gehört zu der mimischen Muskelgruppe, die keine Faszien aufweist. Sein Ursprung ist am Tuberculum mentale, und er zieht in den M. orbicularis ori. Durch zu starke Aktivität kann ein Grübchen zwischen den beiden Muskelbäuchen entstehen, ebenso eine ausgeprägte Labialfalte unter der Unterlippe (▸ Abb. 8.7). Der M. mentalis wird nach kranial dorsal aktiviert, durch diese Aktivierung kommt es u. a. zu einer sichtbaren Stippelung (rötliche Zeichenbildung im Muskelbauchbereich).

Ursachen. unzureichender Mundschluss durch zu kurze Oberlippe

Aussage. Durch einen nicht genügenden Mundschluss wird dieser Muskel zur Hilfe genommen. Aufgrund dieser Dysfunktion kann es zu einer Entstehung oder Verstärkung der Angle-Klasse II kommen. Es ist eine Kompensierung für eine zu kurze Oberlippe, in Abhängigkeit der skelettalen Disposition.

Mundwinkelrhagaden

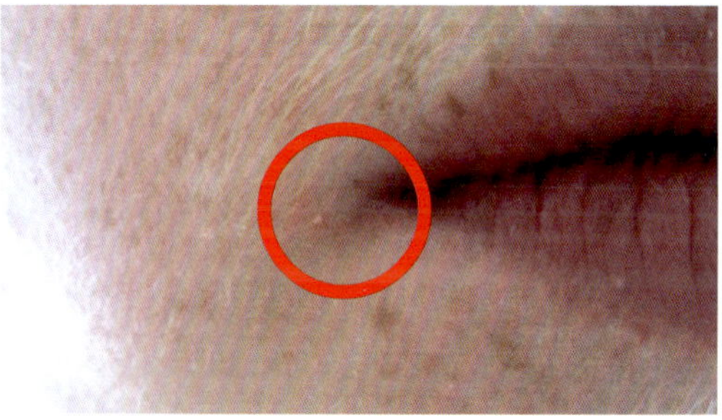

▸ Abb. 8.8 Mundwinkelrhagaden.

Diese erkennt man daran, dass die Mundwinkel leicht entzündliche Stellen aufweisen (▸ Abb. 8.8). Sie können sich auf einer oder beiden Seiten entwickeln.

Ursachen. Der Entstehungsmechanismus ist auf einen nicht luftdichten Verschluss des Mundes zurückzuführen, in dessen Folge es zu einem leichten Speichelfluss aus den Mundwinkeln kommt, dieser bildet die Rhagaden (Einrisse der Mundwinkel). Trotz ständiger Neubildung der Epithelzellen ist ein Heilungsprozess nicht möglich, da immer wieder Sekret in die Mundwinkel eindringt.

Diese Fehlfunktion kann nur dann aufgehoben werden, wenn es zu einem kompetenten Lippenschluss kommt. Trainingsprogramme der orofazialen Muskulatur müssen durch myofunktionelle Therapie eingesetzt werden, um die Parafunktion zu beheben. Gerade bei Kindern ist dies von großer Wichtigkeit, da sich die Zahnbögen noch in der Entwicklung befinden und der äußere Druck auf die Zähne diese Entwicklung unterstützt. Trainieren kann man den Mundschluss mit einem Face-Former (▶ S. 233).

Aussage. Die Lippen werden nicht ganz geschlossen, sodass Speichel austreten kann. Die Epidermis (gefäßlose obere Hautschicht) bekommt leichte Risse, die schlecht heilen, da die sonst übliche Schutzschicht (Hydrolipidfilm) der Haut in den Lippen fehlt.

Trockene Lippen

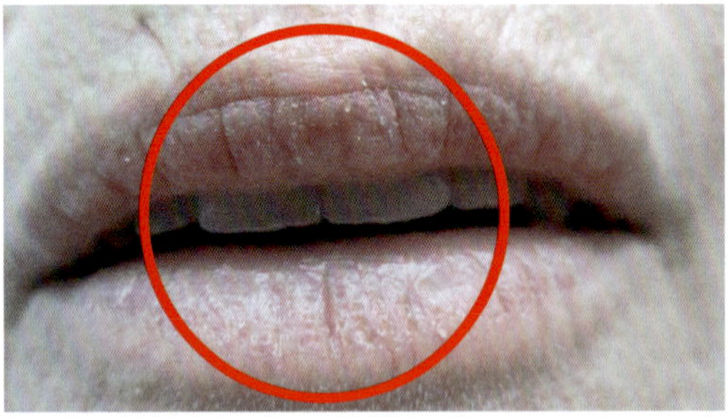

▶ **Abb. 8.9** Trockene, spröde, aufgesprungene Lippen bei inkompetentem Lippenschluss.

Sie sind leicht erkennbar an ihrer Rauigkeit, den Sprüngen und den aufgeplatzten Lippenstrukturen (▶ **Abb. 8.9**). Aber auch der ständige Gebrauch von Lippencreme lässt auf inkompetenten Lippenschluss schließen.

Ursachen:

- habituelle Dysfunktion: bei sehr vielem Reden, den Mund immer leicht geöffnet halten
- funktionelle Dysfunktion: zu kurze Oberlippe, Zahnspangen, Brackets
- zelluläre Dysfunktion: bei Wucherungen der adenoiden Vegetation, gestörter Nasenatmung

Durch Nasenobstruktion entsteht Mundatmung, Schnarchen, Sprechen durch die Nase (Rhinolalia clausa), Obstruktion der Eustachi-Röhre.

Ohne einen optimalen Mundschluss entwickelt sich eine Dysbalance der Zunge, Wange und der Lippenmuskulatur. Inkompetenter Lippenschluss hat nicht nur Einfluss auf das kindliche Gebiss, sondern auch bei Erwachsenen ist der äußere Druck der Lippen zur Erhaltung der physiologischen Zahnstellung wichtig.

Aussage. Durch inkompetenten Lippenschluss wird der Mund nicht oder nur unvollständig geschlossen. Die Lippen trocknen schnell und leicht aus, da in den Lippen der sonst übliche Hydrolipidfilm fehlt (s. o.).

Zungeneinlagerungen

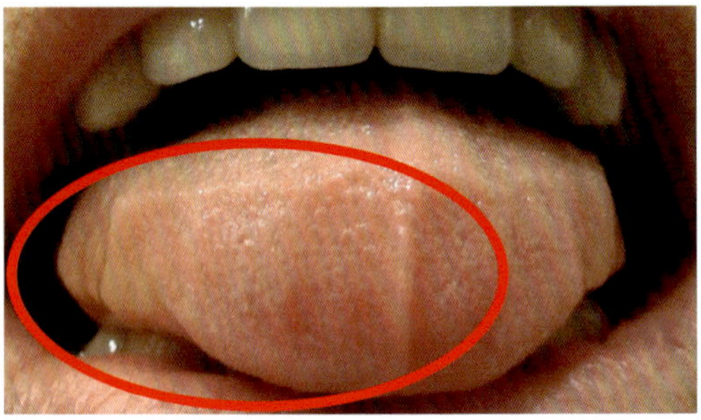

▶ **Abb. 8.10** Zungeneinlagerungen – Abdrücke der Zähne am lateralen Zungenrand.

Beim Sprechen, wenn sich der Mund öffnet und die Zunge sichtbar wird, weist die Zunge Abdrücke der Zähne am lateralen und manchmal auch frontalen Rand auf (▶ **Abb. 8.10**).

Ursachen:

- Vergrößerung der Zunge (Makroglossus):
  - Der starke äußere Zungenmuskel (M. genioglossus, Kinn-Zungen-Muskel) zieht die Zunge nach vorn, gleichzeitig wird der Zungenrücken flach (normalerweise liegt die Zunge mit der Zungenspitze am Foramen incisiva und der Zungenrücken an der Maxilla).
  - Die inneren Zungenmuskeln (Mm. longitudinalis superior und inferior und M. transversus linguae) verlaufen in alle Richtungen und dienen der Verformung der Zunge.
- Zungenpressen: eine der Ursachen für dentale und skelettale Abweichungen
- Zahnverlust und Lückenbildung: Diese fördert die Zungendyskinesie. Durch ständiges Spielen

(Druckaufbau) der Zunge in den Lücken erweitern sich die Zahnlücken.

- Pressen: Eine häufige Ursache ist das Pressen, bewusst bei psychischer Belastung, z. B. das Herunterschlucken von Problemen, ungerechte Kritik, „nicht den Mund aufmachen dürfen" oder unbewusst im Schlaf.

Aussage. Es kommt zur Veränderung der Okklusion durch die Fehlfunktion der Zunge, was wiederum andere Dysfunktionen nach sich zieht. Abdrücke an der Zunge können auf ein verändertes Schluckmuster hindeuten. Dem infantilen Schlucken liegt eine orofaziale Dyskinesie und/oder habituelle Fehlprogrammierung zugrunde.

Wangensaugen, Wangenbeißen

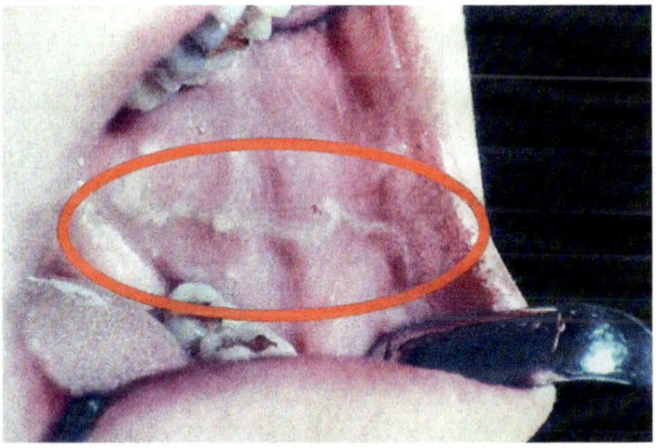

▶ **Abb. 8.11** Typische Linien in der Schleimhaut beim Wangenbeißen.

Beim Wangensaugen und -beißen handelt es sich um eine sehr häufige und auffällige Parafunktion, die in der Schleimhaut der Wangen in Höhe der Okklusionsebene zu finden ist. Durch Saugen und Beißen entstehen auf der Schleimhaut weiße erhabene Abdrücke in Form von Linien (▶ **Abb. 8.11**).

Dynamische Kontakte (Kaubewegungen) in molaren Segmenten ohne statische Abstützung sind Dysfunktionen, die ein Abrutschen verursachen, eine Verletzung der Schleimhaut ist die Folge. Das kann so weit gehen, dass nekrotische Veränderungen entstehen. Kommt zu einer Infraokklusion noch eine psychische Komponente dazu, wird sich ein Unterdruck in der Mundhöhle aufbauen (Saugen) und so eine Schleimhautverletzung verursachen.

Ursachen. Knirschen und Pressen, zu hohe/niedrige Füllungen, schlecht sitzende, kippende Prothetik, zusätzlich: Stress

Aussage. Der Körper sucht einen Weg, um unbewusste Probleme zu verarbeiten. Es sind Störungen der statischen und/oder dynamischen Kontakte vorhanden.

Schliffflächen an den Zähnen

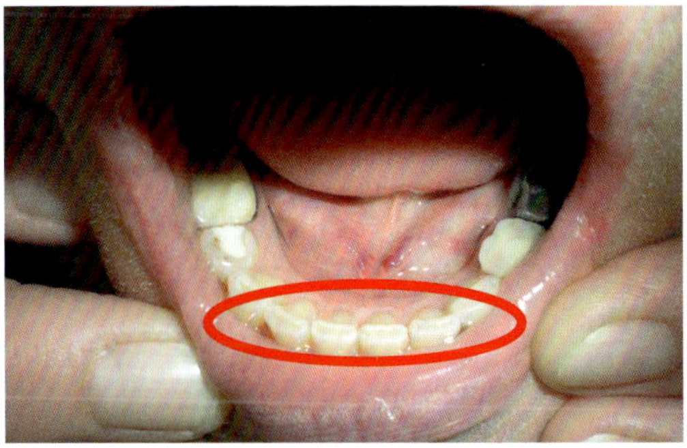

▶ **Abb. 8.12** Schliffflächen an den Zähnen – typische Abrasionen, Schleifspuren.

Die sonst spitz zulaufenden Schneidekanten der Frontzähne werden durch Parafunktion weggeknirscht, es entstehen Schliffflächen (Facetten). Der damit verbundene Verlust der Zahnhartsubstanz wird als Abrasion (lat. abrasio = Abkratzen) bezeichnet. Häufig findet man solche Abflachungen an den Eckzahnspitzen und in der Front (▶ **Abb. 8.12**). Alles was stört, wird weggeknirscht, funktionell wie emotional gesehen. Das ZNS wird immer versuchen, Störfelder zu beseitigen oder eine Möglichkeit zur Adaption zu finden.

Ursachen:

- Knirschen: Diese stellt auch eine Art Kaubewegung dar.
- Höhenverlust im Molarenbereich: In der Folge kann es zur Abflachung der Front und/oder des Eckzahns kommen.

Aussage. Knirschen sind Störfaktoren, die zu Parafunktionen führen, Parafunktionen wiederum können zum Knirschen führen.

Schlüssel-Schloss-Phänomene

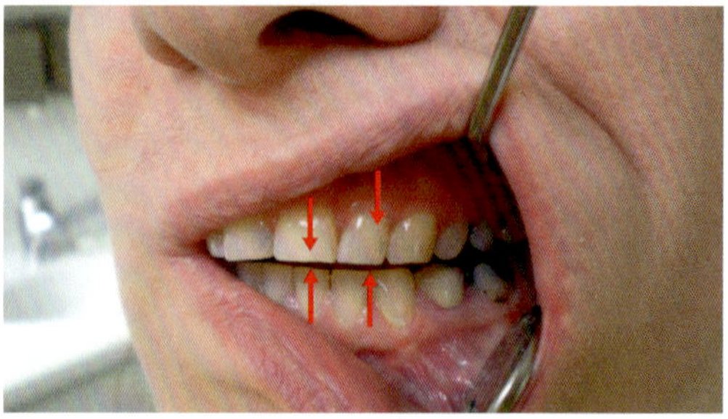

▸ **Abb. 8.13** Schlüssel-Schloss-Phänomene – typische Schleifspur der Frontzähne.

Um diese Parafunktion sichtbar zu machen, bittet man den Patienten, die Zähne des Ober- und Unterkiefers in der Front aufeinanderzubeißen mit der Hilfsanweisung: „Wie man einen Faden abbeißt." Durch das seitliche Verschieben sieht man, wie die Zähne der Front ineinander rasten (▸ **Abb. 8.13**). Dieses Schlüssel-Schloss-Phänomen ist bei CMD-Patienten fast immer zu sehen.

Ursachen. Knirschen als bewusste und unbewusste Verarbeitung von Stress, Störkontakte der Okklusion

Aussage. „Beiß die Zähne zusammen!" ist ein nicht seltener Ausspruch, der genau diese Schlüssel-Schloss-Phänomene verursachen kann, und zwar so lange, bis die Zähne des Ober- und Unterkiefers wie Schlüssel und Schloss ineinander greifen.

Schmelzsprünge der Zähne

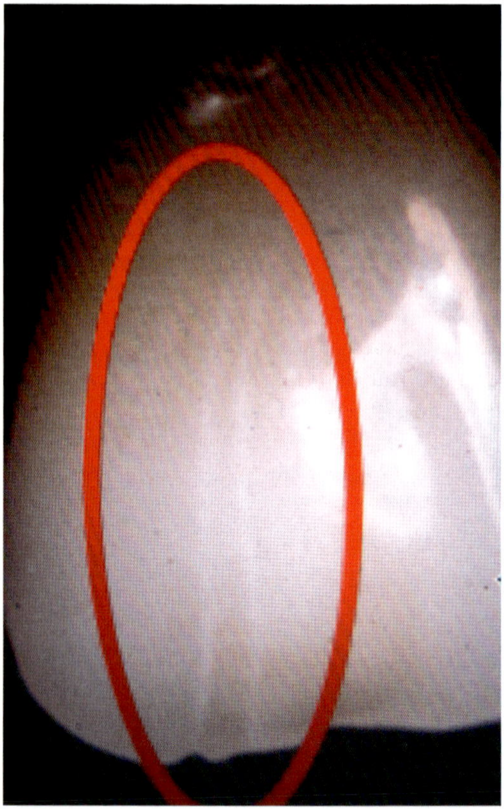

▸ **Abb. 8.14** Schmelzsprünge der Zähne – vertikal verlaufend.

Schmelzsprünge sind Haarrisse im Schmelz eines Zahnes (▸ **Abb. 8.14**). Der Verlauf ist in der zentralen Zahnlängsachse auf den ersten Blick nicht gleich erkennbar. Leuchtet man mit einer kleinen punktuellen Taschenlampe auf den Zahn, werden die Schmelzsprünge, so welche vorhanden sind, sichtbar.

Ursache. Kompression, thermische Einwirkung

Aussage. 80 – 90 % der klinisch sichtbaren Schmelzsprünge entstehen aufgrund von Spannungsphänomenen durch Druckeinwirkung oder Temperaturwechsel (Schröder 2000).

8.4.4 Okklusionstests

Der Osteopath muss sich einen Überblick verschaffen, um die gesamte okklusale Situation auf einen Blick zu erfassen. Die Situation des Zahnarztes ist eine etwas andere, da er über optimales Equipment zur Vermessung verfügt. Grundsätzlich muss man die Okklusion (wie auch bei der Schienenkontrolle) als Ganzes testen und nicht eine Seite oder einzelne Zähne.

Da durch die ständige zentralnervös gesteuerte Kontrolle von Muskeln, Bändern und Gelenkkapseln das Ergebnis verfälscht werden kann, wird eine **Neutral-Null-Haltung** benötigt, um die Okklusion beurteilen zu können. Dies ist die **stehende Position**, wie folgende Ausführungen zeigen.

Beim Vorliegen einer Schmerzsymptomatik bzw. dem Verdacht auf eine CMD können auch geringe Abweichungen der Okklusion wichtig sein.

Testverfahren

In der Zahnheilkunde misst man in µ, z. B. mit einer Shimstock-Folie (▸ **S. 53**), die geringste Abweichungen feststellt. Um einen Gesamtüberblick der Okklusion zu erhalten, wurde der **P-Scan** als einfaches Schnelltestverfahren entwickelt (▸ **Abb. 8.15**).

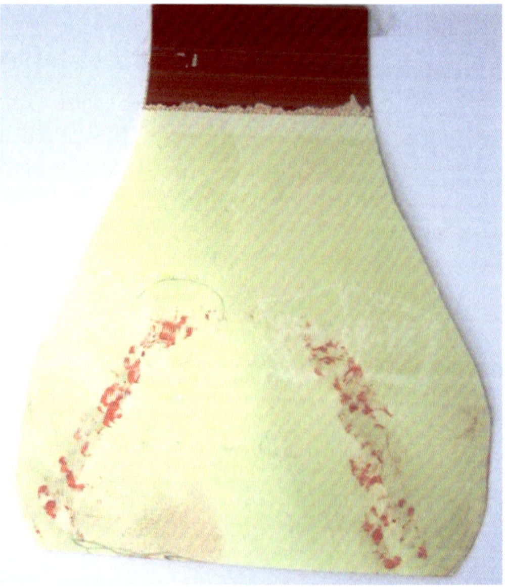

▸ **Abb. 8.15** Bissanalyse mit dem P-Scan – anhand der Farbgebung können direkt die Bereiche ermittelt werden, an denen die Druckbelastung ist (farbige Areale).

Der **T-Scan** ist ein Computerverfahren, das eine exakte 4-dimensionale Darstellung der Okklusion ermöglicht (▸ **Abb. 8.16** und ▸ **Abb. 8.17**).

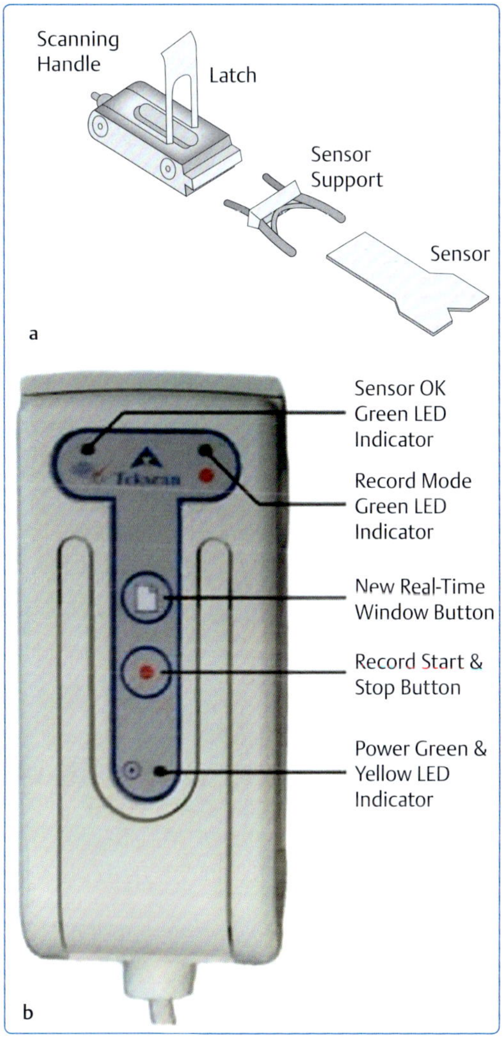

▸ **Abb. 8.16** Der T-Scan ist ein durch Sensoren gestütztes System. Die Sensoren gibt es in großer und kleiner Ausführung (small/large).
a Schematische Darstellung.
b Elektronisches Bedienteil.

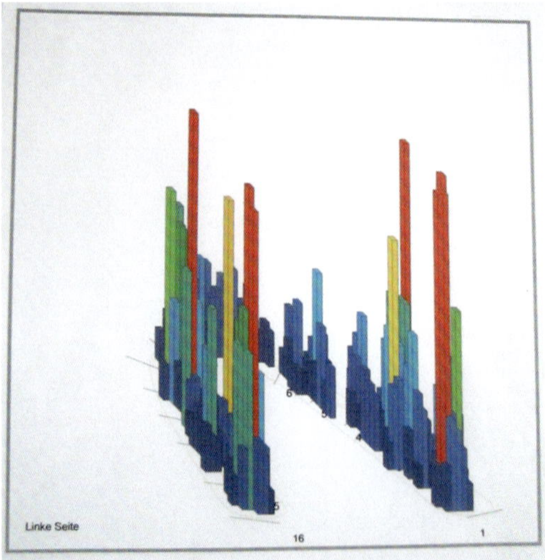

a

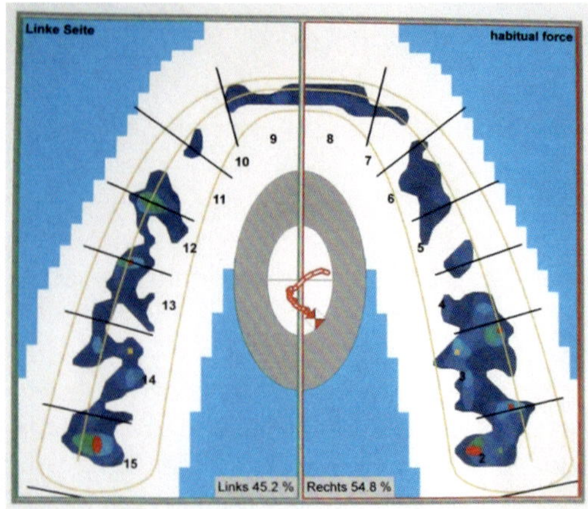

b

▸ **Abb. 8.17** Bissanalyse mit dem T-Scan – Rot: maximale Belastung, Gelb: hohe Belastung, Grün bis helles Blau: mittlere Belastung, Dunkelblau: minimale Belastung.
a 3-D-Darstellung der Bissanalyse mit Druckbelastung.
b Darstellung der Aufbissflächen mit Druckbelastung.

Vergleichstests

Um eine geeignete **Neutral-Null-Haltung** zu ermitteln und die angewandten Testverfahren zu vergleichen, wurde folgende Testreihe mit einer Probandin in verschiedenen Ausgangspositionen durchgeführt – mit hohen Schuhabsätzen, mit flachen Schuhen, sitzend auf dem Zahnarztstuhl, liegend auf dem Boden. Gemessen wurde jeweils mit dem P-Scan direkt gefolgt von der Messung mit dem T-Scan, um beide Okklusionsergebnisse direkt miteinander vergleichen zu können.

Die Ergebnisse der Vergleichstests werden derzeit von der Autorin im Rahmen ihrer Bachelorarbeit untersucht und wissenschaftlich evaluiert.

Im Stehen mit hohen Schuhen: Die Belastung auf beiden Seiten ist im P-Scan und T-Scan annähernd identisch (▸ **Abb. 8.18**). Es ist eine erhöhte Belastung auf beiden Seiten im Bereich der Molaren erkennbar, wobei diese gleichmäßig verteilt ist. Die Zentrik bewegt sich von rechts über die Mitte nach links und zurück und endet dann rechts retral. Die Darstellung der Zentrik ist mit dem P-Scan nicht möglich.

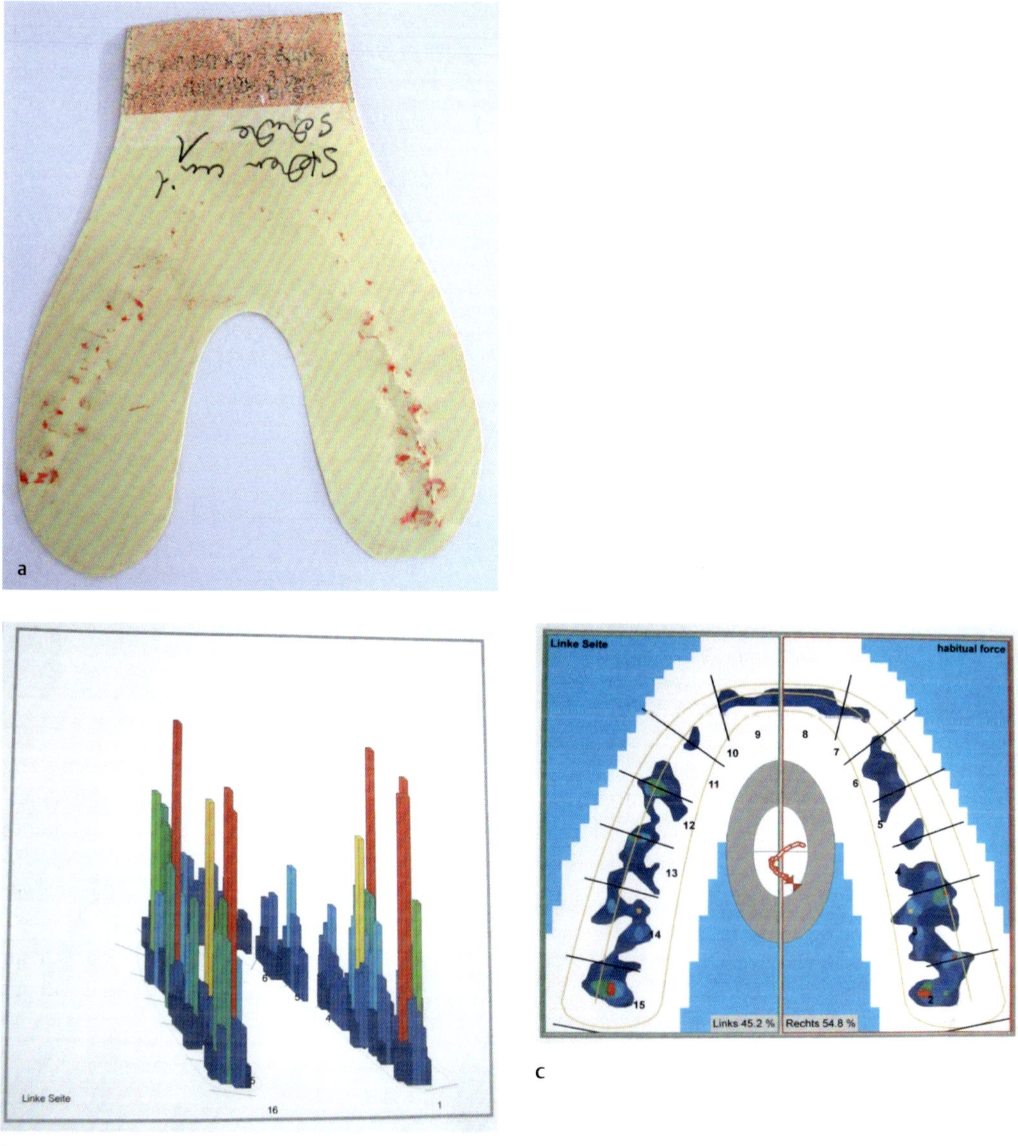

▸ **Abb. 8.18** Vergleichsmessung im Stehen mit hohen Schuhen.
a P-Scan.
b T-Scan in 3 D Darstellung.
c T-Scan der Bissfläche und Zentrik.

Im Stehen ohne hohe Schuhe: Der Unterschied zwischen hohen und flachen/keinen Schuhen ist gewaltig, die starke Belastung der letzten Molaren verringert sich von sehr hoch bis gering (► **Abb. 8.19**). Das heißt, die bilaminäre Zone wird entlastet. Mehr Belastung wird sichtbar im Frontbereich, aber ohne Frühkontakte. Die Zentrik bewegt sich von anfänglich in der Front bis fast mittig und zentriert sich mehr ventral.

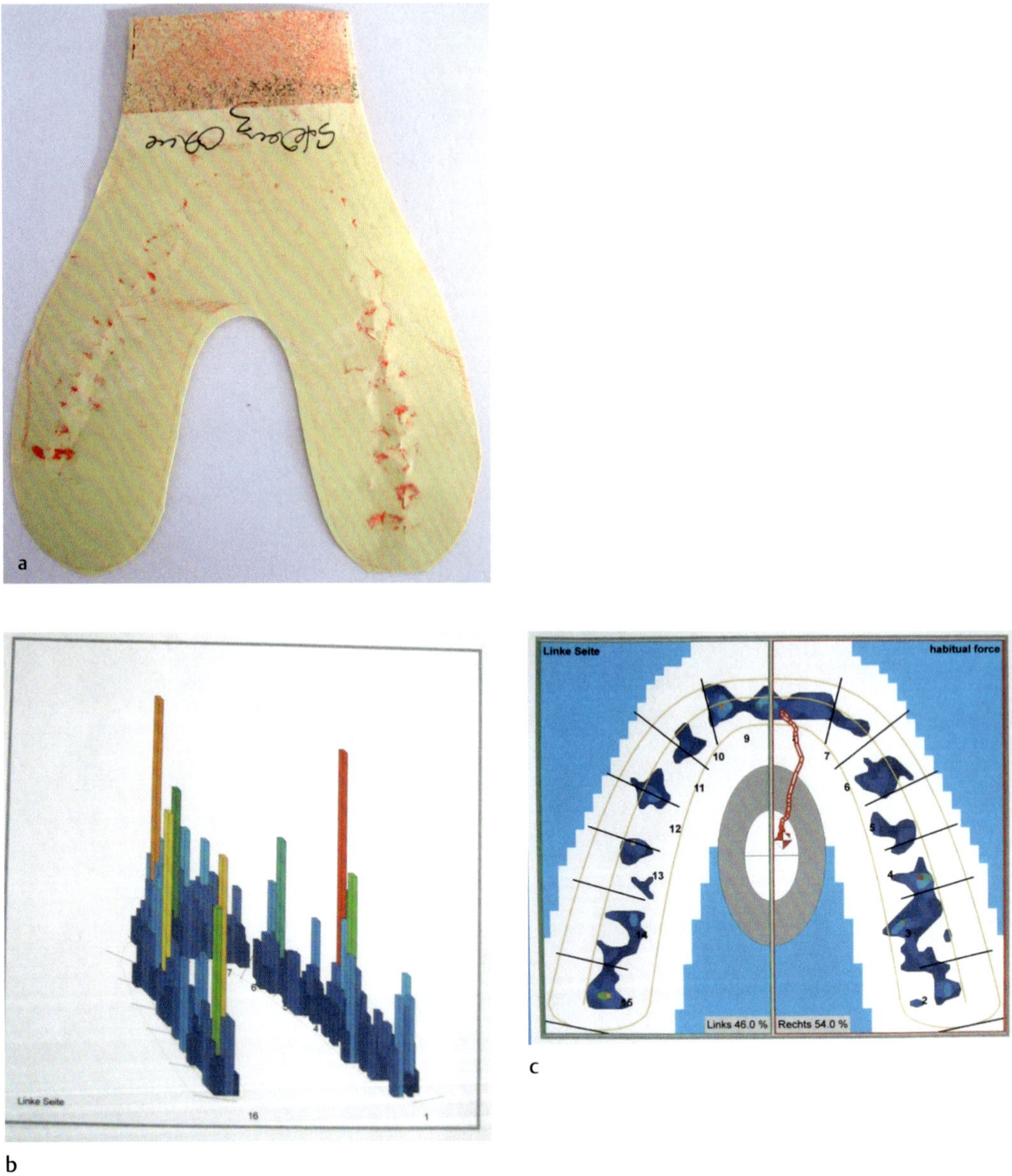

► **Abb. 8.19** Vergleichsmessung im Stehen ohne hohe Schuhe.
a P-Scan.
b T-Scan in 3-D-Darstellung.
c T-Scan der Bissfläche und Zentrik.

Liegend: Deutlich sichtbar ist der Unterschied der Belastung der rechten und linken Seite, die zuvor ausgeglichene seitliche Belastung verstärkt sich im Liegen links im molaren Bereich (▶ **Abb. 8.20**). Dies ist auch gut auf dem P-Scan zu erkennen. Auffallend ist, dass sich die Zentrik gut mittig, aber mehr dorsal befindet.

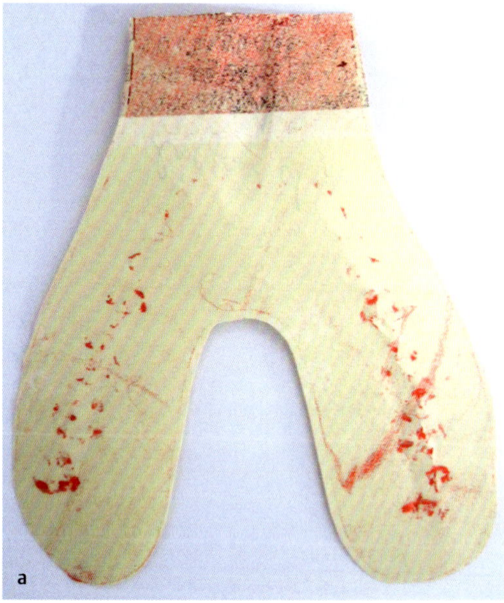

a

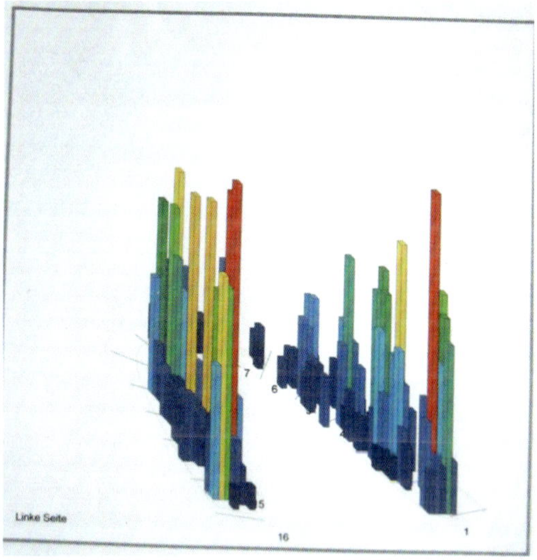

b

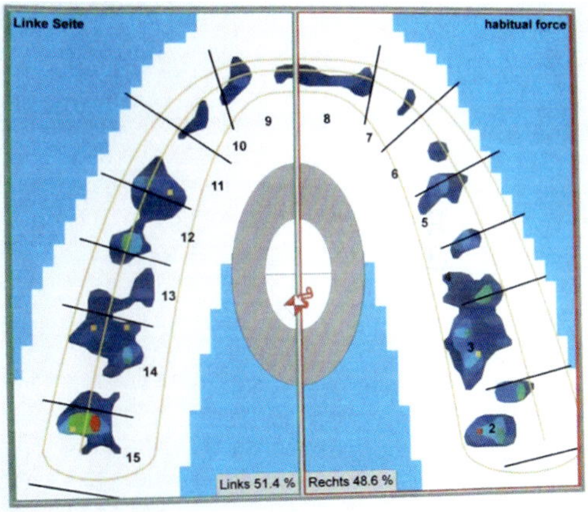

c

▶ **Abb. 8.20** Vergleichsmessung im Liegen.
a P Scan.
b T-Scan in 3-D-Darstellung.
c T-Scan der Bissfläche und Zentrik.

Sitzen im Zahnarztstuhl (eingestellt im Winkel von 45°): Die Belastungsvektoren der rechten und linken molaren Seite sind im Vergleich zum Liegen um das Vielfache erhöht (▶ **Abb. 8.21**). Das heißt, diese Veränderung belastet die bilaminäre Zone. Die beidseitige Belastung im Rechts-links-Vergleich ist wieder mehr auf die rechte Seite verlagert, was auch im P-Scan erkennbar ist.

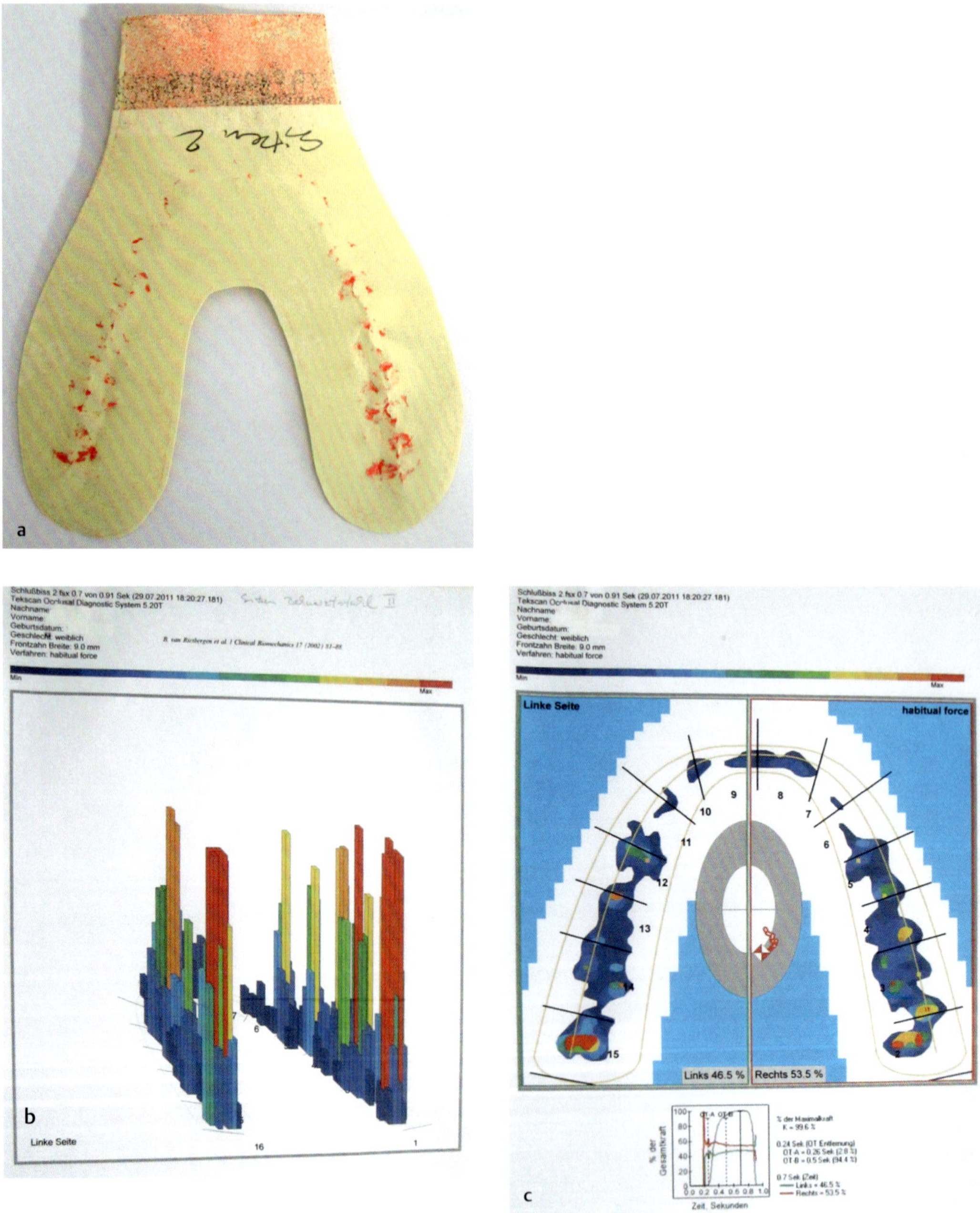

▶ **Abb. 8.21** Vergleichsmessung im Sitzen.
a P-Scan.
b T-Scan in 3-D-Darstellung.
c T-Scan der Bissfläche und Zentrik.

Aussage

Das Sichtbarmachen der gesamten Okklusion zeigt:

- den Druck einzelner Zähne
- einen Vergleich der rechten und linken Seite
- das Vorliegen von Frontkontakten
- Kontakte der Molaren

So ergibt sich aus der einfachen sichtbaren Analyse, dass die **aufrecht stehende Position**, unsere Neutral-Null-Haltung, zum Test der Okklusion am besten geeignet ist. Bei dieser ist die Druckverteilung im Kiefer sehr gleichmäßig, mögliche Abweichungen lassen sich daher gut erkennen. Zudem spiegelt sie am ehesten die normale Körperhaltung am Tage wider, da der Mensch ca. 60 – 70% des Tages in aufrechter Haltung verbringt.

Für den Therapiebereich ist der einfache P-Scan-Test ausreichend, um sich einen Überblick zu verschaffen. Dem Zahnarzt stehen differenziertere Methoden zur Verfügung, die er auch zur absoluten Genauigkeit benötigt.

8.4.5 Gelenkgeräusche

Geräusche im CMS treten bei ca. 32% der Patienten auf. Differenzialdiagnostisch unterscheidet man Knack- und Reibegeräusche (Krepitation). Die Ursachen sind unterschiedlich:

- **Knackgeräusche:** Diskusknacken kann von ganz leise bis sehr laut reichen, sodass außenstehende Personen dies gut hören und als störend empfinden können. Knackgeräusche können u. a. durch das Gelenk selbst, Ligamente, Diskussubluxation, Diskusverlagerung mit und ohne Reposition sowie Hypermobilität ausgelöst werden (Kopp 2009).
- **Krepitationen** (Reibegeräusche): Diese werden von den Patienten meist nicht registriert. Sie beruhen auf einer Veränderung der Gelenkoberfläche (Abbau des Knorpels).

Kiefergelenksgeräusche können differenziert werden in:

- **initial:** am Beginn der Mundöffnung auftretend
- **intermediär:** in der Mitte der Mundöffnung auftretend
- **terminal:** am Ende der Mundöffnung auftretend

Ursachen:

- Kondylushypermobilität
- Diskushypermobilität
- Gelenkflächenveränderung
- Lig. laterale
- Diskusverlagerung mit Reposition
- Diskusverlagerung ohne Reposition

Die Differenzierung der Geräusche ist v. a. als weiterer Hinweis auf die mögliche ursächliche Störung zu werten. Für den Therapeuten ist es wichtig, die Gelenkgeräusche zu erkennen und den Patienten an den Facharzt weiterzuleiten. Die genaue Analyse der Knack- und Reibegeräusche obliegt dem Zahnarzt.

Knackgeräusche

Ein möglicher Hinweis auf die Lokalisation der Störung kann ein einfacher Test ergeben. Dazu wird eine dynamische Kompression der Mandibula nach kranial-dorsal ausgeübt und das begleitende Knackgeräusch bestimmt:

- Knacken an gleicher Stelle: Gelenkfläche
- Es knackt nicht mehr: Lig. laterale, Diskussubluxation
- Es knackt nicht mehr, aber die Mundöffnung ist eingeschränkt: totale Diskusverlagerung ohne Reposition

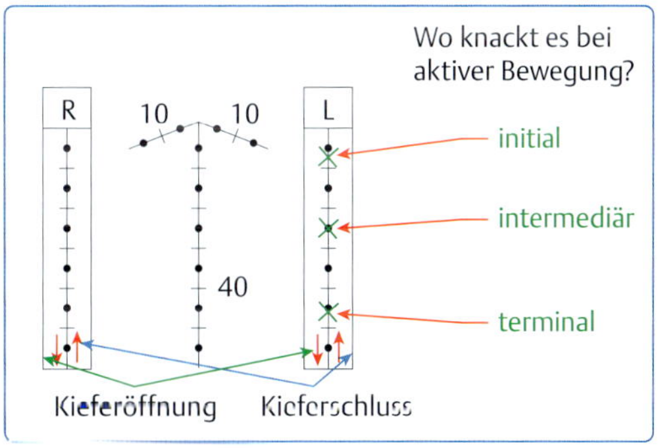

▶ **Abb. 8.22** Erfassung von Knackgeräuschen.

Vorgehen. Die Beurteilung von Knackgeräuschen erfolgt mittels eines doppelseitigen Stethoskops, das rechts und links von außen an die Kiefergelenke angelegt wird. Man bittet den Patienten, den Mund zu öffnen und zu schließen. Beurteilt wird, wo und wie die Geräusche sind (▶ **Abb. 8.22**).

Beispiel. Tritt das Geräusch bei 15 mm Schneidekantendistanz auf, wird es mit einem Sternchenzeichen auf dem Befundbogen der Öffnungsbahn der Grafik eingezeichnet. Ebenso werden die Geräusche der Schließungsbahn eingetragen. Diese vereinfachte Testung der Geräusche sollte auch ein Osteopath kennen, um in der Therapie gezielt die Problematik angehen zu können.

Reibegeräusche (Krepitation)

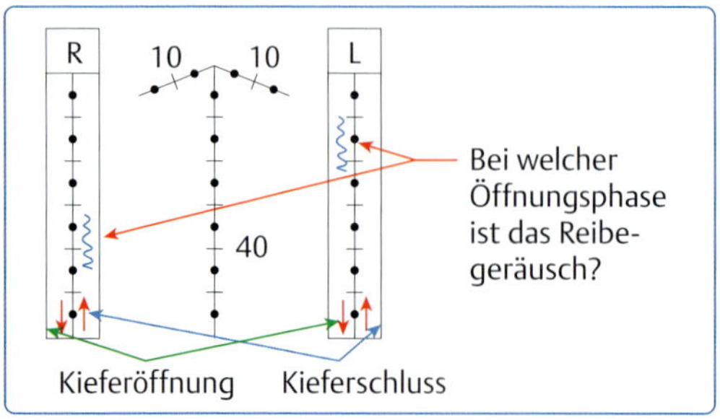

► **Abb. 8.23** Erfassung von Reibegeräuschen – Krepitationen werden als senkrechte Zick-Zack-Linie eingetragen, Knackgeräusche mit einem Stern.

Vorgehen. Mit einem doppelseitigen Stethoskop, das an beiden Seiten des Kiefergelenks angelegt wird, sind die Geräusche gut hör- und lokalisierbar. Diese werden ebenfalls vermerkt (► **Abb. 8.23**). Gelenkgeräusche gelten als Hinweis auf eine kraniale Funktionsstörung.

Krepitation ist nicht grundsätzlich als pathologisch zu betrachten, aber ein weiteres Indiz einer CMD-Diagnose. Eine große Anzahl der Bevölkerung weist Reibegeräusche auf, die langfristig gesehen keine schweren klinischen Symptome verursachen (Green u. Laskin 1988). Bei Männern muss man darauf achten, dass die Bartstoppeln Reibegeräusche verursachen können und nicht die Krepitation der Grund ist.

Aussage. Durch Veränderung der Gelenkoberfläche wird die Gleitfunktion aufgrund von Belastung gestört, Gelenkknorpel wird abgebaut und es kommt zu typischen Reibegeräuschen. Krepitation verursacht in den wenigsten Fällen Schmerzen oder Bewegungseinschränkungen und wird von den Patienten kaum beachtet.

8.4.6 Mobilität

Verschiedene Untersuchungen sind notwendig, um eine sichere Diagnose zu erstellen. Dieser Screening-Teil soll einen Überblick zur Mobilität des Kiefers geben, wobei eine Differenzierung zwischen myogenen und arthrogenen Problemen erfolgt. Derartige Störungen der Funktion findet man bei 39 % der CMD-Patienten.

Es können folgende Abweichung der Unterkiefermitte von der physiologischen Bewegungsbahn vorliegen, die unter Einsatz differenzialdiagnostischer Techniken durch einen Zahnarzt genau untersucht werden sollten.

Vorgehen. Dyskoordinationen werden auf der Mittelsenkrechten mit einer Wellenlinie eingezeichnet, Deviation mit einer gebauchten Linie, Deflektion mit einer Linie, die zu der Seite zeigt, in die die Abweichung geht. Daneben werden die Reibe- und Knackgeräusche auf der Mundöffnungsebene eingetragen, auf der sie stattfinden (s. o.).

Dyskoordination bei aktiver Mundbewegung

Eine Dyskoordination liegt vor, wenn sich der Unter- und Oberkiefer in Bezug zueinander bei aktiver Mundöffnung bzw. aktivem Mundschluss in **Schlangenlinie** verschieben.

Aussage. Die Dyskoordination kommt häufig vor und ist nur ein Zeichen einer myogenen CMD. Es ist eine Überlastung der Kaumuskulatur (M. temporalis, M. masseter, M. pterygoideus lateralis und medialis) sowie des Lig. sphenomandibularis, Lig. stylomandibularis.

Deviation bei aktiver Mundbewegung

Weicht der Unterkiefer bei aktiver Mundöffnung zu einer Seite aus und geht wieder in die **Ausgangsstellung** zurück, liegt eine Deviation vor.

Aussage. Die Deviation kommt relativ oft vor und ist ein Befund, der eher auf eine myogene CMD hinweist.

Aufgrund der Muskelbeteiligung kann die Ausweichrichtung in die gegenläufige Richtung der eigentlichen Störung erfolgen.

Beispiel. Besteht eine Fixation der linken Kapsel und des Gelenks, geht die Deviation aber zur rechten Seite, mag das zunächst paradox klingen. Dies ist wie folgt nachvollziehbar: Durch eine Fixation des Os hyoideum nach rechts ergibt sich ein Zug auf den M. digastricus mit seinem Ursprung, dem Venter posterior, sowie den M. omohyoideus, dadurch schwingt die Mandibula erst nach rechts und dann wieder in die Mitte zurück.

Eine Ausnahme besteht, wenn eine Gelenkflächenveränderung vorliegt.

Deflektion bei aktiver Mundbewegung

Unter einer Deflektion versteht man das Abweichen der Mandibula in der Frontalebene zu einer Seite bei der Mundöffnungsbewegung **ohne** Rückkehr zur Mitte.

Aussage. Die Deflektion kommt relativ selten vor und ist ein deutliches Zeichen für eine Diskopathie (arthrogene CMD). Ein intrakapsuläres Infiltrat führt ebenfalls zu einer Deflektion des Unterkiefers.

Der Unterschied zwischen einer Deviation und einer Deflektion besteht darin, dass sich die Mandibula bei der Deviation zur Mitte zurückbewegt oder sie bei der Deflektion in der abgewichenen Position bleibt.

Hypo- und Hypermobilität

Positive Befunde bei den Messungen von Hypo-/Hypermobilität sind nur ein weiteres mögliches Zeichen für das Vorliegen einer CMD und auch nur bei mehreren Zusatzbefunden behandlungspflichtig.

Vorgehen. Es werden die Mundöffnung, die Mediotrusion rechts und links gemessen und in mm eingetragen. Es wird nachgefragt, ob der Schmerz bekannt ist. Falls ja, erfolgt eine weitere Eruierung von Schmerzlokalisation sowie Schmerzintensität auf der VAS von 1 – 10 (► S. 89). Gibt der Patient einen Schmerz an, wird die eingetragene Zahl mit einem Strich mit der entsprechenden Körperstelle verbunden.

Die Testung erfolgt aktiv, passiv und isometrisch:

- Ist der Schmerz provozierbar?
- Ist der Schmerz bekannt?

Passive Testung

Das sog. **Endgefühl** ist durch die jeweilige anatomische Struktur gegeben. Die Beurteilung obliegt dem Behandler:

- normales Endgefühl: elastisch, mit anatomischem Stopp
- hart ligamentär: Ligamente verursachen bei dem Test einen abrupten, harten Stopp.
- fazilitierend: Muskulatur erlaubt keine koordinierte Bewegung (Kraftverlust).

Ein Test der Mobilität ist bei gesunden Kiefergelenken nie schmerzhaft!

Eine Mundöffnung im Normbereich beträgt ca. 40 mm, eine Mediotrusion ca. 10 mm. Mehr oder weniger große Abweichungen müssen nicht pathologisch sein, es kommt auf das Verhältnis zwischen Mundöffnung und den Mediotrusionswerten an.

Missverhältnisse der Kieferöffnung sind im Verhältnis zu dem Bewegungsausmaß der Mediotrusionsangaben zu bewerten. Die physiologische Relation liegt bei 4:1.

Beispiel. Mundöffnung 50 mm, Mediotrusion rechts sowie links je 12,5 mm; da diese in Übereinstimmung zueinander stehen, liegt keine Pathologie vor. Werte wie z. B. Mundöffnung 30 mm, Mediotrusion rechts 15 mm, links 10 mm zeigen eine Pathologie, und es sollte der Zahnarzt eingeschaltet werden.

Overbite und Overjet

Overbite (vertikaler Frontzahnüberbiss) und Overjet (horizontaler Frontzahnüberbiss) sind Informationen über die Lage des Unterkiefers zum Oberkiefer (► S. 58 ff.). Für die Bewertung sind folgende Fragestellungen wichtig:

- Wie steht das Kinn im Verhältnis zur Nase?
- Überlappen (Deckbiss) die oberen Schneidezähne vollständig die untere Zahnreihe?
- Liegt ein offener Biss vor?
- Stoßen die Frontzähne des Oberkiefers an die unteren (31, 32 und 41, 42)?
- Berühren sich die Schneidekanten des Ober- und Unterkiefers (Kopfbiss)?
- Flieht das Kinn nach dorsal (Oberkieferprotrusion)?

Vorgehen. Um den **Overbite** zu bestimmen, werden die Zähne habituell geschlossen und ein Strich unter den oberen Frontzähnen auf die unteren gezeichnet. Den Mund öffnen lassen und mit einem Lineal, vom Strich bis zu der Zahnoberkante, die mm messen und eintragen (▸**Abb. 6.7**, **S. 58**). Dieser Wert wird später zur Mundöffnung dazugerechnet, um den Wert der Gesamtöffnung zu erhalten. Das Gleiche wird beim **Overjet** gemacht, nur dass man jetzt den Abstand der oberen zu den unteren Zähnen in der Sagittalebene misst (▸**Abb. 6.8**, **S. 58**).

Aussage. Durch Messung des Overjets wird die posteriore bzw. anteriore Verlagerung der Mandibula in mm bestimmt. Ist diese ventral verschoben, kommt es zum Frühkontakt des Frontbereichs, stehen die Zähne Front auf Front handelt es sich um ein Kopfgebiss.

Mundöffnung, aktive

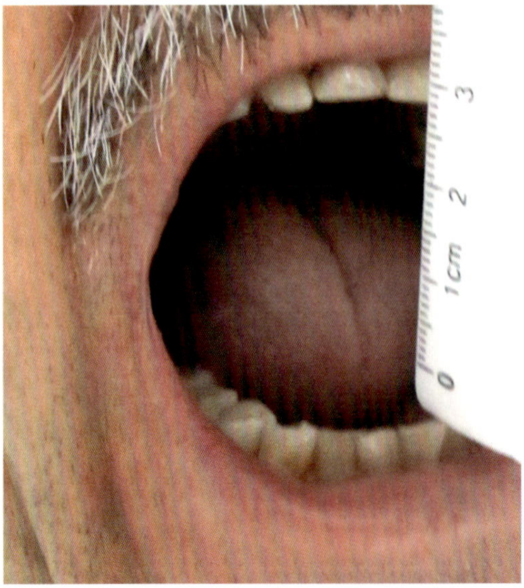

▸**Abb. 8.24** Aktives Öffnen des Mundes.

Vorgehen. Man lässt den Patienten aktiv den Mund öffnen und vermisst mit einem Lineal oder einer Schublehre die Weite der Mundöffnung (▸**Abb. 8.24**), die in dem entsprechenden Feld eingetragen wird (Normbereich ca. 40 mm). Zu dem erhobenen Wert addiert man noch den Überbiss (Overbite) der vorhergegangenen Messung hinzu, um die gesamte Mundöffnung zu erfassen.

Gefragt wird außerdem, ob ein Schmerz entsteht und ob dieser bekannt ist oder nicht. Wenn ja, erfolgt die Erfassung der Lokalisation und Bestimmung der Intensität auf der VAS. Es kommt auch vor, dass es schmerzt, ohne dass die betreffende Person den Schmerz je registriert hat. Auch in einem solchen Fall ist dies im Screening-Bogen zu vermerken.

Aussage. Ob und wie weit sich der Mund öffnen lässt, erlaubt eine Aussage über die Hypo- oder Hypermobilität des Kiefergelenks (s. o.).

Mundöffnung, passive

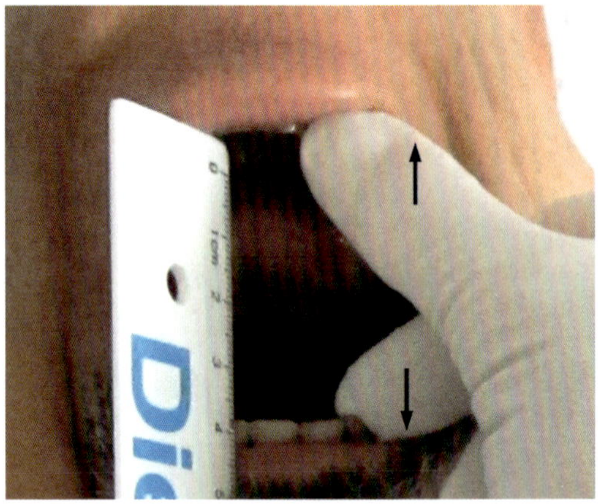

▸**Abb. 8.25** Öffnen des Mundes mit dem Scherengriff.

Vorgehen. Den Mund öffnen lassen, den Daumen auf die untere Zahnreihe, den Zeigefinger an die obere Zahnreihe legen (Scherengriff; ▸**Abb. 8.25**). Daumen und Zeigefinger schieben mit leichtem Druck Ober- und Unterkiefer auseinander. Dann erfolgt die Messung in mm, die in das entsprechende Feld einzutragen ist.

Aussage. Bestimmt wird die passive Dehnung, wobei die Elastizität und das Endgefühl beurteilt werden:

- elastisch
- hart ligamentär
- Tritt bei der passive Dehnung ein Schmerz auf?
- Ist dieser bekannt oder nicht?
- Wenn ja, wo ist dieser lokalisiert und wie stark ist er auf einer VAS?

Mundöffnung, isometrische

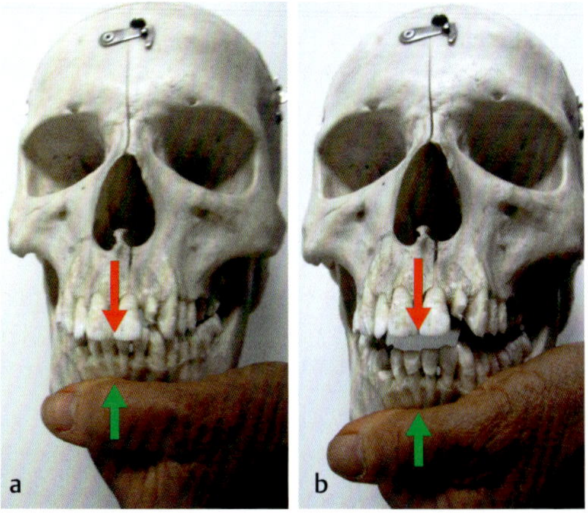

▶ **Abb. 8.26 a, b** Isometrische Mundöffnung.

Vorgehen. Der Patient wird aufgefordert, den Mund leicht zu öffnen. Die Hand der Testperson greift unter das Kinn und hält den gleichen Widerstand (▶ **Abb. 8.26**), den der Patient bei seiner Mundöffnung vorgibt (isometrisch).

Wird ein schmerzhafter Befund angegeben, kann dies myogen oder arthrogen bedingt sein. Dann erfolgt die isometrische Testung in einer 2. Position bei vermehrter Mundöffnung:

- Ist es weiterhin schmerzhaft, dann ist es myogen.
- Ist es schmerzfrei, dann ist es arthrogen, da eine andere Position getestet wird.

Aussage. Oft sind die entstandenen Schmerzen den Patienten nicht bewusst und dennoch ein weiterer Hinweis für eine CMD-Diagnose.

- Ist die Muskulatur kraftlos? Fehlt eine koordinierte Bewegung durch die Muskulatur (fazilitierend)?
- Ist der Schmerz bekannt?
- Entsteht im Körper ein Schmerz, der nicht mit dem Kiefer in Verbindung gebracht wird? Ist dieser bekannt oder nicht?
- Wenn ja, welchem Wert entspricht dieser auf der VAS? Wo ist der Schmerz lokalisiert?

Dieser isometrische Provokationstest kann in gewisser Weise einen Hinweis geben über Schmerzempfindungen im Körper, auch in weiter entfernten Regionen, z. B. Fuß, Becken usw.

Mediotrusion, aktive – rechts und links

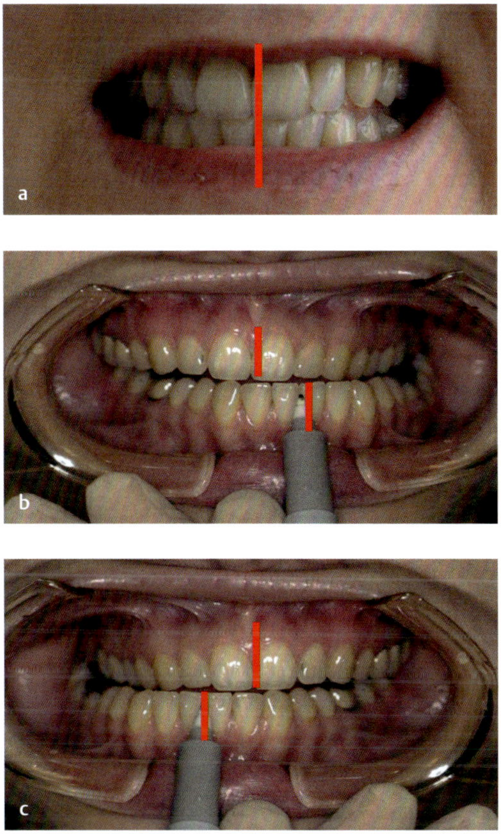

▶ **Abb. 8.27** Aktive Mediotrusion.
a Nullstellung.
b Mediotrusion rechts.
c Mediotrusion links.

Die Mediotrusion ist das seitliche Verschieben der Mandibula aus Sicht der Balanceseite (▶ **S. 199** f.). Es wird die Mediotrusion rechts und links getestet. Das Verhältnis der Mediotrusion von rechts und links gibt Aufschluss über das Gelenk, die Kapsel, die Ligamente, die Muskulatur und den Diskus.

Vorgehen. Es wird auf den Frontzähnen ein Strich mit einem Permanentmarker auf der vorher mit einer Watterolle getrockneten Fläche aufgetragen (▶ **Abb. 8.27 a**). Der Patient wird aufgefordert, die Mandibula zu seiner rechten Seite zu bewegen. Die Differenz des oberen und unteren Markers wird abgelesen und notiert; das Gleiche wird zur linken Seite gemacht (▶ **Abb. 8.27 b, c**). 10 mm ist die Norm zu je einer Seite. Die physiologische Relation Mundöffnung zu Mediotrusion beträgt 4:1.

Daneben wird erfragt, ob ein Schmerz auftritt. Wenn ja, wo und wie viel (VAS)?

Aussage. Durch diesen Test erhält man eine Information über den Zustand der Kapsel, Bänder und der Muskulatur. Gibt der Patient z. B. bei einer Mediotrusion rechts im linken Kapselbereich einen Schmerz an, so kann es die Kompression in das Gelenk sein, ist die Schmerzangabe rechts, handelt es sich um einen Dehnungsschmerz.

Mediotrusion, passive – rechts und links

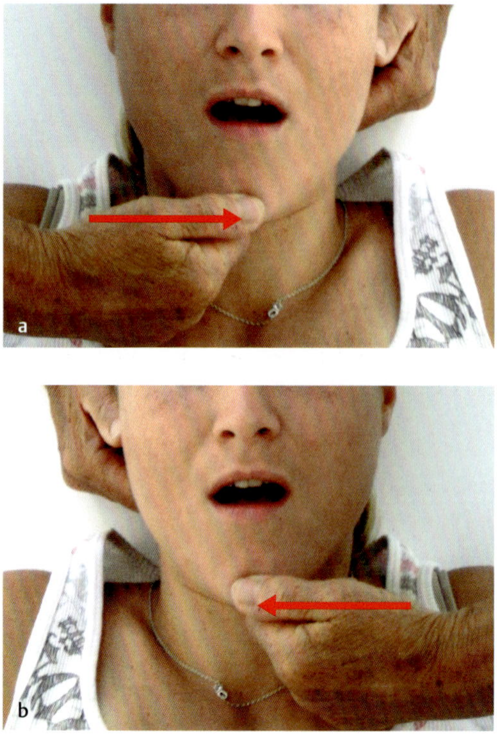

▸ **Abb. 8.28** Passive Mediotrusion.
a Mediotrusion rechts.
b Mediotrusion links.

Vorgehen. Der Patient wird aufgefordert, die Mandibula zu seiner rechten Seite zu bewegen und dort zu verharren. Der Osteopath bewegt passiv weiter, prüft die Elastizität und trägt diese in das entsprechende Feld ein. Analog wird die Mediotrusion links geprüft (▸ Abb. 8.28).

- Wie ist das Endgefühl? Hart? Weich elastisch?
- Entsteht ein Schmerz? Wenn ja, wo liegt dieser auf der VAS?

Aussage. Es kann nachvollzogen werden, wie elastisch das Lig. laterale, Lig. sphenomandibulare, Lig. stylomandibulare und die Capsula articularis sind:

- Tritt der Schmerz auf der passiv nachgedehnten Seite auf, so handelt es sich um einen Dehnungsschmerz.
- Ist dieser auf der kontralateralen Seite lokalisiert, um einen arthrogenen Schmerz (Kompression).

Mediotrusion, isometrische – rechts und links

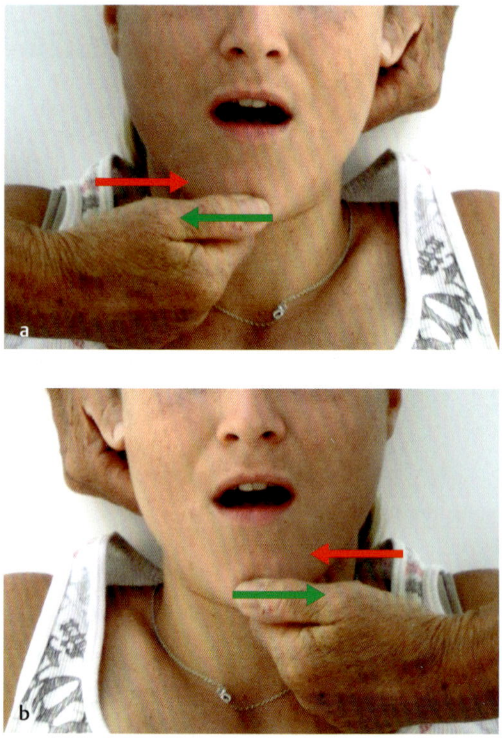

▸ **Abb. 8.29** Isometrische Mediotrusion.
a Mediotrusion rechts.
b Mediotrusion links.

Vorgehen. Der Patient wird aufgefordert, die Mandibula zu seiner rechten Seite zu bewegen und dort zu verharren. Die Hand der Testperson greift unter das Kinn und gibt den gleichen Widerstand dagegen nach links (isometrisch). Gleiche Vorgehensweise zur anderen Seite (▸ Abb. 8.29).

Aussage. Oft sind die entstandenen Schmerzen den Patienten nicht bewusst und dennoch ein weiterer Hinweis für eine CMD-Diagnose.

- Ist die Muskulatur kraftlos? Fehlt eine koordinierte Bewegung durch die Muskulatur (fazilitierend)?
- Ist der Schmerz bekannt?
- Entsteht im Körper ein Schmerz? Ist dieser bekannt oder nicht?
- Wenn ja, welchem Wert entspricht dieser auf der VAS? Wo ist der Schmerz lokalisiert?
- Wie ist der Seitenvergleich?

Der isometrische Test soll eine weitere Information über die Muskulatur, Gelenke und Ligamente geben:

- Befindet sich der angegebene Schmerz auf der isometrischen Seite, so ist es ein myogener Schmerz.
- Ist der Schmerz kontrateral lokalisiert, dann handelt es sich um einen arthrogenen Schmerz.

8.4.7 Nerven und Muskeln

Die 3 Äste des Ganglion trigeminale reagieren bei einer Trigeminusneuralgie auf geringste Irritation mit Schmerzattacken. Bei vielen Patienten sind 2 und mehr Austrittspunkte schmerzhaft palpierbar. Auf den Seitenvergleich muss geachtet werden.

Liegen mehr als 2 positive Befunde vor, muss unbedingt ein Neurologe konsultiert werden!

Die Muskeltests spiegeln ein klares Bild wider von dem, was der Patient empfindet. Dabei kommt es nicht darauf an, ob gemäß der VAS 1 oder 2 Schmerzgrade mehr oder weniger angegeben werden. Die Aussage, in welchem Bereich der Schmerz angesiedelt ist, ist wichtig. Des Weiteren erkennt man deutlich, welche Seite muskulär überbelastet ist, und der Untersucher kann dann bei der Beurteilung des Gesamtbogens exakte Rückschlüsse ziehen.

Vorgehen. Der Patient wird aufgefordert, seinen Schmerz auf der VAS von 1 – 10 anzugeben. Dies wird in die jeweilige Spalte eingetragen.

Nervenaustrittspunkte (NAP)

Vorgehen. Zur Testausführung wird ein leichter Druck auf jeweils beide Foramen supraorbitale, Foramen infraorbitale und Foramen mentale aus-

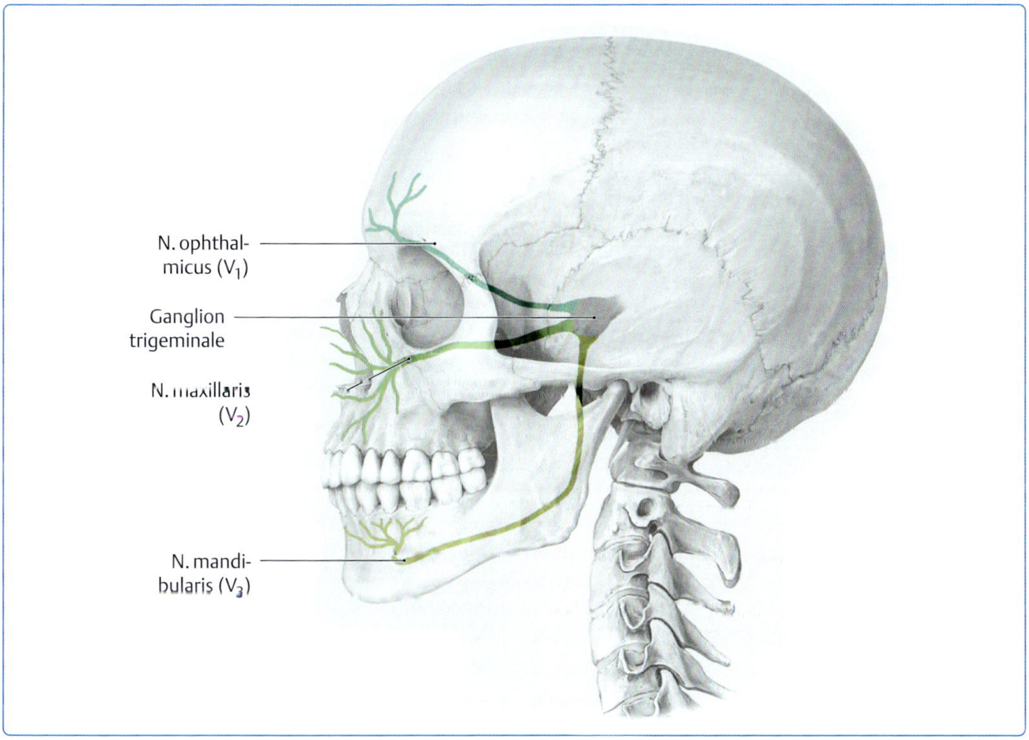

► **Abb. 8.30** Nervenaustrittspunkte am Schädel (aus Prometheus).

geübt (▶ Abb. 8.30). Treten massive Schmerzen in den Austrittsstellen auf, kann noch zusätzlich differenzialdiagnostisch mit Wattestäbchen, Kratzen oder heiß/kalt getestet werden. Die angegebenen Zahlen der VAS sind gesondert für jede Seite in den Vordruck einzutragen.

Testung der 3 Trigeminusäste:

- N. frontalis: aus dem N. ophthalmicus (V1), tritt durch die Fissura orbitalis superior in das Foramen supraorbitale
- N. infraorbitalis: aus dem N. maxillaris (V2), tritt durch das Foramen rotundum in das Foramen infraorbitale
- N. mentalis: aus dem N. mandibularis (V3), tritt durch das Foramen ovale in das Foramen mentale

Ursachen. Dysfunktionen können entstehen durch Tumoren, CMD, Infektionen oder Diabetes.

Aussage. Symptome können Schmerzen im Versorgungsgebiet, Sensibilitätsstörungen auf Temperatur und Berührung sein. Zittern des Unterkiefers lässt den Rückschluss zu, dass der N. mandibularis mit seinen motorischen Ästen gestört ist.

Differenzialtest für den N. mandibularis: Den Mund öffnen, einen Spatel auf die untere Zahnreihe legen und auf den Spatel klopfen. Schlagen die Zähne aneinander, ist der Test positiv.

Muskeltests

Es folgen Kurzebeschreibungen der Muskeln, die im Befundbogen erfasst werden, mit den Grifftechniken für die Muskeltests.

Vorgehen. Bei den Muskeltests sollte mit leichtem Fingerbeerendruck mit ca. 200 – 300 g (0,2 – 0,3 Nm) getestet werden. Wichtig ist für den Behandler, immer den gleichen Druck anzuwenden, um die Strukturen im Vergleich beurteilen zu können.

M. temporalis posterior

- **Ursprung:** Fossa temporalis
- **Ansatz:** mediale Fläche Processus coronoideus mandibulae
- **Innervation:** Nn. temporales profundi, N. mandibularis
- **Funktion:** beidseitiges Heben und Zurückziehen (Retrusion) der Mandibula, einseitige Kontraktion, Kaubewegung
- **Technik:** Kontakt mit dem M. temporalis posterior an verschiedenen Stellen mit der Fingerbeere aufnehmen (▶ Abb. 8.31).

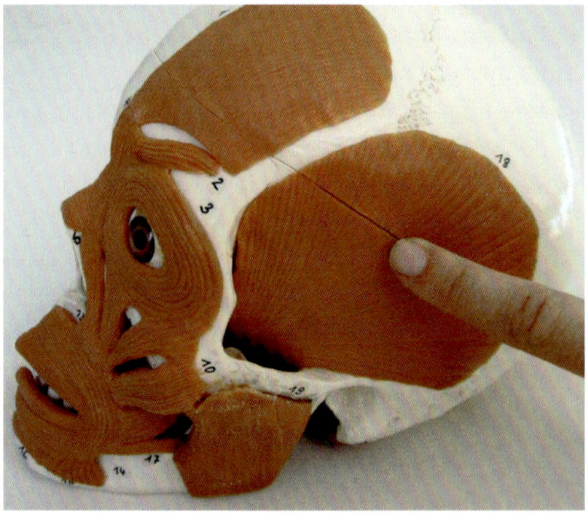

▶ **Abb. 8.31** Test des M. temporalis posterior.

M. masseter, Pars superficialis

- **Ursprung:** vorderes ⅓ Arcus zygomaticus; hinteres ⅓ der Pars profunda
- **Ansatz:** Angulus mandibulae
- **Innervation:** N. massetericus, N. mandibularis
- **Funktion:** Kieferschluss, Vorschieben der Mandibula (Protrusion)
- **Technik:** Auf der linken Seite mit dem Finger der linken Hand den Muskel intraoral tasten, mit den Fingern der anderen Hand den M. masseter fixieren (▶ Abb. 8.32).

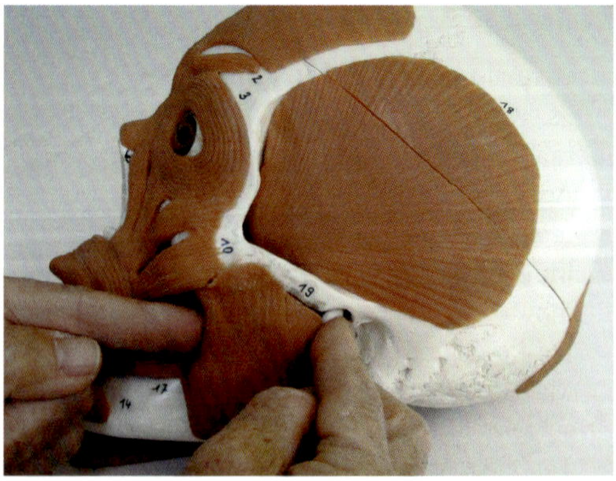

▶ **Abb. 8.32** Test des M. masseter, Pars superficialis.

Temporalissehne

- **Ursprung:** Fossa temporalis
- **Ansatz:** mediale Fläche des Processus coronoideus mandibulae
- **Innervation:** Nn. temporales profundi, N. mandibularis
- **Funktion:** Kontraktion, Kaubewegung
- **Technik:** Intraoral die Linea obliqua der Mandibula tasten und nach medial mit dem Finger gleiten. Kontakt mit der Temporalissehne aufnehmen (▸ Abb. 8.33). Durch kurzes Zusammenbeißen der Zähne (Watterolle zwischen die Frontzähne legen) überprüfen, ob man exakt die Sehne palpiert. Dieses ist nur nötig, bis man ein Gefühl für die Struktur bekommen hat.

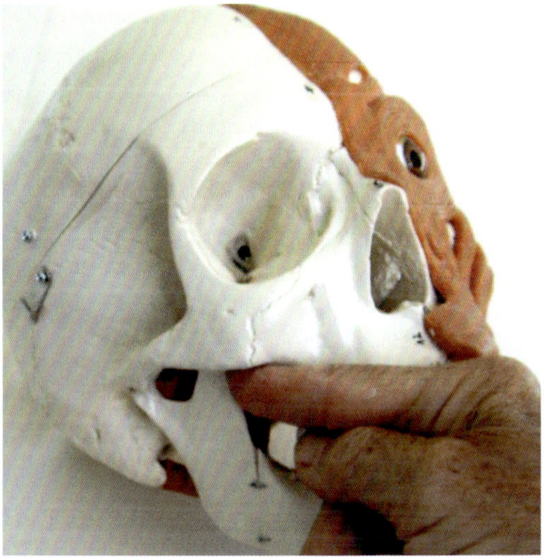

▸ **Abb. 8.33** Test der Temporalissehne.

M. pterygoideus lateralis

- **Ursprung:** Pars superior: Crista infratemporalis; Pars inferior: Außenfläche der Lamina lateralis (Processus pterygoideus)
- **Ansatz:** Pars superior: Discus articularis; Pars inferior: Processus condylaris
- **Innervation:** N. pterygoideus lateralis, N. mandibularis
- **Funktion:** beidseitige Kontraktion: Einleitung Mundöffnung; einseitige Kontraktion: Verschiebung der Mandibula zur Gegenseite
- **Technik:** Von der Position der Temporalissehne die Fingerspitze etwas nach kranial gleiten lassen und testen. Zieht man die Ala major der gleichen Seite nach kranial, sollte sich der Druck unter dem Finger erhöhen, dann ist man exakt auf dem Muskel (▸ Abb. 8.34).

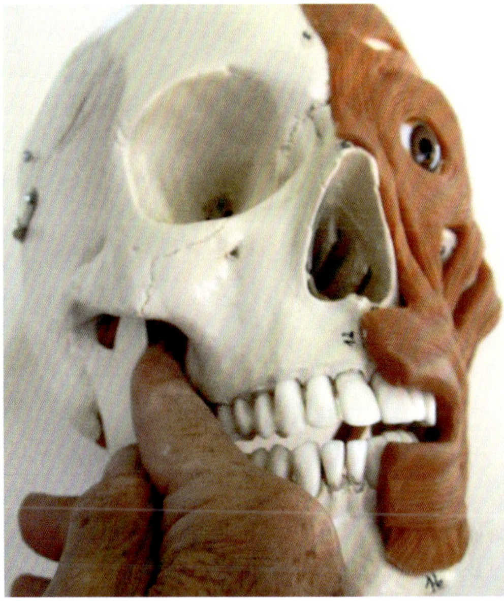

▸ **Abb. 8.34** Test des M. pterygoideus lateralis.

M. zygomaticus – mimische Muskulatur

- **Ursprung:** direkt vom Periost oder von Nachbarmuskeln
- **Ansatz:** Haut der Oberlippe, Muskeln im Mundwinkelbereich
- **Innervation:** N. facialis
- **Funktion:** Schutzfunktion des Auges, Nahrungsaufnahme
- **Technik:** Mit einem Finger intraoral zwischen Oberlippe und den Zähnen den Muskel unter leichtem Druck testen, von außen mit einem Finger das Gewebe fixieren (▸ Abb. 8.35).

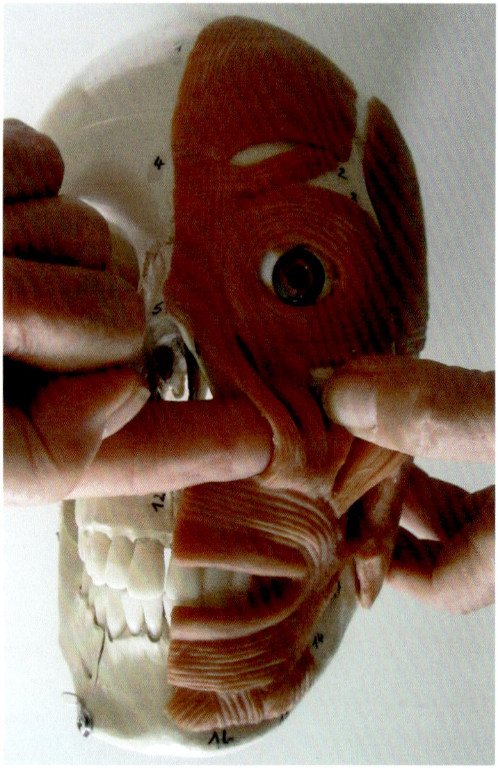

▸ Abb. 8.35 Test des M. zygomaticus.

M. pterygoideus medialis

- **Ursprung:** Fossa pterygopalatina des Processus pterygoideus
- **Ansatz:** mediale Fläche des Angulus mandibulae
- **Innervation:** N. pterygoideus medialis, N. mandibularis
- **Funktion:** Heben der Mandibula
- **Technik:** Lässt man den Finger okklusal des Unterkiefers nach dorsal gleiten, kommt man auf eine Schleimhautfalte, unter der sich der Muskel befindet. Überprüfen kann man die exakte Position des Fingers, indem man diese Falte von medial nach lateral schiebt und so den Muskelbauch ertastet (▸ Abb. 8.36).

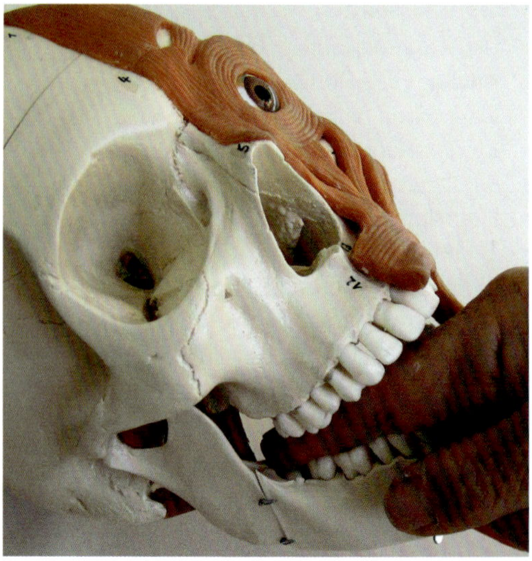

▸ Abb. 8.36 Test des M. pterygoideus medialis.

M. digastricus – Mundboden

- **Ursprung:** Diaphragma oris
- **Ansatz:** Venter anterior: Diaphragma; Venter posterior: Processus mastoideus
- **Ursprung:** Bindegewebsschlinge zum Hyoid
- **Innervation:** M. mylohyoideus und M. digastricus – anterior: N. mylohyoideus (N. mandibularis); M. stylohyoideus und M. digastricus – posterior: N. facialis
- **Funktion:** Mundöffnung, hebt das Hyoid
- **Technik:** Mit einem Finger Kontakt mit dem Mundboden aufnehmen, die Finger der anderen Hand fixieren von außen/unten die Weichteile (▸ Abb. 8.37). Achtung: Nicht massieren, da Speichelsteine vorhanden sein können, nur einen leichten Druck auf mehrere Stellen zum Testen aufnehmen.

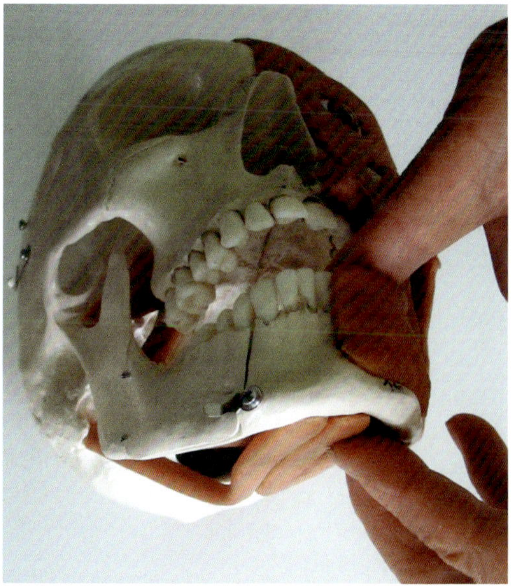

▸ Abb. 8.37 Test des M. digastricus.

M. sternocleidomastoideus

- **Ursprung:** oberer Rand der medialen Klavikula
- **Ansatz:** Processus mastoideus und lateral Linea nuchae superior
- **Innervation:** N. accessorius, Pars spinalis C 1 – C 5
- **Funktion:** aufrechte Kopfhaltung, Rotation und Seitneige, Stabilisator von Hals und Kiefergelenk
- **Technik:** Hier gibt es 2 Möglichkeiten des Testens: a) Man kann schmerzhafte Muskelstellen suchen oder sich am Spannungszustand des Muskels orientieren. b) Einen Finger am Ansatz und mit dem anderen Finger am Ursprung einhaken, den Muskel unter Spannung bringen und die Elastizität fühlen (▸ **Abb. 8.38**).

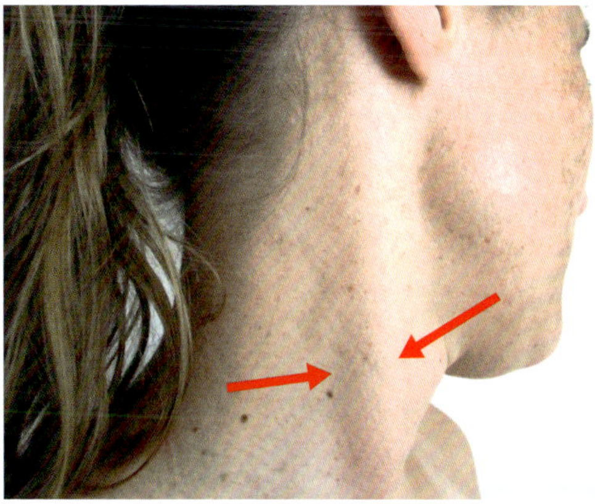

▸ Abb. 8.38 Test des M. sternocleidomastoideus.

Supra-/infrahyoidale Muskulatur

- **Ursprung:** Mundboden, unterhalb des Zungenbeins
- **Ansatz:** Os hyoideum
- **Innervation:** Ansa cervicalis C 1 –C 3
- **Funktion:** Heben, Stabilisieren des Os hyoideum
- **Technik:** Man bittet den Patienten im Sitzen an die Zimmerdecke zu schauen, mit Zahnkontakt. Verliert der Patient den Kontakt der Zähne, kann also diese Position nicht beibehalten, liegt eine zu hohe Aktivität der Muskulatur vor. Achtung: Der Patient weicht gerne aus, indem er nur die Lippen schließt, aber den Zahnkontakt aufgibt (▸ **Abb. 8.39**).

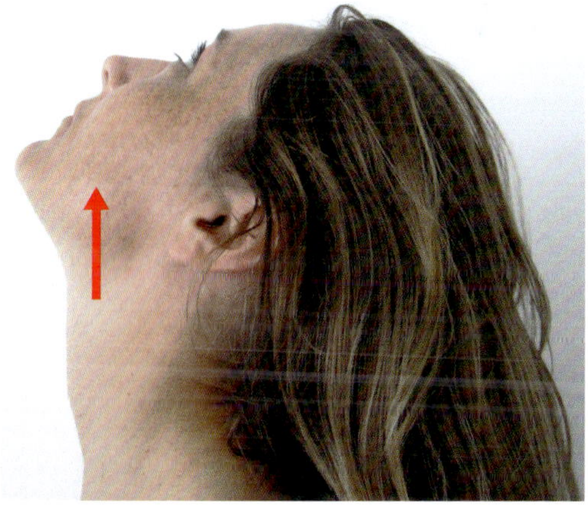

▸ Abb. 8.39 Test der supra-/infrahyoidalen Muskulatur.

M. trapezius

- **Ursprung:** Protuberantia occipitalis, Linea nuchae superior, Dornfortsätze Th 1 – 12, C 7
- **Ansatz:** Spina scapulae, Akromion, Klavikula
- **Innervation:** N. accessorius
- **Funktion:** Heben der Skapula, Drehung, Senkung, Adduktion, Seitneigung und Drehung des Halses
- **Technik:** Palpieren der einzelnen Muskelabschnitte (▶ **Abb. 8.40**)

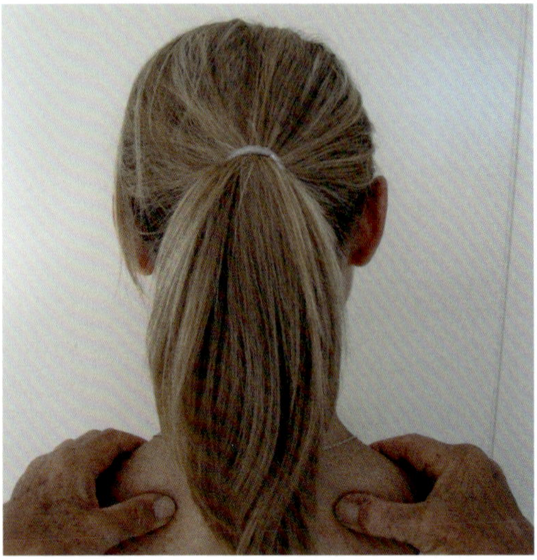

▶ **Abb. 8.40** Test des M. trapezius.

Mm. iliopsoas, iliacus, psoas

- **Ursprung:** Fossa iliaca, Processus transversus Th 12 –L 4
- **Ansatz:** Trochanter minor femoris
- **Innervation:** N. femoralis L 2 –L 3, Spinalnerven L 1 –L 2
- **Funktion:** Flexion, Außen- und Innenrotation der Hüfte, Anteversion, Innenrotation der Hüfte
- **Technik:** Der Patient liegt auf der Behandlungsbank auf dem Rücken und stellt das Bein des zu testenden Muskels mit dem Fuß auf. Man zieht gedanklich eine Linie von der Spina iliaca anterior superior zum Bauchnabel. Auf dieser gedachten Linie ist nach ca. ⅓ von der Spina ausgehend der Muskelbauch zu tasten (▶ **Abb. 8.41**). Achtung: Um zu überprüfen, ob man die Finger exakt positioniert hat, bittet man den Patienten, das Knie anzuheben, dadurch wird der Muskel aktiviert.

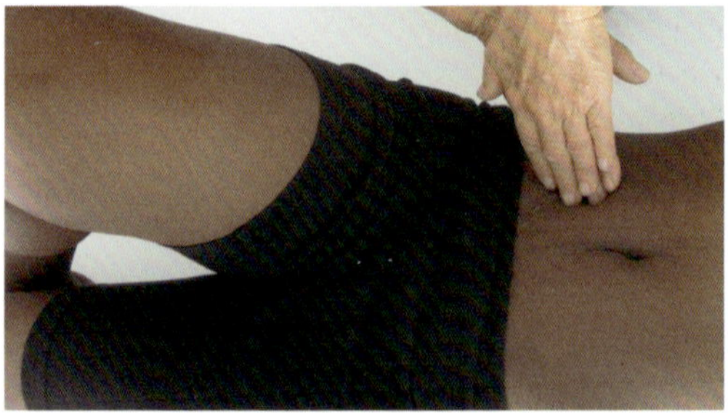

▶ **Abb. 8.41** Test des M. iliopsoas, M. iliacus, M. psoas.

Diaphragma pelvis, vorwiegend M. levator ani

- **Ursprung:** Os pubis, Fascia obturatoria
- **Ansatz:** Anus, Lig. anococcygeum
- **Innervation:** N. pudendus, Nn. perineales, Sakralnerven III – IV
- **Funktion:** Kontinenzerhaltung
- **Technik:** Der Patient winkelt beide Beine an und stellt die Füße auf. Der Behandler greift mit seinen gestreckten Fingern medial der Ossa ischii in die Beckenbodenmuskulatur (▶ **Abb. 8.42**) und beurteilt deren Spannung.

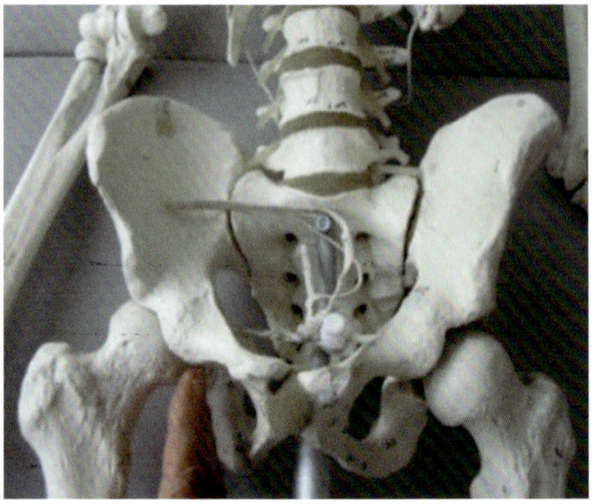

▶ **Abb. 8.42** Test des Diaphragma pelvis, M. levator ani.

8.4.8 Bänder und Gelenke

Das Kiefergelenk ist eine funktionelle Einheit. Dysfunktionen haben eine Auswirkung auf den gesamten Körper, einschließlich des Kraniums mit dem ZNS. Umso wichtiger ist es, differenzialdiagnostisch alle Parameter zu erfassen.

Der Discus articularis schafft eine hervorragende Voraussetzung für die Gleitfähigkeit des Kondylus, um Kaukräfte abzufangen und die Mahlbewegung reibungslos zu ermöglichen. Er dient als Pufferzone und Ausgleich der Gelenkfläche. Diskusvorverlagerung mit und ohne Reposition lassen sich klar diagnostizieren.

Band- und Gelenktests sollen Klarheit schaffen, ob und inwieweit die Funktionen gestört sind:

- Sind Gelenk, Ligamente und Kapsel ausbalanciert?
- Kommt es bei Kompression zu Schmerzen in dem Gelenk?
- Wie ist die Elastizität der Kapsel?
- Lassen die Bänder eine koordinierte Bewegung zu?

Statische Palpation Kiefergelenk von lateral

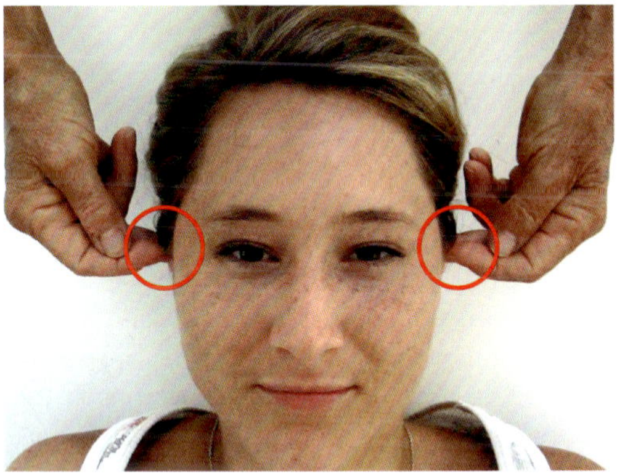

▸ Abb. 8.43 Statische Palpation des Kiefergelenks von lateral.

Vorgehen. Die Finger legen sich rechts und links jeweils von dorsal an die Kondylen und tasten diese (▸ Abb. 8.43). Der Patient gibt auf der Schmerzskala den auftretenden Schmerz an. Dies wird in die entsprechende Spalte eingetragen. Ebenso soll der Therapeut beurteilen, inwieweit die Kondylen palpierbar sind.

Aussage. Gibt der Patient Schmerzen an, kommen als Ursache die Kapsel, eine Tendopathie des M. pterygoideus lateralis sowie entzündliche Veränderungen der Gelenkkapsel in Betracht.

Dynamische Palpation Kiefergelenk von lateral

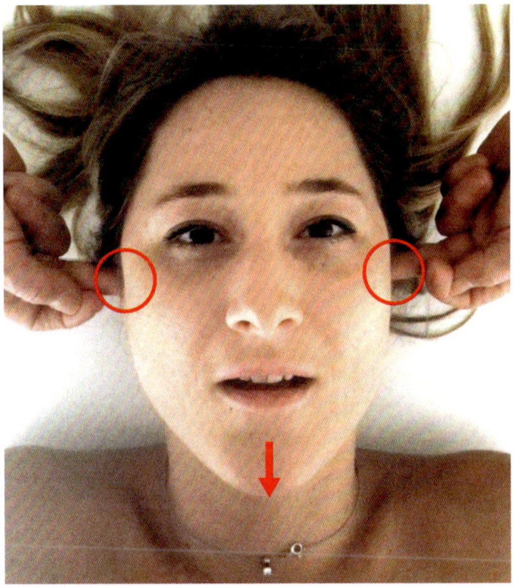

▸ Abb. 8.44 Dynamische Palpation des Kiefergelenks von lateral.

Vorgehen. Die Finger bleiben rechts und links von dorsal an den Kondylen (▸ Abb. 8.44). Nun wird der Patient aufgefordert, den Mund zu öffnen und zu schließen. Auf der Schmerzskala wird angegeben, ob sich der auftretende Schmerz verändert hat. Sind die kondylären Bewegungen gut zu fühlen, gleitet der Kondylus nach kaudal-ventral? Dies wird in die entsprechende Spalte eingetragen.

Ist der Bewegungsablauf gleichmäßig oder sind funktionelle Störungen zu tasten? Liegt in der Gelenkkapsel eine Entzündung vor, die man anhand der Schmerzsensibilität beurteilen kann?

Aussage. Gibt der Patient Schmerzen an, kann die Störung in der Kondylenbahn bzw. bilaminaren Zone liegen oder es besteht eine Diskusverlagerung mit oder ohne Reposition bei verändertem Bewegungsablauf.

Statische Palpation Kiefergelenk von dorsal

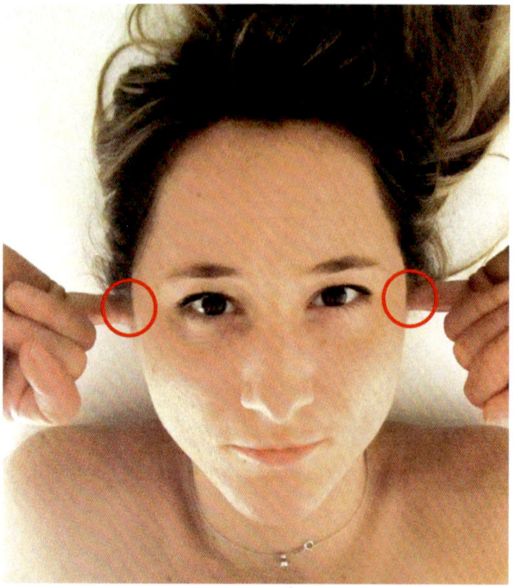

► **Abb. 8.45** Statische Palpation des Kiefergelenks von dorsal.

Vorgehen. Jeweils den kleinen Finger in den äußeren Gehörgang (Meatus acusticus externus) von dorsal kommend legen und nach ventral bewegen (► **Abb. 8.45**). Die Frage ist, ob das Gelenk bei der Palpation schmerzhaft ist. Dies wird auf einer VAS von 1 – 10 angegeben. Auch dieser Befund wird im Befundbogen vermerkt.

Aussage. Die Ursache für den Schmerz kann im hinteren Kapselrand liegen. Begleitend können Gelenkknacken und ausstrahlende Schmerzen auftreten.

Dynamische Palpation Kiefergelenk von dorsal

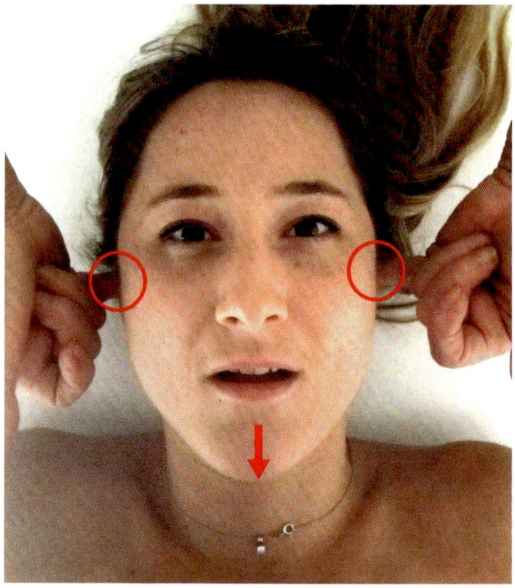

► **Abb. 8.46** Dynamische Palpation des Kiefergelenks von dorsal.

Vorgehen. Jeweils den kleinen Finger in den äußeren Gehörgang (Meatus acusticus externus) von dorsal kommend legen und nach ventral bewegen (► **Abb. 8.46**). Den Mund öffnen lassen und fragen, ob ein Schmerz auftritt. Wenn ja, wie hoch ist dieser auf der VAS? Auch dies wird im Befundbogen vermerkt.

Aussage. Schmerzen können einhergehen mit eingeschränkter Beweglichkeit. Als Ursache kommt eine Diskusverlagerung ohne Reposition infrage.

Bilaminäre Zone

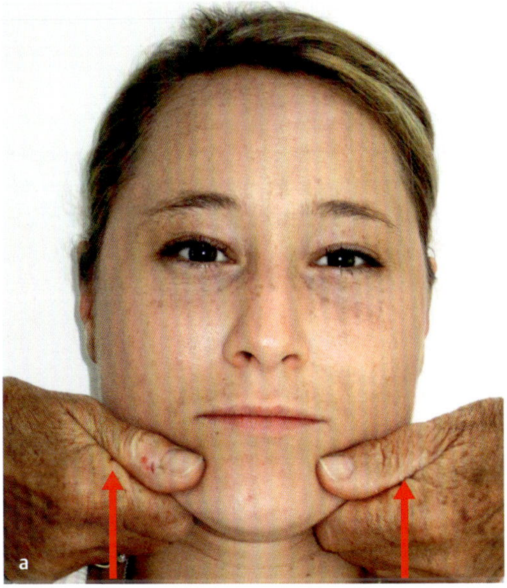

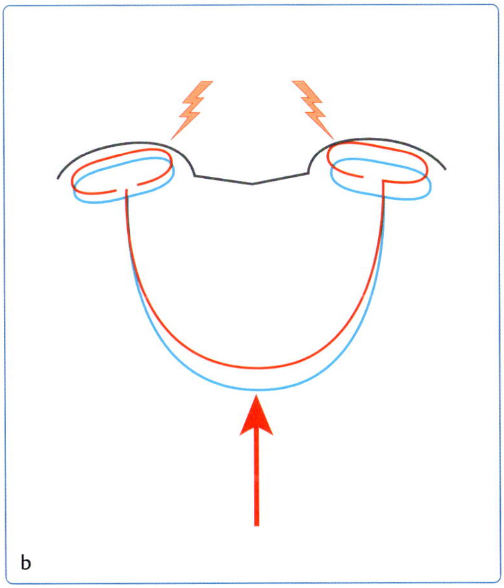

▶ **Abb. 8.47 a, b** Test der bilaminären Zone.

Vorgehen. Beide Hände umfassen die Mandibula von kaudal kommend und geben einen Druck nach kranial-dorsal (▶ **Abb. 8.47**). Ist dies für den Patienten schmerzhaft? Wenn ja, wie hoch ist der Schmerz auf der VAS? Hierbei wird der mittlere Anteil der bilaminären Zone mit dem Genu vasculosum getestet.

Aussage. Gibt der Patient Schmerzen an, kommen als Ursache Überlastung und Diskusvorverlagerung in Betracht. Oder der Schmerzauslöser liegt in der bilaminären Zone: Bei Schmerzen ist zu vermuten, dass der Kondylus nicht in Richtung Diskus gezogen wird (Kopp u. Sebald 2009).

Test Diskus

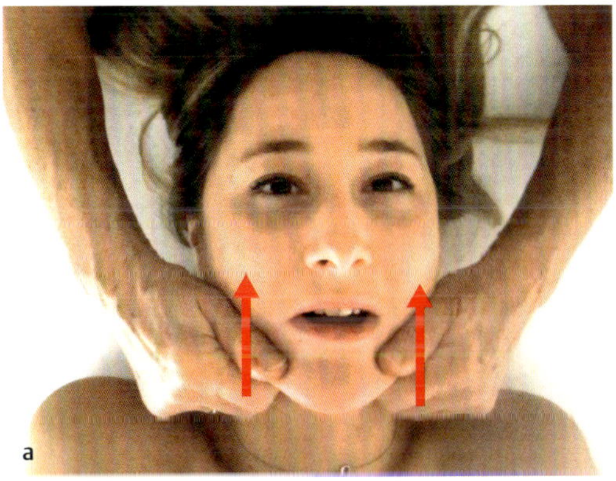

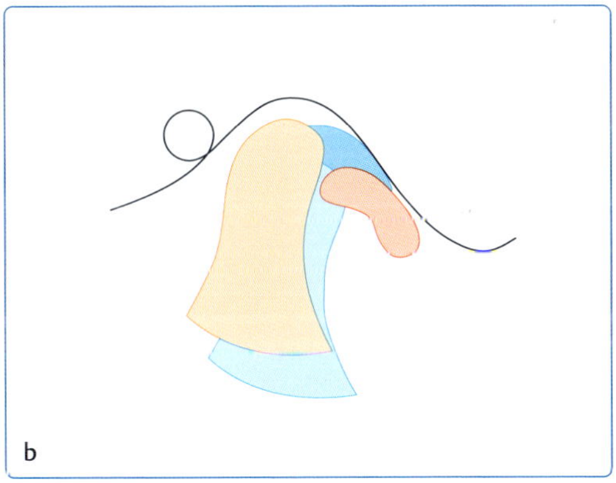

▶ **Abb. 8.48 a, b** Test des Diskus.

Vorgehen. Beide Hände umfassen die Mandibula von kaudal kommend und geben einen Druck nach kranial-dorsal (▸ Abb. 8.48). Die Kompression wird gehalten und der Auftrag gegeben, den Mund zu öffnen. Der dabei eventuell entstandene Schmerz wird im Befundbogen eingetragen.

Aussage. Schmerzhafte Veränderungen können aufgrund kranialer Kompression und Diskopathie auftreten. Sie führen zur eingeschränkten Kieferöffnung, die ein Hinweis auf eine Diskusvorverlagerung sein kann. Begleitende Knackgeräusche an immer der gleichen Stelle der aktiven Bewegung deuten auf eine Beteiligung der Gelenkfläche hin. Bleibt das Knacken in einer 2. Druckposition aus, ist die Morphologie des Diskus physiologisch; erfolgt es erneut, liegt eine Störung der Morphologie des Diskus vor mit instabiler Reposition und schlechter Prognose (Koop 2009).

Kaudaltraktion

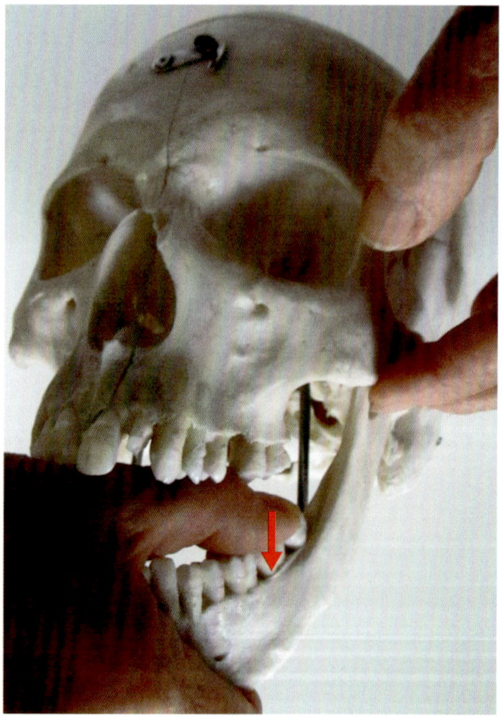

▸ Abb. 8.49 Kaudaltraktion.

Vorgehen. Der Daumen der rechten Hand liegt intraoral auf dem letzten linken Molaren. Mit der anderen Hand wird der Arcus zygomaticus von kaudal kommend fixiert, sodass sich das Os temporale nicht mitbewegen kann (▸ Abb. 8.49). Über eine Kaudaltraktion nach kaudal-ventral wird die Kapsel geprüft.

Aussage. Schmerzen treten auf, wenn nicht genügend Elastizität vorhanden ist. Bei fixierter Kapsel wird der Kondylus in kranial-dorsaler Position gehalten, was zur Folge eine Einschränkung der Rotation bedeutet, durch die das Kiefergelenk die Mobilität verliert.

Rostromediale Translation (Mediotrusion)

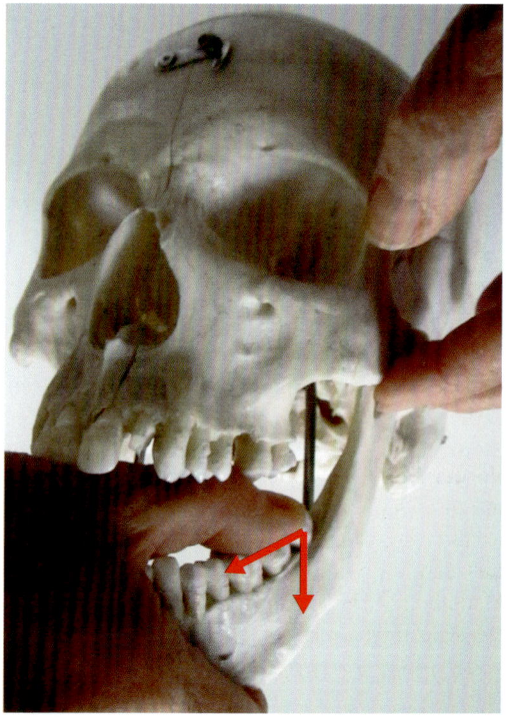

▸ Abb. 8.50 Test der rostromedialen Translation (Mediotrusion).

Vorgehen. Der Daumen der rechten Hand liegt intraoral auf dem letzten linken Molaren. Der Arcus zygomaticus wird von kaudal kommend fixiert. Die Mandibula wird leicht in eine Traktion nach kaudal-ventral und in eine Mediotrusion bewegt (▸ Abb. 8.50).

Aussage. Gibt der Patient Schmerzen an, liegt eine eingeschränkte Elastizität des lateralen Kapselbereichs vor. Bewegungen, die nicht gleitend und homogen ausgeführt werden, führen zu Störfunktionen der Hyperbalancen der Gegenseite, damit verändert sich die Mahlbewegung.

Lig. sphenomandibulare

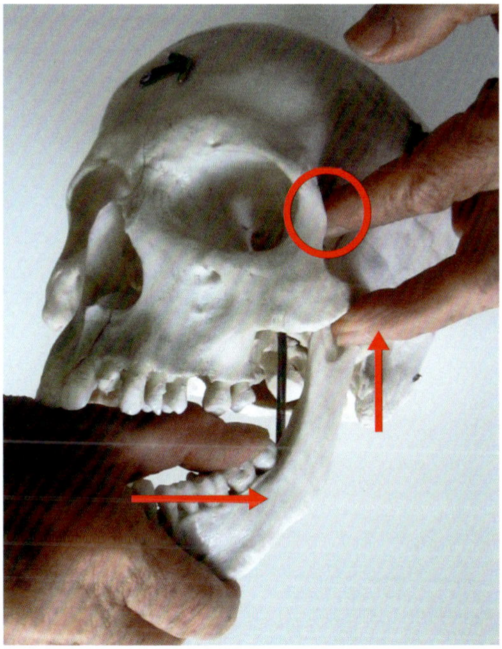

▸ Abb. 8.51 Test des Lig. sphenomandibulare.

Vorgehen. Der Daumen der rechten Hand liegt intraoral auf dem letzten linken Molaren. Der Arcus zygomaticus wird von kaudal kommend mit dem Mittelfinger nach kranial fixiert. Die Mandibula nach kaudal-ventral-lateral bewegen. Der Zeigefinger liegt auf der Ala major und prüft, ob sich diese mitbewegt (▸ Abb. 8.51).

Aussage. Durch Fixation und eingeschränkte Mobilität des Lig. sphenomandibulare wird die Protrusion und inferiore Bewegung gehemmt, die Ala major verliert ihre Beweglichkeit (bleibt in kranialer Position). Da das Ligament das Foramen mandibulae umschließt, kann durch die fehlende oder geringe Mobilität der N. alveolaris inferior irritiert werden. Es treten Schmerzen auf, eventuell auch an einzelnen Zähnen.

Lig. stylomandibulare

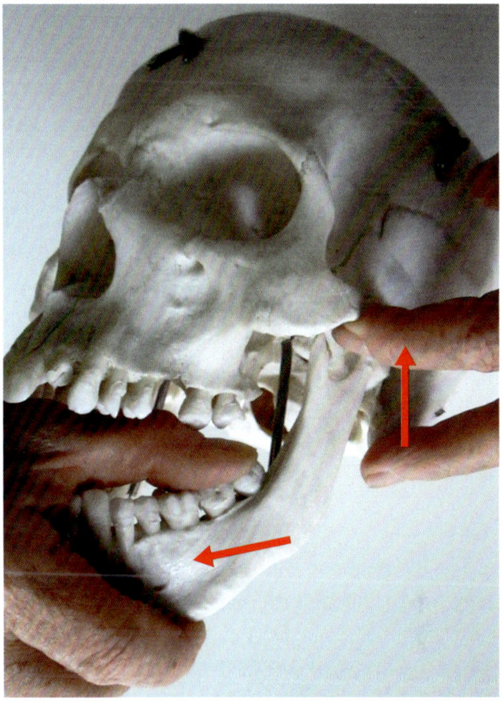

▸ Abb. 8.52 Test des Lig. stylomandibulare.

Vorgehen. Der Daumen der rechten Hand liegt intraoral auf dem letzten linken Molaren. Der Arcus zygomaticus wird von kaudal kommend mit dem Zeigefinger nach kranial fixiert, der Mittelfinger legt sich tastend vor den Processus mastoideus (▸ Abb. 8.52). Die Mandibula nach kaudal-medial bewegen und tasten, ob der Processus mastoideus mitbewegt wird.

Aussage. Gibt der Patient Schmerzen an, kommen als Ursache eine Verknöcherung/Verkalkung des Lig. stylomandibulare (Styloidsyndrom) sowie eine Fixation aufgrund von Dysfunktionen in Betracht.

Schmerzen im Bereich des Kopfes, Halses, Kiefergelenks oder Globusgefühl, Schwindel, Bewegungseinschränkungen mit einer Vielzahl von Schmerzsymptomen können auftreten. Es bedarf einer Differenzialdiagnostik mit Röntgen oder MRT.

8.5

Osteopathie-Screening

Bewusst sind sowohl die zahnärztlichen wie auch die osteopathischen Tests auf einem Bogen zusammengefasst, um die interdisziplinäre Zusammenarbeit zu demonstrieren. Der osteopathische Teil des Untersuchungsbogens (► S. 85) sollte auch vom Zahnarzt ausgefüllt werden. Eine Kenntnis der Grifftechniken des jeweils Anderen ist hierfür unerlässlich. Beide Testreihen sollten von der gleichen Person ausgeführt werden.

Das Screening sollte vom Zahnarzt bei jeder Funktionsprüfung oder Prothetik durchgeführt werden, um bei Bedarf einen Osteopathen konsultieren zu können.

Der kraniale Teil beinhaltet die Suturen (Knochennaht), Membranen, den Sinus durae matris, Faszien, die knöchernen Strukturen und sollte zudem den ganzen Körper mit einbeziehen, da der Mensch – dem osteopathischen Grundgedanken folgend – als eine Einheit zu begreifen ist.

Für den Zahnarzt dürfte es zwar nicht möglich sein, eine Ganzkörperuntersuchung des Patienten vorzunehmen, ohne auf absolutes Unverständnis der Umwelt und Patienten zu stoßen. Wichtig ist es aber, die grundlegenden osteopathischen Testverfahren im Kopf- und Kieferbereich selber durchführen zu können.

8.5.1 Suturen

Getestet wird die Beweglichkeit der einzelnen Suturen, die durch Palpation erfühlt werden kann (► S. 74 ff.). Liegen in diesen Strukturen Restriktionen vor, so hat dies Auswirkungen auf die nahegelegenen Hirnareale, wie folgende Darstellungen zeigen. Gefundene Restriktionen werden jeweils in der Spalte „Suturen" angekreuzt und eingezeichnet.

Sutura coronalis

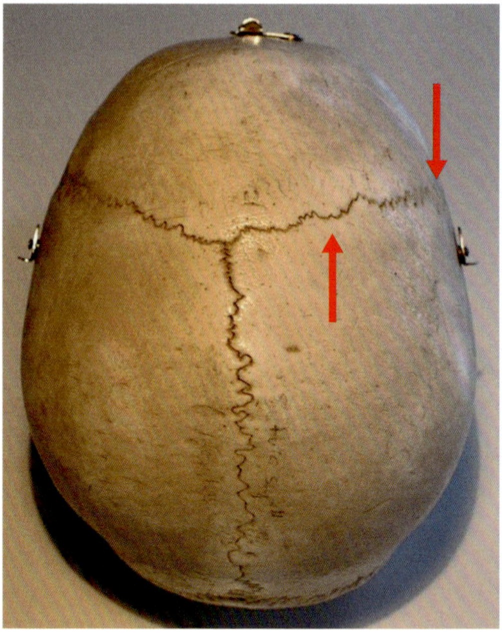

► **Abb. 8.53** Test der Sutura coronalis.

Vorgehen. Daumen und Zeigefinger der rechten Hand gespreizt auf die rechte Kopfhälfte legen und suturnah testen. Der Daumen der anderen Hand legt sich suturnah auf das Os frontale (► **Abb. 8.53**). Es wird gestestet, ob und inwieweit die Sutur elastisch ist. Begonnen wird vom Bregma bis zum Pterion. Zwischen diesen beiden Schädelpunkten überlappt das Os frontale das Os parietale. Wo in diesem Verlauf sind Fixationen? Zu bedenken ist, dass ab dem Pterion das Os parietale das Os frontale überlappt. Demzufolge muss jetzt das Os frontale fixiert und das Os parietale in dorsale Richtung bewegt werden. Dokumentiert werden die vorhandenen Restriktionen.

Aussage. Um eine Kompensation über die Sutura coronalis (Kranznaht) zu ermöglichen, muss eine Elastizität gegeben sein. Unterhalb dieser Sutur befinden sich a) der Gyrus praecentralis (primär motorischer Kortex) mit den Pyramidenzellen, die ins Rückenmark ziehen und die Motoneuronen steuern, sowie b) der Gyrus postcentralis (primär somatosensorischer Kortex), in dem taktile Wahrnehmungen des Körpers unmittelbar verarbeitet werden. Fixationen der Sutur können somit zu

Störungen von Bewegungsabläufen und der sensiblen Wahrnehmung führen.

Sutura sagittalis

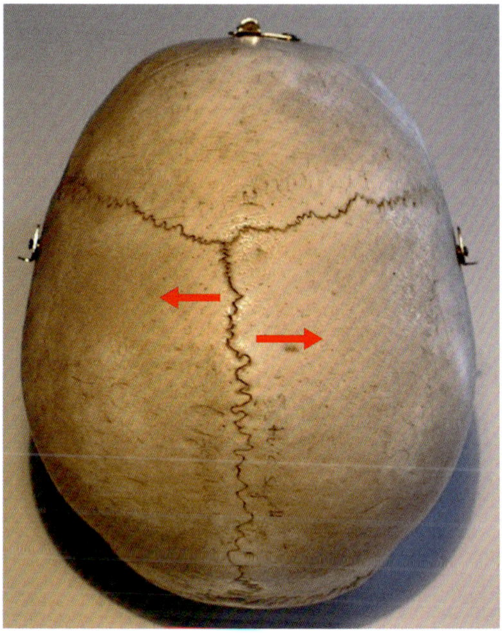

▶ **Abb. 8.54** Test der Sutura sagittalis.

Vorgehen. Die Daumen werden rechts und links nah der Sutur mit den Fingerkuppen aufgestellt (▶ **Abb. 8.54**). Beginnend vom Bregma bis zum Lamda in kleinen Schritten die Daumenkuppe nach lateral ziehen (suturnah) und testen. Beurteilt wird, ob und inwieweit Restriktionen vorhanden sind. Diese werden im Befundbogen erfasst.

Aussage. Die Sutura sagittalis (Pfeilnaht) muss elastisch sein, um kompensieren zu können. Unterhalb der Sutur befindet sich der Gyrus postcentralis (somatosensibles Kortexareal). Eine Einschränkung des betroffenen Areals hat zur Folge, dass Empfindungen und die fein lokalisierende Wahrnehmung auf der kontralateralen Körperhälfte eingeschränkt wird (Trepel 2003). Weiter befindet sich hier der Sinus sagittalis für die Zuflüsse und den Abfluss zum Confluens sinuum (▶ **S. 160**).

Sutura occipitomastoidea

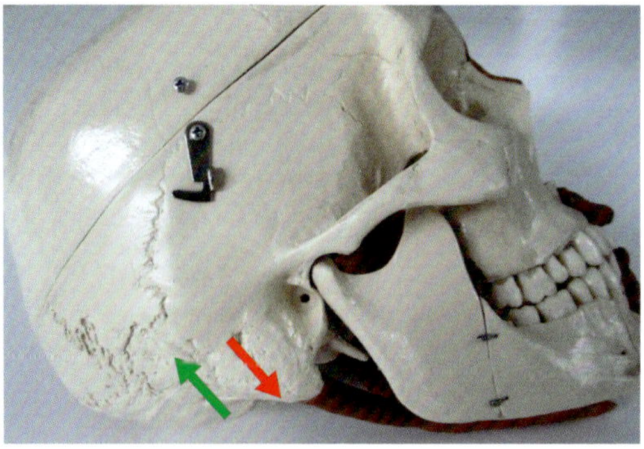

▶ **Abb. 8.55** Test der Sutura occipitomastoidea.

Vorgehen. Eine Hand greift suturnah mit mehreren Fingerspitzen von medial kommend unter das Os occipitale. Zeige- und Mittelfinger werden auf den Processus mastoideus gelegt und fixieren diesen (▶ **Abb. 8.55**). Getestet wird, ob das Os occipitale nach kranial und kaudal frei beweglich ist. Punctum fixum und Punctum mobile können auch getauscht werden, um selektiv herauszuarbeiten, welcher knöcherne Anteil eventuell fixiert ist.

Aussage. Wichtig für das Kiefergelenk ist die Mobilität des Os temporale. Der Processus mastoideus ist der Anteil, an dem der M. digastricus und M. sternocleidomastoideus ansetzen. Beide haben einen direkten Einfluss auf die Funktion des Os temporale. Durch eine Immobilität des Os temporale kommt es zu Einschränkungen des Kondylus.

Sutura palatina mediana

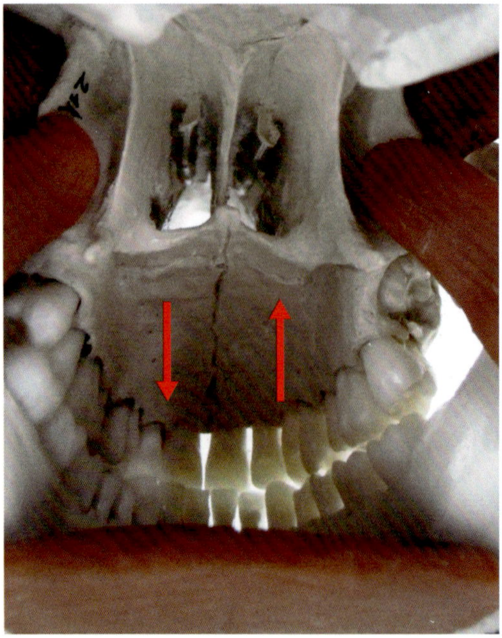

▶ **Abb. 8.56** Test der Sutura palatina mediana.

Vorgehen. Zeigefinger intraoral und Daumen extraoral umfassen je eine Maxilla (▶ **Abb. 8.56**). Die Bewegung erfolgt gegenläufig.

Aussage. Die Mobilität dieser Sutur ist wichtig, um Druck abzufangen, der nicht nur beim Kauen, sondern v. a. beim Pressen und Knirschen entsteht. Sind Frühkontakte vorhanden und eine Immobilität kommt hinzu, d. h., der Druck kann nicht mehr kompensiert werden, kann dies zu Dysfunktionen des Kraniums und ZNS führen.

Sutura sphenopalatina

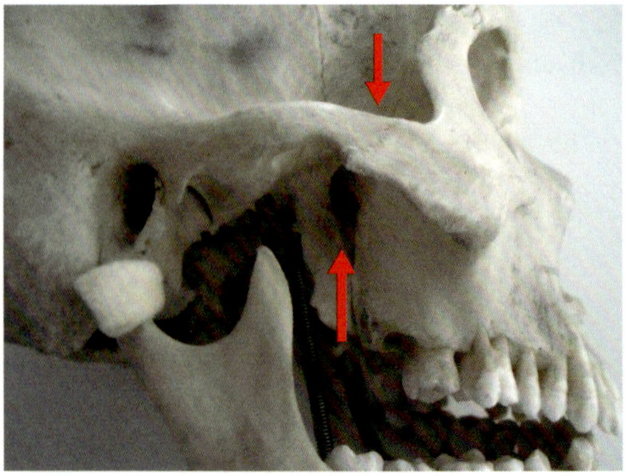

▶ **Abb. 8.57** Test der Sutura sphenopalatina.

Vorgehen. Ein Finger tastet intraoral auf einer Seite das Os palatinum, der Finger der anderen Hand liegt extraoral an der Ala major (▶ **Abb. 8.57**). Gleichzeitig wird die Ala major nach kaudal (Flexion) und das Os palatinum nach kranial bewegt.

Aussage. Eine der wichtigsten Strukturen für den Kieferbereich ist die Sutura sphenopalatina, da deren Immobilität zu Eckzahnfrühkontakten führen kann. Langes Mundöffnen, Zahnextraktionen können v. a. bei CMD-Patienten zu einer Irritation der Sutur führen.

Daneben können auch folgende Blut- und Nervengefäße von einer Dysfunktion der Sutur betroffen sein:

- Der Plexus pterygoideus erstreckt sich lateral über die komplette Sutur. Kommt es zu Stauungen innerhalb des Plexus, kann das venöse Blut nicht über die V. maxillaris und im weiteren Verlauf die V. jugularis abfließen. Ebenso schlängelt sich die A. sphenopalatina in die gleichnamige Fossa.
- Der N. maxillaris und das Ganglion pterygoideus (parasympathische Versorgung von Tränendrüse, kleinem Gaumen, Nasenrücken) befinden sich ebenfalls dort.

8.5.2 Membranen

Das Membransystem besteht aus der Dura mater cranialis, Falx cerebri, Falx cerebelli und dem Tentorium (▶ **Abb. 8.58**), auch die Dura mater spinalis gehört zum Membransystem.

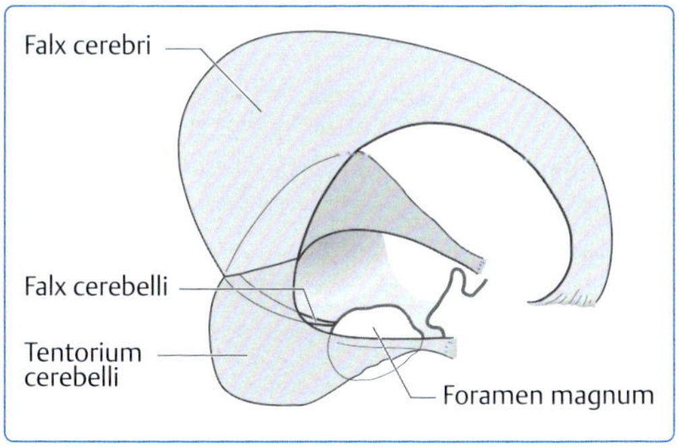

▶ **Abb. 8.58** Intrakraniales Duralmembransystem.

Die Dura mater spinalis ist die Weiterleitung der Falx cerebri und cerebelli (▶ **S. 74** f.). Sie zieht durch das Foramen magnum bis zu den Sakralwirbeln. Die Falx cerebri und cerebelli bestehen aus einem derben, glänzenden Gewebe, deren Funktion zur Festigkeit, Stabilisation, zum Schutz und der Separation der beiden Hirnhälften des ZNS im Kranium dient. Dieses Stabilisationssystem, das Tentorium, ist in der Therapie der CMD-Patienten aufgrund seiner anatomischen Lage (Anheftung an der Pars petrosa des Os temporale), seiner Funktion und seiner Nähe zum ZNS von sehr großer Bedeutung.

Falx cerebri

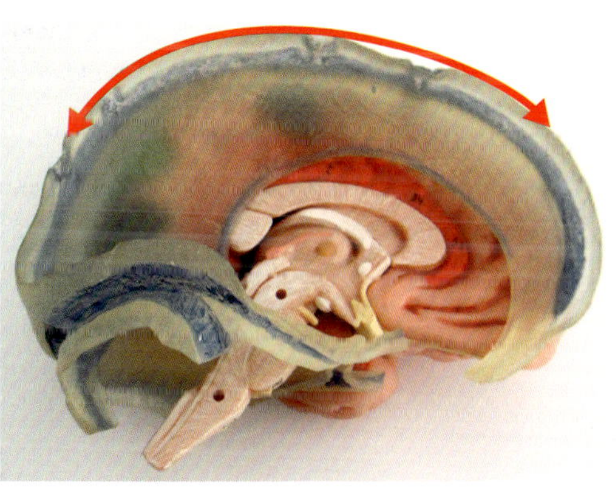

▶ **Abb. 8.59** Test des Falx cerebri.

Vorgehen. Eine Hand legt sich auf das Os frontale mit dem Mittelfinger bis zur Glabella, die andere Hand liegt unter dem Os occipitale um das Foramen magnum (▶ **Abb. 8.59**). Getestet wird:

- Flexion: Beide Handballen bewegen sich aufeinander zu.
- Extension: Beide Handballen bewegen sich voneinander weg.
- Sidebending: Beide Zeige- oder Kleinfingerränder bewegen sich in laterale Richtung (zur Seite).
- Rotation: Beide Handballen bewegen sich gegenläufig.

Die Aufmerksamkeit liegt auf der Falx cerebri.

Aussage. Funktionell wichtig ist die Falx cerebri durch die nahe Lage zum ZNS (insbesondere Gyrus cinguli, Corpus callosum). Funktionelle Störungen können z. B. bedingt sein durch Abflussstörungen des Sinus sagittalis, die Druck innerhalb des Kraniums entstehen lassen. Die Beweglichkeit der Falx cerebri nimmt auch Einfluss auf das motorische Kortexareal (Gyrus praecentralis), den prämotorischen und supplementär-motorischen Kortex und das frontale Augenfeld (Trepel 2003).

Falx cerebelli

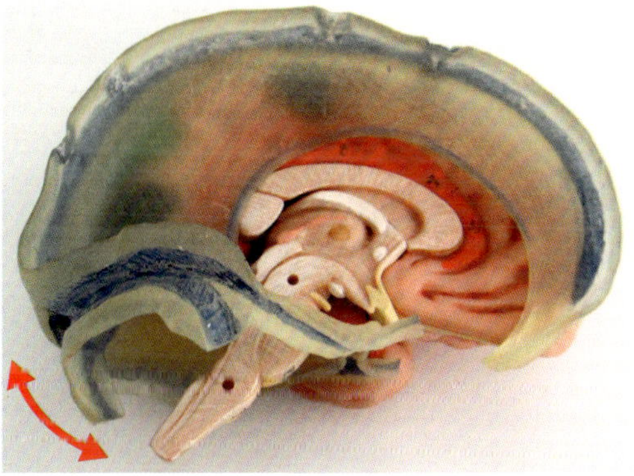

▶ **Abb. 8.60** Test des Falx cerebelli.

Vorgehen. Eine Hand wird auf das Os frontale mit dem Mittelfinger bis zur Glabella gelegt, die andere Hand liegt unter dem Os occipitale um das Foramen magnum (▶ **Abb. 8.60**). Getestet wird:

- Flexion: Beide Handballen bewegen sich aufeinander zu.

- Extension: Beide Handballen bewegen sich voneinander weg.
- Sidebending: Beide Zeige- oder Kleinfingerränder bewegen sich in laterale Richtung (zur Seite).
- Rotation: Beide Handballen bewegen sich gegenläufig.

Das Augenmerk wird diesmal auf die Falx cerebelli gerichtet.

Aussage. Die Falx cerebelli ist nicht von der Falx cerebri zu trennen. Abflussstörungen können auch hier entstehen, im Sinus occipitalis sowie im weiteren Verlauf im Sinus marginalis, Plexus basilaris und dem weiteren Abfluss über die Vv. vertebralis. Sie trennt die beiden Hemisphären des Zerebellums und schützt Pons und Medulla oblongata mit den vitalen Zentren.

Tentorium

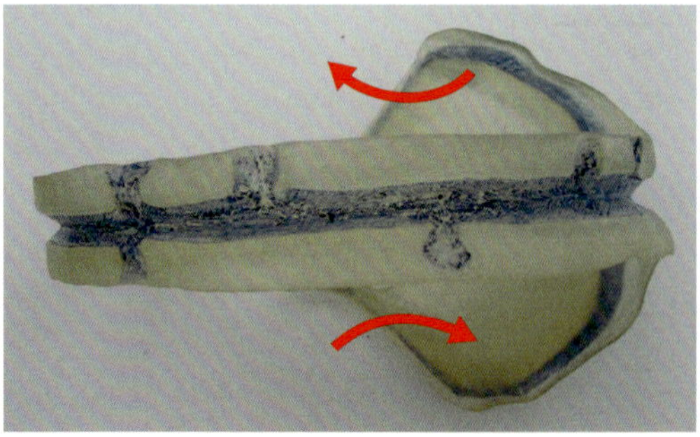

► **Abb. 8.61** Test des Tentoriums.

Vorgehen. Rechts und links mit dem Mittelfinger in den Meatus acusticus externus, Daumen und Zeigefinger umgreifen den Arcus zygomaticus und der Ringfinger legt sich auf das Os temporale und der Kleinfinger auf das Os occipitale. Diese Grifftechnik nennt man in der Osteopathie **5-Finger-Griff, Temporalgriff** oder **au papillion**. Das Os temporale wird in eine Außenrotation gebracht und dann in eine Innenrotation (► **Abb. 8.61**). Bei der Außenrotation bewegt sich der Processus mastoideus nach posterior-medial, bei der Innenrotation nach anterior-lateral. Um zu untersuchen, ob und inwieweit das Tentorium flexibel ist, wird auf beiden Seiten mit dem 5-Finger-Griff eine gegenläufige Bewegung ausgeführt (1 × in Innen- und dann 1 × in Außenrotation).

Aussage. Bei der Innenrotation kommt es zu einer Kompression des Kondylus nach dorsal-kranial und einer Belastung der bilaminären Zone. In der Außenrotation wird sich der Druck des Kondylus mehr in Richtung posterior-medial bewegen und den Discus articularis belasten.

Das Ganglion trigeminale (Ganglion Gasseri) liegt nahe am Tentorium, was Rückschlüsse auf die Problematik der Trigeminusneuralgien oder des atypischen Gesichtsschmerzes ziehen lässt. Stauungen im Sinus transversus und ein Rückstau in der V. jugularis sind über Spannungen des Tentoriums nachvollziehbar. Restriktionen des Tentoriums haben direkten Einfluss auf die Pars petrosa und stehen damit in direktem Zusammenhang mit dem Kiefergelenk.

Dura mater spinalis

Vorgehen. Eine Hand unter die HWS mit dem Zeigefinger an das Os occipitale, die andere Hand an die LWS mit dem Zeigefinger an das Os sacrum legen. Es wird getestet, ob eine Extension, Flexion und/oder diagonale Bewegungen möglich sind. Hierzu sind folgende Techniken anzuwenden:

- Extension: Die Hand an der HWS gibt einen leichten Zug nach kranial, die Hand am Sakrum nach kaudal.
- Flexion: Die Hand an der HWS gibt einen leichten Druck nach kaudal, die Hand am Sakrum nach kranial.
- Diagonalbewegung: Die Hand an der HWS gibt einen leichten Zug nach kranial-lateral und die Hand am Sakrum nach kaudal-lateral.

Aussage. Die Dura mater spinalis stellt eine direkte Verbindung zu den Extremitäten (Austrittsstellen der Spinalnerven) und dem Becken sowie zum Grenzstrang dar. Spannungen der Peripherie wirken sich über die sympathisch-afferente Kopplung auf das Kranium aus (Putamen, motorischer, sensibler und präfrontaler Kortex). Die Efferenzen für die Peripherie werden vom Striatum (Nucleus caudatus, Putamen) über das Pallidum zur Substantia nigra weitergeleitet.

8.5.3 Sinus

Im gesamten Sinusbereich des Kraniums ist es ausschlaggebend, ob und inwieweit ein Druckgefühl und/oder Kopfschmerzen im Schädel vorhanden sind. Dieser Druck wiederum hat Auswirkungen auf das Wohlbefinden der Person, jeden einzelnen kranialen Knochen und dessen Beweglichkeit.

Folgende 5 Testschritte sollen durchgeführt werden, um einen Überblick darüber zu erhalten, ob Stauungen im Sinus durae matris vorhanden sind; 1 – 2 Tests sind nicht ausreichend für eine sichere Beurteilung.

Eingehende Erläuterungen zur Sinusdrainage sind in Kap. ▶ **Kap. 9.5** zu finden (▶ **S. 158** ff.).

Confluens sinuum

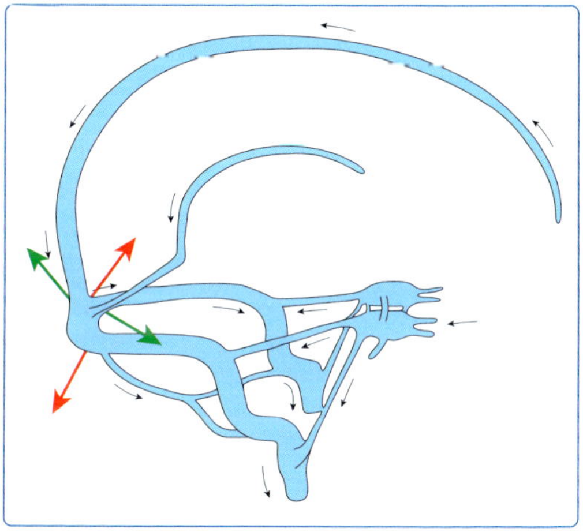

▶ **Abb. 8.62** Test des Confluens sinuum.

Vorgehen. Zeigefinger und Mittelfinger beider Hände umschließen auf jeder Seite den Confluens sinuum (Sammelgebiet). Dieser wird diagonal auseinandergezogen (▶ **Abb. 8.62**).

Aussage. Dies ist der Zusammenschluss von Sinus sagittalis superior, Sinus rectus und Sinus transversus sowie der Abfluss des Sinus occipitalis. Abflussstörungen in diesem Bereich erzeugen im ganzen Kranium einen Druck, der zu Kopfschmerzen und auch zu Migräne führen kann. Es kommt zu einem Rückstau in den Sinus sagittalis superior und zu einem verminderten Abfluss des venösen Blutes in den Sinus occipitalis, was zu Kopfschmerzen führt, die im Laufe des Tages entstehen.

Sinus sagittalis superior

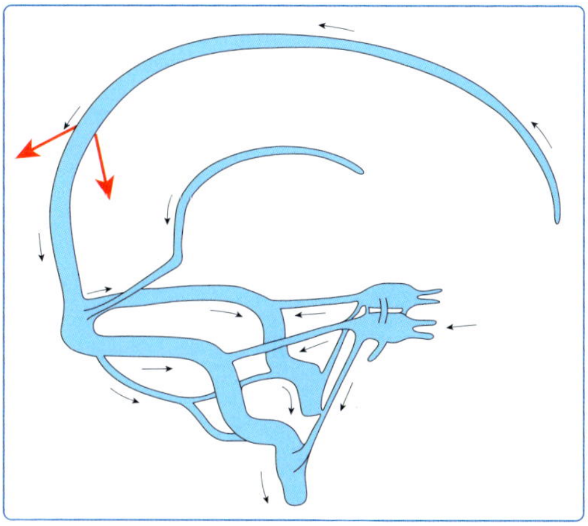

▶ **Abb. 8.63** Test des Sinus sagittalis superior.

Vorgehen. Die Daumen überkreuzt an der Sutura sagittalis anlegen, die Bewegungen der Daumen geht nach kaudal-dorsal (▶ **Abb. 8.63**). Von Lambda aus beginnend 3 – 4 Testgriffe durchführen.

Aussage. Der Abfluss beginnt an der Crista galli und drainiert in den Confluens sinuum. Ein ungenügender Abfluss aus dieser Region führt zu Kopfschmerzen hinter der Stirn und v. a. um das Gebiet der Glabella.

Sinus cavernosus

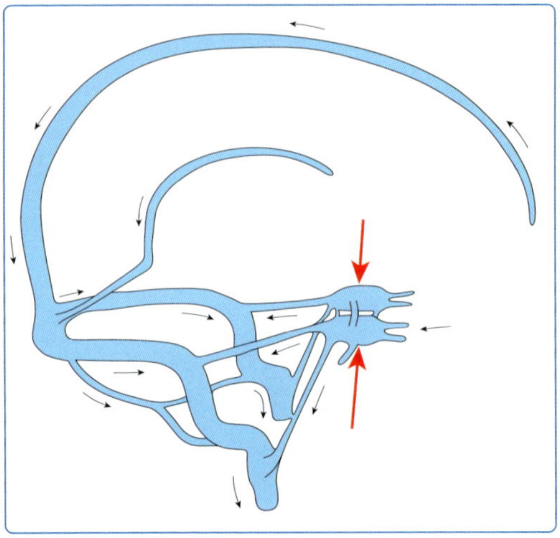

▶ **Abb. 8.64** Test des Sinus cavernosus.

Vorgehen. Je einen Finger auf jede Seite der Ala major legen und das Os sphenoidale in eine Translation bewegen (▶ **Abb. 8.64**). Der Venenkomplex liegt beidseits der Sella turcica. Es wird getest, ob ausreichend Abfluss vorhanden ist.

Aussage. In diesem Venengeflecht befinden sich folgende Nerven: N. oculomotorius (III), N. trochlearis (IV), N. abducens (VI), N. ophthalmicus (V1), N. maxillaris (V2). Ebenfalls durch den Sinus cavernosus läuft die A. carotis interna. Dies ist eine sehr häufige Störung, die zu Augenproblemen, z. B. Druck auf den Augen, Platzen von kleinsten Augengefäßen, müden Augen und auch Erhöhung des Augendrucks, führen kann.

Sinus petrosus superior und inferior

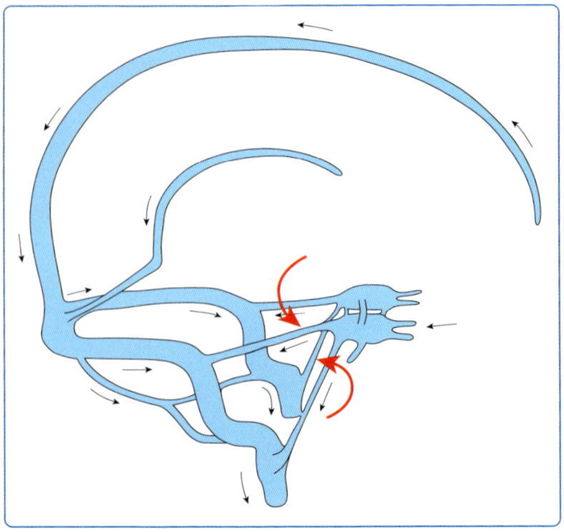

▶ **Abb. 8.65** Test des Sinus petrosus superior und inferior.

Vorgehen. Mit dem 5-Finger-Griff (Temporalgriff) auf einer Seite das Os temporale in Innen- und Außenrotation bewegen (▶ **Abb. 8.65**).

Aussage. Lässt sich das Os temporale homogen bewegen, dann ist genügend Drainage vorhanden. Der Sinus petrosus superior liegt an der oberen Kante der Pars petrosa des Os temporale und der Sinus petrosus inferior an der Unterkante der Pars petrosa. Beeinträchtigung durch Stauungen dieses Sinusbereichs können die Mobilität des Os temporale und damit die Kaufunktion beeinträchtigen. Immer wieder konnte beobachtet werden, dass es einen Einfluss auf das Ganglion trigeminale hat.

Sinus marginalis, Plexus basilaris

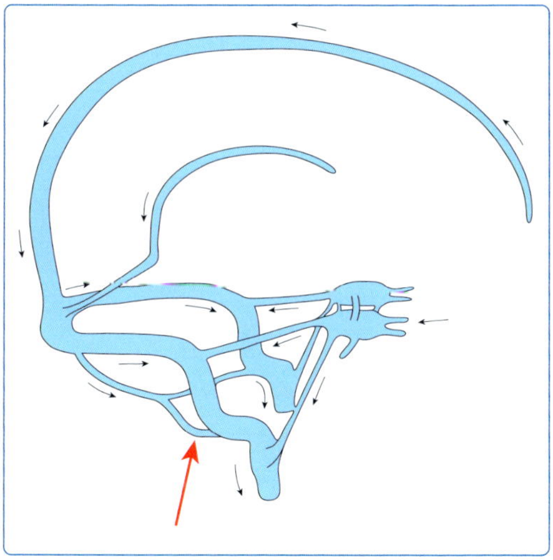

▸ **Abb. 8.66** Test des Sinus marginalis und Plexus basilaris.

Vorgehen. Die Fingerspitzen beider Hände um das Foramen magnum platzieren und mit leichtem Druck nach medial-kaudal einen Impuls setzen (▸ **Abb. 8.66**).

Aussage. Ist das Gewebe mobil, dann ist auch genügend Abfluss zum Venengeflecht vorhanden. Er befindet sich am Eingang des Foramen magnum und vereinigt das venöse Blut des Schädels mit dem des Wirbelkanals. Behinderungen in diesem Bereich verursachen Kopfschmerzen, die sich im Laufe des Tages ausprägen. Sie werden von den Patienten auch als Kopfschmerzen im Hinterkopf angegeben.

8.5.4 Faszien

Bei der Halsfaszie (Fascia cervicalis, syn. Fascia colli) unterscheidet man 3 Blätter, die oberflächliche Lamina superficialis, die mittlere Lamina praetrachealis und die innen liegende Lamina praevertebralis (▸ **S. 171** ff.).

Lamina superficialis

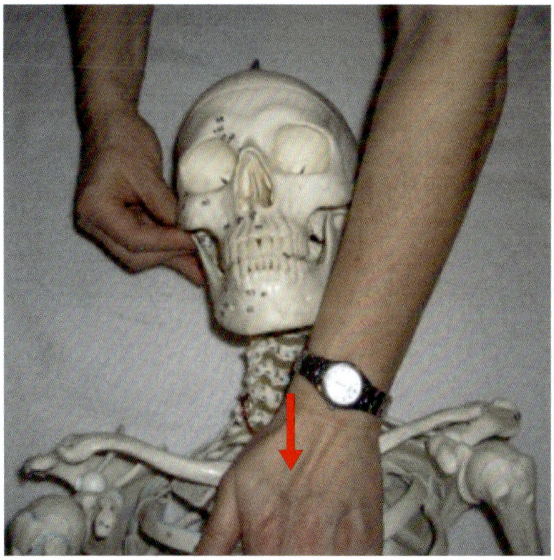

▸ **Abb. 8.67** Test der Lamina superficialis.

Vorgehen. Eine Hand mit dem 5-Finger-Griff an das Os temporale, die andere Hand auf das Sternum legen. Um die Faszie beurteilen zu können, wird Druck auf das Sternum nach dorsal aufgebaut (▸ **Abb. 8.67**). Beurteilt wird, ob die Spannung am Os temporale in Innenrotation ankommt.

Aussage. Die Lamina superficialis umhüllt die Halsmuskulatur. Der M. sternocleidomastoideus und M. trapezius sind in ihr eingeschlossen und stehen dadurch in direktem Kontakt miteinander. Die Faszie haftet am vorderen Rand des Manubriums, der Klavikula und der Mandibula an. Kranial setzt sie sich in die Fascia parotidea fort, die wiederum Verbindung zum Kiefergelenk hat. Dadurch wirkt sich jede Veränderung, jegliche mechanische Spannung auf die Mandibula, das Kiefergelenk und damit auf den Kauapparat aus. Hüsteln bzw. das Räuspern ist eines der häufigsten Dysfunktionen und ein CMD-Zeichen.

Lamina praetrachealis

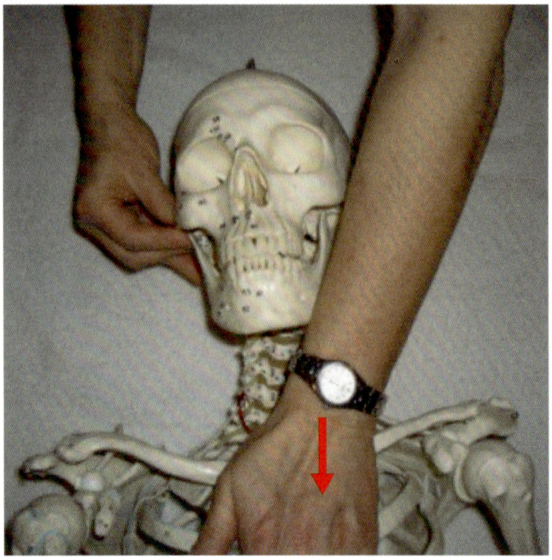

▶ Abb. 8.68 Test der Lamina praetrachealis.

Vorgehen. Eine Hand mit dem 5-Finger-Griff an das Os temporale, die andere Hand auf das Sternum. Um die Faszie beurteilen zu können, muss der Druck auf das Sternum diesmal nach ventral-dorsal verstärkt werden (▶ **Abb. 8.68**). Die Lamina praetrachealis verläuft dorsal des Sternums. Beurteilt wird auch hier, ob die Spannung am Os temporale in Innenrotation ankommt.

Aussage. Die Lamina praetrachealis verläuft ventral der Mund- und suprainfrahyoidalen Muskulatur. Ein direkter Einfluss auf den Mundboden verstärkt die Tendenz des Knirschens und Pressens. Ein weiterer Zusammenhang ergibt sich durch den Verlauf der Faszie dorsal des Sternums sowie kaudal in den Mediastinalraum bis in die Höhe der Bifurcatio tracheae.

Lamina praevertebralis

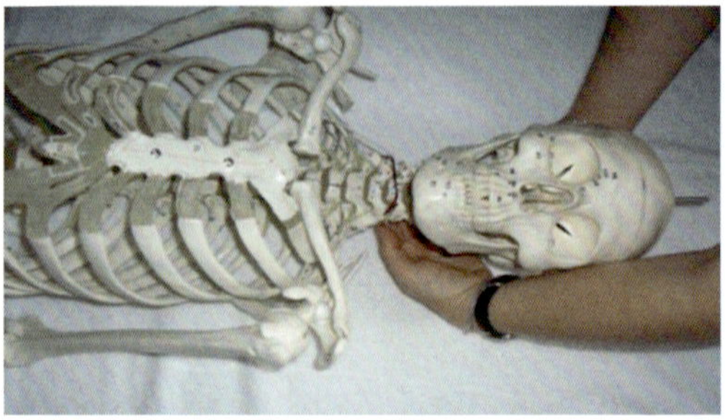

▶ Abb. 8.69 Test der Lamina praevertebralis.

Vorgehen. Mittel- oder Zeigfinger der einen Hand auf den Processus spinosus auf Höhe C 7 legen und nach ventral leichten Druck aufbauen, die andere Hand unter das Os occipitale legen (▶ **Abb. 8.69**). Sie befindet sich zwischen der Wirbelsäule und dem Ösophagus, überdeckt die Mm. scaleni und hat Verbindung zur Vagina carotica sowie zum N. phrenicus. Fühlen, ob der Druck als Extension am Os occipitale von C 7 ankommt.

Aussage. Fasziale Spannungen haben eine weiterleitende Funktion. Die Lamina praevertebralis umfasst die kurzen Nackenmuskeln und reicht bis zur Linea nuchae inferior. Der kraniozervikale Übergang ist ein extrem sensibler Bereich neuronaler Schaltungen. Befindet sich die Faszie in einem erhöhten Spannungszustand, wird sich das Os occipitale in Extension bewegen, demzufolge das Os temporale in Innenrotation.

Sind Okklusionsstörungen, wie Früh- oder Fehlkontakte, Infra- oder Nonokklusion, vorhanden, kann dies die Faszie unter Spannung bringen und andersherum die Faszienspannung Einfluss ausüben auf die Kontakte der Okklusion.

Fascia clavipectoralis

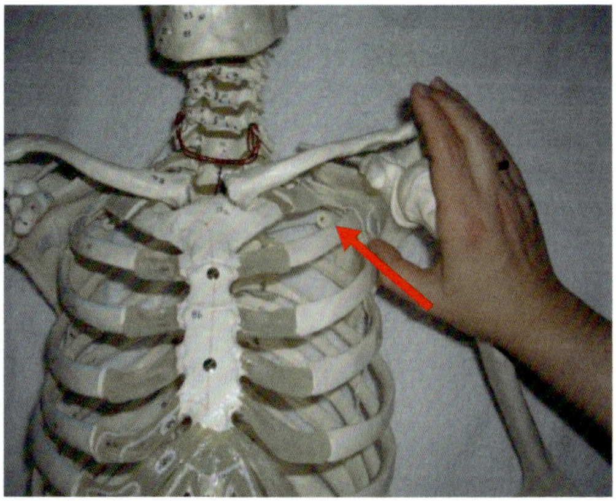

▸ Abb. 8.70 Test der Fascia clavipectoralis.

Vorgehen. Den Daumen sanft zwischen M. pectoralis minor und major gleiten lassen (▸ Abb. 8.70). Testen, ob die Gleitfähigkeit zwischen M. pectoralis major und minor vorhanden ist.

Aussage. Bewegungen im Schultergürtel beeinflussen die Fascia clavipectoralis. Sie ist die Faszienschicht zwischen M. pectoralis major und minor. Kaudal geht die Lamina superficialis (Verbindung zur Mandibula) in die Fascia clavipectoralis über. Diese wird durch den Tonus des M. sternocleidomastoideus gehalten. Da die Faszie den M. pectoralis minor mit der V. subclavia überdeckt, kommt es bei muskulärer Tätigkeit durch den Faszienzug zur Lumenerhöhung der Vene.

Fascia thyreoidea, Lamina thyropericardia

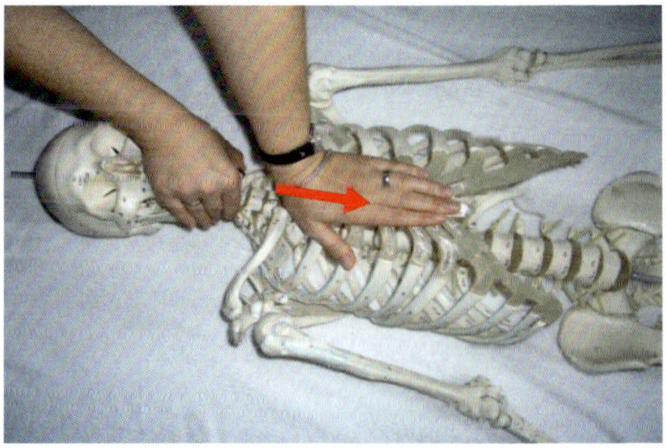

▸ Abb. 8.71 Test der Fascia thyreoidea.

Vorgehen. Zeigefinger und Daumen greifen an das Cornu majus des Os hyoideum, um zu spüren, ob der Zug der Faszie am Os hyoideum ankommt, wenn die andere Hand Druck auf das Sternum nach dorsal-kaudal ausübt (▸ Abb. 8.71).

Aussage. Sie verläuft vom Zungengrund zum Os hyoideum und hat ventral Kontakt mit der Fascia cervicalis (Lamina praetrachealis), die die infrahyoidale Muskulatur umgreift und zum dorsalen Rand des Manubrium sterni zieht. Bis hin zum Perikard lässt sich die fasziale Kette verfolgen. Der prätracheale Spalt befindet sich hinter der mittleren Halsfaszie und führt mit der Trachea bis ins Mediastinum. Globusgefühl, Schluckbeschwerden, Halsschmerzen usw. lassen sich auf diesem Wege erklären. Aufgrund der weitreichenden Verkettung kann hier auch die Ursache von Arrhythmien oder Herzbeschwerden liegen, bei denen kein offensichtlicher medizinischer Grund vorhanden ist.

8.5.5 Kraniale Knochen

Getestet werden die knöchernen Strukturen von Kopf und Kiefer.

Vomer

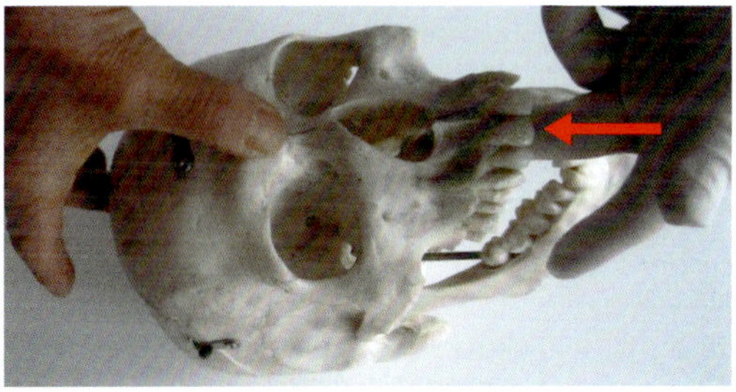

▸ Abb. 8.72 Test des Vomers.

Vorgehen. Den Mittelfinger intraoral auf die Sutura palatina mediana indirekt auf den Vomer legen. Mit der anderen Hand den Daumen auf die Glabella und den Zeigefinger auf dem Bregma platzieren (▸ Abb. 8.72). Einen Druck in Richtung Vomer nach kranial geben. Fühlen, ob die Bewegung an der Glabella und eventuell auch am Bregma ankommt.

Aussage. Der Vomer bildet einen Teil der Nasenscheidewand. Durch seine Lage, von der Sutura sphenovomeralis zu den beiden am Gaumen liegenden Maxillae, und seine enge Verbindung zur Lamina perpendicularis des Os ethmoidale hat er einen direkten Einfluss auf den Kauapparat. Das recht dünne Pflugscharbein kann sich bei Frühkontakten einer Seite verkeilen und so die Mobilität der Maxilla einschränken. Eine häufige Dysfunktion bei CMD-Patienten.

Os palatinum

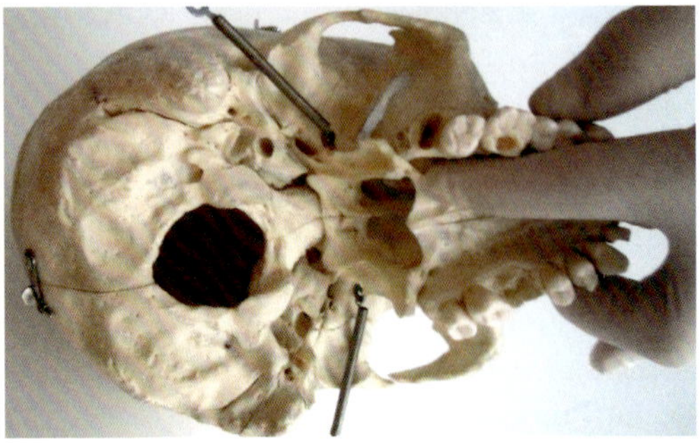

▶ **Abb. 8.73** Test des Os palatinum.

Vorgehen. Auf einer Seite, nach kranial, einen intraoralen Druck auf das Os palatinum aufbauen (▶ Abb. 8.73). Es wird die Mobilität auf beiden Seiten des Palatinums beurteilt, auch ob das Os palatinum wieder zurückkommt.

Aussage. Das Os palatinum mit dem Kontakt zur Sutura sphenopalatina hat Einfluss auf den Processus pterygoideus über die Sutura sphenopalatina. Der M. pterygoideus medialis ist ein Mundschließer und der M. pterygoideus lateralis leitet über die Pars superior die Kieferöffnung ein. Über die Pars inferior erfolgt einseitig die Mediotrusion der Gegenseite und beidseitig die Protrusion der Mandibula.

Frühkontakte, Pressen, Knirschen können das Os palatinum aufgrund der Belastung beeinflussen und umgekehrt. Eine Störung der Sutura sphenopalatina ist vielfach bei CMD-Symptomatik vorhanden und macht sich in vielen Fällen durch einen Eckzahnfrühkontakt bemerkbar.

Os temporale

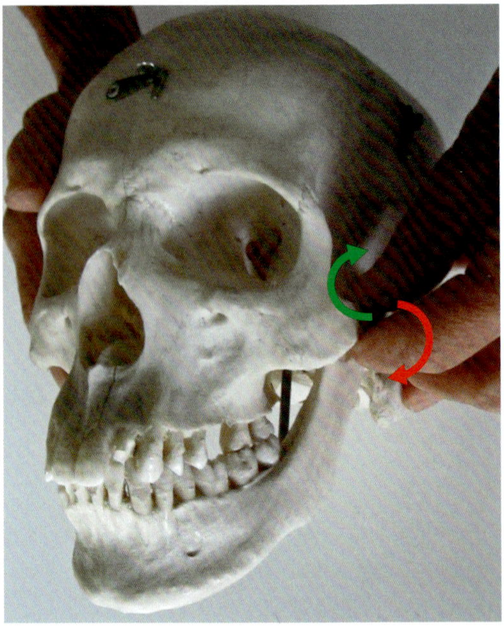

▶ **Abb. 8.74** Test des Os temporale.

Vorgehen. Auf einer Seite mit dem 5-Finger-Griff des Os temporale jeweils in Innen- und Außenrotation testen. Den Kopf auf einer Seite fixieren, den Mittelfinger der anderen Hand in den Meatus acusticus externus legen, Daumen und Zeigefinger umgreifen den Arcus zygomaticus und der Ringfinger legt sich an den Processus mastoideus (▶ Abb. 8.74).

Aussage. In der Fossa mandibularis des Os temporale befindet sich das Caput mandibulae mit dem Discus articularis. Wenn das Os temporale in Innenrotation fixiert ist, wird die bilaminäre Zone belastet; steht das Os temporale in Außenrotation, wird der Diskus belastet. Die Mobilität des Os temporale wird benötigt, um eine ständige Anpassung der Kaufunktion zuzulassen.

Os zygomaticum

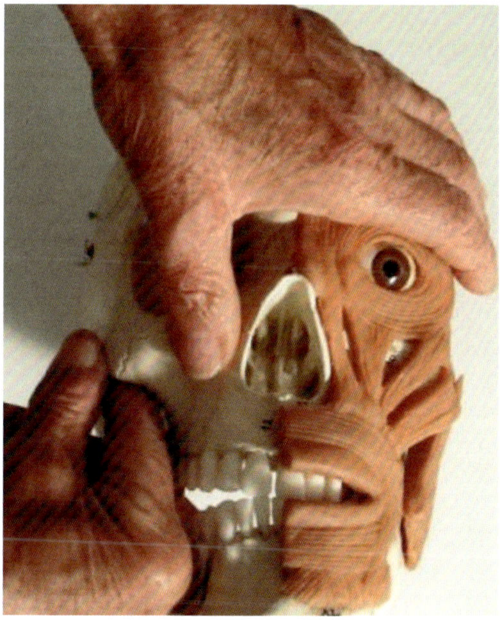

► Abb. 8.75 Test des Os zygomaticum.

Vorgehen. Den Zeigefinger intraoral von medial an das Os zygomaticum und den Daumen von außen anlegen, die Maxilla wird mit dem Daumen fixiert, sodass keine Mitbewegung entstehen kann (► Abb. 8.75). Die Mobilität testen und beurteilen.

Aussage. Das Os zygomaticum kann als Schlussstein, als eine Art Zusammenschluss zur Stabilisierung von Os frontale, Maxilla und Os temporale betrachtet werden. Sind Restriktionen des Os zygomaticum vorhanden, kann sich das negativ auf den Kauapparat auswirken. Betrachtet man die Kaukräfte, liegen diese bei maximal 618,0 +/– 57,4 N (Fink 2007). Werden diese nicht adäquat aufgefangen, müssen sich zwangsläufig Dysfunktionen entwickeln.

Maxilla

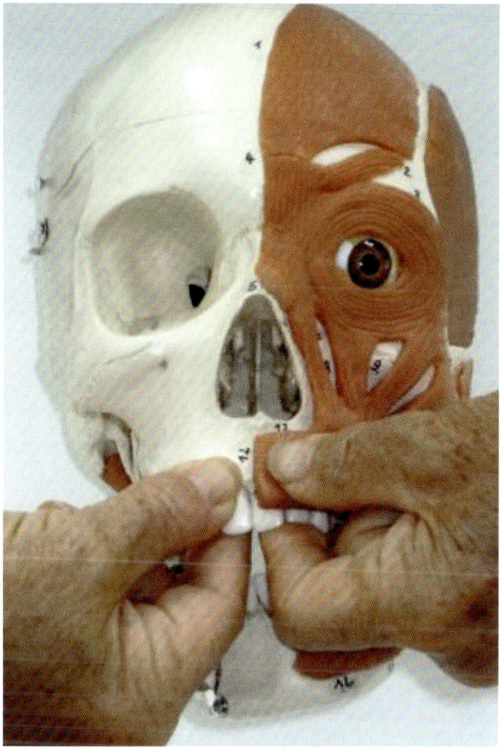

► Abb. 8.76 Test der Maxilla.

Vorgehen. Zeige- und Mittelfinger jeder Hand umgreifen je eine Maxilla extra- und intraoral. Die Bewegungsrichtung des einen Griffes erfolgt nach ventral und die andere nach dorsal (► Abb. 8.76). Beurteilt wird jede Maxilla für sich alleine.

Weitere Testmöglichkeiten sind die Innenrotation (Adduktion) und die Außenrotation (Abduktion). Den Zeige- und Mittelfinger einer Hand auf die obere Okklusionsfläche legen: Das Zusammenführen der Finger bringt die Maxilla in eine Adduktion (Innenrotation), das Spreizen der Finger in eine Abduktion (Außenrotation).

Aussage. Eine funktionelle Kompensation der Maxilla ist für den Kauvorgang erforderlich. Frühkontakte oder starkes Pressen können dieses Gleichgewicht stören und ein CMD negativ beeinflussen. Blockierungen in der Front verhindern die Mobilität der beiden Maxillae, was von vielen Personen nicht toleriert wird. Es entwickelt sich des Öfteren ein CMD.

Os ethmoidale

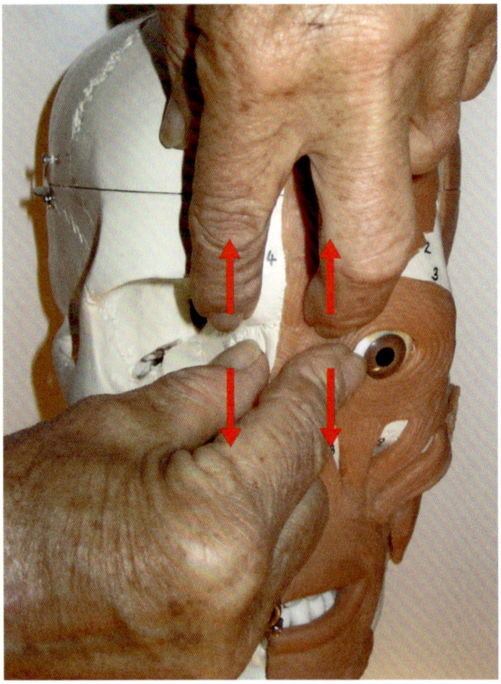

▶ **Abb. 8.77** Test des Os ethmoidale.

Vorgehen. Das Os frontale wird mit Zeige- und Mittelfinger fixiert. Indirekt, über das Os nasale, wird eine Traktion nach kranial angesetzt, Daumen und Zeigefinger der anderen Hand führen eine leichte Traktion nach kaudal aus (▶ **Abb. 8.77**). Die Traktion beider Hände wird beibehalten, die Finger am Os nasale werden testend nach laterolateral bewegt.

Aussage. Betrachtet man das Os ethmoidale als Nabe des Mittelgesichts, so wäre dies der Dreh- und Angelpunkt, um den sich alle angrenzenden Strukturen bewegen müssen, z. B. das Os frontale mit dem Sinus frontalis und der Trochlea für den M. obliquus superior, dem Foramen supraorbitale mit dem N. ophthalmicus sowie das Os sphenoidale mit der Hypophyse und nicht zuletzt der Vomer, der einen direkten Einfluss auf die Maxilla hat, um nur die wichtigsten zu nennen.

Da an der Crista galli des Os ethmoidale die Falx cerebri ansetzt, haben Immobilität, Restriktionen, Fixationen des Os ethmoidale direkte Effekte auf die Membranen und damit auch auf die Dura mater spinalis. Eine Störung über das Os sphenoidale liegt bei CMD-Patienten sehr häufig vor.

Os sphenoidale

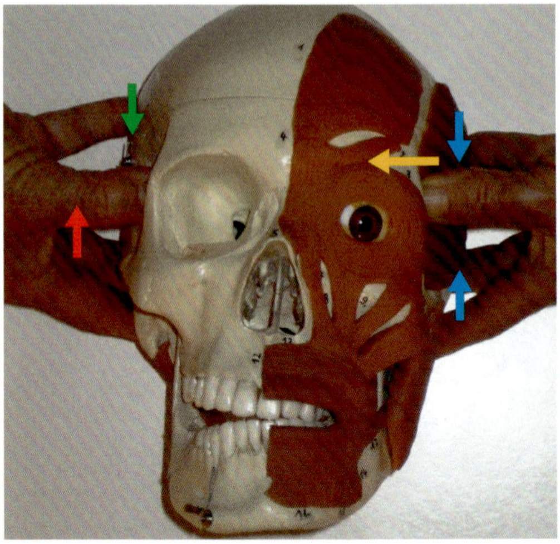

▶ **Abb. 8.78** Test des Os sphenoidale.

Vorgehen. Die Daumen auf jeder Seite der Ala major platzieren (▶ **Abb. 8.78**). Folgende Testreihe ist durchzuführen:

- Die Ala major des Os sphenoidale beidseitig nach kaudal oder kranial bewegen.
- Am Os sphenoidale über die Ala major ein Sidebending durchführen.
- Durch Rotation (Kippung) auf beiden Seiten die Ala major nach kaudal bringen, dann nur auf einer Seite den Daumen und kleinen Finger, der am Os occipitale aufliegt, aufeinander zu bewegen.

Aussage. Das Os sphenoidale, die zentralste Struktur im Kranium mit Kontakt zu den meisten Schädelknochen, kann nicht isoliert betrachtet werden. Die Mobilität muss aus mehreren Positionen getestet werden, um einen Eindruck über das Mittelgesicht zu erhalten. Es gibt keine CMD ohne Irritation des Os sphenoidale.

Aufgeführt sind einige der wichtigsten verbindenden Strukturen:

- Spina ethmoidalis (Os ethmoidale)
- Sulcus chiasmatis (Chiasma opticum, A. ophthalmica)
- Sella turcica (Türkensattel) mit der Hypophyse

- Sinus cavernosus (nervale Strukturen, A. carotis interna)
- Synchondrosis sphenooccipitalis
- Sinus sphenoidalis
- Sutura sphenopalatina usw.
- M. pterygoideus lateralis und medialis

8.5.6 Foramen

Es werden das Foramen jugulare und Foramen magnum getestet.

Foramen jugulare

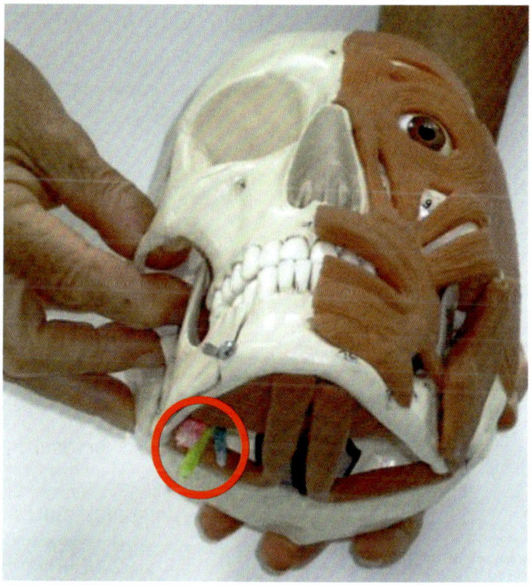

▶ **Abb. 8.79** Test des Foramen jugulare.

Vorgehen. Eine Hand unter das Os occipitale legen und in Extension bringen, gleichzeitig mit dem 5-Finger-Griff der anderen Hand das Os temporale in Innenrotation bewegen, anschließend das Os occipitale in Flexion und Os temporale in Außenrotation bringen (▶ Abb. 8.79). Beurteilt wird, ob das Foramen eingeengt ist oder Spielraum lässt.

Aussage. Dieser Test ist wichtig aufgrund der neuralen und auch vaskulären Strukturen, die durch das Foramen jugulare ziehen (N. glossopharyngeus, N. vagus, N. accessorius und V. jugularis). In der unter dem Foramen jugulare liegenden Fossa jugularis befindet sich der Bulbus superior mit der V. jugularis interna.

Häufige CMD-Symptome sind z. B. Räuspern, Hüsteln (N. glossopharyngeus), Nackenbeschwerden (N. accessorius), Stauungskopfschmerz (V. jugularis).

Foramen magnum

Vorgehen. Die Fingerbeeren beider Hände um das Foramen magnum legen, es wird die Spannung von C 0 beurteilt.

Aussage. Das Foramen magnum ermöglicht den Durchtritt von Medulla oblongata (vitale Zentren), Gefäßen und Nerven. Hier erfolgt die Anheftung der Dura mater spinalis. Bei CMD-Diagnose kommt es selten zu direkten Problemen des Foramen magnum.

8.5.7 Körper (Body)

In ein vollständiges Screening muss der ganze Körper mit einbezogen werden. Die Untersuchung sollte aber auf jeden Fall individuell und spezifisch auf den Patienten und seine Problematik abgestimmt werden.

Zusammenfassung

Ein interdisziplinäres Screening ist v. a. bei dem Vorliegen komplexer Störungen wie der CMD von essenzieller Bedeutung für Patienten und Therapeuten. Aus diesem Grund wurde ein Patienten-Befundbogen sowie ein kombinierter Screening-Bogen für Zahnärzte und Osteopathen entwickelt.

Patienten-Befundbögen sind hilfreich, um einen subjektiven Einblick aus der Sicht des Patienten zu erhalten und sich einen 1. Überblick über die Symptomatik zu verschaffen.

In dem 1. Teil des Screenings erfolgt eine Erfassung der zahnmedizinischen Befunde, die ebenso vom Osteopathen zu erheben sind. Parafunktionen sind nur Hinweise auf eine eventuelle Verdachtsdiagnose CMD. Kiefergelenkgeräusche sind für den Osteopathen insofern von Bedeutung, dass er sie erkennen und einordnen und den Patienten bei Bedarf an den Zahnarzt überweisen kann. Es obliegt dem Zahnarzt, hierzu eine differenziertere Diagnose zu stellen. Bei der Mobilität der Mundöffnung und Mediotrusion ist das Verhältnis von 4:1 ausschlaggebend (z. B. Mundöffnung von 40 mm, und eine Mediotrusion von 10 mm). Bei vielen Menschen ist die Mundöffnung unterschiedlich, deshalb muss sie individuell beurteilt werden. Palpationen vermitteln, wo auf der VAS ein Schmerz anzusiedeln ist und ob die Angaben des Patienten ungefähr mit der eigenen Beurteilung übereinstimmen. Auch hier gelten die Prinzipien der Individualität, denn nicht jeder empfindet Schmerz gleich! Die Beurteilung der Tastbefunde der Gelenke muss auch vom Osteopathen exakt getestet werden, da diese Informationen für spätere Behandlungen ausschlaggebend sind.

In dem 2. Teil des Screenings erfolgt eine Erfassung der osteopathischen Befunde. Osteopathisch funktionelles Screening ist für den Osteopathen selbstverständlich und gibt ihm einen Überblick über das Kranium und für seine Therapie. Diese Tests sollte auch der Zahnarzt beherrschen, denn auch er erhält wertvolle Informationen für seine spätere Arbeit am Patienten.

Mithilfe der vorgestellten Screening-Bögen können sowohl aus zahnärztlicher wie auch aus osteopathischer Sicht wichtige Erkenntnisse gewonnen und zusammengetragen werden, aus denen sich ein klares Behandlungskonzept ableiten lässt.

Literatur

Bartmer-Leitl E. Eine Faszienreise vom Musculus longissimus über den lumbosacralen Übergang bis Hyoid und dem Pharynx. DO 2010; 8: 10 – 13; DOI: 10 1055/s-0029-1 202 910

Entrup W. Sind Habits, Tics, Bruxismus, Sprechfehler und orofaziale Dyskinesien eine Expression notwendiger kraniosakraler und posturaler Autoregulation des Menschen? Das Balance-Behandlungskonzept. Osteopathische Medizin 2008; 9: 26 – 31

Feneis H, Dauber W. Feneis' Bild-Lexikon der Anatomie. 10. Aufl. Stuttgart, New York: Thieme; 2008

Fink T. Entwicklung und Anwendung einer Methode zur Kaukraftmessung [Dissertation]. Berlin: Medizinischen Fakultät der Charité – Universitätsmedizin Berlin; 2007

Green CS, Laskin DM. Long-term status of TMJ clicking in patients with myofascial pain and dysfunction. J Am Dent Assoc 1988; 117: 461 – 465

Heisey SR, Adams T. Role of cranial bone mobility in cranial compliance. Neurosurgery 1993; 33: 869 – 876

Kerf W. Zur Funktionsanalyse [persönliche Mitteilung]. 2012

Kopp S. Interdisziplinäres Management der kraniomandibulären Dysfunktion, Teil 2 Screening [Skript]. Frankfurt a.M.: Johann Wolfgang Goethe Universität; 2009

Kopp S, Sebald G. Interdisziplinäre Diagnostik und Therapie der CMD (27. 08. 2009) [Skript]. Dresden: Kassenärztliche Vereinigung Sachsen (KZVS); 2009

Kopp S. Bedeutung der craniomandibulären Dysfunktion bei chronischem Kopf-Gesichtsschmerz [Skript]. Seminar vom. Münster: Akademie für Fortbildung der Zahnärztekammer Westfalen-Lippe; 2010

Liem T. Kraniosakrale Osteopathie. 5. Aufl. Stuttgart: Hippokrates; 2010

Paoletti S. Faszien: Anatomie, Strukturen, Techniken. 2. Aufl. München: Urban & Fischer/Elsevier; 2011

Prochno T. Tinnitus aus Sicht der Zahnmedizin. Deutsches Ärzteblatt 1997; 94: A-377 –A379

Schröder HE. Orale Strukturbiologie. Stuttgart, New York: Thieme; 2000

Trepel M. Neuroanatomie – Struktur und Funktion. 3. Aufl. München: Urban & Fischer/Elsevier; 2003

9 Erweiterte osteopathische Zusammenhänge und Techniken

Der Schädel, das Kranium, hat 29 einzelne Knochenelemente, die miteinander durch Suturen verbunden sind. Wird eine dieser Strukturen irritiert, müssen sich die benachbarten Knochen dieser Veränderung anpassen. Um eine Behandlung sinnvoll aufzubauen, muss man die Anatomie und deren Wirkungsweise und Funktion verstehen. Dies ist die Voraussetzung für einen individuellen Behandlungsplan, um die Erfordernisse den Symptomen und beschriebenen Schmerzen der Patienten anzupassen. Grifftechniken werden verfeinert, neue Techniken kreiert und so im Behandlungsprozess und der Situation angemessen modifiziert. Keine Aktion ist ohne Wirkung! Jede Aktion ruft eine Reaktion hervor. Das Gleichgewicht der Systeme ist es, was aufrechterhalten werden muss. Gerade bei der Behandlung der CMD-Patienten ist dies eine unbedingt notwendige Herangehensweise.

Ergeben sich beim Screening unterschiedliche Befunde, ist dies ein Hinweis auf die Vielfältigkeit der kraniomandibulären Problematik, d. h., Befunde können differieren und aus vielen medizinischen Bereichen kommen. Um es salopp auszudrücken, man kann „Läuse und Flöhe" haben.

So würden sich neue Diagnosebilder der CMD ergeben: „CMC – craniomandibuläre chirurgische", „CMN – craniomandibuläre neurologische", „CMP – craniomandibuläre psychologische" Dysfunktion usw. Diese Liste könnte man endlos weiterführen, um die enorme Vielfältigkeit der CMS-Symptome zu beschreiben.

Eine Einteilung in 3 große Gebiete ist sinnvoll, um je nach den Erfordernissen adäquat Therapien aufbauen zu können. Die interdisziplinäre Arbeit ergibt sich aus diesen unterschiedlichen sekundären Bereichen der CMD-Symptomatik. So ist es erforderlich, auch zu den Hirnfunktionen und der Ernährung ein Grundverständnis zu haben, welches in die Anatomie integriert und in Behandlung umgesetzt wird (▶ **Tab. 9.1**).

In der osteopathischen Sichtweise ist der Körper als eine Einheit zu betrachten. Aus dieser Philosophie heraus werden Strukturen nicht isoliert bewertet.

Beispiel. Ein Beispiel dafür ist der Schultergürtel: Dieser ist durch seine strukturelle Weiterleitung über die Lamina superficialis (äußere Halsfaszie) und muskuläre Strukturen im Schulterbereich, den M. sternocleidomastoideus und M. subclavius (halten das Akromioklavikulargelenk, ACG, offen), eng mit dem Kauapparat verbunden. Ein anderes Beispiel der Verknüpfungen mit dem Kauapparat ist der M. omohyoideus (Ansatz am Hyoid), der am Schulterblatt (Margo superior scapulae) ansetzt.

Die folgenden Kapitel sollen einen Überblick über die Integration von Diagnose, Anatomie und Grifftechniken geben.

Behandlungsziele sollten das Aktivieren der Autoregulation des Patienten sein, das Wiederherstellen der Eigenverantwortung sowie eine dauerhafte Stabilisation und Schmerzfreiheit. Denn die

▶ **Tab. 9.1** Mögliche Ursachen der CMD nach Teilgebiet.

strukturelle Ursache	umweltbedingte Ursache	emotional bedingte Ursache
Verletzungen (aus jüngster und auch aus vergangener Zeit)	Umweltbelastung (Spritzmittel usw.)	psychoemotionale Überlastung (Mobbing)
Degeneration (der Wirbelsäule)	Ernährung (Vitamingehalt usw.)	Überforderung (im Beruf)
Habits, Gewohnheiten (das unbewusste Lösen von Strukturen)	–	hormonelle Einflüsse (Veränderung der Emotionen)
körperliche Überlastung (Kompensation von Kräften)	–	–

Patienten übertragen gerne dem Therapeuten die Verantwortung. Sie lehnen sich passiv an, da oft der eigene Energiehaushalt zur Eigenverantwortung nicht mehr ausreicht.

Bedenkt man, dass das Energiepotenzial eines Körpers nicht unendlich ist, dass alle Organe in der Energieverteilung Priorität haben, bleibt kaum Energie für die Muskulatur und das Emotionale übrig. Ein aktiviertes Immunsystem erlaubt dem Körper nicht, sich sportlich zu betätigen. Muskelgewebe braucht Elastizität und Energie, damit wieder eine Aktivität gestartet werden kann. Die interdisziplinäre Therapie bringt den Ansatz: nicht nur das Beheben von Schmerzen, sondern auch das Zurückgewinnen der verloren gegangenen Energie.

Empirische sowie aktuelle Forschungsergebnisse lassen immer neuartigere Erkenntnisse entstehen, die wiederum in die Therapie mit einfließen. Diese Nachweise können die sinnvolle Arbeit der Zahnmedizin und der Osteopathie am Patienten festigen. Die Empirie ist oft hilfreich, wenn Positives bewirkt wurde und man dann den Mechanismus, der dahinter steht, nachvollziehen kann.

9.1 Wissenschaftliche Evaluation

Die Neugier des Menschen macht es möglich, immer weiter zu forschen, um hinter die Geheimnisse des Körpers zu kommen. Schon im 17. Jahrhundert fanden wissenschaftliche Untersuchungen statt, die für die Medizin bahnbrechend waren. Diese Arbeiten sind heute selbstverständlich geworden und fließen in Therapien ein.

Paul Broca (1824 – 1880) interessierte sich für die Sprechfähigkeit der Menschen. Er fand eine Gruppe von Menschen, die ein gutes Wortverständnis aufwiesen, auch der Stimmapparat war nicht geschädigt, dennoch konnten sie nicht sprechen. Er nahm später eine Autopsie dieser Patienten vor und fand bei allen ein Areal der Großhirnrinde, das für die motorische Sprachsteuerung notwendig ist. Ihm zu Ehren wurde es **Broca-Areal** benannt.

Luigi Galvani (1737 – 1798) entdeckte, dass Froschschenkel durch Elektrizität kontrahieren (Piccolino 2006). **Gustav T. Fritsch** (1838 – 1929) und **Eduard Hitzig** (1838 – 1907) griffen den Gedanken auf und veröffentlichten 1870 eine Arbeit *Über die elektrische Erregbarkeit des Grosshirns*. Es wurde nachgewiesen, dass bestimmte Areale des Gehirns durch elektrische Reize unterschiedliche Zuckungen bestimmter Körperteile auslösten.

John Hughlings Jackson (1835 – 1911) konnte nachweisen, dass die Information über das Rückenmark zum Hirnstamm gelangt, dort findet eine einfache Reizreaktion statt.

Camillo Golgi (1843 – 1926) bewies, dass Nervenzellen kein Netzwerk sind, sondern abgrenzbare Einheiten (Neuronen) darstellen.

Mit den heute entwickelten Verfahren ist es möglich geworden, Hirnverletzungen nicht nur darzustellen und zu lokalisieren, sondern sogar dem Gehirn beim Denken zuzusehen. Nicht nur teure und hoch technisierte Methoden stehen zur Verfügung, sondern auch einfachere und noninvasive Methoden, z. B. die Hochfrequenz-Audiometrie der Knochengewebe. Anhand solcher neuer Testmethoden sollte die Wirksamkeit osteopathischer Behandlungen in kranialen Bereichen bei CMD-Patienten verifiziert werden.

Auch im Bereich der kranialen Medizin geht es darum, durch methodisch einwandfreie Studien die anatomisch nachvollziehbaren Zusammenhänge zu objektivieren und zu validieren, um dem Anspruch einer evidenzbasierten Medizin (Evidence based Medicine) gerecht zu werden. Dies ist bislang noch nicht hinreichend erfolgt (Fanghänel u. Preuße 2004).

Zur wissenschaftlichen Bewertung osteopathischer Verfahren liegen Gutachten vor, in denen die derzeitige Studienlage berücksichtigt wurde (u. a. Bundesärztekammer 2009). Inwieweit diese Stellungnahmen relevant sind, ist aus heutiger Sicht nach den Kriterien der evidenzbasierten Medizin schwierig zu beantworten, da die Osteopathie nicht aus einzelnen Grifftechniken besteht, sondern ein Zusammenspiel mehrerer Faktoren ist. Studien und wissenschaftliche Arbeiten, in denen isoliert „eine" osteopathische Technik untersucht wurden, haben sich nicht als sinnvoll erwiesen. Die Osteopathie beinhaltet ein ganzheitliches Denken mit individuellen Therapiestrategien, die sich in „genormten" Studiendesigns nur bedingt erfassen lassen.

Die Theorien und Zusammenhänge, die in diesen Kapiteln erläutert werden, beruhen auf praktischen Erfahrungen und Beobachtungen, die reproduzierbar sind und den behandelten CMD-Patienten langfristig Schmerzfreiheit bzw. -linderung ermöglichten.

9.2 Kranium

Die Ossa cranii (Schädelknochen) werden in ein **Neurokranium** (Hirnschädel), bestehend aus 8 Knochen (Os frontale, Os sphenoidale, Os occipitale, Os ethmoidale, 2 Ossa parietalia, 2 Ossa temporalia), ein **Viszerokranium** (Gesichtsschädel), bestehend aus 15 Teilen (2 Maxillae, 2 Ossa palatinae, 2 Ossa zygomatica, 2 Ossa lacrimalia, 2 Ossa nasalia, Conchae nasalis superiores, mediae, inferiores, Vomer, Mandibula) sowie die **Ossiculae auditiva** (Gehörknöchelchen), bestehend aus 6 Knöchelchen (Maleus, Incus, Stapes auf jeder Seite) eingeteilt. Die Gesamtzahl der Schädelknochen beträgt 29.

Das Neurokranium ist die Hülle des Gehirns. Es schützt das Zerebrum und ZNS vor Verletzungen, Wärme und Kälte. Das Enzephalon ist von Liquor umgeben, um als Puffer Stöße oder Krafteinwirkungen abzufangen bzw. abzumildern. Diese Strukturen müssen enormen Kräften standhalten, z. B. den Kaukräften von ca. 400 kg (Heisey u. Adams 1993). Bei jeglicher Art von Verletzungen, Krafteinwirkungen oder Therapien muss das mit berücksichtigt werden.

Das gesamte kraniale System, mit seiner Vielzahl lebensnotwendiger Strukturen, muss in den Aufbau eines Behandlungsplanes mit einbezogen werden (▸ Tab. 9.2).

Maxilla und Mandibula sind die Strukturen, die Kraft entstehen lassen (Kauen, Pressen, Knirschen) und die das Kranium abfangen muss. Sind die beanspruchten Strukturen, Knochen, Suturen, Membranen elastisch, d. h. nicht fixiert, können diese Kräfte nach dem Tensegrity-Modell (Spannungsausgleich) funktionell verarbeitet werden (▸ S. 14). Ist dies aber nicht der Fall, kommt es zu erhöhten Spannungen der jeweiligen fixierten Strukturen.

9.3 Knochen

Ein Knochen besteht zu 60 – 70 % aus anorganischen Kollagenen und Salzen. Seine Elastizität lässt sich mitilfe des Elastizitätsmoduls beschreiben. Diese Kennzahl ist umso höher, je unelastischer, und umso niedriger, je elastischer ein Material ist.

Beton hat z. B. einen Elastizitätsmodul von 22 – 45 kN/mm^2, gemessen bei 20 °C, und ist damit relativ unelastisch. Der Elastizitätsmodul von Holz beträgt 7 – 20 kN/mm^2, gemessen bei 20 °C, es ist damit wesentlich elastischer. Der Elastizitätsmodul des Knochens liegt mit 18 – 21 kN/mm^2, gemessen bei 20°, zwischen diesen beiden (Schwarzenberg 2004, S. 66).

Die Elastizität des Knochens ist jedoch abhängig von der Belastungsrichtung. In Längsrichtung ist der Knochen wesentlich unelastischer als in

▸ Tab. 9.2 Übersicht zur Bewertung des gesamten kranialen Systems.

Knochen mit seiner Schutzfunktion	Liquor – Transport von Neurotransmitter und Nährstoffen	Membranen des Verspannungssystems	Enzephalon mit dem ZNS	Zerebellum für Koordination und Feinabstimmung
Os frontale	Cornu frontale	Dura mater	Cortex	Nucleus dentatus
Os sphenoidale	Cornu temporale	Falx cerebri	Corpus callosum	Nucleus emboliformis
Os occipitale	Cornu occipitale	Falx cerebelli	limbisches System	Nucleus fastigii
Os ethmoidale	Ventriculus tertius	Tentorium	Thalamus	Nucleus globosi
Os parietale	Ventriculus quartus	–	Ventrikelsystem	–
Os temporale	Aquaeductus mesencephali (silvius)	–	Hypophyse	–
Os zygomaticum	Canalis centralis	–	Pons	–
–	–	–	Medulla oblongata	–

Querrichtung, z. B. bei einer Dehnung. Übersteigen die auftretenden Kräfte in Längs-, Querrichtung sowie die Torsion die Maximalwerte des Elastizitätsmoduls, kommt es zu Frakturen. Beim Kauen und Sprechen treten sowohl Zug- und Druckkräfte in Längsrichtung als auch Scherkräfte in Querrichtung auf.

Eine aufgrund unterschiedlicher Ursachen nicht mehr vorhandene Knochenelastizität kann dazu führen, dass es zu Kraftpeaks kommt, die in einer erhöhten Muskelspannung resultieren und dadurch Schmerz auslösen können. Die verloren gegangene Knochenelastizität kann jedoch mit speziellen osteopathischen Techniken wieder erarbeitet werden.

Eine **Beeinträchtigung der Elastizität** der Schädelknochen kann hervorgerufen werden durch

- den Kauapparat, da Zähne und Knochen das härteste Gewebe des Menschen sind;
- das Verspannungssystem der Dura mater, der Falx cerebri, Falx cerebelli und dem Tentorium; da diese an den Knochen anhaften, nehmen sie Einfluss auf die ossären Strukturen;
- die Schädelnähte und ihre verschiedenen Formen, die ebenso die Knochen des Schädels beeinflussen;
- Muskeln, da diese an den Knochen ansetzen, es zur gegenseitigen Beeinflussung kommt.

Ebenso erforderlich ist die intraossäre Beweglichkeit der jeweiligen Knochen für die Durchtrittsstellen der Nerven und Gefäße, um diese nicht zu beeinträchtigen.

9.3.1 Knochenaufbau

Der Knochen besteht aus mineralisiertem Bindegewebe: der äußeren Kortikalis, die von Periost umgeben ist, und der inneren Spongiosa, die eine geringere Dichte aufweist. Der Knochen ist extrem widerstandsfähig gegen die Biegebeanspruchung. Durch die Gefäßversorgung und den Stoffwechsel erhält der Knochen seine gute Plastizität.

„Glüht man Knochen aus, so bleibt nur das anorganische Gerüst übrig und der Knochen wird brüchig. Legt man einen Knochen in Säure, so bleiben nur organische Anteile übrig und der Knochen wird gummiartig biegsam." (Kravchenko et al. 2004, S. 28).

Periost

Das Periost besteht aus kollagenem Bindegewebe, die Kambiumschicht (innere Schicht) ist locker und von zahlreichen Gefäßen und Nerven durchzogen. Von ihr geht das Wachstum des Knochens aus. Diese Schicht besteht aus Stammzellen und Osteoblasten. Das Stratum fibrosum (äußere Schicht) besteht aus elastischen und straffen Fasern, den Sharpey-Fasern (Kollagenfasern), die die einstrahlenden Sehnenfasern verankern. Das Periost dient dem Breitenwachstum des Knochens, dem Längenwachstum in der Epiphysenfuge (Wachstumszonen) und dazu, Verletzungen des Knochens in Regionen zu registrieren, die nicht von Nerven durchzogen sind.

In einigen Stukturen wird das Periost direkt bezeichnet:

- Periorbita (Augenhöhle)
- Perikranium (Schädelknochen)
- Endorhachis (Wirbelkanal)

Spongiosa

Die Spongiosa kann man mit einem Naturschwamm vergleichen, den dicke Bälkchen und die schräg verlaufenden dicken und dünnen Spongiosatrabekel durchziehen. In den Zwischenräumen befindet sich das Knochenmark, in dem die Bildung der Blutzellen stattfindet.

Aufgrund des Aufbaus der Spongiosa ist der Knochen in der Lage, sich funktionell, ein ganzes Leben lang, anzupassen und/oder sich zu verformen. Durch die Biegekräfte entstehen innerhalb des Knochens Zug- und Drucktrabekel, die dann den Knochen an den stark belasteten Stellen verstärken. Wo hohe Belastungen auf Knochenstrukturen wirken, verdichtet sich die Spongiosa, dort, wo kaum oder keine Belastung auftritt, ist der Knochen fast durchsichtig.

Ein **Osteon** ist die kleinste Einheit des Knochengewebes. Es besteht aus Knochenlamellen, die den Havers-Kanal umhüllen. Die einzelnen Knochenzellen werden durch Zellfortsätze miteinander verbunden. Knochenbildende Zellen sind die **Osteoblasten**, die aus Kollagen die Matrix bilden. Diese scheiden Kalziumphosphat ab, das sich dann zu Hydroxylapatit verhärtet, und werden so zu **Osteozyten**.

Der Knochen wird so hart und elastisch aufgrund der Kombination von Hartsubstanz und flexiblem Kollagen. Welche Zusammensetzung benötigt wird, hängt von der Belastung ab, es muss dem aufkommenden Druck oder Zug standgehalten werden. Knochengewebe wird ständig auf- und abgebaut, für den Abbau sind die Osteoklasten und für den Aufbau die Osteoblasten zuständig.

Gefäßversorgung

Der Knochen selbst wird vom Markraum her durch die A. und V. nutricia versorgt. Die sog. **Havers-Gefäße** bzw. Havers-Kanäle (longitudinal verlaufend) sowie die **Volkmann-Kanäle** (quer verlaufend) durchkreuzen die Kompakta (Knochenlamellen) und bilden Anastomosen mit den A. und V. nutricia.

Die V. diploica und V. emissaria sind weitere wichtige Abflüsse des Kraniums. Diese stehen mit den jeweiligen angrenzenden Sinusbereichen der Dura mater in Verbindung.

Diese Erkentnisse über den venösen Abfluss aus dem Kopfbereich fließen in die Therapie mit ein.

Der Knochen in Zahlen (Kunsch u. Kunsch 2007)

- 100 – 150 Osteoblasten werden benötigt, um die gleiche Menge aufzubauen, die die Osteoklasten abbauen.
- 9 Stunden werden benötigt, um Stammzellen in Osteoblasten umzuwandeln.
- Bei 99 % liegt der Anteil des Körperkalziums im Knochen, bei 75 % der des Körperphosphats.
- 25 % der Kalziumionen im Blut werden in 1 min im Knochengewebe ersetzt.
- 200 Tage werden benötigt, um das gesamte Knochenkalzium auszutauschen.
- Der Durchmesser eines Osteoblasten beträgt 10 – 14 µm.
- Der Durchmesser eines Osteoklasten beträgt 100 µm.
- 3 mm beträgt die Länge eines Osteons (kleinste Baueinheit) und die Dicke 1 mm.
- Der Anteil an der Kortikalis beträgt 80 %, mit einem Mineralanteil von 70 %; der Anteil der Spongiosa liegt bei 20 %.
- Ein Lamellenknochen (Knochenspan mit 1 mm Durchmesser) ist mit 15 kg belastbar (Tragfähigkeit).
- Die Druckbelastung eines Lamellenknochens liegt bei bis zu 12 kg/mm², die Zugbelastbarkeit eines Lamellenknochens bei bis zu 10 kg/mm².
- Der durchschnittliche Knochenmasseverlust pro Jahr beträgt ca. 1,5 %.

9.3.2 Intraossäre Techniken

Bei jeglicher Aktivität, die im Kauapparat stattfindet, entwickeln sich Kräfte, die an das Kranium weitergeleitet werden. Das Kranium muss in der Lage sein, möglichen Kraftpeaks entgegenzuwirken. Dazu gehört, dass die Mobilität der einzelnen Schädelknochen vorhanden ist, um so eine Kompensation zu ermöglichen. Elastizität ist eine Eigenschaft, die jeder Körper besitzt. Wie viel in manchen Bereichen und wo ist die Frage.

Introssäre Techniken finden bei CMD-Patienten aufgrund der Vielzahl von Symptomen oft Verwendung, z. B. bei:

- Sinusitis: intraossäre Spannung des Sinus frontalis/maxillaris
- Irritationen des N. trigeminus (V): treten auf über den N. ophthalmicus (V1), N. maxillaris (V2), N. mandibularis (V3) in den Durchtrittsstellen der Foramen; Muskelansatz des M. trapezius am Os occipitale
- Tinnitus: Spannung des Os temporale
- Zahnschmerzen ohne zahnärztlichen Befund: intraossäre Restriktion der Maxilla/Mandibula
- vestibulärem Schwindel: Fixation der Pars petrosa

Der **Technikaufbau** gestaltet sich immer auf die gleiche Art: Es wird die Spannung im Knochen palpiert und langsam eine Kompression in die zu behandelnde Knochenstruktur aufgebaut. Sensibilität und Feingefühl des Behandlers ist bei diesen Techniken notwendig. Wird zu viel Kraft aufgebracht, reagiert das Knochengewebe mit einer reaktiven Hyperkompensation.

Ursachen für intraossäre Spannungen können Dysfunktionen der Okklusion, Stöße, Schläge oder auch Schall sein; all das, was von Schwingungen ausgeht (Schall kann Glas zerspringen lassen)

Durch dauerhafte Belastung kommt es zur Strukturveränderung der Knochen, z. B. durch Vergrößerung der Knochendichte an besonders beanspruchten Teilen. Die Struktur passt sich der Funktion an. Sind diese Veränderungen unphysiologisch, beeinträchtigen also die eigentliche Funktion, entstehen Dysfunktionen.

Um durch Frühkontakte, Kraftpeaks und Belastungsvektoren entstandene Veränderungen bei CMD-Patienten wieder zu beheben, sind intraossäre Techniken nötig. Die Spannung kann aus dem Knochen genommen werden, sodass dieser wieder die Möglichkeit hat, sich elastisch zu verformen und Spannungspeaks abzufangen.

Spezielle intraossäre Techniken wurden entwickelt, um diesen Anforderungen gerecht zu werden.

Maxilla, Sinus maxillaris

Die Maxilla ist paarig angelegt. Sie bildet die knöcherne Struktur des oberen Teils des Gesichts, der Augen- und Nasenhöhle und des Gaumens mit den oberen Zähnen. Ihre benachbarten Strukturen fangen den Kaudruck auf. Der Corpus maxillae enthält den Sinus maxillaris. Der bogenförmige Processus alveolaris trägt die Zähne. Das Foramen incisiva (N. nasopalatinus, A. palatina descendens) befindet sich zwischen den beiden Maxillae.

Kontakte zu den benachbarten Knochen:

- Os nasale
- Os frontale: mit dem Processus frontalis
- Os zygomaticum: mit dem Processus zygomaticus
- Os sphenoidale
- Os palatinum: mit der Anlagefläche, die den Oberkiefer nach hinten fortsetzt
- Vomer: oberhalb der Sutura palatina mediana
- Os lacrimale: der kleinste Knochen des Körpers
- Conchae nasales: an der lateralen Nasenwand

Ursachen. Dysfunktionen entstehen durch eingeschränkte intraossäre Mobilität, Zahnextraktion, Verblockung, Gaumennahterweiterung (► S. 144), Zahnfehlstellungen (z. B. Angle-Klasse II, III) oder Einschränkung der Sutura palatina mediana.

Symptome. Zahn- und Gesichtsschmerzen

Technik. Zeige- und Mittelfinger liegen an den oberen Zähnen der Maxilla an (► **Abb. 9.1**). Die Bewegung erfolgt in eine Innenrotation (Adduktion) und/oder Außenrotation (Abduktion).

Behandlung des **Sinus maxillaris**: Intraoral liegt ein Finger an den Sinus maxillaris. Der Finger der anderen Hand wird von außen auf das Gebiet des Sinus maxillaris platziert. Nun erfolgt langsam eine Kompression auf das zu behandelnde Gebiet (► **Abb. 9.2**). Die Spannung wird aufgenommen und exakt in der restriktiven Zone die Kompression aufgebaut, bis ein Releasing erfolgt.

Die Griffhaltung bei den intraossären Technik orientiert sich an der betroffenen Region der Maxilla und erfolgt analog zur Behandlung des Sinus maxillaris.

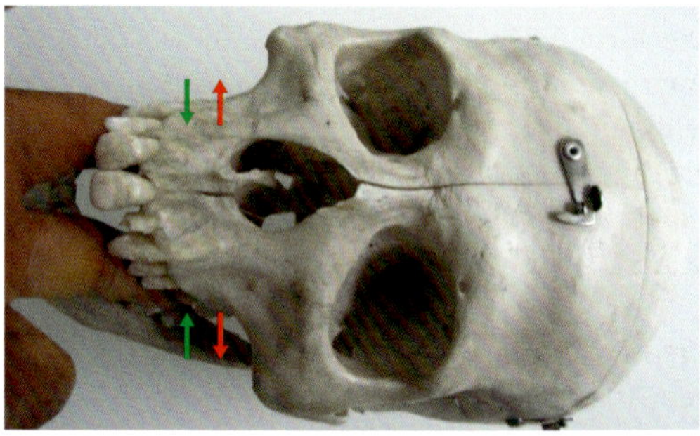

► **Abb. 9.1** Mobilisation der Maxilla in Innen- (grüne Pfeile) und Außenrotation (rote Pfeile).

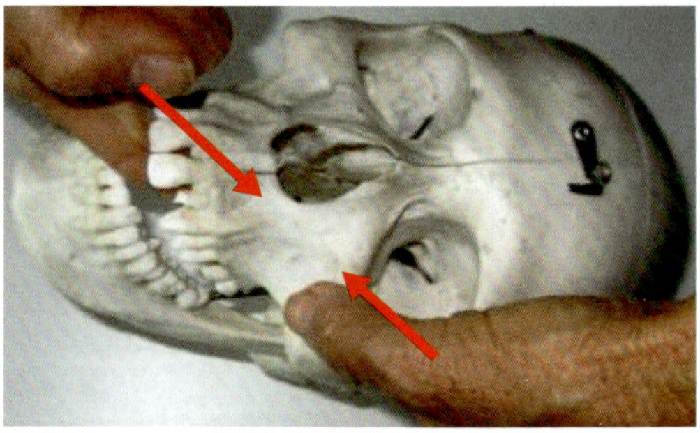

► **Abb. 9.2** Behandlung des Sinus maxillaris.

Mandibula

Die Mandibula besteht aus einem Corpus, dem Angulus mandibulae und dem R. mandibulae. Die Pars alveolaris ist die Basis für die Zahnwurzeln.

Der **Corpus mandibulae** steigt nach kranial in den R. mandibulae auf und endet im Processus condylaris mit dem **Caput mandibulae**; hier befindet sich die sensible Versorgung der Kiefergelenkskapsel. Dies ist der sog. Basalbogen der Mandibula. Im Anschluss über die **Incisura mandibulae** nach ventral befindet sich der Processus coronoideus, eine sog. Kaumuskelapophyse, als Ansatz der Temporalisehne. An der Innenseite des R. mandibulae befindet sich das Foramen mandibulae (Eintritt des N. alveolaris aus dem N. mandibularis).

Der Angulus mandibulae der angulären Kaumuskelapophyse hat einen Winkel von 90 – 140° (Reiss 2003). Hier setzt von außen der M. masseter und an der Innenfläche der M. pterygoideus medialis an. Sie bilden zusammen eine Muskelschlinge.

Mittig des Corpus mandibulae befindet sich die Protuberantia mentalis, Ansatz des M. mentalis. Die Aktivität des Muskels ist ein Zeichen für eine Parafunktion der CMD-Patienten. An der Innenseite liegt die Linea mylohyoidea, der Ansatz für den gleichnamigen Muskel, M. mylohyoideus.

Das Foramen mentale befindet sich unterhalb des Eckzahns (N. mentalis aus N. mandibularis).

Ursachen. Dysfunktionen entstehen durch eine gestörte Okklusion.

Symptome. Trigeminusneuralgie (N. mandibularis, 3. Ast des Ganglion trigeminale), atypischer Gesichtsschmerz, Zahnschmerzen der N. alveolaris inferior, Schluckstörungen, Schmerzen im und um das Kiefergelenk

Technik. Intraossäre Techniken, um die Mobilität des N. und A. mandibularis im Canalis mandibulae zu erreichen, sind hier angebracht: Ein Daumen legt sich auf den letzten Molaren der zu behandelnden Seite und umgreift mit dem abgewinkelten Zeigefinger die Mandibula, die andere Hand wird von außen um den Angulus mandibulae gelegt, nun erfolgt ein langsames Verwringen der Mandibula (▶ Abb. 9.3). Die Spannung wird aufgenommen und exakt in der restriktiven Zone die Kompression aufgebaut, bis ein Releasing erfolgt.

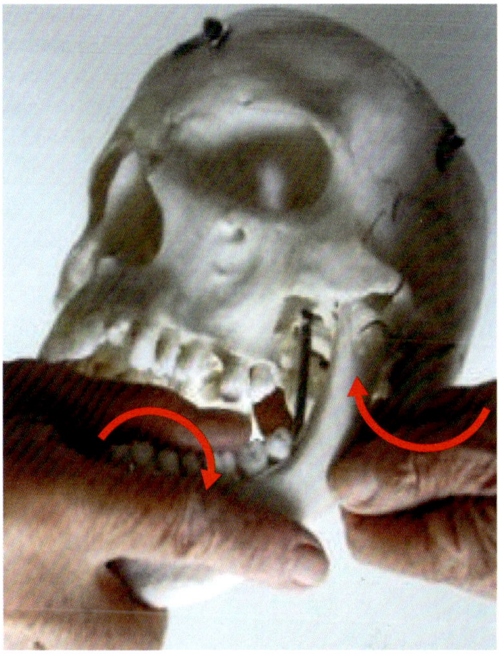

▶ **Abb. 9.3** Behandlung der Mandibula.

Os palatinum

Das Os palatinum (Gaumenbein) ist die Erweiterung des Oberkiefers nach dorsal, der sog. weiche Gaumen. Es besteht aus einer Lamina horizontalis und der Lamina perpendicularis in einer senkrechten Struktur.

Ossäre Verbindungen findet man zu:

- Os sphenoidale
- Maxilla
- Vomer
- Os ethmoidale

Die **Lamina horizontalis** verläuft mit ihren Lamellen horizontal und ist nach dorsal hin frei. An diesen setzt das Gaumensegel an. Es ist der hintere Abschnitt der Maxilla und bildet so den Nasenhöhlenboden.

Die **Lamina perpendicularis** ist eine vertikale Fläche, bestehend aus dünnen Lamellen. Sie stellt die Verbindung zu dem Processus pterygoideus (Ansatz der Mm. pterygoideus lateralis und medialis) her.

Kranial der Lamina perpendicularis befindet sich der Processus orbitalis, der bis in die Orbita reicht und einen kleinen Teil des Augenbodens bildet. Eine weitere Verbindung entsteht über

Praxis

den Processus sphenoidalis, ein kranial-dorsal liegender Fortsatz zum Os sphenoidale. Die Sutura sphenopalatina (Sutura sphenomaxillaris) verbindet die Maxilla mit dem Os palatinum. Lateral davon liegt der Plexus pterygoideus, ein Venengeflecht zwischen dem M. temporalis und dem M. pterygoideus lateralis mit 8 venösen Zuflüssen. Ein hochsensibler Bereich in der CMD-Therapie.

Ursachen. Bei Hypertonus der Mm. pterygoidei kommt es zur Dysfunktion zwischen der Lamina perpendicularis und dem Processus pterygoideus, Folge ist eine Bewegungseinschränkung des Os palatinum. Schläge, Stürze auf Oberkiefer und Kopf können die gleichen Symptome bewirken.

Symptome. Parästhesien im Mittelgesicht (N. maxillaris), Sinusitis im Sinus maxillaris (R. alveolaris superior medius und anterior), Zahnschmerzen der Front-, Eckzähne und Molaren (R. alveolaris superior medius und anterior)

Technik. Es können verschiedene Techniken angewendet werden, je nach Restriktionen der Region. Handelt es sich um die Sutura sphenopalatina, kann diese in kranial-kaudale Richtung mobilisiert werden oder ventral-dorsal. Einen Finger intraoral an das Os palatinum gleiten lassen, mit der anderen Hand an die Ala major des Os sphenoidale, diese nach dorsal bewegen und das Os palatinum nach ventral.

Handelt es sich um den **Plexus pterygoideus**, der lateral der Sutura zu finden ist, dann wäre folgende Technik angebracht: Intraoral mit dem kleinen Finger am Oberkiefer entlang bis zur Sutura sphenopalatina gleiten und dort Kontakt aufnehmen. Die Finger der anderen Hand an die Vagina carotica legen. Leichten Zug der Vagina carotica nach kaudal geben, bis eine leichte Spannung unter dem kleinen Finger zu spüren ist (▸ **Abb. 9.4**). Diese so lange halten, bis die Spannung unter dem kleinen Finger nicht mehr vorhanden ist und es zu einem verbesserten Abfluss des Plexus pterygoideus kommt.

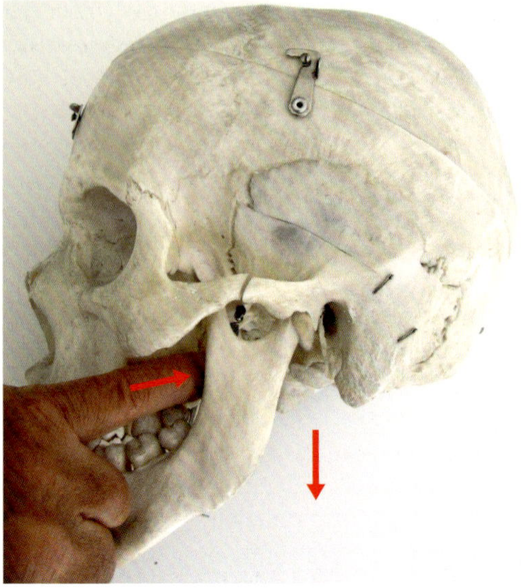

▸ **Abb. 9.4** Mobilisation der Sutura shenopalatina.

Os temporale

Das Os temporale (Schläfenbein) hat sich aus 3 Anlagen zu einem ganzen Knochen entwickelt: Pars squamosa (Schläfenbeinschuppe), Pars petrosa (Felsenbein) und Pars tympanica (Teil des Gehörgangs).

Die **Pars squamosa** bildet mit dem Processus zygomaticus einen Teil des Arcus zygomaticus. Sie wird bedeckt vom M. temporalis, der unter dem Arcus zygomaticus zum Processus coronoideus zieht. Kaudal befindet sich die Fossa mandibularis mit dem Kiefergelenk. Von ventral gesehen, vor der Fossa mandibularis, liegt als Knochenwulst das Tuberculum articulare.

An der Außenseite der **Pars petrosa** befindet sich kaudal der Processus mastoideus. Dieser hat Kammern, die mit Luft gefüllt sind (Cellulae mastoideae). An ihm setzt der M. sternocleidomastoideus an. Je nachdem, wie stark dieser Muskelzug ist, bildet sich der Processus mastoideus aus. Eine weitere bedeutende Struktur des Processus ist das Foramen stylomastoideum mit dem Durchtritt des N. facialis.

Von innen betrachtet hat die Pars petrosa 3 Flächen:

- **Facies anterior partis petrosae:** mit dem Margo superior partis petrosae (Sinus durae matris petrosus superior), hier befindet sich die eine Vertiefung (Impressio trigeminalis) für das Ganglion trigeminale, die Decke der Paukenhöhle (Tegmen tympani) sowie der Hiatus canalis nervi petrosi majoris, durch den der N. petrosi majoris (Ast des N. facialis) läuft

- **Facies posterior partis petrosae:** die hintere Fläche, mit dem Meatus acusticus internus (innerer Gehörgang), in ihm verlaufen der N. facialis, N. intermedius, N. vestibulocochlearis
- **Facies inferior partis petrosae:** die Unterfläche (Sinus durae matris petrosus inferior), in diesen befinden sich der Canalis caroticus, Canalis tympanicus, das Foramen stylomastoideum (Austritt des N. facialis), der Processus styloideus ventral des Foramens (Ansatz des Lig. stylomandibulare und Lig. stylohyoideum)

In der Pars petrosa befinden sich außerdem folgende Strukturen:

- Canalis carotis mit der A. carotis interna, Plexus caroticus internus und dem Plexus venosus caroticus internus
- N. facialis, N. intermedius, N. vestibulocochlearis, N. tympanicus
- Innenohr mit der Tuba auditiva (Ohrtrompete)

Die **Pars tympanica** bildet den Boden und die Seitenwand des Meatus acusticus externus (äußerer Gehörgang).

Eine weitere wichtige Struktur ist das **Foramen jugulare** zwischen Os temporale und Os occipitale, die eine Durchtrittsstelle für folgende Strukturen bildet:

- V. jugularis interna
- N. glossopharyngeus (IX), N. vagus (X) und den N. accessorius (XI)
- A. meningea posterior

Ursachen. Dysfunktionen können entstehen durch Zahnextraktion, Kompression der Sutura occipitomastoidea (Druck des Okziput und Foramen jugulare), Habits (z. B. Bruxismus, Kaugummi kauen), Kompression der Pars petrosa (Abflussstörungen, ggf. Tinnitus).

Symptome. Schmerzen im Kiefergelenk, Schläfenkopfschmerz, Einschränkung der Mundöffnung, Gleichgewichtsstörungen, Schwindel, Ohrschmerz, Stauungsdruckschmerz; durch interossäre Spannungen: Tinnitus, Trigeminusneuralgie, atypischer Gesichtsschmerz, Zahnschmerzen, vestibulärer Schwindel, Sinusitis

Technik. Es gibt verschiedene Techniken, wie das Lösen der Suturen (► **S. 151** ff.), sowie intraossäre Techniken:

Mobilisation des **Os temporale**: Den Mittelfinger in den Meatus acusticus externus legen. Daumen und Zeigefinger umgreifen den Arcus zygomaticus. Der Ringfinger wird auf dem Processus mastoideus platziert und der kleine Finger auf dem Os occiput. Alle Finger bewegen gleichzeitig das Os temporale in Innen- oder Außenrotation (► **Abb. 9.5**).

Behandlung der **Pars petrosa** des Os temporale: Eine Hand liegt unter dem Os occipitale mit den Fingerspitzen an der Sutura occipitomastoidea. Der Daumen oder Finger wird in den Meatus acusticus externus gelegt. Es wird ein Druck der Fingerspitzen zum Daumen hin aufgebaut. Nun erfolgt langsam eine Kompression auf das zu behandelnde Gebiet (► **Abb. 9.6**). Die Spannung wird aufgenommen und exakt in der restriktiven Zone die Kompression aufgebaut, bis ein Releasing erfolgt.

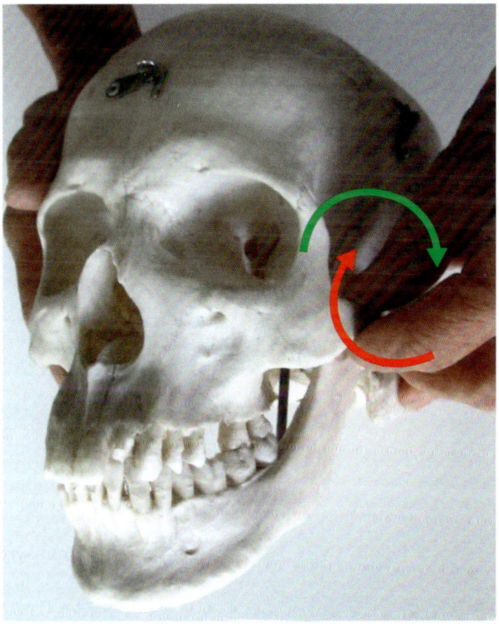

► **Abb. 9.5** Mobilisation des Os temporale in Innen- (roter Pfeil) und Außenrotation (grüner Pfeil).

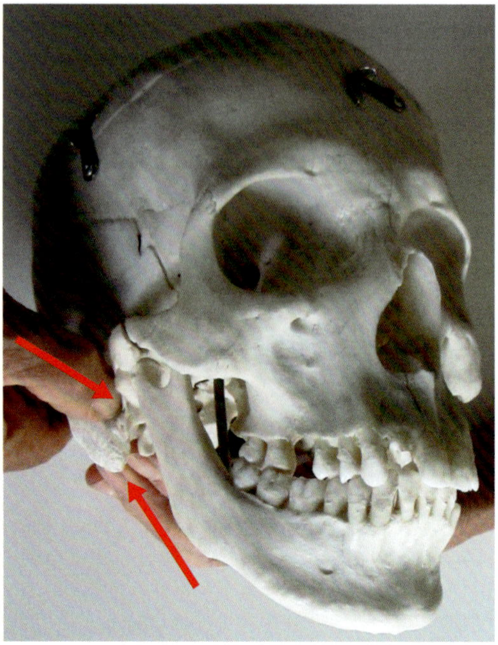

▸ **Abb. 9.6** Behandlung der Pars petrosa ossis temporalis.

Os sphenoidale, Sinus sphenoidalis

Das Os sphenoidale (Wespenbein) hat mit fast allen Knochen des Schädels Kontakt und nimmt dadurch eine Schlüsselstellung ein. Kontakte bestehen mit:

- Os occiput: Synchondrosis sphenobasilaris
- Os temporale: Sutura sphenosquamosa
- Os parietale: Sutura sphenoparietalis
- Os zygomaticum: Sutura sphenozygomatica
- Os palatinum: Sutura sphenopalatina
- Os frontale: Sutura sphenofrontalis
- Os ethmoidale: am Corpus ossis sphenoidalis
- Maxilla: mit dem Os palatinum
- Vomer: Sutura sphenovomeralis

Das Os sphenoidale besteht aus dem Corpus, den Processi pterygoidei, den Alae majores und Alae minores, der Sella turcica (Türkensattel) mit der Fossa hypophysialis.

Der Corpus ossis sphenoidalis ist würfelähnlich, er hat eine hintere, obere, vordere und seitliche Fläche. In ihm befinden sich die Kammern des Sinus sphenoidalis. Der Ansatz des Lig. sphenomandibulare liegt an der Spina ossis sphenoidalis.

Die **Ala major** (großer Keilbeinflügel) ist lateral am Schädelskelett sichtbar und am Patienten gut tastbar.

Im Os sphenoidale befinden sich folgende Foramina:

- Foramen rotundum: N. maxillaris (V2) aus Ganglion trigeminale
- Foramen ovale: N. mandibularis (V3) aus Ganglion trigeminale
- Foramen spinosum: R. meningeus, N. spinosus, A. meningea media, A. maxillaris
- Fissura orbitalis superior: N. oculomotorius (III), N. trochlearis (IV), N. abducens (VI), N. ophthalmicus (V1) und die V. ophthalmica

Die **Ala minor** (kleiner Keilbeinflügel) verläuft nach hinten-medial in den Processus clinoideus anterior aus. An ihm setzt das Tentorium an. Medial davon ist der Canalis opticus (N. opticus [II], A. ophthalmica).

Der **Processus pterygoideus** ist eine fast senkrecht verlaufende Knochenstruktur mit der Lamina medialis und Lamina lateralis (Ansatz des M. pterygoideus medialis an der Innenfläche der Lamina lateralis und des M. pterygoideus lateralis an der Außenseite der Lamina lateralis). In der Grube zwischen der Lamina medialis und lateralis liegt die Fossa pterygoidea. Kaudal an der Lamina medialis befindet sich der Hamulus pterygoideus.

Die Fossa hypophysialis ist beiderseits umgeben vom Sinus cavernosus und Sinus intercavernosus. In dieser Fossa ist die Hypophyse eingebettet. Am Processus clinoideus anterior mit der Befestigung des Tentoriums können sich Restriktionen auf das Os sphenoidale auswirken und umgekehrt.

Ursachen. Dysfunktionen können von Restriktionen eines kranialen Knochens herrühren, durch Schlag, Stoß auf den Kopf und über die Membranen sowie Stürze auf das Os coccygis, Schleudertrauma und Kompression des Kiefergelenks.

Symptome. Zahnschmerzen im Ober-/Unterkiefer (Foramen rotundum mit dem N. maxillaris, Foramen ovale mit dem N. mandibularis), Rauschen/Pulsieren im Kopf (A. meningea media, Foramen spinosum, A. carotis interna), alle Arten von Augenproblemen (Fissura orbitalis superior, N. oculomotorius, N. trochlearis, N. ophthalmicus, N. abducens)

Technik. Die Mobilität aller angrenzenden ossären Strukturen, der Suturen sowie die intraossäre Elastizität sollten hergestellt werden. Intraossäre Restriktionen kommen häufig vor.

Behandlung des **Sinus sphenoidalis**: Intraoral liegt ein Finger auf einer Seite am Os palatinum. Die andere Hand greift auf der gleichen Seite an die Ala major des Os sphenoidale. Nun erfolgt langsam eine Kompression auf das zu behandelnde Gebiet (▸ **Abb. 9.7**). Die Spannung wird aufgenommen und exakt in der restriktiven Zone die Kompression aufgebaut, bis ein Releasing erfolgt.

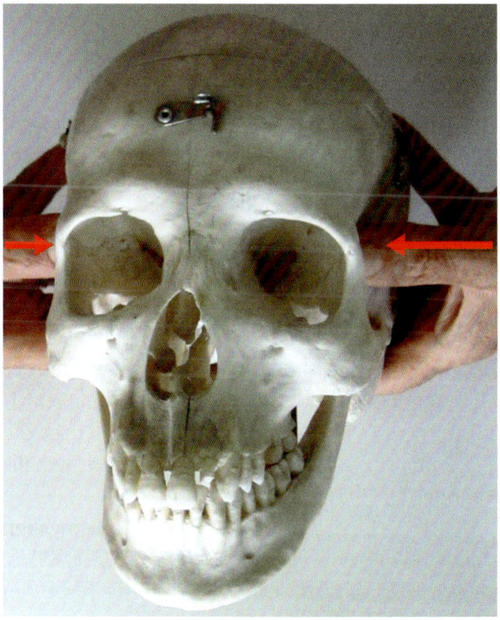

▸ **Abb. 9.7** Behandlung des Sinus sphenoidalis.

Fallbeispiel

CMD-Patient, männlich, 70 Jahre alt

Diagnose: Trigeminusneuralgie links nach Setzen eines Implantats in der Region drei 3 (33). Das Implantat wurde im letzten ⅓ eingehämmert, um zur besseren Einheilung Knochenspane zu erzeugen. Nach 2 Tagen setzten die Schmerzen intervallmäßig in der linken Gesichtshälfte ein, auf einer VAS bei 10. Es wurde angedacht, das Implantat wieder zu entfernen.

Therapie: Im Mai 2009 fand die 1. osteopathische Behandlung mit Entlastung des Ganglion trigeminale und intraossären Techniken der Mandibula statt. Nach 3 Behandlungen wurde die Schmerzfreiheit wieder erreicht.

Os zygomaticum

Das Os zygomaticum (Jochbein) ist ein paariger Knochen mit einer fast viereckigen Form. Er hat 3 Fortsätze, den Processus frontalis mit der Sutura frontozygomatica, den Processus temporalis mit der Sutura temporozygomatica und den Processus maxillaris mit der Sutura zygomaticomaxillaris (darunter befindet sich der Sinus maxillaris). Seine Facies orbitalis bildet mit der Ala major den lateralen Teil der Orbita. Mittig befindet sich das Foramen zygomaticofaciale für den R. zygomaticofacialis (N. maxillaris).

Ossäre Kontakte bestehen zu:

- Os frontale
- Os temporale
- Os sphenoidale
- Maxilla

Betrachtet man das Os zygomaticum mit seinen knöchernen Verbindungen, so mutet es fast wie der Schlussstein eines gotischen Gewölbes an. Seine hohe Knochendichte deutet auf massive Belastungen von allen Seiten hin. Fixationen dieses Knochens können die Mobilität des Mittelgesichts empfindlich stören.

Ursachen. Dysfunktionen entstehen durch Sturz auf das Gesicht und Restriktionen des Os temporale, da es sich leicht verkeilt.

Symptome. Sensibilitätsstörungen der Schläfe, Stechen in der Schläfengegend (N. zygomaticus aus N. maxillaris), Hautirritationen der Schläfengegend, Druck auf dem Auge, Einschränkung der Beweglichkeit des Kiefergelenks

Technik. Um nicht die benachbarten Knochen zu behindern, muss die Mobilität des Os zygomaticum gewährleistet sein. Von intraoral kommend mit dem Zeigefinger und dem Daumen von außen das Os zygomaticum umgreifen (▸ **Abb. 9.8**). Der Daumen der anderen Hand fixiert die Maxilla. Dann z. B. das Os zygomaticum sanft nach lateral bewegen.

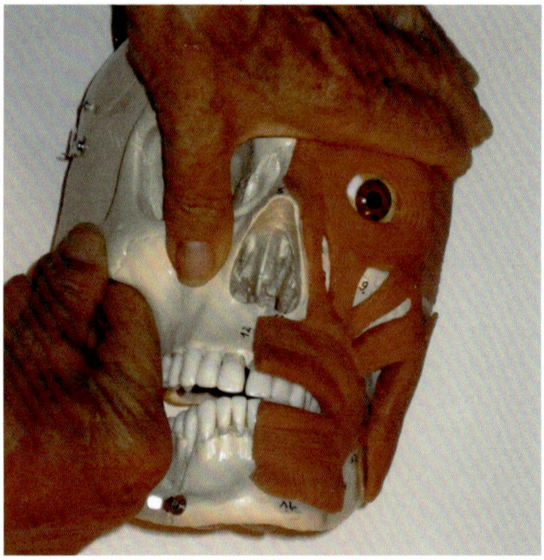

▸ Abb. 9.8 Mobilisation des Os zygomaticum.

Os ethmoidale

Das Os ethmoidale (Siebbein), ein innen liegender Knochen, wird vom Os nasale, der Maxilla, nach oben hin vom Os frontale, nach dorsal vom Os sphenoidale bedeckt. Er besteht als Ganzes aus luftgefüllten Kammern (Lamina cribrosa ossis ethmoidalis), durch die die feinen Äste der Nn. olfactorii ziehen. Die Lamina orbitalis ossis ethmoidalis ist lateral in der Orbita zu finden.

Mittig des Os ethmoidale liegt die **Lamina perpendicularis**, die im oberen Teil das Septum nasi (Nasenscheidewand) bildet. Das hintere Nasenseptum wird zum größten Teil vom N. nasopalatinus (Ast aus Ganglion pterygopalatinum) versorgt, der vordere Anteil vom N. ethmoidalis anterior.

Die **Crista galli** ragt in die Incisura ethmoidalis, zwischen der rechten und linken Pars orbitalis, hinein. An der Crista galli setzt die Falx cerebri an. Eine Immobilität der Crista galli verhindert die Mobilität der Membranen und hat damit Einfluss auf das gesamte Membransystem.

Zwischen der mittleren Nasenmuschel und dem Processus uncinatus ist eine Furche (Infundibulum ethmoidale). Hier münden der Sinus frontalis und Sinus maxillaris.

Kontakte bestehen zu:

- Os frontale
- Os sphenoidale
- Os nasale
- Vomer
- Maxilla
- Sutura frontoethmoidalis

Laut einer Studie von Holberg und Rudzki (2008, S. 1089) kann es bei einer forcierten **Gaumennahterweiterung** (bei einem Kraftwert von 100 N) zu Spannungen in der Maxilla und in benachbarten Schädelknochen bzw. zur Öffnung der Synchondrosis sphenooccipitalis um mehr als 1 mm kommen: *„Durch Aufbiegen der Pterygoidfortsätze nach lateral kommt es zu Induktion von Spannungen, Dehnung und Verschiebung am Os sphenoidale mit seinen Foramina."*

Die zentrale Lage des Os ethmoidale kann als Dreh- und Angelpunkt des Kraniums betrachtet werden. Seine Mobilität hat nicht nur Einfluss auf das Membransystem, sondern auch auf die Augen mit deren Nerven, Muskeln und Gefäßen.

Ursachen. Dysfunktionen entstehen durch Nasenbeinbruch, Verkippung des Vomers, Gaumennahterweiterung (s. o.).

Symptome. Sinusitis, häufige Infektionen, Druck auf die Augen bei einer Sinusitis, Kopfschmerzen (Membranen)

Technik. Um eine intakte Mobilität des Os ethmoidale zu erreichen, sollte vorher die Mobilität des Vomers überprüft werden. Das Os frontale mit Zeige- und Mittelfinger einer Hand fixieren, Zeige- und Mittelfinger der anderen Hand bewegen das Os nasale nach kaudal (Bewegungsfreiheit für Os ethmoidale). Das Os ethmoidale dann in Sidebending (indirekt) bewegen (▸ **Abb. 9.9**).

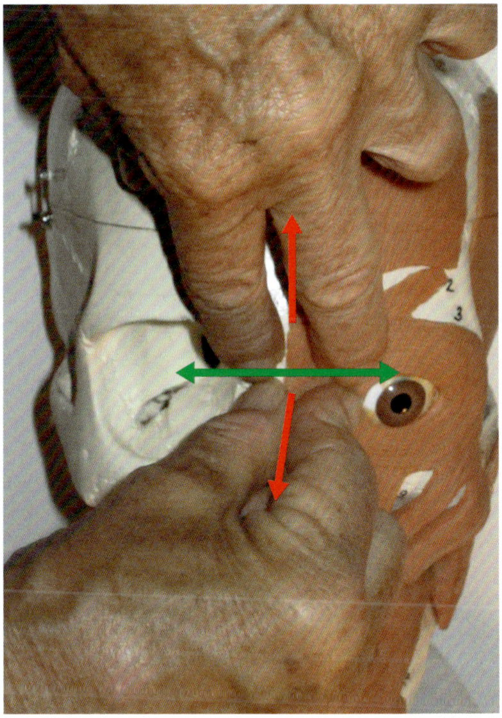

▸ Abb. 9.9 Mobilisation des Os ethmoidale.

Vomer

Der Vomer (Pflugscharbein) ist ein flacher, dünner Knochen, der an einen Pflug erinnert (daher der Name). Er bildet einen Teil des Nasenseptums. Er liegt eingekeilt zwischen dem Os sphenoidale, der Maxilla, dem Os palatinum und der Lamina perpendicularis des Os ethmoidale.

Die **Ala vomeris** ist eine flügelartige Aufspaltung und setzt am Corpus ossis sphenoidalis an, dessen kaudale Fläche (Pars cuneiformis vomeris) über der Sutura palatina mediana (in einigen Anatomie-Büchern auch als Sutura intermaxillaris bezeichnet) liegt. Eine von kranial-dorsal nach kaudal-ventral verlaufende Rinne ist der Sulcus vomeris für den N. nasopalatinus.

Der Vomer ist ein schmaler, leicht verbiegbarer Knochen, der sich dadurch leicht durch Fehlbelastung des Kauapparats verkeilen kann. Inwieweit der Vomer dafür verantwortlich ist, wie weit die Sutura palatina mediana in den Gaumen hineinragt, ist nicht bekannt – bei manchen Personen mutet es wie ein 2-Kammer-System des Oberkiefers an.

Kontakt besteht mit:

- Os sphenoidale
- Os ethmoidale
- Maxilla (Sutura palatina mediana)
- Os palatinum

Ursachen. Ursachen für Dysfunktionen sind Fixation durch benachbarte Knochen, intraossäre Restriktion, Schläge auf Nase, Zahnextraktionen.

Symptome. Gesichtsschmerz, Sinusitis (Plexus pterygoideus)

Technik. Zunächst geht es darum, eine Mobilität der Maxillae herzustellen und die Beweglichkeit des Os ethmoidale zu prüfen. Dann erfolgt ein Lösen der Restriktion vom Vomer über die Sutura palatina mediana: Hierzu den Mittelfinger intraoral indirekt an den Vomer, seitlich der Sutura palatina mediana, und einen Finger der anderen Hand an die Ala major der kontralateralen Seite legen. Es erfolgt eine gleichzeitige Bewegung beider Finger nach medial. Alternativ den Finger auf der Ala major an die ipsilaterale Seite legen, dann eine gleichzeitige Bewegung beider Finger nach medial (▸ Abb. 9.10).

Eine weitere Möglichkeit, die sich als hervorragend bewährt hat, ist Folgende (nach Franz Propst): Mit einem Wattestäbchen in den Naseneingang der restriktiven Seite, am Nasengrund den Vomer tasten und zart nach medial schieben (▸ Abb. 9.11).

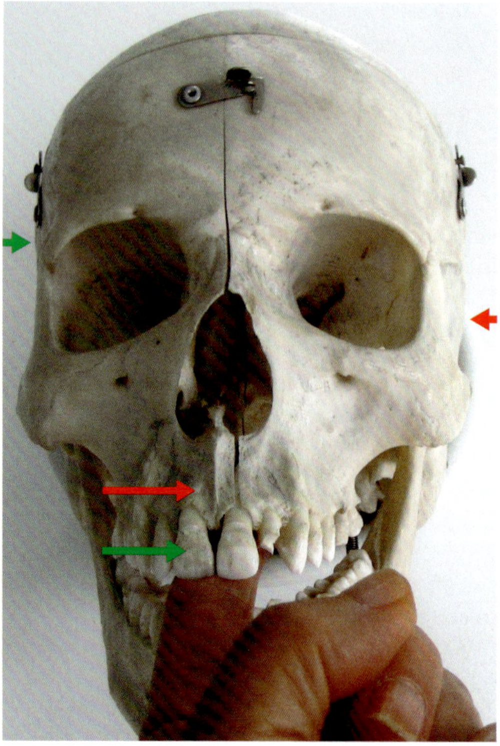

► **Abb. 9.10** Mobilisation des Vomers.

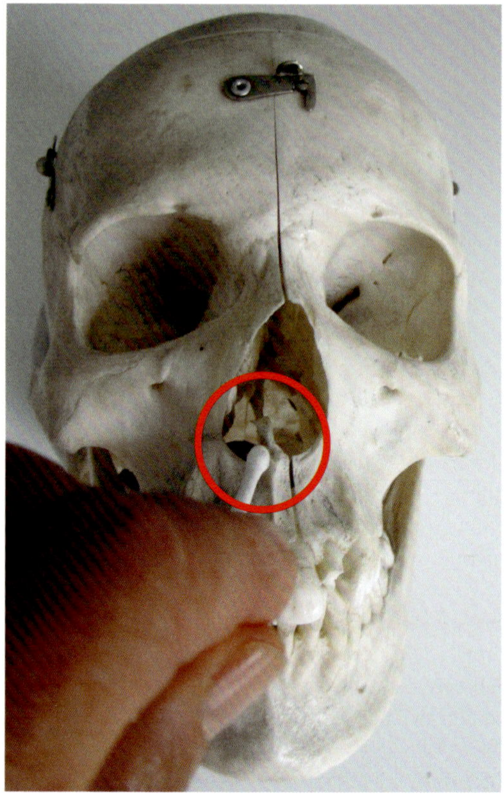

► **Abb. 9.11** Direkte Mobilisation des Vomers mit einem Wattestäbchen.

Os occipitale

Es ist die Basis des Schädels und setzt sich aus 4 Teilen zusammen, der Pars basilaris, Squama occipitalis und den beiden Pars lateralis:

Die **Pars basilaris** bildet den vorderen Anteil des Os occiput, welches ventral an das Os sphenoidale über die Synchondrosis sphenobasilaris Kontakt hat. Nach dorsal öffnet sich das Foramen magnum (Durchtritt der Medulla oblongata, A. vertebralis) als Verbindung zum Wirbelkanal. Die Protuberantia occipitalis externa ist eine gut tastbare Rauigkeit, das sog. Inion, an dem das Lig. nuchae des M. trapezius ansetzt. Das Tuberculum pharyngeum ist der Ansatz der Pharynxmuskulatur (Rachenmuskulatur). Innenseitig befindet sich die Protuberantia occipitalis interna mit dem Sulcus sinus transversi, eine wichtige Struktur für den Abfluss des Sinusbereichs aus dem Schädel.

Die **Squama occipitalis** liegt oberhalb des Foramen magnum als Hinterhauptsschuppe. In der Innenfläche erkennt man den Sulcus sinus sagittalis superioris für den Sinus durae matris und die Eminentia cruciformis für den Confluens sinuum, eine Sammelstelle für die verschiedenen Sinuszuflüsse.

Die **Pars lateralis occipitalis** bildet die seitliche Umgrenzung des Foramen magnum. Dorsalmedial der Pars lateralis occipitalis befinden sich die Kondylen mit der Facies articularis superior. Dorsal der Kondylen ist der Canalis condylaris mit dem Durchtritt der V. emissaria condylaris. Seitlich des Foramens befindet sich der Canalis nervi hypoglossi mit dem Durchtritt des gleichnamigen Nervs, der A. meningea posterior und dem Plexus venosus canalis nervi hypoglossi. Der Processus jugularis ist am Foramen jugulare beteiligt, durch das die N. glossopharyngeus, N. vagus, N. accessorius sowie die A. meningea posterior und V. jugularis führen.

Kontakte zu den benachbarten Knochen sind:

- Os parietale (paarig): Sutura lambdoidea

- Os temporale (paarig): Sutura occipitomastoidea
- Os sphenoidale: Synchondrosis sphenobasilaris

Im Inneren des Os occipitale befinden sich folgende Strukturen:
- Zerebellum (Kleinhirn): Koordination (Ataxie, Tremor)
- Pons: Druck stimuliert den Thalamus, Hypothalamus.
- Medulla oblongata: Atem- und Kreislaufzentrum
- A. vertebralis, A. basilaris

Ursachen. Dysfunktionen werden verursacht durch Sturz auf den Hinterkopf, Sturz auf das Os coccygis (Dura mater spinalis), Fixation der Lamina praevertebralis.

Symptome. Spannungs-, Stauungskopfschmerz, Kreislaufbeschwerden, Brennen im Hinterkopf, Schluckbeschwerden, Nackenverspannung, Wirbelblockierungen, Atem- und Kreislaufirritationen

Technik. Die praktische Erfahrung hat gezeigt, dass vorwiegend intraossäre Spannungen des Os occipitale bei CMD-Patienten für eine Reihe von Beschwerden verantwortlich sind. Bewährt haben sich Techniken mit Kompression direkt in die Fixation.

Es wird die restriktive Stelle im Os occipitale ertastet und zwischen die Finger einer jeden Hand genommen. Es erfolgt langsam eine Kompression auf das zu behandelnde Gebiet (▸ Abb. 9.12). Die Spannung wird aufgenommen und exakt in der restriktiven Zone die Kompression aufgebaut, bis ein Releasing erfolgt.

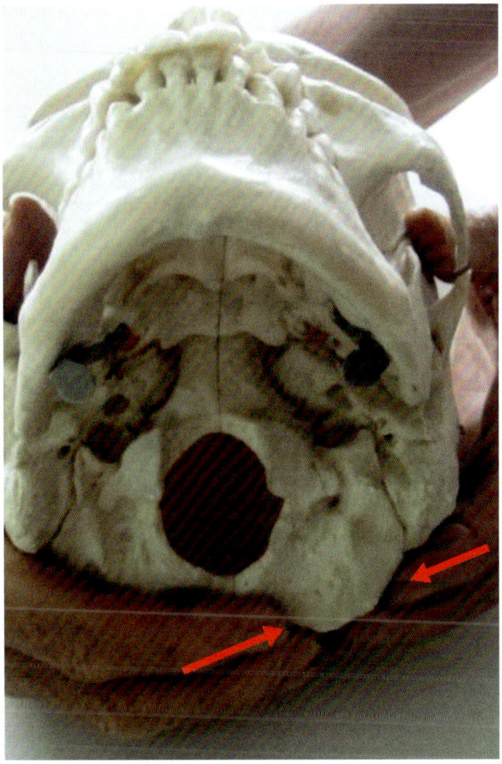

▸ **Abb. 9.12** Behandlung des Os occipitale.

Os frontale, Sinus frontalis

Das Os frontale (Stirnbein) besteht aus der Squama frontalis, Pars orbitalis und Pars nasalis.

Die **Squama frontalis** hat eine äußere Fläche, die konvex ist, und eine innere Fläche, die konkav ist. Am oberen Rand des Os frontale befindet sich der Margo supraorbitalis, lateral des Margo nasalis. Dieser ist die Austrittsstelle für den N. ophthalmicus durch das Foramen supraorbitale (Incisura supraorbitalis). Mittig des Os frontale, zwischen den Augenbrauen, ist die Glabella (sie dient in der zahnärztlichen Funktionsanalyse des Gesichtsbogens als Glabellastütze). Von dort aus verläuft die Sutura frontalis (metopica) nach kranial, die nicht verwachsen ist. Ihre Verschmelzung findet im 5. bis 8. Lebensjahr statt, in seltenen Fällen kann die Naht sichtbar bleiben (Fanghänel et al. 2003).

Die **Pars orbitalis** bildet den kranialen Teil der Orbita, medial liegt die Fovea trochlearis für die bindegewebige Schlinge, die Trochlea, über die der M. obliquus superior umgelenkt wird.

Die **Pars nasalis** liegt mittig zwischen den beiden Pars orbitalis. Die Spina nasalis ist ein spitzer Vorsprung, der mittig liegt. Rechts und links der Glabella befindet sich der Sinus frontalis (2 Kammern), eine ca. 3 cm hohe und 2,5 cm breite Höhle, die sich ca. 1,8 cm nach hinten ausbreitet.

Kontakte zu den angrenzenden Knochen sind:

- Os zygomaticus (paarig): Sutura frontozygomatica
- Os sphenoidale: Sutura sphenofrontalis
- Os ethmoidale: Sutura frontoethmoidalis
- Os maxilla (paarig): Sutura frontomaxillaris
- Os nasale (paarig): Sutura frontonasalis
- Os parietale (paarig): Sutura coronalis

Hierbei ist zu beachten, dass die Überlappungen der Sutura coronalis unterschiedlich sind: Das Os frontale überlappt den parietalen Teil der Sutura coronalis zu ⅔, danach ändert sich die Überlappung und das Os parietale überlappt das Os frontale.

Die wichtigsten muskuläre Beteiligung sind:

- M. occipitofrontalis, Venter frontalis: Augenbrauenhebung, Stirnrunzeln
- M. orbicularis oculi: Lidschluss, Unterstützung des Tränenflusses
- M. obliquus superior: seitliche Augenbewegung
- Galea aponeurotica: fasziales Zugsystem (▶ S. 173)

Ursachen. Dysfunktionen können entstehen durch Kopfverletzungen, Sinusitis, Pressen, Knirschen, CMD.

Symptome. Stauungsdruckschmerz, Kopfschmerzen, Sinusitis, Augendruck, Spannungsgefühl über oder in den Augen

Technik. Die Techniken für die Galea aponeurotica sind zu den Faszien beschrieben (▶ S. 173 ff.). Die Galea aponeurotica hat durch funktionelle Verknüpfungen einen direkten Einfluss auf die Kiefergelenke.

Eine weitere Technik ist das **Os-frontale-Lifting** (Hebetechnik): Die Finger beider Hände legen sich um das Os frontale und haken sich mit den Ringfingern von dorsal kommend am Processus zygomaticus des Os frontale ein. Beide Hände bewegen das Os frontale nach ventral-kaudal.

Behandlung des **Sinus frontalis:** Ein Finger legt sich von außen an den zu behandelnden Sinus frontalis des Os frontale, kranial des Foramen supraorbitale, ein Finger der anderen Hand wird von kaudal kommend auf der kontralateralen Seite der Orbita platziert. Nun erfolgt langsam eine Kompression auf das zu behandelnde Gebiet (▶ **Abb. 9.13**). Die Spannung wird aufgenommen und exakt in der restriktiven Zone die Kompression aufgebaut, bis ein Releasing erfolgt.

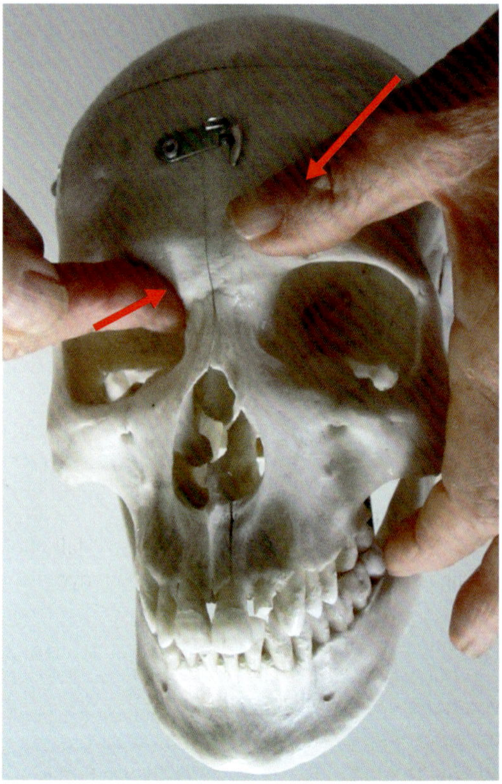

▶ **Abb. 9.13** Behandlung des Sinus frontalis.

Os hyoideum

Das Os hyoideum (Zungenbein) hat eine U-ähnliche Form und ist frei aufgehängt. Es wird mit Bändern und Muskeln gehalten. Schon bei der Geburt ist es verknöchert. Es hat einen Corpus, Cornu majus (großes Horn), der sich dorsal des Corpus befindet, und den Cornu minus.

Das Os hyoideum ist am Schluckakt durch das Heben und Senken beteiligt, was man sehr gut tasten kann, indem man 2 Finger rechts und

▶ Tab. 9.3 Übersicht zur supra- und infrahyoidalen Muskulatur.

	Innervation	Symptome/Funktion
suprahyoidale Muskulatur		
M. geniohyoideus	N. hypoglossus	Zunge
M. digastricus, Venter anterior	N. mylohyoideus (aus N. mandibularis)	Mundboden, Frontzähne, Schluckstörungen, M. sternocleidomastoideus
M. mylohyoideus	N. mylohyoideus (aus N. mandibularis)	Schluckstörungen, Globusgefühl, Halsschmerzen
M. stylohyoideus	N. facialis	Schluckstörungen, CMD
infrahyoidale Muskulatur*		
M. omohyoideus	Plexus cervicalis, Segmente C 1 – C 3	unterstützt das Schlucken, spannt die Lamina praetrachealis, hält die Vagina carotica offen, unterstützt den Abfluss der V. jugularis interna
M. sternohyoideus	Plexus cervicalis, Segmente C 1 – C 3	unterstützt das Schlucken
M. sternothyroideus	Plexus cervicalis, Segmente C 1 – C 3	unterstützt das Schlucken, zieht das Zungenbein und den Kehlkopf nach unten
M. thyrohyoideus	C 1 über N. hypoglossus	Annäherung von Zungenbein und Schildknorpel

* Es kann durch alle genannten Muskeln zu folgenden Symptomen kommen: Mundschluss schwierig, Nackenverspannungen, Schluckstörungen, Schmerzen des Mundbodens.

links an das Os hyoideum legt und den **Schluckvorgang** mit den Fingern verfolgt.

Beteiligt am Schluckvorgang sind ebenfalls der M. digastricus, M. stylohyoideus, M. mylohyoideus (▶ **S. 203**). Sie heben das Hyoid und der M. geniohyoideus zieht das Hyoid nach vorn.

Von kranial kommend setzt die suprahyoidale, von kaudal kommend die infrahyoidale Muskulatur an (▶ **Tab. 9.3**). Bei jeder Bewegung kommt es zu einem Wechselspiel dieser Muskelgruppen.

Ursachen. Dysfunktionen der **suprahyoidale Muskulatur** entstehen durch Bruxismus, Mundatmung, Hyperaktivität (Os hyoideum nach kranial, Mandibula nach posterior), die der **infrahyoidalen Muskulatur** durch Inaktivität des Schultergürtels, der Klavikula, der Rippen, durch Hyperaktivität der Muskulatur (Os hyoideum nach kaudal).

Technik. Es geht v. a. darum, die Mobilität des M. omohyoideus herzustellen: Eine Hand fixiert sanft das Os hyoideum, die andere Hand bildet mit Daumen und Zeigefinger eine Gabel, die auf das ACG gelegt wird. Nun erfolgt ein Schub dieser Gabelung nach kaudal (▶ **Abb. 9.14**). Die Spannung wird so lange gehalten, bis der Muskelzug nachlässt bzw. nicht mehr vorhanden ist.

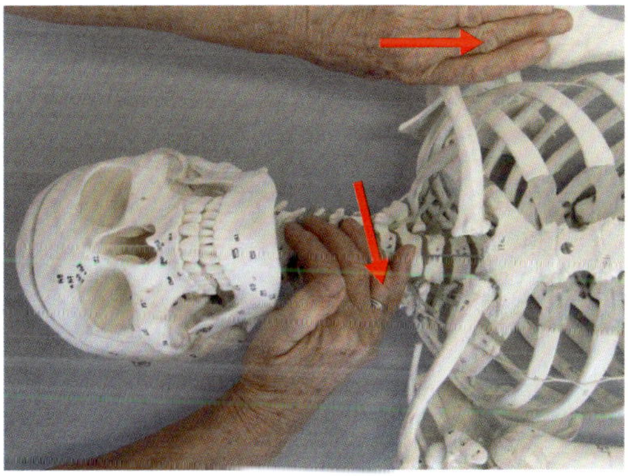

▶ **Abb. 9.14** Mobilisation des M. omohyoideus.

Praxistipp

Patienten können eigenständig folgende Übung durchführen: Den Kopf zu einer Seite drehen, die Zunge herausstrecken und mit einem Taschentuch festhalten, 3 × schlucken und die Zunge dabei gut festhalten.

9.4

Suturen

Dr. William Garner Sutherland (1873 – 1954), D.O., Gründer der kranialen Osteopathie, entwickelte durch Eigenversuche mit komprimierenden Helmen an seinem eigenen Schädel 1930 strukturelle Techniken der Schädelnähte.

In der Medizin ist allgemein bekannt, dass bei frühzeitigem Suturenverschluss, der sog. **Kraniosynostose**, Schädeldeformitäten entstehen, d. h., es kommt zu einer intrakraniellen Einengung, mit oder auch ohne funktionelle Störungen.

Die Elastizität der Suturen ist für die Mobilität des Kraniums von großer Bedeutung. Die Suturen sind beweglich, wie Studien gezeigt haben, z. B. von Heisey und Adams (1993), die einen Suturenspalt von 250 µ nachgewiesen haben (▸ **S. 74**).

9.4.1 Aufbau der Suturen

Suturen sind bindegewebige Verbindungen von hoher Elastizität zwischen 2 Knochenrändern. Die dünnen Schichten beinhalten eine Vielzahl Sharpey'scher Fasern und osteogener Zellen. Die äußere und innere Verbindungsschicht umschließen das Periost von außen und innen und bilden so das Verbindungsgewebe zwischen den Knochenrändern (▸ **Abb. 9.15**).

Bei Affen, deren Suturen sich nicht vollständig schließen, konnten in den Suturen sensorische Nervenfasern und Gefäße nachgewiesen werden (Retzlaff et al. 1976). Aufgrund von An- und Abbauprozessen an den Knochenrändern werden die Wachstumsfelder durch Ausdehnung benachbarter Strukturen und eigenes Knochenwachstum aktiviert.

Es besteht ein enger Zusammenhang zwischen den Suturen und Muskelzügen: Durch den mechanischen Reiz wird das Osteoblastenwachstum angeregt (Fanghänel u. Preuße 2004). Die Suturen gehören, ebenso wie die Tubera maxillae (Vorwölbung der hinteren Maxillawand), die Alveolarfortsätze und die Synchondrosen, zu den sog. Wachstumszentren, da hier sehr starke Wachstumsfelder liegen (Kahl-Nieke 2010). Beim sog. **Drift**, dem Wachstumsprinzip von Knochenstrukturen, wird Knochen auf- und abgebaut, um so den funktionellen Anforderungen gerecht zu werden (Kahl-Nieke 2010)

Die Suturen schließen sich zu unterschiedlichen Zeitpunkten. Da das Gehirn bis ins hohe Alter wachsen kann, müssen sich auch die Schädelknochen und damit die Suturen diesem Wachstum anpassen. Die Sutura metopica schließt sich

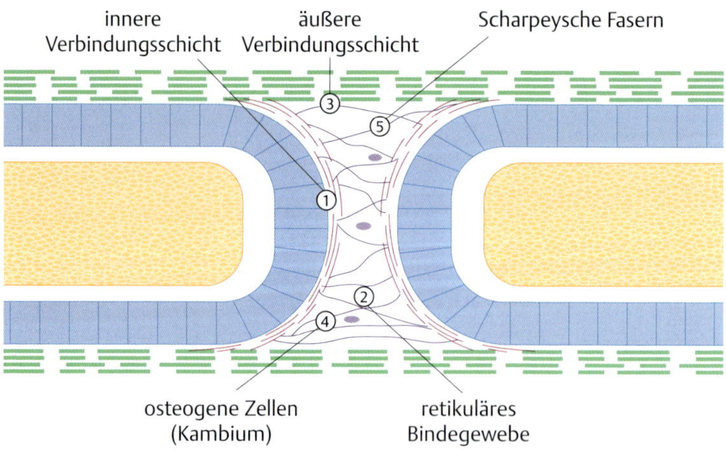

▸ **Abb. 9.15** Aufbau der Suturen: 1) innere Verbindungsschicht, 2) Bindegewebe, 3) äußere Verbindungsschicht, 4) osteogene Zellen, 5) Sharpey'sche Fasern.

meistens im 2. Lebensjahr vollständig, während andere Suturen bis ins hohe Alter offen bleiben. Ein physiologischer Zusammenschluss ist in den meisten Fällen nicht komplett und kann röntgenologisch als offen bezeichnet werden (Zöller et al. 2003).

Es gibt verschiedene Suturenformen (▸ **S. 75**), d. h. die Nähte weisen unterschiedliche Arten des Zusammenfügens auf:

- **Sutura plana:** eine glatte Knochenverbindung, z.B Sutura internasalis
- **Sutura serrata:** eine gezackte Knochenverbindung, z. B. Sutura sagittalis
- **Sutura squamosa:** eine abgeschrägte überlappende Knochenverbindung, z. B. Sutura squamosa

Manche Suturen weisen eine wechselnde Überlappung auf und sind anhand von **Pivot-Punkten** ertastbar. Dies wird auch als **Bevel-Change** bezeichnet. Beispielsweise liegt bei der Sutura coronalis vom Bregma an das Os frontale außen auf dem Os parietale, ab dem Pterion allerdings innen.

Irritationen der Suturen können durch eine direkte Beeinflussung, z. B. der Okklusion, oder indirekten Zug, z. B. durch den M. temporalis, entstehen.

Die wichtigsten Suturen in Bezug auf den Kauapparat sind:

- **Sutura palatina mediana**: verbindet die Maxillae miteinander
- **Sutura sphenopalatina**: zwischen Os sphenoidale und Os palatinum
- **Sutura frontozygomatica**: zwischen Processus frontalis und Processus zygomaticus
- **Sutura incisiva**: zwischen Eckzahn und 2. Schneidezahn

Störungen aufgrund nicht mehr vorhandener Elastizität führen dazu, dass die anliegenden Knochen ihre Lage nicht mehr anpassen können und immobil werden. Kompensationen, die nicht mehr stattfinden, führen zu Kraftpeaks, das Resultat ist eine erhöhte Knochenspannung, die Schmerz auslösen kann. Dies führt in vielen Fällen zu einem erhöhten Druck im Kranium, von den Patienten als Kopfschmerz bezeichnet.

Symptome. Symptome, die durch Fixationen einer oder mehrerer Suturen entstehen, zeigen sich bei CMD-Patienten durch eine mögliche Sinusitis, Kopfschmerz, Einschränkung der Mundöffnung etc.

9.4.2 Techniken

Die Finger und Hände sollten bei den kranialen Techniken suturnah geführt werden und sich ihrer Form und Lage exakt anpassen. Feinste Unterschiede lassen sich so gut palpieren und spüren.

Beispiel. Zum Beispiel legt man bei der Sutura sagittalis die Fingerbeere der Daumen senkrecht zur Schädelnaht auf und bewegt das Daumenendglied nach lateral. So wird die Sutur an der Stelle leicht auseinanderbewegt, und das Gewebe gibt eine entsprechende Rückmeldung.

Im Vergleich: Legt man die Daumen überkreuzt über die Sutur und bewegt diese nach lateral, so erreicht man den Sinus sagittalis. Die Reaktion der Gewebe lässt klar unterscheiden, ob es sich um eine Fixation der Sutur oder um einen Sinusstau handelt.

> Es ist wichtig, die Strukturen zu ertasten, die fixiert sind und auch **nur** diese zu mobilisieren. Alle physiologischen Bereiche sind nicht behandlungsbedürftig!

Sutura coronalis

Bewegungsverlust führt zu einem erhöhten Muskeltonus des M. temporalis und/oder der Galea aponeurotica.

Technik. Die Ränder der Sutura coronalis sind gut palpierbar. Ein Daumen liegt fixierend auf dem Os parietale, der andere Daumen auf dem Os frontale. Es erfolgt ein Schub des Os frontale nach ventral (▸ **Abb. 9.16**). Ab Pterion überlappt das Os parietale das Os frontale. Hier muss das Os frontale fixiert werden und sich das Os parietale nach dorsal bewegen.

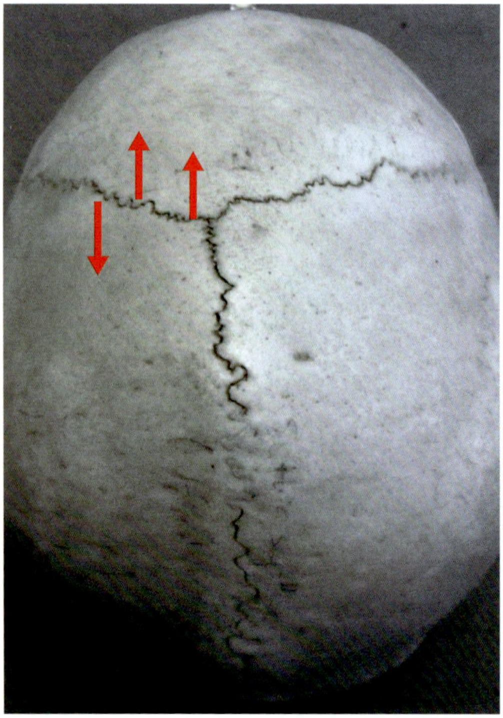

▸ Abb. 9.16 Mobilisation der Sutura coronalis.

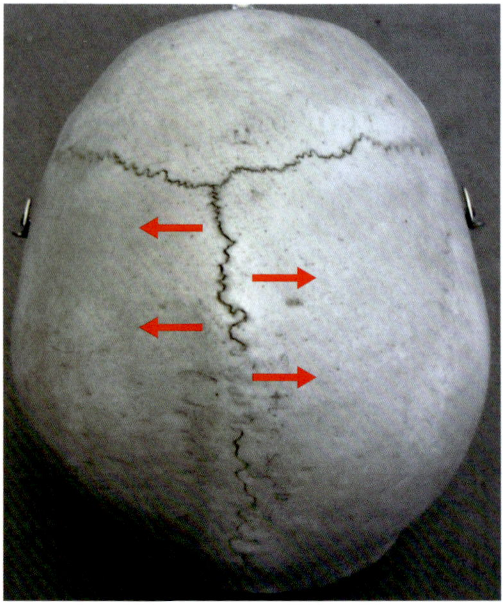

▸ Abb. 9.17 Behandlung der Sutura sagittalis.

Sutura sagittalis

Die Mobilität dieser Sutur ist für das gesamte kraniale System von Bedeutung. Dies umfasst das ZNS, die Membranen, Gefäße sowie die Sinus durae matris.

Technik. Die Daumenspitze wird rechts und links der Sutur aufgestellt, sodass sich die Endglieder berühren. Mit leichtem Zug werden restriktive Bereiche mit den Daumenspitzen nach lateral bewegt (▸ Abb. 9.17).

Sutura occipitomastoidea

Die Beweglichkeit ist von großer Bedeutung. Durch Mobilisationsverlust wird das Os occipitale eingeschränkt, die Nackenmuskulatur somit hyperton. Ebenso kann das Os temporale fixiert sein, was wiederum zu Problemen des Kiefergelenks führt.

Technik. Eine Hand liegt unter dem Os occipitale, die Fingerspitzen reichen bis an den Rand der Sutur. Zeige- und Mittelfinger der anderen Hand liegen auf dem Processus mastoideus. Das Os occipitale wird fixiert und der Processus mastoideus nach kranial-dorsal oder kaudal-ventral bewegt (▸ Abb. 9.18). Punctum fixum und Punctum mobile können getauscht werden, je nach Anforderung der fixierten Struktur.

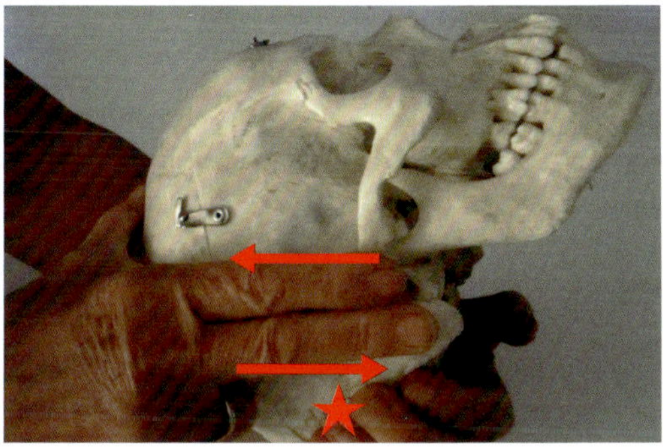

▸ Abb. 9.18 Mobilisation der Sutura occipitomastoidea.

Sutura palatina mediana

Wird diese Sutur immobil, ist die Innen- oder Außenrotation nicht mehr möglich und kann so den Kaudruck nicht kompensieren. Es kann zur Einschränkung des Vomers kommen und im weiteren Verlauf wird das Os ethmoidale behindert usw.

Technik. Der Daumen befindet sich extraoral und der Zeigefinger intraoral. Beide umgreifen je eine Maxilla (▸ Abb. 9.19), palpieren die Spannung und verharren an dieser Stelle so lange, bis sich die Spannung löst (Releasing).

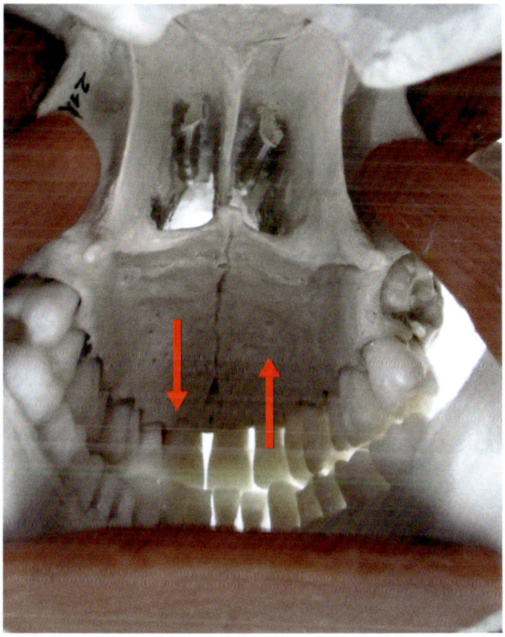

▸ Abb. 9.19 Mobilisation der Sutura palatina mediana.

Sutura sphenopalatina (Sutura sphenomaxillaris)

Ist die Sutur auf einer Seite fixiert, kann es auf der kontralateralen Seite zum Eckzahnfrühkontakt kommen und umgekehrt.

Technik. Intraoral wird auf einer Seite eine Fingerspitze auf das Os palatinum aufgestellt. Ein Finger der anderen Hand liegt außen auf der Ala major (▸ Abb. 9.20). Ist diese Sutur immobil, wird die Maxilla mit dem Os palatinum nach ventral und gleichzeitig die Ala major nach dorsal bewegt (Dehnen der Sutur).

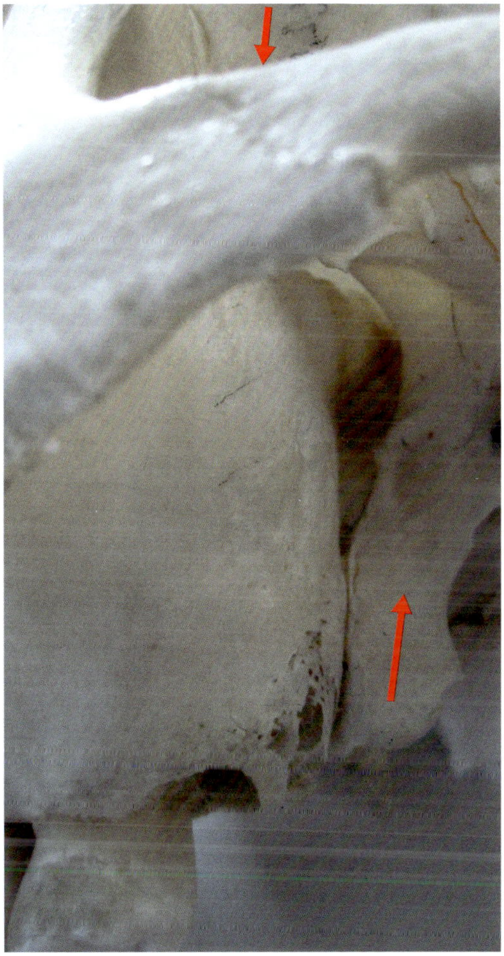

▸ Abb. 9.20 Mobilisation der Sutura sphenopalatina

Fallbeispiel

CMD-Patientin, weiblich, 27 Jahre alt

Anamnese: Die Patientin klagt erneut über Schmerzen im Kieferbereich.

Befund: Unter anderem ergibt der Befund eine Fixation der Sutura sphenopalatina auf der linken Seite. Bei der Überprüfung der Schiene stellt sich ein Eckzahnfrühkontakt der kontralateralen Seite heraus (► Abb. 9.21).

Osteopathische Therapie: Lösen der Sutura sphenopalatina und anschließende Bisssicherung mit einer Watterolle (► S. 238)

Zahnärztliche Therapie: Wegschleifen des Eckzahnfrühkontakts

Der Eckzahnfrühkontakt verursachte einen retromandibulären Schub der gleichen Seite. Der Schmerz im Kieferbereich ließ durch die interdisziplinäre Behandlung spontan nach.

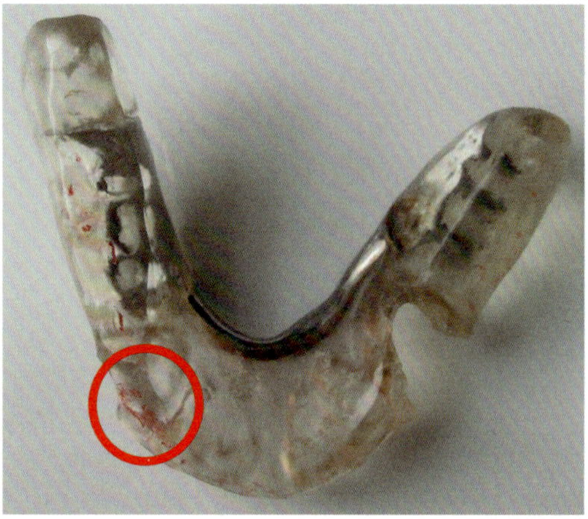

► **Abb. 9.21** Schiene der Patientin mit statischem Eckzahnkontakt.

Sutura incisiva

Spannungen der Maxilla beeinträchtigen die Sutur und den N. nasopalatinus des N. maxillaris.

Technik. Daumen und Zeigefinger umgreifen die Maxilla auf der Höhe des 2. Schneidezahns, die Finger der anderen Hand umfassen die Maxilla auf der Höhe des Eckzahns (► **Abb. 9.22**), sodass sich die Sutur zwischen den Fingern befindet. Es wird die Spannung palpiert und so lange dort verweilt, bis sich diese löst (Releasing).

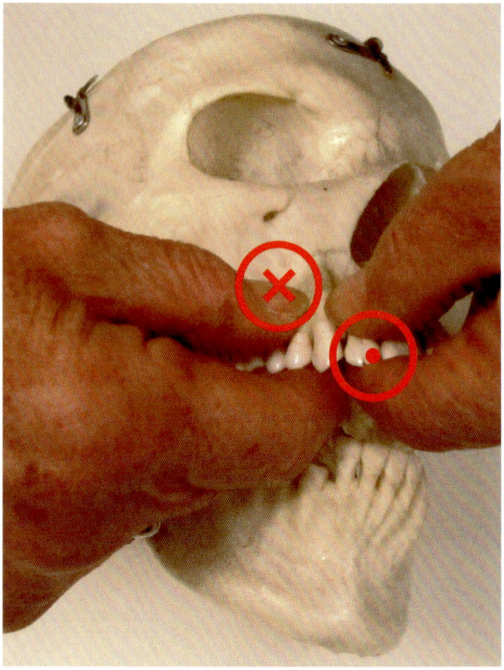

► **Abb. 9.22** Mobilisation der Sutura incisiva.

Sutura frontozygomatica

Ist diese restriktiv, kommt es zur Einschränkung des Processus zygomaticus des Os temporale und dadurch zur Behinderung, im weiteren Verlauf zu Einschränkungen des Kondylus in der Fossa.

Technik. Bei eingeschränkter Mobilität wird der Processus zygomaticus (frontalis) mit 2 Fingern fixiert, ebenso der Processus frontalis (zygomaticus). Das Os zygomaticum wird sanft nach kaudal gelöst (► **Abb. 9.23**).

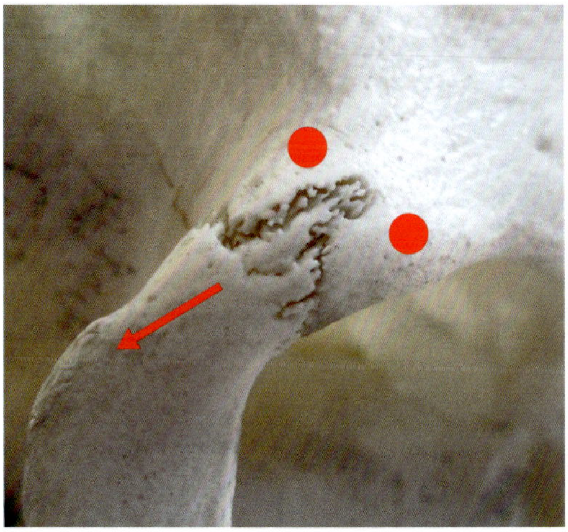

▸ Abb. 9.23 Mobilisation der Sutura frontozygomatica.

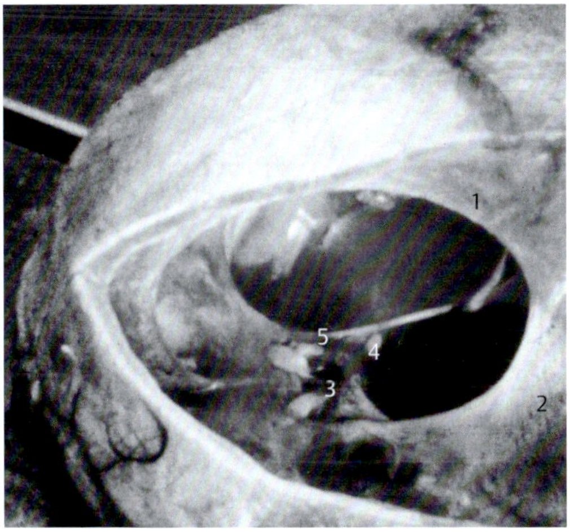

▸ Abb. 9.24 Intrakraniales Duralmembransystem (Ansicht von lateral vorn): 1) Falx cerebri, 2) Tentorium cerebelli, 3) Sella turcica, 4) Processus clinoideus posterior, 5) Processus clinoideus anterior.

9.5 Membranen

Das Membransystem, die Dura mater cranialis, setzt sich aus Falx cerebri, Falx cerebelli, dem Tentorium und im weiteren Verlauf der Dura mater spinalis zusammen. Dieses System besteht aus einem derben, glänzenden Gewebe, das zur Festigkeit, Stabilisation und dem Schutz des ZNS im Kranium dient (▸ Abb. 9.24).

Literaturrecherchen zufolge, die Liem (2001) zusammengetragen hat, konnte eine Beweglichkeit der Dura mater spinalis nachgewiesen werden. Auch anhand von Präparationen, unter Leitung von Prof. Dr. Breul, konnte aufgezeigt werden, dass Funktionsstörungen im Membransystem Auswirkungen auf das Kranium sowie auf die Wirbelsäule und deren nervale Austritte haben.

9.5.1 Anatomie der Membranen

Die Dura mater (harte Hirnhaut) im Subduralraum, die Arachnoidea mater encephali (Spinngewebshaut) im Subarachnoidalraum und die Pia mater (weiche Hirnhaut) bedecken komplett das Rückenmark und das Gehirn bis in die Furchen hinein. Zwischen Pia mater und der Arachnoidea befinden sich die äußeren Liquorräume. Der Liquor ist eine klare Flüssigkeit, die in den Ventrikeln produziert und resorbiert wird. Sie dient als Pufferzone und versorgt das Nervengewebe mit Nährstoffen.

Es gibt 2 Systeme: das **periostale Blatt** der Dura mater, das mit dem Knochen verwachsen ist, und das **meningeale Blatt** der Dura mater, das sich aus 3 Blättern zusammensetzt (▸ Abb. 8.58, S. 121).

Die **Falx cerebri** trennt die beiden Hemisphären voneinander. Ihre Form gleicht einer Sichel. Der ventrale Bereich ist an der Crista galli des Os ethmoidale fixiert, sie verläuft weiter entlang der Sutura sagittalis bis zum Confluens sinuum. Dieser Bereich liegt an der Protuberantia occipitalis interna. Im Verlauf, von der Crista galli bis zum Confluens sinuum, trennen sich die 2 Durablätter und bilden den Sinus sagittalis superior. Die beiden Septen der Falx cerebri gehen ab dem Sinus rectus in die Falx cerebelli und in das Tentorium cerebellum über.

Die **Falx cerebelli** hat ebenso eine trennende Funktion: Sie trennt die beiden Kleinhirnhemisphären voneinander. Sie beginnt unterhalb des Confluens sinuum und führt entlang der Crista occipitalis interna bis zum Foramen magnum. Im weiteren Verlauf geht sie in die Dura mater spinalis über. Ihre sichelförmige Form stellt die Fortsetzung der Falx cerebri dar.

Das **Tentorium cerebelli** trennt das Großhirn (Telenzephalon) vom Kleinhirn (Zerebellum). Seine Form ist vergleichbar mit einem Zeltdach. Es liegt an den Rändern des Felsenbeins (Pars petrosa) auf, in dem der Sinus petrosus superior liegt. Die ventrale und posteriore Verankerung befindet sich an den Processi clinoidei. Es liegt als Duratasche über der Sella turcica, in der sich die Hypophyse befindet. Am vorderen Rand ist eine Öffnung, die Incisura tentorii, durch welche der Hirnstamm tritt. Das ausgespannte Durablatt bildet im dorsalen Teil den Sinus transversus.

Innervation

Die Dura mater ist sehr schmerzempfindlich. Das Tentorium wird innerviert über die Rr. tentorii (sensible Innervation) des N. ophthalmicus, der Falx cerebri über die Rr. meningei, ebenfalls des N. ophthalmicus.

Die sensible Versorgung der einzelnen Schädelgruben gestaltet sich wie folgt (Liem u. Dobler 2009, S. 91 f.):

- vordere Schädelgrube:
  - N. ophthalmicus (V1): Rr. meningei der Nn. ethmoidales; Eintritt: Foramina ethmoidales anterior und posterior
  - N. maxillaris (V2): R. meningeus medius; Eintritt: verlässt den N. maxillaris bereits intrakranial, noch vor Eintritt in das Foramen rotundum
- mittlere Schädelgrube:
  - Rr. meningei des N. maxillaris (V2) und des N. mandibularis (V3); Eintritt: Foramen spinosum (V3)
  - Filamente des Ganglion trigeminale
- hintere Schädelgrube:
  - Rr. meningei des N. vagus (X); Eintritt: Foramen jugulare
  - Rr. meningei des N. glossopharyngeus (IX)
  - Rr. meningei aus den oberen Halsnerven (C1–C3) und zum Teil über den N. hypoglossus (XII); für den Klivus und das Foramen magnum; Eintritt: anterior am Foramen magnum (C1, C2), der N. glossopharyngeus verlässt die Schädelhöhle durch das Foramen jugulare

Gefäßversorgung

Die arterielle Versorgung der Dura mater erfolgt durch das stärkste und wichtigste Duragefäß, die **A. meningea media**. Sie entspringt dem dorsalen Abschnitt der A. maxillaris, zieht durch das Foramen spinosum und weiter am Boden in die mittlere Schädelgrube:

- vordere Schädelgrube: A. meningea anterior, aus A. ethmoidalis anterior der A. carotis interna
- mittlere Schädelgrube: A. meningea media, aus A. maxillaris; zieht durch das Foramen spinosum
- hintere Schädelgrube: A. meningea posterior, aus A. pharyngea ascendens; zieht durch das Foramen jugulare

Die venöse Entsorgung erfolgt über die Vv. meningeae, die mit den Arterien verlaufen. Diese münden teils in den Sinus durae matris.

Sinus durae matris

Die Sinus durae matris umfassen die venösen Blutleiter des Gehirns. Die Bezeichnung Sinusvenen ist nicht korrekt, da sie als Bestandteil der Dura mater starrwandig sind und keine Venenklappen haben.

Die Blutzufuhr ist prinzipiell abhängig von den Druckverhältnissen innerhalb des Sinussystems. Es kann leicht zu Stauungen in dem System kommen. Der Hauptteil des venösen Blutes fließt in die V. jugularis, nur ca. 3% stammen aus extrakraniellem Gewebe (Vv. diploicae, Vv. emissariae). Die venösen Blutleiter sind eingebettet in die beiden Blätter der Falx cerebri, die Falx cerebelli und das Tentorium. Die 1. Venenklappe befindet sich am Bulbus jugularis nach Austritt der Vene aus dem Schädel.

„Nach Dopplersonographie-Befunden erfolgt die venöse Drainage aus der Schädelhöhle nur in horizontaler Körperlage vorwiegend über die Vena jugulares interna. Bei aufrechtem Körper kollabieren diese Gefäße und das Blut wird über die vertebralen

Venenplexus abgeleitet.“ (Bechmann u. Nitsch 2003, S. 453).

Die Abhängigkeit von der Lage des Patienten in Bezug zur venösen Drainage ist für den späteren Therapieaufbau von ganz entscheidender Bedeutung!

Zum Sinus durae matris gehören folgende **Gefäße**:

- Sinus sagittalis superior
- Sinus sagittalis inferior
- Sinus rectus
- Sinus occipitalis
- Sinus marginalis
- Confluens sinuum
- Sinus transversi
- Sinus sigmoidei
- Sinus petrosi superior und inferior
- Sinus cavernosus
- Sinus sphenoparietalis

Diese stehen wie folgt miteinander in Verbindung:

- Confluens sinuum (unterhalb der Falx cerebri, Protuberantia occipitalis interna):
  - Zuflüsse:
    - Sinus sagittalis superior ← Vv. superiores cerebri
    - Sinus rectus ← Sinus sagittalis inferior ← V. magna cerebri (Galeni)
  - Abfluss:
    - Sinus transversi (paarig) → Sinus sigmoidei (paarig) → Vv. jugulares interna
    - Sinus occipitalis (Zilles u. Tillmann 2010, S. 664) → Confluens sinuum → Sinus marginalis
- Sinus cavernosus (beideits der Sella turcica):
  - Zuflüsse:
    - Sinus intercavernosus
    - Sinus sphenoparietalis (paarig)
    - V. ophthalmica superior und inferior
    - V. meningea
    - V. unci
    - V. cerebri media superficialis
  - Abfluss:
    - Sinus petrosus superior und inferior → Bulbus superior venae jugularis
    - Plexus basilaris
    - Plexus pterygoideus

Eine Übersicht der Zu- und Abflüsse vermittelt ▶ Tab. 9.4.

▶ **Tab. 9.4** Übersicht zum Sinus durae matris (nach Benndorf 2011).

Zufluss Confluens sinuum	Abfluss Confluens sinuum	Zufluss Sinus cavernosus	Abfluss Sinus cavernosus	direkter Zufluss aus dem Sinus
Sinus sagittalis superior	Sinus transversus	Sinus intercavernosus	Sinus petrosus superior	V. diploica (aus Knochen)
Sinus rectus	→ in den Sinus sigmoideus	Sinus sphenoparietalis	→ in den Sinus sigmoideus	V. emissaria (aus Knochen)
← indirekt Sinus sagittalis inferior	→ in die V. jugularis	V. ophthalmica superior	Sinus petrosus inferior	–
–	Sinus petrosus inferior	V. ophthalmica inferior	→ in die V. jugularis	–
–	→ Sinus petrosus superior	V. cerebri media superficialis	Plexus basilaris	–
–	–	V. meningeae	Plexus pterygoideus	–
–	–	V. unci	–	–

9.5.2 Sinusdrainage

Um einen verbesserten Abfluss zu erreichen, ist eine rhythmische gleichmäßige Pompage (Pumpbewegung) erforderlich. Die Sinus liegen in den Septen der Dura mater (Falx cerebri, Falx cerebelli, Tentorium). Stauungen, egal in welchen Abschnitten des Sinusbereichs, können zu Druck-, Spannungskopfschmerzen und/oder Migräne führen. Bechmann und Nitsch (2003, S. 453) sehen darin die Migräneproblematik.

Begonnen wird die Drainage mit der V. brachiocephalica, da erst alle „Schleusen" geöffnet werden müssen.

Praxistipp

Gegebenenfalls kann die Sinusdrainage mit der Atmung unterstützt werden. Die Kompression wird mit der Ausatmung und Dekompression mit der Einatmung gekoppelt.

V. brachiocephalica

Die V. brachiocephalica, die zum Herzen führt, befindet sich dorsal der Klavikula.

Technik. Um einen besseren Abfluss zu erreichen, muss eine Kompression mit anschließender Dekompression der Klavikula durchgeführt werden (▶ **Abb. 9.25**).

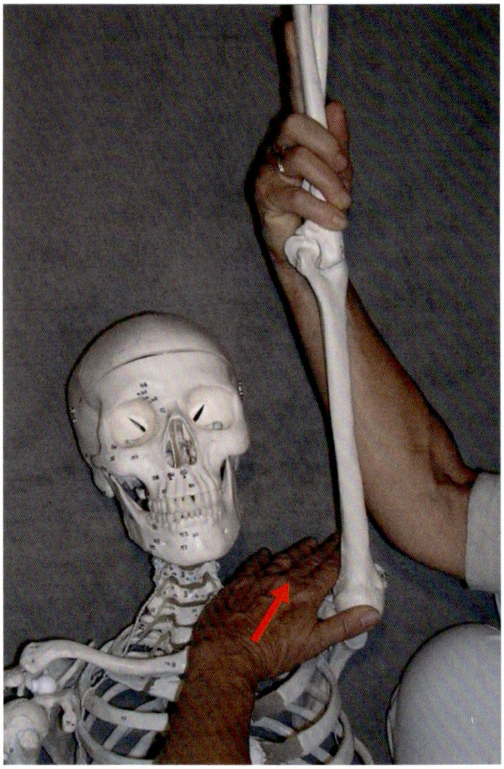

▶ **Abb. 9.25** Behandlung der V. brachiocephalica.

V. subclavia

Der nächste Schritt ist eine Pompage, um den Abfluss der V. subclavia zu verbessern. Die Skalenuslücke muss frei sein für den Abfluss der V. subclavia.

Technik. Es erfolgt eine Kompression mit anschließender Dekompression auf die 1. Rippe. Man gibt eine Kompression in Richtung Skalenuslücke mit gleichzeitiger Rotation des Kopfes zu der zu behandelnden Seite (▶ **Abb. 9.26**). Bei der Dekompensation kommt der Kopf zur Mitte zurück, und der Druck auf die 1. Rippe wird weggenommen.

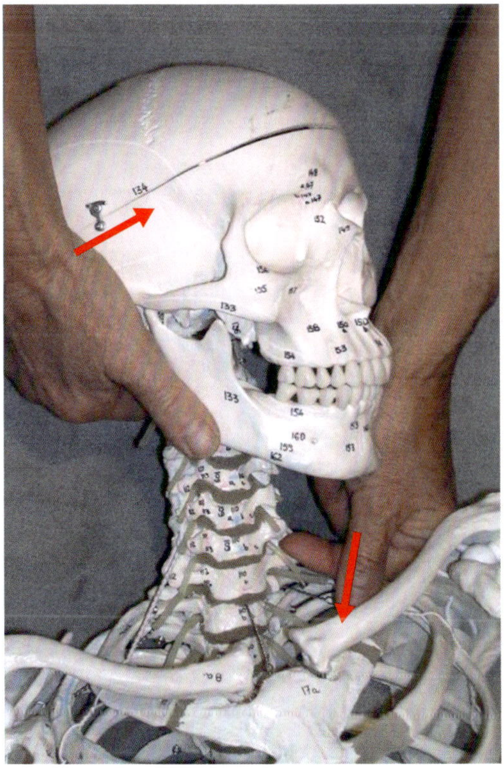

▸ Abb. 9.26 Behandlung der V. subclavia.

V. jugularis

Durch die V. jugularis fließen im Liegen ca. 95 % des venösen Blutes ab. Dies ist eine enorm wichtige Struktur für den Abfluss aus dem Kranium. Der M. omohyoideus hat eine fasziale Schlinge, die die Vagina carotica (V. jugularis, A. carotis interna und N. vagus) offenhält. Indirekt durch den M. omohyoideus wird eine Pompage eingeleitet.

Technik. Eine Hand fixiert das Hyoid, während die andere Hand auf dem Akromion liegt, die Schulter wird nach kaudal bewegt (▸ Abb. 9.14, S. 149). Es folgt ein rhythmisches Pumpen.

Foramen jugulare

Als nächstes folgt das Foramen jugulare, eine Öffnung zwischen dem Os temporale und Os occipitale. Durch dieses Foramen ziehen folgende Strukturen: V. jugularis nach ihrem Durchtritt aus dem Schädel, im Bulbus jugularis befindet sich die 1. Venenklappe, N. glossopharyngeus, N. vagus, N. accessorius, A. meningea posterior.

Technik. Mit einer Pompage (Öffnen und Schließen des Foramens) fortfahren, um die V. jugularis und dadurch den Sinus sigmoideus zu aktivieren (▸ Abb. 9.27).

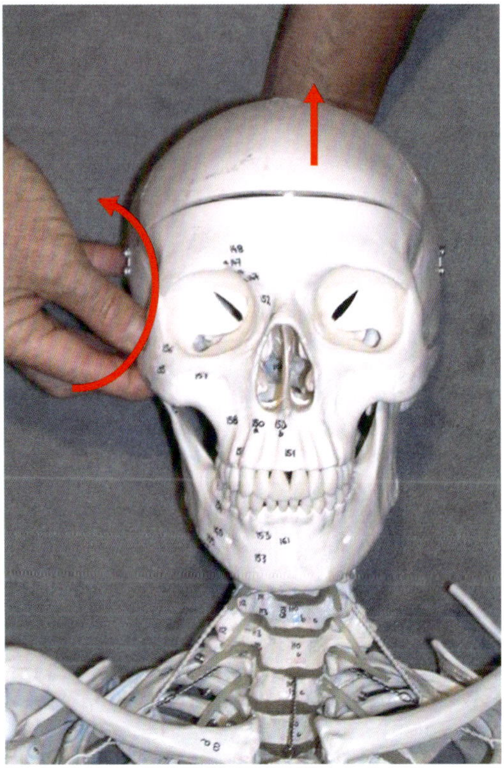

▸ Abb. 9.27 Behandlung des Foramen jugulare.

Sinus transversus

Der paarige Sinus transversus verläuft rechts und links vom Confluens sinuum zum Sinus sigmoideus. Er befindet sich im Sulcus transversus des Os temporalis, auf Höhe der Protuberantia occipitalis externa.

Technik. Der nächste Schritt ist eine Pompage, die rhythmisch nach lateral zum Sinus sigmoideus hin ausgeführt wird (▸ Abb. 9.28).

Bei Kopfschmerzen und/oder Druck im Kopf, der sich im Laufe des Tages aufbaut, findet folgender veränderter Ablauf statt. Da das Problem des gestörten Abflusses im vertebralen Bereich liegt, hat dieser Abfluss Priorität. Somit wird nicht – wie bei morgendlichen Schmerzen – mit dem Confluens sinuum fortgefahren, sondern zunächst der vertebrale Abfluss aktiviert.

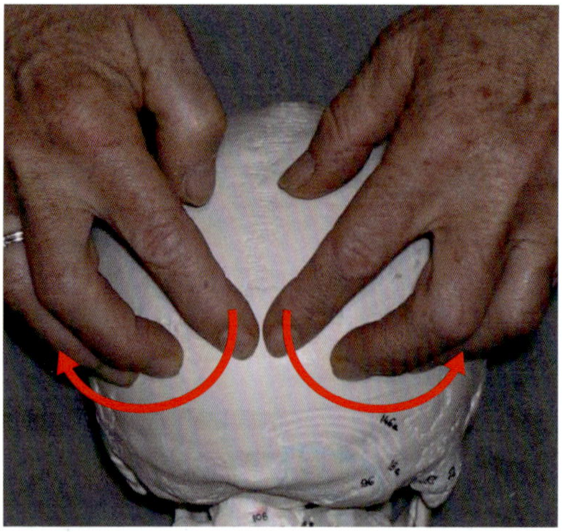

▸ Abb. 9.28 Behandlung des Sinus transversus.

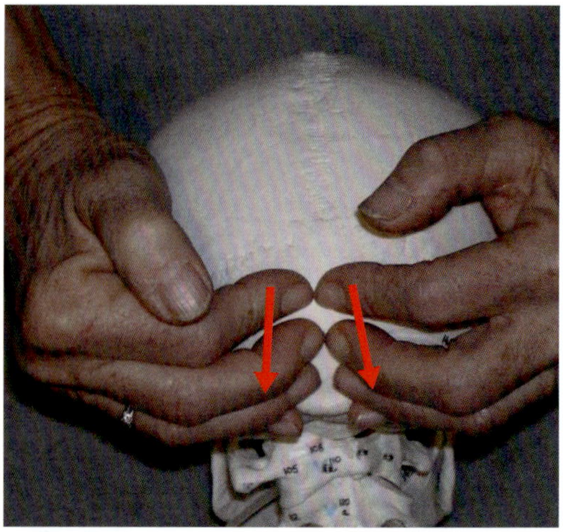

▸ Abb. 9.29 Behandlung des Sinus marginalis und Plexus basilaris.

Plexus vertebralis

Der Plexus vertebralis umhüllt das Rückenmark.

Technik. Es erfolgt ein rhythmisches Pumpen von C 0 ausgehend zum Atlas hin, indem rechts und links die Zeigefinger von kranial kommend auf die Processi transversi gelegt werden. Mittel- und Ringfinger sind um das Foramen magnum geschlossen und pumpen rhythmisch nach kaudal, ggf. durch die Atmung unterstützt.

Sinus marginalis, Plexus basilaris

Um das Foramen magnum legen sich der Plexus basilaris und Sinus marginalis. Der Plexus basilaris liegt auf dem Klivus des Os occipitale und verbindet den Sinus cavernosus mit dem Sinus marginalis. Dieser führt das Blut in die dorsalen Venen des Spinalkanals.

Technik. Die Finger beider Hände legen sich um das Foramen magnum (▸ Abb. 9.29). Es erfolgt eine Pompage des Sinus marginalis/Plexus basilaris, indem eine Kompression auf das Foramen magnum ausgeführt wird.

Sinus occipitalis

Der Sinus occipitalis liegt in der Falx cerebelli. Er verbindet den Confluens sinuum mit dem Sinus marginalis.

Technik. Es erfolgt das rhythmische Pumpen des Sinus occipitalis zum Sinus marginalis.

Confluens sinuum

Sind die Beschwerden beim Aufstehen, also morgens vorhanden, liegt die Abflussstörung im Bereich der V. jugularis zur V. subclavia und im weiteren Verlauf zum Herzen hin. In diesem Fall muss weiter fortgefahren werden mit einer Pompage des Confluens sinuum. Auch nach dem Pumpen des Plexus basilaris und Sinus marginalis wird mit dem Confluens sinuum fortgefahren. Der Confluens sinuum ist der Bereich um die Protuberantia occipitalis interna (▸ Abb. 8.62, S. 123). In den Confluens sinuum fließen der Sinus sagittalis superior und Sinus rectus.

Technik. Um eine Drainage durchzuführen, legen sich die Zeige- und Mittelfinger beider Hände um den Confluens sinuum. Das Pumpen wird diagonal von Zeige- und Mittelfinger durchgeführt.

Sinus sagittalis

Unter der Sutura sagittalis befindet sich der Sinus sagittalis. In diesen Sinus fließen die Vv. superiores cerebri, Vv. emissariae, Vv. diploicae, V. anastomotica superior.

Technik. Die Daumen liegen gekreuzt über der Sutura sagittalis. Das Pumpen der gekreuzten Daumen erfolgt zum Confluens sinuum hin. Vom Lambda bis zum Bregma werden die Daumen beider Hände gekreuzt parallel der Sutur aufgelegt und in kleinen Schritten zum Confluens sinuum drainiert (► **Abb. 8.63, S. 123**), dann fortfahren mit rhythmischem Pumpen der Sutura frontalis (Sutura metopica). Hierbei werden die Finger parallel der Sutur aufgelegt.

Wichtig ist hier, den Unterschied zu erspüren, ob eine Suturen- oder eine Sinusproblematik vorliegt. Die Drainage wird über die Pompage in Richtung des Confluens sinuum ausgeführt.

Sinus petrosus superior und inferior

Der Sinus petrosus superior und inferior liegen am Margo superior der Pars petrosa (Os temporale; ► **Abb. 8.65, S. 124**). Das venöse Blut des superioren Teils fließt vom Sinus cavernosus in den Sinus sigmoideus und der inferiore Bereich direkt in die V. jugularis.

Technik. Die Drainage wird durchgeführt, indem auf einer Seite das Os temporale abwechselnd in Innen- und Außenrotation bewegt wird (► **Abb. 9.5, S. 141**). Auch hier ist eine rhythmische, pumpende Bewegung erforderlich, um den Bereich zu aktivieren.

Sinus intercavernosus

Der Sinus intercavernosus anterior und posterior verbinden die beiden Bereiche des Sinus cavernosus miteinander (► **Abb. 8.64, S. 124**).

Technik. Die Drainage erfolgt über ein Sideshift der Ala major (Os sphenoidale), um den Sinus intercavernosus zu erreichen, d. h. einen Schub von rechts nach links und von links nach rechts (► **Abb. 9.7, S. 143**).

Sinus cavernosus

Rechts und links der Fossa hypophysialis liegt der Sinus cavernosus und umgibt so die Hypophyse. Mit der **Fronto-Spheno-Vomer-Pumpe** wird erreicht, dass venöses Blut in den Sinus petrosus superior und inferior abfließen kann. Von Bedeutung ist, dass 4 Augennerven (III, IV, IV, V1 und V2) durch den Sinus cavernosus ziehen. Ebenso kann der N. maxillaris beeinträchtigt werden.

Technik. Intraoral liegt der Mittelfinger auf der Sutura cruciata und der Daumen von außen auf der Glabella, während die andere Hand das Os frontale an den Cristae frontales umgreift (► **Abb. 9.30**). Es wird ein leichter Druck mit dem Mittelfinger auf die Kreuzung impliziert und ein Druck auf die Glabella gegeben und gleichzeitig die Lage des Os frontale mit dem Os sphenoidale nach kranial-dorsal verändert. Auch hier ist eine rhythmische, pumpende Bewegung erforderlich, um den Bereich zu aktivieren.

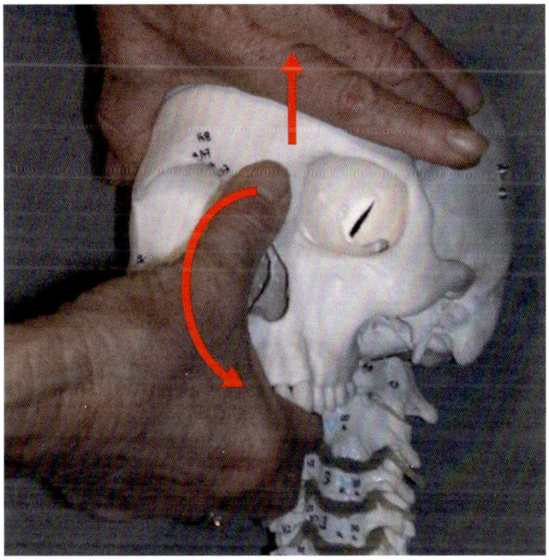

► **Abb. 9.30** Behandlung des Sinus cavernosus.

Zum Abschluss der Sinusdrainage müssen Falx cerebri und Falx cerebelli ertastet werden, um am Ende der Behandlung einen beruhigenden Einfluss auf das System zu erreichen. Dies ist ggf. mit der Atmung zu unterstützen.

9.5.3 Symptome

Zu den Symptomen gehören v. a. Kopfschmerzen und Migräne aufgrund der sensiblen Innervation (Bechmann u. Nitsch 2003, S. 453). Die Reizung vegetativer Neuronen führt zu einer Dilatation der Hirngefäße. Stauungen im Sinus durae matris erzeugen einen Druckkopfschmerz, der bei CMD-Patienten häufig auftritt. Folgende Erkenntnisse bestätigt der Praxisalltag:

- Bei mangelndem Abfluss der V. jugularis interna in horizontaler Körperlage geben die Patienten den Schmerz schon in der Nacht oder morgens an. Dieser verliert oder verringert sich im Laufe des Tages.
- Bei mangelndem Abfluss über die vertebralen Venenplexen in aufrechter Körperhaltung geben die Patienten an, dass sie beim Aufstehen morgens keine Schmerzen haben, diese aber im Laufe des Tages immer mehr zunehmen und sich gegen Abend steigern.

Praxistipp

Mit Eigenübungen können Patienten bei Beginn von Kopfschmerzen oder Migräne diese verhindern oder wenigstens verringern:

- Sind es morgendliche Kopfschmerzen oder Migräne, kann folgende Übung gemacht werden: rechts und dann links Armkreisen (wie bei kalten Händen); es kommt zu einem Pumpen über den Druck der Klavikula auf die V. subclavia. Dies fördert den Abfluss der V. jugularis.
- Treten die Beschwerden im Laufe des Tages auf, empfiehlt es sich, in aufrechter Körperhaltung die Hände ineinander zu verschränken und mittig auf den Kopf zu legen. Nun erfolgt ein Druck auf den Kopf, dann die Spannung wieder lösen und dieses Pumpen rhythmisch fortführen, bis der Schmerz nachlässt. Durch dieses Pumpen wird der Abfluss über den vertebralen Venenplexus aktiviert.

Aber auch erhöhter Augendruck, Schleier vor den Augen, Ermüdung der Augen oder tränende/trockene Augen entstehen aufgrund von ungenügendem Abfluss im Bereich des Sinus cavernosus. Betrachtet man die Anatomie, so ist nachvollziehbar, dass es zu Augenproblemen bei einem Stau kommen muss, da sich in diesem Bereich folgende Augennerven befinden: N. oculomotorius, N. trochlearis, N. abducens, N. ophthalmicus. Ebenso kann der N. maxillaris beeinträchtigt werden.

Fallbeispiel

Patient, männlich, 27 Jahre alt, Kaufmann

Anamnese: Gesichtsschmerz, HWS-Problematik, CMD-Patient

Befund: interdisziplinäres Screening

Therapie: Relaxationsschiene und osteopathische Behandlung mit anschließendem Einschleifen der Schiene

Nach dem Einsetzen der Schiene reduzierten sich der Gesichtsschmerz und die HWS-Beschwerden, es baute sich aber jeden Morgen ein kranialer Druckkopfschmerz auf. Dieser Druck wurde auf der VAS bei 7 angegeben. Nach der Sinusdrainage und neuerlichem Einschleifen reduzierten sich die Beschwerden auf der VAS auf 2. Dem Patienten wurde empfohlen, nach dem Aufstehen mit dem Armkreisen zu beginnen, um den Abfluss über die V. jugularis anzuregen. Mit diesen Maßnahmen wurde der Patient beschwerdefrei. Die zu Beginn angegebenen HWS- und Gesichtsschmerzen wurden interdisziplinär weiterbehandelt.

9.6 Liquor

Gebildet wird der Liquor in den Plexi choroidei (Seitenventrikeln). Die Respiration, also der Abbau, findet im äußeren Liquorraum in den Foveolae granulares statt. Es herrscht ein Gleichgewicht zwischen Produktion und Abbau. Die Liquormenge eines Erwachsenen beträgt 500 – 700 ml pro Tag, davon werden in den Plexi choroidei 50 – 70 % und in den Gefäßen der Hirnhäute 30 – 50 % gebildet (Kunsch u. Kunsch 2007). Am Boden des 4. Ventrikels befindet sich der N. vagus. Irritationen in dieser Region nehmen Einfluss auf das Vegetativum.

Technik. Behandlung des Liquorraums nach Chikly: Der Zeigefinger jeder Hand liegt auf dem Os frontale in Höhe des Cornu frontale und der Daumen auf dem Os occipitale, je auf Höhe des Cornu occipitale (s. Sterne, ▸**Abb. 9.31**). Die Mobilität der Ventrikel wird getestet (s. Pfeil). Restriktionen werden indirekt (in die bewegungsfreie Richtung) gelöst. Man kann sich die Ventrikel als Delphine vorstellen, die miteinander oder versetzt gegeneinander schwimmen.

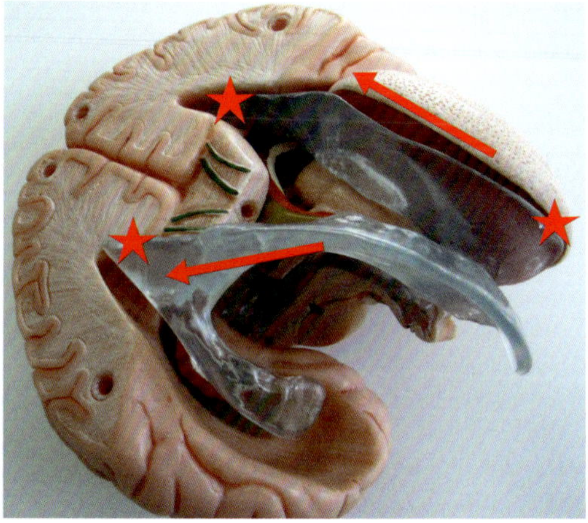

▶ Abb. 9.31 Behandlung des Liquorraums nach Bruno Chikly.

9.6.1 Dura mater spinalis

Die Fortsetzung der Dura mater cranialis ist die Dura mater spinalis, die durch das Foramen magnum in den Wirbelkanal eintritt. Sie besteht aus 2 derben kollagenen Blättern mit elastischen Fasern:

- Die Lamina externa (Stratum periostale) ist das äußere Blatt im Rückenmarkskanal.
- Die Lamina interna (Stratum meningeale), das innere Blatt, ist die äußere Schicht des Duralsacks.

Zwischen den 2 Blättern liegt der **Epiduralraum**, der Bindegewebe und Fett enthält.

Die Dura mater spinalis verläuft vom Foramen magnum bis zum Sakrum. Auf der Höhe von S 2/ S 3 verbinden sich die Blätter und verlaufen weiter im Filum durae matris spinalis, auch Filum terminalis genannt, bis zum Os coccygis.

Die Anheftung der Dura im Wirbelkanal ist sehr locker, Verschiebungen und Informationsweiterleitung sind deshalb gut möglich. Vom Kranium bis hin zum Sakrum besteht eine Kontinuität, Symptome jeder erdenklichen Art, z. B. LWS-, Blasen- und Herzprobleme können hier entstehen, ausgelöst durch Dysfunktionen des Kauapparats

Versorgt wird die Dura mater spinalis von den A. spinalis ventralis und A. spinalis dorsalis. Der venöse Abfluss findet über den Plexus venosus vertebralis internus anterior und posterior statt. Dies ist von großer Bedeutung für den Abtransport des venösen Blutes aus dem Sinus durae matris. Kommt es zu Stauungen, entstehen Kopfschmerzen (▶ S. 158).

Biomechanik der Dura mater cranialis und Dura mater spinalis

Für CMD-Patienten ist die Therapie der Membranen von essenzieller Bedeutung, da das Tentorium direkt an der Pars petrosa (Os temporale) anheftet. Im Os temporale wiederum befindet sich die Fossa mandibularis mit dem Kondylus.

Mehrere Phasen der Bewegungen von Falx cerebri, Falx cerebelli und Tentorium sind möglich:

1. **Extension:** Das Schädeldach hebt sich, die Form des Kraniums wird schmal und länglich. Das Tentorium bewegt sich nach kranial und auf beiden Seiten nähern sich die beiden Ossa temporalia an.
2. **Flexion:** Das Schädeldach senkt sich, die Form des Kraniums wird breit und kürzer. Das Tentorium bewegt sich nach kaudal und beide Ossa temporalia entfernen sich voneinander. Es senkt sich die Falx cerebri nach posterior (▶ Abb. 9.32).
3. **Sidebending:** das laterale Verschieben von Falx cerebri und Falx cerebelli zu einer Seite und das Wieder-Zurückkommen-Lassen
4. **Rotation:** eine gegenläufige Bewegung von Falx cerebri und Falx cerebelli, um die Flexibilität der gesamten Membranen zu erhöhen
5. **Tentorium:** Diese Mobilität muss exakt von der Beweglichkeit des Os temporale unterschieden werden. Das Os temporale wird auf einer Seite fixiert und auf der kontralateralen Seite in Innen- oder Außenrotation mobilisiert. Beim Tentorium hingegen wird auf beiden Seiten gegenläufig die Innen- oder Außenrotation erarbeitet.
6. **Dura mater spinalis:** Diese muss einheitlich betrachtet werden. Steigt das Tentorium nach kranial an, d. h. beide Seiten nähern sich einander, bewegt sich das Sakrum über die Dura mater spinalis in Nutation (verlagert sich das Promontorium nach ventrokaudal, also nach unten und vorn).
   Die Bewegung der Dura mater spinalis ist ein kontinuierliches Miteinander. Restriktionen von Wirbelkörpern vermindern die Dehnfähigkeit (um ca. 6 cm).

Technik. Um die Dehnfähigkeit zu verbessern, werden mit dem Mittelfinger der einen Hand die

Falx cerebri und mit dem Mittelfinger der anderen Hand die Falx cerebelli fixiert und in einem Sidebending getestet, welche Seite restriktiv ist. Der CMD-Patient schließt beide Füße und Knie fest zusammen, ohne diese während der Dura-mater-spinalis-Technik zu öffnen. Die restriktive Seite hält der Therapeut während der Technik konstant in der fixierten Stellung fest. Langsam, in Zeitlupe, lässt der Patient die geschlossenen Beine zur Seite gleiten. Die Bewegung wird angehalten, wenn sich die Spannung der Dura mater spinalis an der Falx cerebri erhöht. Erfolgt ein Releasing, kann die Bewegung fortgesetzt werden, bis beide Knie seitlich zum Liegen kommen. Diese Technik soll auch beim Zurücknehmen der Knie zu Mitte angewendet werden. Es ist eine der Möglichkeiten, die Dura mater spinalis im Ganzen zu mobilisieren.

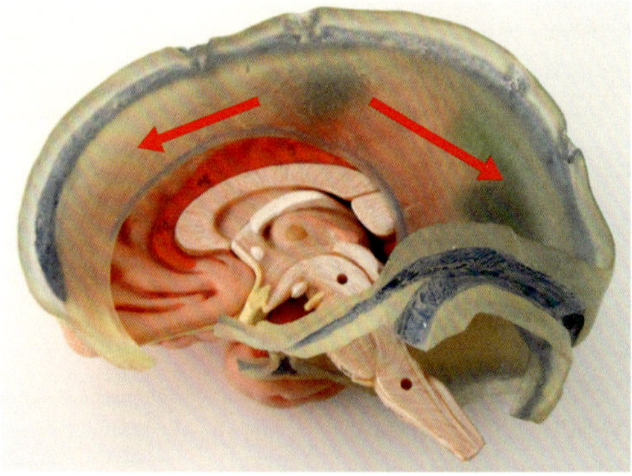

▸ **Abb. 9.32** Bewegungsrichtung der Falx cerebri in Flexion.

9.6.2 Symptome

Da die Dura mater sensibel (nozizeptiv) vorwiegend von den 3 Trigeminusästen, dem N. vagus und den oberen Spinalnerven innerviert wird, treten bei CMD-Patienten häufig ataktische Anfälle im Nervenverlauf auf, z. B. bei der Trigeminusneuralgie. Durch Störungen der Dura mater kommt es neben den Schmerzen auch zu Übelkeit bis hin zum Erbrechen, z. B. begleitend zur Migräne. Jedes Wirbelsegment kann hier betroffen sein.

Die Praxiserfahrung zeigt, dass aufgrund von Frontkontakten bevorzugt frontaler Kopfschmerz sowie Sinusitis frontalis auftreten. HWS- und LWS-Symptome liegen oft gemeinsam vor bei Restriktionen der Dura mater spinalis, wenn keine ausreichende Abstützung des Bisses im molaren Gebiet vorhanden ist.

Fallbeispiel

Patient, männlich, 65 Jahre, selbstständiger Wirtschaftsingenieur

Anamnese: ständig rezidivierende BWS-Schmerzen

Befund: keine ausreichende Abstützung im rechten Oberkiefer durch das Fehlen der Zähne 15, 16, 17, 18

Therapie: Oberkieferschiene, Design-Relaxationsschiene, kombiniert mit Osteopathie und anschließendem Einschleifen der Schiene

Nachdem wieder eine Abstützung im Oberkiefer vorhanden war, sich die Restriktionen im Tentorium und der Dura mater spinalis durch osteopathische Maßnahmen lösten, traten keine rezidivierenden BWS-Schmerzen mehr auf.

Folgendes biomechanisches Erklärungsmodell ist anhand des vorgestellten Fallbeispiels denkbar: Da der Druck auf den rechten Oberkiefer fehlt, lässt die Spannung des Tentoriums auf dieser Seite nach, sodass sich dieses verstärkt in kraniale Richtung bewegen kann. Diesem Zug folgt die Dura mater spinalis. Da dadurch die Segmente der BWS in diesem Bereich eine erhöhte Spannung aufweisen, kann hier eine Fixation stattfinden.

Diese Theorie ist nicht an Präparaten belegt, sondern stützt sich auf Beobachtungen im Praxisalltag, die reproduzierbar sind.

9.7 Gefäße

Das Blutgefäßsystem dient u. a. der Sauerstoffzufuhr und dem -abtransport, dem Austausch von Botenstoffen sowie der Immunabwehr. Schwachstellen in diesem System sind Gefäßabzweigungen, die Nachbarschaft zu Muskeln und Faszien sowie der Gefäßdurchmesser und die Strömungsgeschwindigkeit.

Nerven und Gefäße sind zum Schutz vor einer Schädigung in einem gemeinsamen Bindegewebe-Gefäß-Nerven-Strang zusammengeschlossen und verlaufen oft parallel zu den Muskeln, z. B. dem M. sternocleidomastoideus, die ebenso als Schutz dienen, aber auch behindern können.

Die Innervation der Gefäßmuskulatur findet durch das vegetative System über die Adventitia bis in die Kapillaren statt (Bechmann u. Nitsch

2003). Gefäße sind dehn- und kontraktionsfähig. Das arterielle System hat relativ starre, dicke Wände, das erklärt den hohen Widerstand und die geringe Dehnbarkeit der Gefäße. Der arterielle Blutkreislauf ist ein Hochdrucksystem, im Gegensatz zum venösen System, welches ein Niederdrucksystem ist (mit geringem Widerstand und hoher Dehnbarkeit der Gefäßwände). In den Arterien herrscht ein Druck von 80 – 120 mmHg, in den Venen ein Druck von etwa 3 mmHg.

In den Gefäßen gibt es unterschiedliche Strömungen, laminare (gleichbleibende) und turbulente (verwirbelnde), abhängig von der Viskosität der Blutflüssigkeit (Virchow'sche Trias). Normalerweise fließt das Blut in den Gefäßen laminar. Der Reibungswiderstand ist an der Gefäßwand am höchsten. In der Mitte der Gefäße ist die Fließgeschwindigkeit am höchsten. Gefäße mit einem großen Durchmesser haben einen geringeren Reibungswiderstand als Kapillargefäße.

Eine wichtige Erkenntnis für die Osteopathie ist die Art der Strömung. Eine Störung, Verengung oder hohe Geschwindigkeit kann eine laminare Strömung in eine turbulente Strömung umschlagen lassen. Bei turbulenten Strömungen steigt der Widerstand sprunghaft an. Dies hat einen Einfluss auf das umliegende Gewebe: Aufgrund von Verengungen oder turbulenten Strömungen reagieren die angrenzenden Strukturen mit Restriktionen.

Dieses Wissen fließt in Form von Gefäßtechniken in die Therapie mit ein. Stauungen im venösen System sind in der Kopfregion häufig, gerade bei CMD-Patienten kommt es durch Pressen, Knirschen oder/und Frühkontakte zu Störungen oder Verengungen im Kapillarsystem.

9.7.1 Arterielle Gefäßversorgung

Auf beiden Seiten des Halses verläuft die **A. carotis communis** unter dem M. sternocleidomastoideus und teilt sich in die A. carotis interna und externa auf (▶ Abb. 9.33):

- Die **A. carotis externa** reicht von der Abzweigung bis zur A. temporalis superficialis und der A. maxillaris am Collum der Mandibula. Von der A. carotis externa zweigen die folgenden Äste ab:
  - A. facialis: oberflächliches Gesicht
  - A. lingualis: Zunge und Mundboden
  - A. thyroidea superior: Schilddrüse, Kehlkopf
  - A. occipitalis: Hinterkopf
  - A. maxillaris: Kaumuskulatur, Meningen
- Von der **A. carotis interna** zweigen folgende Äste ab (▶ Abb. 9.34):
  - A. cerebri anterior
  - A. cerebri posterior

Wird die sensomotorische Rinde mit der A. cerebri anterior nicht ausreichend versorgt, kommt es zu Sensibilitätsstörungen. Bei einem Ausfall oder einer Minderdurchblutung der A. cerebri posterior ist das Sehfeld betroffen.

Mechanorezeptoren werden durch die Dehnung der Gefäßwände aktiviert, dies ist aber abhängig von der Gefäßwanddehnung.

Die Palpation der Venen ist identisch mit denen der Arterien, da diese im Allgemeinen in einem Verbund verlaufen. Nur die Arterien sind tastbar, durch die unmittelbare Nachbarschaft der Venen ist dennoch eine korrekte Palpation der Venen und somit die Anwendung der Grifftechniken bei der Behandlung möglich.

Die manuelle Gefäßwanddehnung darf nur so hoch sein, dass der Durchfluss der Venen nicht in eine turbulente Strömung umschlägt. Die Techniken werden anhand der Venen, d. h. zur Drainage der Venen beschrieben.

9.7.2 Venöse Gefäßversorgung

Die größten und wichtigsten venösen Gefäße des Kraniums sind die V. jugularis interna, die V. jugularis externa und die V. jugularis anterior (▶ Abb. 9.35):

- Die **V. jugularis interna** entsorgt das Schädelinnere und das Gehirn! Sinus sigmoideus und Sinus petrosus inferior bilden ihren Ursprung, sie mündet dann in die V. brachiocephalica.
- Die **V. jugularis externa** beginnt durch den Zusammenschluss der V. occipitalis und V. auricularis posterior, verläuft zwischen dem Platysma und der Lamina superficialis der Fascia cervicalis und mündet in die V. subclavia. Kopf und ein Teil des Halses werden über die V. jugularis externa in die V. subclavia drainiert.
- Der Verlauf der **V. jugularis anterior** beginnt auf der Ebene des Hyoids, unterkreuzt den M. sternocleidomastoideus und fließt in die V. ju-

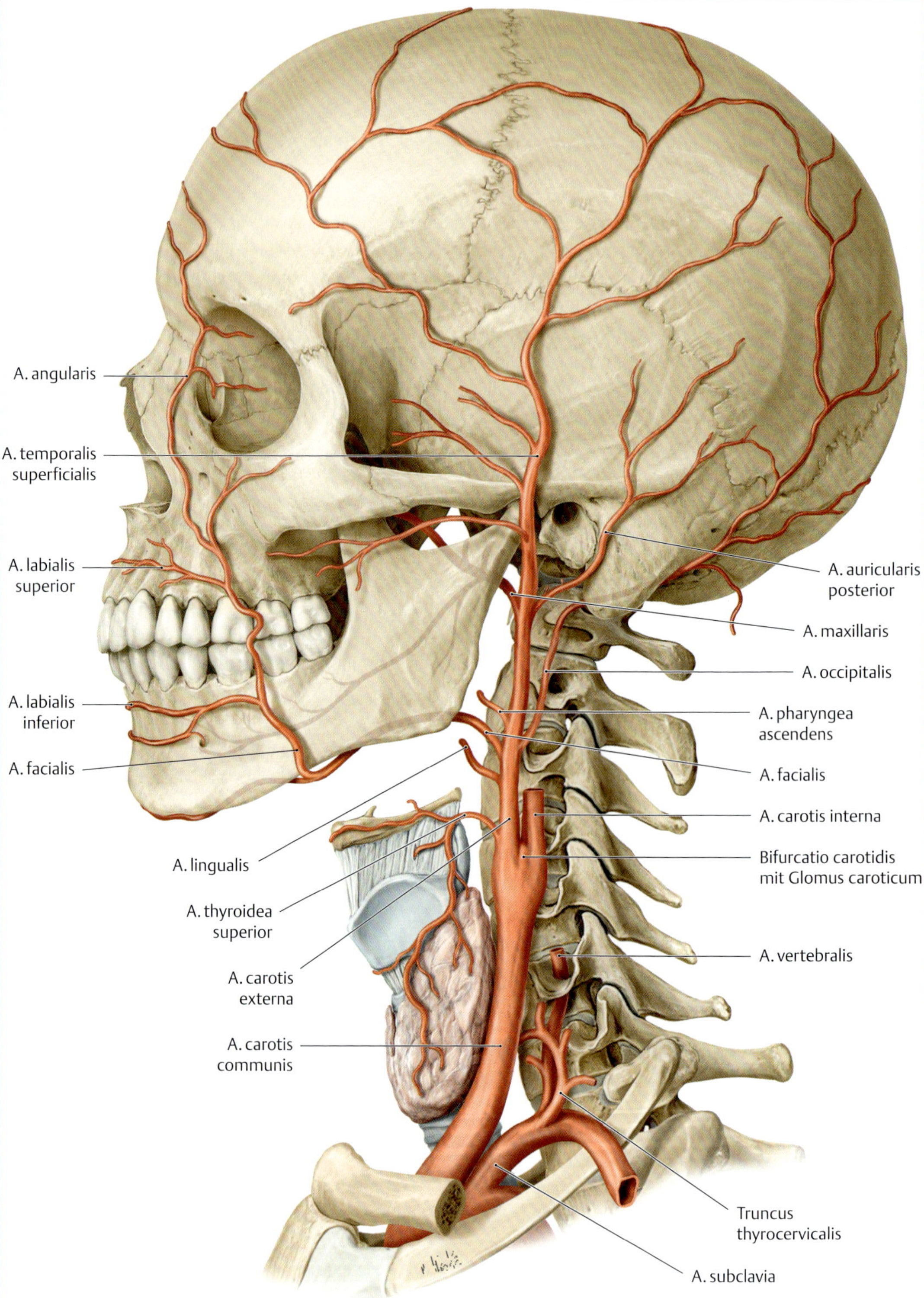

▸ **Abb. 9.33** Extrakranielle arterielle Versorgung des Kopfes (aus Prometheus).

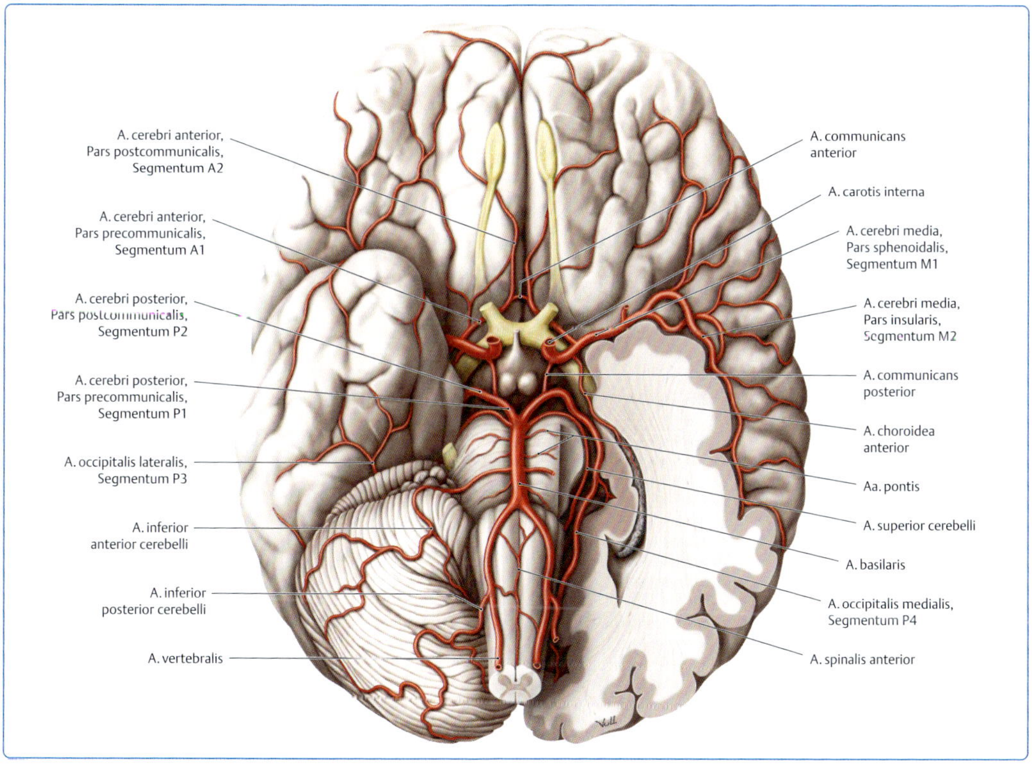

▸ **Abb. 9.34** Intrakranielle arterielle Versorgung des Kopfes (aus Prometheus).

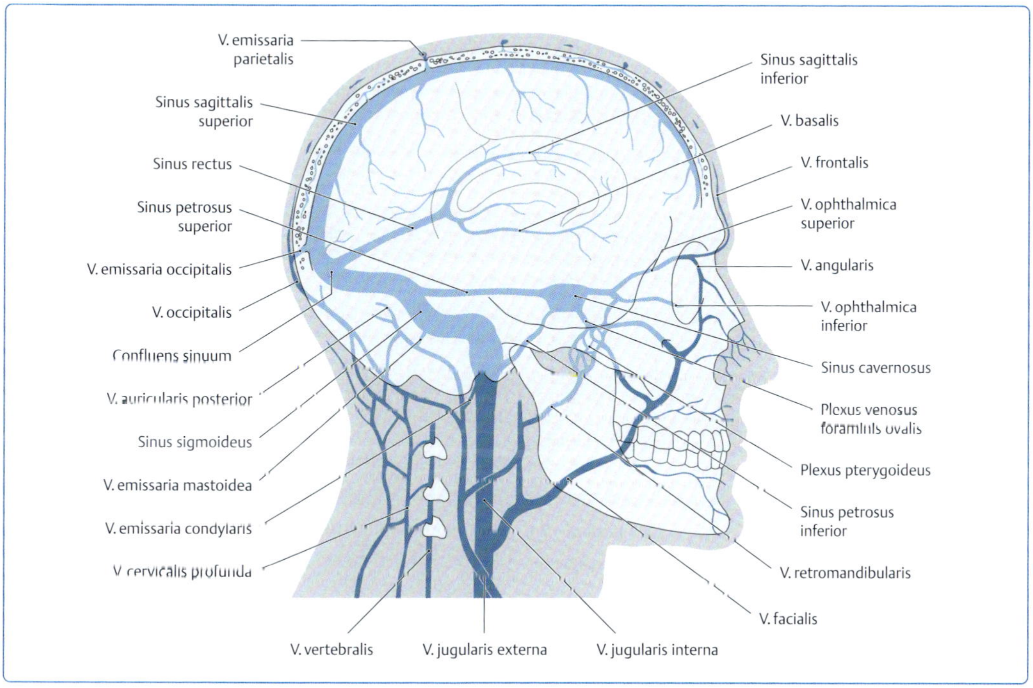

▸ **Abb. 9.35** Venöse Versorgung des Kopfes (aus Prometheus).

gularis externa. Die Gefäß-Nerven-Scheide bildet einen Schutz für die wichtigste Versorgung des Gehirns.

Die V. jugularis interna hat eine bindegewebige Umhüllung, genauso die A. carotis und der N. vagus. Um diese 3 voneinander getrennten Hüllen befindet sich nochmals ein bindegewebiger Schutz in Form eines Schlauches, die sog. **Vagina carotica**. Geschützt vom M. sternocleidomastoideus verläuft sie fast senkrecht nach kaudal. Umgeben ist dieses Gebiet von vielen Lymphknoten.

Der M. omohyoideus ist der mittlere Halsfaszienspanner und damit in der Lage, die Vagina carotica vor einem Kollabieren zu schützen. Er hat seinen Ursprung am Margo superior der Skapula zwischen dem Angulus superior und der Incisura scapulae und seinen Ansatz am Hyoid. Eine Zwischensehne teilt den Muskel in 2 Bäuche, dem Venter superior (vom Hyoid bis zur Zwischensehne) und Venter inferior (von der Zwischensehne bis zum Angulus superior). Seine fasziale Verbindung der Zwischensehne umgreift den lateralen Teil der Vagina und hält damit die Vagina carotica offen. So kann diese für das Gehirn lebenswichtige Versorgung bei Unterdruck der Systole nicht kollabieren.

Der Verlauf der **V. facialis** (Gesichtsvene) beginnt im medialen Augenwinkel bzw. lateral der Nasenwurzel und gibt dann Äste an die Lippen, die Vv. labialis superior und inferior, und kaudal der Mandibula die V. submentalis ab. Sie fließt in den gemeinsamen Stamm für die Vv. facialis, retromandibularis und lingualis.

Die **V. retromandibularis** erhält ihren Zufluss aus den V. temporalis superficialis, V. transversa faciei und der V. maxillaris, die aus dem Plexus pterygoideus kommt.

Die **V. occipitalis** muss noch erwähnt werden, da bei den CMD-Patienten diese okzipitale Region besonders betroffen ist. Sie kommt aus der V. jugularis externa, überkreuzt den N. auricularis magnus und liegt auf dem M. sternocleidomastoideus, weiter verläuft sie dorsal und kranial des Processus mastoideus und sorgt für den venösen Abfluss des Hinterhaupts. Spannungen des M. sternocleidomastoideus sind aufgrund der Kieferproblematik fast immer vorhanden. Aus diesem Grund sollte diesem venösen Abfluss mehr Beachtung geschenkt werden.

Das Venengeflecht des **Plexus pterygoideus** befindet sich in der Fossa infratemporalis zwischen dem M. temporalis, den Mm. pterygoideus lateralis und medialis. Er hat Zufluss aus der V. meningea media, V. temporalis profunda, V. canalis pterygoidei, V. auricularis anterior, Vv. parotideae (Parotis), Vv. articulares (Kiefergelenk), Vv. tympanicae und V. stylomastoidea. Außerdem besteht eine Verbindung über die Vv. emissariae mit dem Sinus cavernosus (Drake et al. 2007, S. 924).

Ursachen. Die Ursache findet sich im langen Öffnen des Mundes oder durch Zahnextraktionen. CMD-Patienten klagen über erhöhte Muskelspannung des Nackens, die Ursache ist oft in einem verringerten Abfluss der V. occipitalis zu finden.

Symptome. Durch die umfangreiche Ansammlung von venösem Blut im Plexus pterygoideus kommt es leicht zu Symptomen wie Schwellungen, Spannungsgefühl im Gesicht und Druckgefühl in den Ohren.

Technik. Verwendung finden Techniken, mit denen ein verbesserter Abfluss erreicht und turbulente Strömungen reguliert werden können. Das arterielle System benötigt im Allgemeinen weniger Korrektur, da es durch das Hochdrucksystem reguliert wird. Das Venensystem ist ein Niederdrucksystem, in dem der Druck von den Venolen bis zum rechten Vorhof kontinuierlich abnimmt. Dieses System braucht bei Stauungen manuelle Unterstützung für einen verbesserten Abtransport. Die Techniken sind sehr sanft und sollen nicht den 1. palpierten Impuls übersteigen.

> Aus der Medizinphysik ist bekannt, dass eine Änderung des Gefäßdurchmessers um 19 % bereits zu einer Verdoppelung des Durchflusses führt.

Im Folgenden werden einige **venöse Stauungen** mit ihre Behandlungstechniken vorgestellt.

Medialer Augenwinkel – V. ophthalmica superior

Technik. Im Augenwinkel das Gefäß tasten und im weiteren Verlauf der V. facialis einen leichten Zug in kaudale Richtung ausüben, bis ein Hauch des ausgeführten Zuges am Augenwinkel ankommt (▸ Abb. 9.36). Diesen so lange halten, bis die Spannung nicht mehr zu spüren ist.

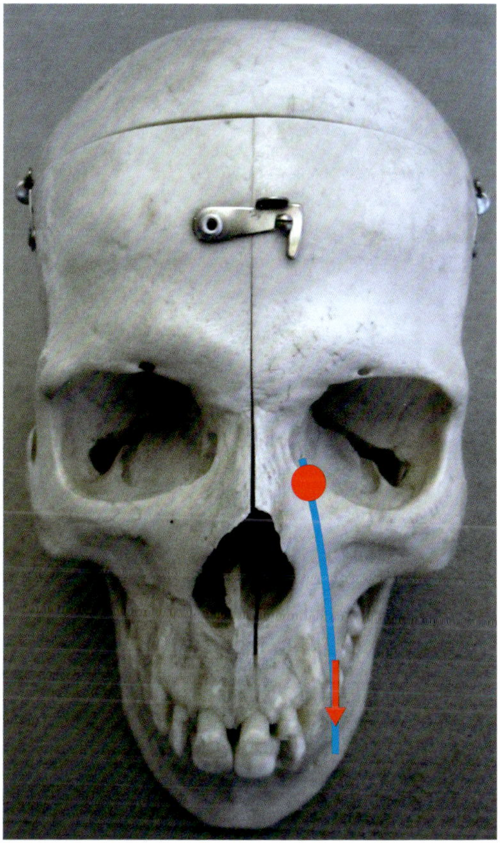

▸ **Abb. 9.36** Entstauung der V. ophthalmica superior.

Schwellung im seitlichen Gesicht – V. submandibularis

Technik. An der Bifurkation das Gefäß leicht fixieren und an der V. submandibularis einen leichten Zug nach ventral ansetzen (▸ Abb. 9.37). Diesen so lange halten, bis die Spannung nicht mehr zu spüren ist.

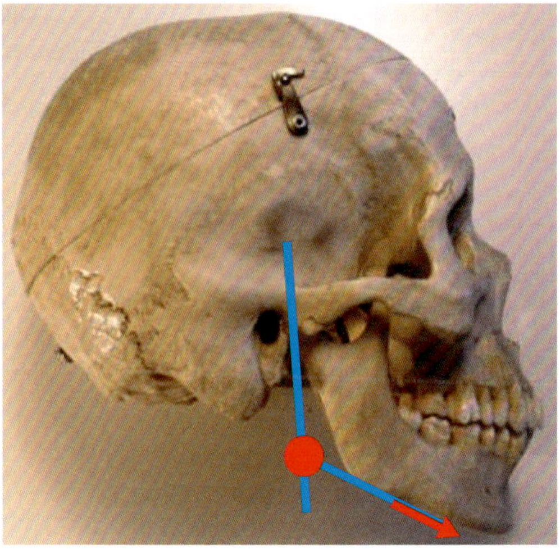

▸ **Abb. 9.37** Entstauung der V. submandibularis.

Schwellung der Lippen – Vv. labialis superior/inferior

Technik. An der Bifurkation der V. labialis superior bzw. inferior das Gefäß leicht fixieren und die jeweilige Vene mit einem leichten Zug nach ventral bewegen (▸ Abb. 9.38). Diesen so lange halten, bis die Spannung nicht mehr zu spüren ist.

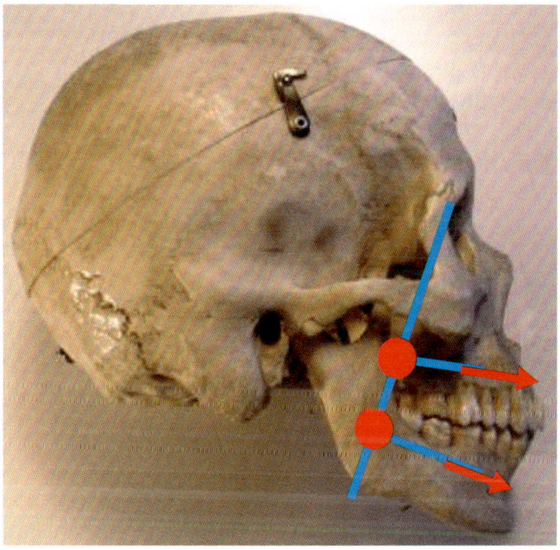

▸ **Abb. 9.38** Entstauung der Vv. labialis superior/inferior.

Schwellung der Wange – V. retromandibularis mit Vv. maxillae und Plexus pterygoideus

Technik. Intraoral mit dem kleinen Finger am Oberkiefer entlang bis zum Os palatinum gleiten und sich dort leicht mit dem Finger einhaken. Hier befindet sich der Plexus pterygoideus. Den Daumen der anderen Hand von außen unterhalb des Arcus zygomaticus auf den M. masseter legen und einen sanften Zug nach dorsal geben und halten. Mit dem kleinen Finger einen leichten Zug nach ventral ausführen, bis eine geringe Spannung unter dem kleinen Finger zu spüren ist (▸ Abb. 9.39). Den Zug so lange halten, bis die Spannung nicht mehr zu spüren ist.

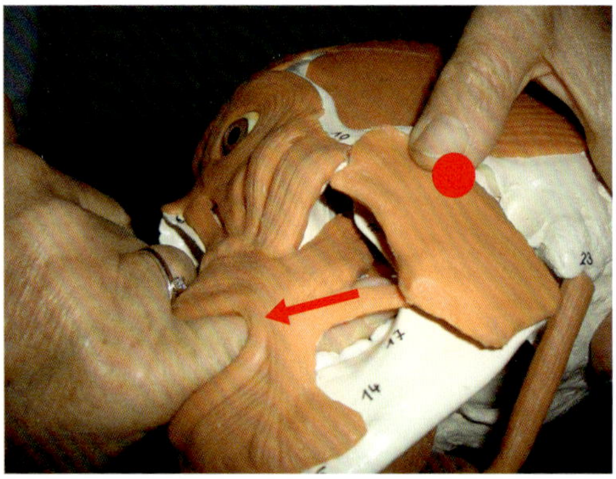

▸ **Abb. 9.39** Entstauung der V. retromandibularis.

Druckgefühl im Hinterkopf – V. occipitalis

Technik. Die Vene kranial des Processus mastoideus leicht fixieren. Mit der anderen Hand einen geringen Zug nach kaudal ausüben, bis eine Spannung unter dem Finger zu spüren ist (▸ Abb. 9.40). Diesen so lange halten, bis die Spannung nachlässt.

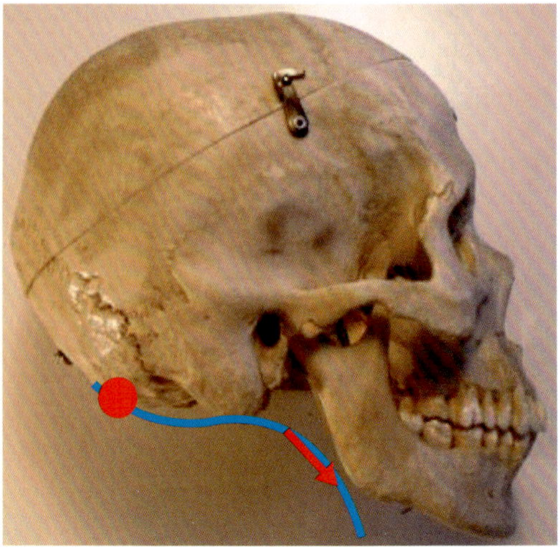

▸ **Abb. 9.40** Entstauung der V. occipitalis.

Fallbeispiel

Patientin, 53 Jahre, weiblich

Symptome: Nach einer Magenspiegelung trat im Gesicht eine Schwellung der linken Gesichtshälfte auf, die Mundöffnung war auf 5 mm begrenzt (▸ Abb. 9.41). Die Nahrungsaufnahme der Patientin konnte nur mit einem Strohhalm stattfinden.

Befund: Mundöffnung von 5 mm; Mediotrusion rechts 0 mm, Mediotrusion links ebenso 0 mm

Therapie: Die 1. Maßnahme war eine Sinusdrainage, dann Gefäßtechniken der V. facialis, V. retromandibularis und v. a. des Plexus pterygoideus. Nach ein paar Tagen erreichte die Mundöffnung 15 mm, nach 1 Woche 25 mm; Mediotrusion rechts 5 mm, Mediotrusion links 7 mm.

Die Patientin hatte schon seit langem Nacken- und Gesichtsschmerzen sowie Knackgeräusche beider Kiefergelenke und betrachtete dieses als normal. Erst durch die Magenspiegelung entwickelte sich die ausgeprägte CMD-Symptomatik.

Es konnte eine Schiene angefertigt werden. Seit der Kieferorthopädie trägt die Patientin keine Schiene und ist beschwerdefrei.

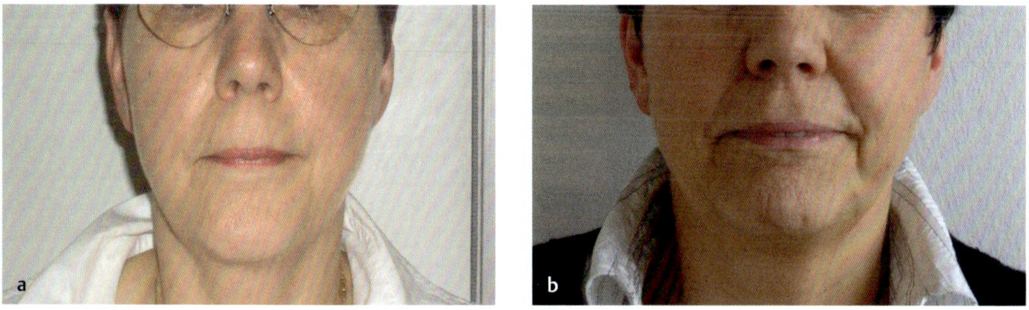

▸ **Abb. 9.41** Gesichtsschwellung – linke Seite.
a **Vor** Behandlungsbeginn.
b **Nach** Osteopathie und Schienentherapie.

9.8

Faszien

Faszien sind bindegewebige Hüllen, Stränge und Schichten, deren Netzwerk sich über den ganzen Körper erstreckt, von hauchdünnen zu derben, festen oder unelastischen Schichten. Es ist ein faszinierendes biomechanisches System, das dem Osteopathen eine Vielzahl von Möglichkeiten für individuelle Behandlungsstrategien eröffnet, und der Stütz-, Hüllen-, Halteapparat für Organe, Muskeln, Knochen.

9.8.1 Anatomie und Aufbau der Faszien

Faszien befinden sich überall, mit Ausnahme der mimischen Muskulatur. Die Faszien sind an hämodynamischen und biochemischen Prozessen beteiligt. Histologische Untersuchungen erbrachten den Nachweis, dass Faszien Myofibroblasten enthalten, d. h., sie können aktiv kontrahieren (Paoletti 2011). Dabei wird laut Schleip (2006, S. 20) *„der Faszientonus […] nicht nur durch Zellbotenstoffe reguliert, sondern v. a. durch mechanische Stimulation."*

Die Schichten der Faszien kann man in oberflächliche (subkutane), tiefe (Unterteilung verschiedener Kompartimente) sowie viszerale Schichten (Gleitfähigkeit) einteilen.

Mit ihren sensiblen Mechanorezeptoren informieren sie über den Zustand des Körpers. Vater-Pacini-Körperchen geben afferent die Information an das ZNS. Dies führt zu dem Effekt, dass Störfelder nicht die Ursache für z. B. Schmerzen sein müssen, sondern eine Weiterleitung über fasziale Verbindungen sein können. Es gibt 3 Gruppen der Nozizeptoren:

- A-Mechanonozizeptoren reagieren auf spitze Reize,
- A-polymodale Nozizeptoren auf Hitze und chemische Reize und
- C-polymodale Nozizeptoren auf alle 3 Reizarten.

Das nozizeptive Schmerzempfinden über die Haut und Muskulatur ist im Allgemeinen gut lokalisierbar, scharf abgrenzbar und stechend (Rübben 2009).

Bei der Behandlung von Patienten mit CMD ist diese Verbindung über die Faszien insofern von Bedeutung, da es das Überleitungssystem z. B. zum Schultergürtel darstellt.

Die Aufgabe der Faszien ist es, zu stützen, zu tragen und als Stoßdämpfer für Gleichgewicht und Bewegungsabläufe zum Nachbargewebe und das Gleiten der Muskulatur untereinander zu sorgen. Darüber hinaus stellen sie eine Barriere bei entzündlichen Prozessen dar. Faszien haben untereinander Verbindung und können die Faszienspannung aufgrund mangelnder Elastizität an andere Körperteile weiterleiten.

Beispiel. Eine der wichtigen faszialen Strukturen ist die Galea aponeurotica, sie hält das Gleichgewicht der Kaumuskulatur aufrecht über die fasziale Verbindung des M. temporalis zum M. masseter, zum M. pterygoideus medialis und dann letzten Endes zum M. pterygoideus lateralis – und gleicht damit einem „Zügelsystem".

Durch körperlichen/psychischen Stress, Früh-/Fehlkontakte, Knirschen/Pressen verändern sich Faszien. Der Elastizitätsanteil wird geringer, der Grundtonus weniger variabel und starrer, die Gleitfähigkeit nimmt ab.

Die wichtigsten Faszien in der Therapie von CMD-Patienten sind:

- Galea aponeurotica
- Fascia temporalis
- Fascia masseterica
- Fascia interpterygoidea
- Fascia cervicalis: Lamina superficialis, Lamina praevertebralis
- Fascia clavipectoralis
- Fascia thyreoidea bzw. ihre Weiterleitung zum Perikard, die Lamina thyropericardia

Dies sind Faszien, die einen direkten Bezug zum Kiefergelenk haben und eine Rolle im Behandlungsaufbau spielen.

Gezielter therapeutischer Druck beeinflusst die Faszien und aktiviert den Elastizitätsanteil (Elastin-, Retikulin- und Kollagenfasern), sodass die Faszien an Geschmeidigkeit gewinnen (Paoletti 2011; ▸Abb. 9.42). Lymphatische Flüssigkeit, die sich zwischen den Zellen befindet, hat die Aufgabe, die Auf- und Abbaustoffe aus dem Gewebe zu transportieren. Faszien können verkleben, wenn lymphatische Flüssigkeit und das Fibrinogen (Blutgerinnungsfaktor) nicht aus dem Gewebe transportiert werden.

Fallbeispiel

Patientin, weiblich, 72 Jahre, Pensionärin

Symptome: rechtsseitiger Gesichtsschmerz, Spannung vom lateralen Kopfbereich bis in die rechte Schulter

Befund: Die 1. Behandlung fand im August 2011 statt. Es wurde eine Relaxationsschiene eingesetzt, danach erfolgte ein Screening, das eine fasziale Aktivität des M. temporalis und der Galea aponeurotica zeigte.

▼

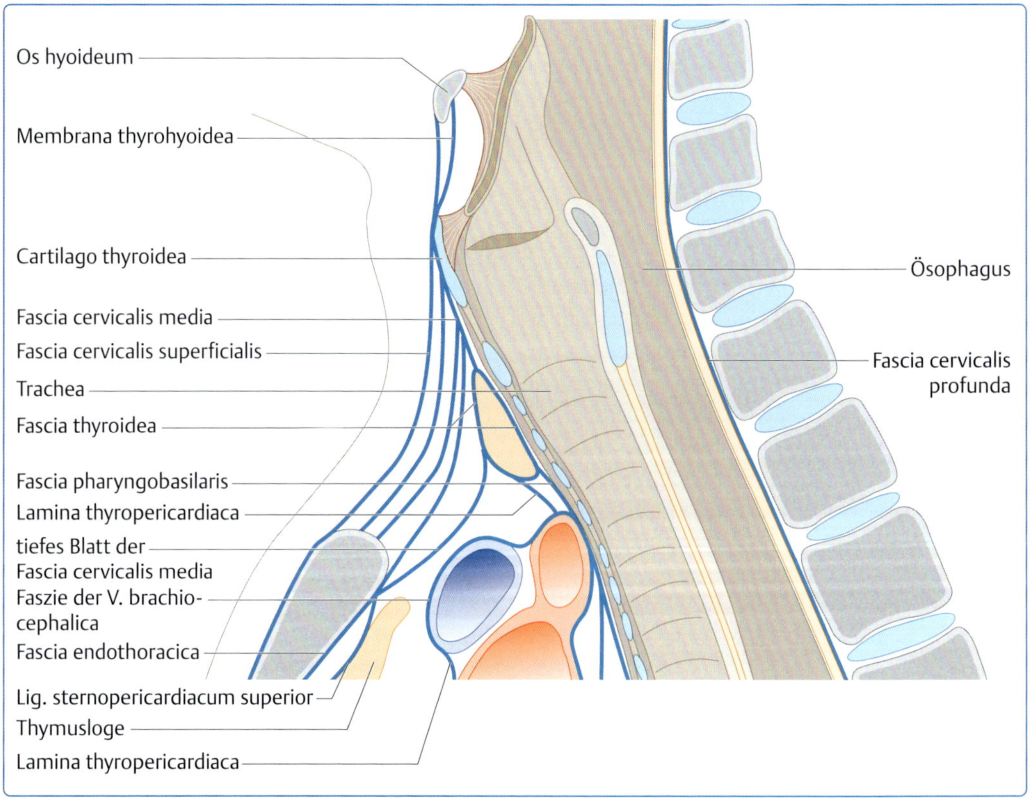

▸**Abb. 9.42** Sagittalschnitt durch den Hals mit den Halsfaszien.

▼

Therapie: osteopathische Behandlung mit anschließendem Einschleifen der Schiene

Es erfolgte eine Verbesserung der Symptome morgens. Tagsüber verschlechterte sich der Zustand, vorwiegend nach dem Essen. In Zusammenarbeit mit dem behandelnden Zahnarzt wurde im Januar 2012 die Relaxationsschiene ersetzt durch ein anteriores Plateau (▸ S. 228). Die osteopathische Therapie fokussierte sich auf fasziale Techniken von M. temporalis, Galea aponeurotica, M. masseter, Lamina superficialis, Fascia clavipectoralis, Lamina praevertebralis.

Seit Februar 2012 ist die Patientin beschwerdefrei, außer sie isst harte Lebensmittel.

9.8.2 Faszientechniken

Typaldos entwickelte das **Fasziendistorsionsmodell** zur Schmerzreduzierung bei Erkrankungen des Bewegungsapparats und der Faszien im Kopfbereich. Im Vordergrund steht das Wiederherstellen der Funktion und die langfristige Verbesserung des Gewebes.

Paoletti's **Induktionstechniken** dienen zur Wiederherstellung der Funktion des Gewebes, der Motilität und Mobilität und somit der Normalisierung der Hämodynamik, über die der reguläre nervale Tonus wiederhergestellt werden kann (Paoletti 2011).

Galea aponeurotica

Das Periost des Schädeldaches ist durch einen subaponeurotischen Verschiebespalt von der Galea aponeurotica (Aponeurosis epicranialis) getrennt. Es ist eine flächige Sehnenplatte für die beiden Epikraniusanteile. Die Galea aponeurotica ist im Bereich des Margo supraorbitalis über die beiden Jochbeinbögen bis zur Linea nuchae superior und der Protuberantia occipitalis externa befestigt.

Es besteht im Bereich der Fascia temporalis und Lamina superficialis eine bindegewebige Verbindung zur Galea aponeurotica, bei Kontraktion des M. temporalis spannt sich die Galea aponeurotica in Querrichtung zwischen den beiden Jochbeinbögen. Diese „Gurtung" verhindert das Durchbiegen der Bögen.

Der M. epicranius, der zur mimischen Muskulatur gehört, ist ein Sammelbegriff für die angrenzenden M. occipitofrontalis, Venter frontalis und Venter occipitalis, beide strahlen in die Galea aponeurotica ein, sind fest mit ihr verwachsen und bilden eine funktionelle, in sagittaler Richtung verschiebliche Einheit. Man kann die Galea aponeurotica als eine verschiebliche, haubenförmige „Badekappe" des Kopfes betrachten (Breul, pers. Mitteilung, München 2011).

Symptome. Kopfschmerzen, punktförmiges Stechen an verschiedenen Stellen des Kopfes, mit und ohne Ausstrahlungen, Schwindel

> **Cave**
> **Faszientechniken sind oft schmerzhaft!**

Technik. Querdehnung mit der Faszientechnik nach Typaldos: Von einem Jochbeinbogen zum anderen Jochbeinbogen, entlang der Sutura coronalis, die Fascia temporalis (Galea aponeurotica) von rechts nach links und zurück dehnen, um die muskuläre Spannung der Temporalissehne zu lösen.

Fascia temporalis

Die Fascia temporalis ist die äußere Schicht des M. temporalis zwischen der Linea temporalis superior und dem Jochbeinbogen. Sie besteht aus 2 Blättern: der Lamina superficialis am Außenrand des Jochbeinbogens und der Lamina profunda am Innenrand.

Die Temporalissehne reicht weit in den Innenrand des Processus coronoideus hinein, verläuft manchmal sogar bis zur Mitte des R. mandibulae oder bis zum Angulus mandibulae und ist gut tastbar. Diese Sehne setzt am Processus coronoideus an.

Bei der Behandlung der Kiefergelenke ist es wichtig, die Spannung der Gurtung der Jochbeinbögen und die des M. temporalis zu verringern, um dadurch die Spannung aus dem Kiefergelenk zu nehmen. Der Unterkiefer wird durch den posterioren Teil des M. temporalis nach kranial-dorsal gezogen, wodurch ein erhöhter Druck in die bilaminäre Zone entsteht. Der N. temporalis profundus innerviert den Muskel und ist ein Ast des N. mandibularis aus dem N. trigeminus. Separat betrachtet ist der M. temporalis der stärkste Schließmuskel.

Symptome. Muskelschmerz an der Schläfe, Kiefergelenkschmerz mit und ohne Knacken, Reizung der bilaminären Zone begleitet von Ohrenschmerzen, Kopfschmerzen

Schienentherapie. Bei akuten Schmerzen ist als Erstes ein anteriores Plateau/Frontzahn-Jig erforderlich, um möglichst rasch Entlastung im posterioren Bereich herbeizuführen (Entspannung des M. temporalis) und die Spannung im Schmerzbereich zu kompensieren.

Osteopathische Technik. Intraoral mit dem Zeigefinger die Temporalissehne tasten. Von außen mit dem Daumen die Faszie von kranial-ventral nach dorsal-kaudal langsam querdehnen oder umgekehrt von dorsal-kaudal nach kranial-ventral (Behandlung der Galea aponeurotica, s. o.).

Fascia parotideo-masseterica

Die Fascia parotideo-masseterica ist der Sammelbegriff für die Fascia masseterica und Fascia parotidea (▶ **Abb. 9.43**):

- Die **Fascia masseterica** liegt auf dem M. masseter oben am Arcus zygomaticus.
- Die **Fascia parotidea** ist die Faszienhülle der Parotidea (Ohrspeicheldrüse), sie wird wiederum überdeckt von der Lamina superficialis der Fascia cervicalis.

Die Lamina superficialis liegt über dem M. masseter, teilweise ist sie mit der Fascia masseterica identisch.

Die am Jochbeinbogen ansetzende Fascia masseterica bietet das Gleichgewicht zur Galea aponeurotica, um ein Durchbiegen des Jochbeinbogens von kranial und kaudal zu verhindern. Der unterhalb liegende M. masseter ist neben dem M. temporalis der kräftigste Mundschließer.

Die Pars superficialis hat ihren Ursprung am vorderen ⅓ des Arcus zygomaticus und bedeckt

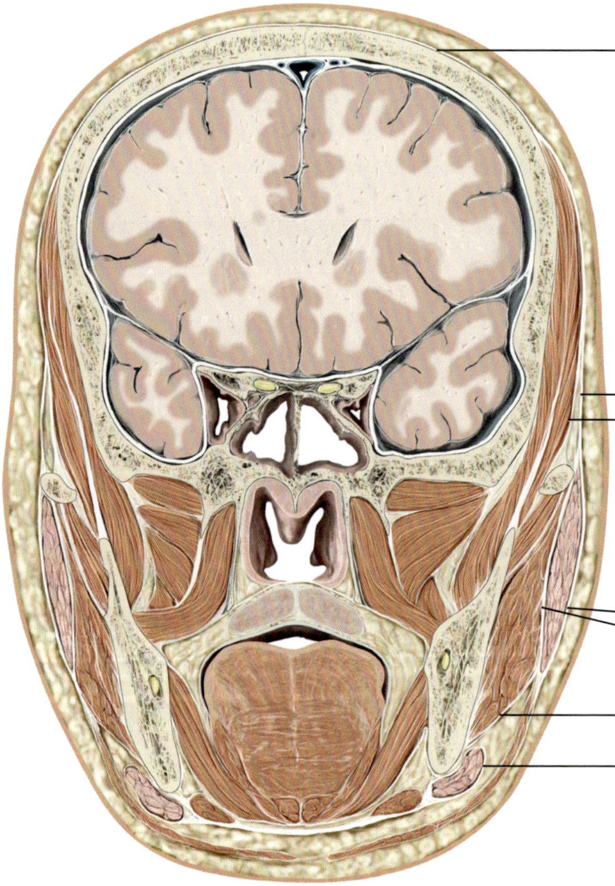

▶ **Abb. 9.43** Fascia parotideo-masseterica (aus Prometheus).

diesen zu ⅓. Sie verläuft von oben nach hinten-unten, umschließt den Ductus parotideus und reicht weiter bis zum Angulus mandibulae. Hier bildet sie mit einer Sehnenschlinge den Übergang zum M. pterygoideus medialis, ein Zügelsystem.

Die Pars profunda sichert mit der Faszie des M. temporalis bei Laterotrusionsbewegungen das kapsuläre System lateral (Breul, pers. Mitteilung, München 2011). Gerade bei CMD-Patienten wird dieser Hebelmechanismus durch Knirschen/Pressen verstärkt.

Symptome. v. a. Muskelschmerzen (Frontkontakt, der die Mandibula nach dorsal zwingt, erhöht die Spannung des M. masseter und der Faszie), Entzündungen der Ohrspeicheldrüse (zwischen der Pars profunda und Pars superficialis liegt der N. facialis, ein Geflecht des Plexus parotideus)

Schienentherapie. Die Entspannung ist durch eine Relaxationsschiene zu erreichen, da dem Gelenk die Möglichkeit gegeben wird, in seine freie individuelle Position zu wandern.

Osteopathische Technik. Mit einem Finger von kaudal den Jochbogen spüren und die Pars superficialis tasten, von außen den M. masseter vor dem Ohr fixieren und die Pars superficialis nach lateral dehnen.

Cave

Eventuelle Myogelosen des M. masseter sollten aufgrund der räumlichen Nähe zum Plexus parotideus nicht gezielt palpiert bzw. massiert werden!

Fascia interpterygoidea

Die Fascia interpterygoidea (zwischen den M. pterygoideus medialis und lateralis) hat eine Verbindung mit dem Lig. sphenomandibulare, das zusammen mit dem Lig. stylomandibulare koordinativ agiert. Beide Bänder sind am Kauapparat mit beteiligt. In keiner Situation sind diese Bänder völlig entspannt, ständig ist Aktivität vorhanden, um eine ausgewogene Koordination zu gewährleisten. Der untere Kopf des M. pterygoideus lateralis zieht die Mandibula nach ventral, der obere Teil bestimmt die Rückstellgeschwindigkeit. Der M. pterygoideus medialis ist ein Mundschließer.

Symptome. Kiefergelenkschmerz, Wattegefühl im Ohr, Abweichung der Mittelinie (zwischen Zahn 11 und 21 des Ober- und 31 und 41 des Unterkiefers), Knacken/Reiben

Schienentherapie. Eingesetzt wird eine Relaxationsschiene, um dem Gelenk wieder die Möglichkeit zu geben, die optimale Mittellinienposition zu erreichen.

Osteopathische Technik. Mit einem Finger intraoralen Kontakt mit der Fascia interpterygoidea aufnehmen. Diese befindet sich dorsal des letzten Molaren unter der Schleimhautfalte. Oft kann man den Processus pterygoideus tasten, an dem beide Muskeln lateral und medial ansetzen. Die Faszie von medial oder lateral leicht unter Spannung bringen und ein Releasing abwarten.

Cave

Diese Technik kann sehr schmerzhaft sein!

Fascia cervicalis

Faszien grenzen Räume ab und stellen Verbindungen her. Faszien der Halsregion verbinden den Kopf mit dem Rumpf. Die Fascia cervicalis besteht aus 3 Blättern:

- **Lamina superficialis**: Diese ist ein oberflächliches Blatt, das den M. sternocleidomastoideus und den M. trapezius umhüllt. So wird die gesamte Halsmuskulatur von dieser Faszie umschlossen.
- **Lamina praetrachealis:** Dies ist die Hülle des M. omohyoideus, der mit seiner Zwischensehne die Vagina carotica offen hält. Sie liegt am Vorderrand des Manubriums auf und bedeckt die Klavikula. Ein weiterer Teil der Lamina praetrachealis verläuft innenseitig des Sternums oft weit bis in den Brustbereich hinein und stellt über die Ligg. sternopericardiaca eine Verbindung mit dem Herzbeutel her, was man in Präparationen zeigen konnte.
- **Lamina praevertebralis:** Diese liegt zwischen der Wirbelsäule und dem Ösophagus, umhüllt die gesamte kurze Nackenmuskulatur sowie den ventral liegenden N. phrenicus, den Grenzstrang und – auf Höhe des Processus transversus – den N. spinalis. Die Faszie bedeckt folgen-

de Muskeln: Mm. sacaleni, M. longus colli, M. levator scapulae. Sie liegt ventral auf dem Corpus vertebrae auf und umspannt den dorsalen Schädel (Os sphenoidale, Os occipitale). Ist diese Faszie kontrahiert, zieht sie das Os occipitale in Extension und das Os temporale folgt zwangsläufig in die Innenrotation. Die Lamina praevertebralis lässt sich bis in die Achselhöhle verfolgen. Hier beeinflusst sie den Gefäß-Nerven-Strang, der von einer Umhüllung aus straffem Bindegewebe umgeben ist und von der Achselhöhle über die Skalenuslücke bis zur Lamina praevertebralis reicht.

Symptome. Spannungen im gesamten Halsbereich (inklusive Kehlkopf), Halsschmerzen, Schluckbeschwerden, Kopfschmerzen; Herzrhythmusstörungen (durch die Verbindung über die Lamina praetrachealis)

Schienentherapie. Eingesetzt wird eine Relaxationsschiene, deren exakte Höhe im Artikulator bestimmt wird. Beobachtungen zeigten, dass es bei zu hohem oder zu niedrigem Schienendesign zu Kopfschmerzen kommt.

Osteopathische Technik:

- **Lamina superficialis/praetrachealis:** Eine Hand mit dem 5-Finger-Griff an das Os temporale und dieses in Innenrotation fixieren, die andere Hand auf das Sternum, Druck auf das Sternum nach dorsal-medial aufbauen, maximale Spannung halten und auf ein Releasing warten.
- **Lamina praevertebralis:** Lösen der faszialen Spannung, indem man den Mittel- oder Zeigefinger auf C 7 legt, mit der andere Hand, die unter dem Os occipitale liegt, die Spannung in Flexion des Os occipitale aufbauen und halten, bis das Releasing erfolgt.

Fascia thyreoidea, Lamina thyropericardia

Die Fascia thyreoidea kann man als direkte Verbindung vom Hyoid bis zum Diaphragma betrachten. Die Faszie ist ein Abspaltung der Lamina superficialis (s. o.), die eine Verbindung mit dem Perikard und im weiteren Verlauf über das Lig. phrenicopericardium mit dem Diaphragma verbunden wird.

Symptome. Tachykardie, Herzrhythmusstörung

Schienentherapie. s. Fascia cervicalis (s. o.)

Osteopathische Technik. Eine Hand an das Os hyoideum legen und dieses sanft halten, die andere Hand auf das Sternum. Druck auf das Sternum nach dorsal-kaudal geben, bis eine Spannung zu spüren ist. Diese so lange halten, bis sie nachlässt.

Fascia clavipectoralis

Die in der Tiefe liegende Fascia clavipectoralis, zwischen dem M. pectoralis major und M. pectoralis minor, ist mit der Klavikula und dem Processus coracoideus verbunden. Diese Faszie strahlt weit in den ventralen Brustraum hinein.

Bei Präparationen war eine glatte, schillernde Faszienfläche zu erkennen, von der man leicht den M. pectoralis major abheben konnte. Bei anderen Präparaten war dies nicht möglich, da bindegewebige Fasern (Crosslinks) dies verhinderten. Der M. pectoralis major hat seinen Ursprung an der Klavikula, dem Sternum und dem 4.– 6. Rippenknorpel, sein Ansatz ist an der Crista tuberculi majoris humeri.

Die Fascia clavipectoralis bedeckt den M. pectoralis minor und M. subclavius. Kranial der kräftigen Faszie befindet sich die V. subclavia, deren Venenwand mit der Faszie Verbindung hat. Durch den Tonus der Muskulatur überträgt sich die Faszienspannung auf die Venenwand, daher bleibt das Lumen offen.

Symptome. Schulterschmerzen, Schmerzen im Bereich des Manubriums, der Klavikula, Schmerzen in der Kieferregion

Schienentherapie. s. Fascia cervicalis (s. o.)

Osteopathische Technik. Den Daumen sanft zwischen M. pectoralis major und minor gleiten lassen, Restriktionen suchen und die Spannung halten, bis sich die Struktur bzw. das Gewebe lösen.

> **Cave**
> **Diese Technik kann sehr schmerzhaft sein!**

9.9

Foramen

Durchtrittsstellen sind dazu prädestiniert, Irritationen entstehen zu lassen. Aufgrund anatomischer Kenntnisse der Foramen kann man Rückschlüsse auf die Patientenbeschwerden ziehen. Das Wissen, welche Strukturen wo durchziehen, ist ausschlaggebend. Nur so ist es möglich, den Therapieaufbau so zu planen, dass die Beschwerden gezielt behoben werden können.

Da bei CMD-Patienten die Symptomatik vielfältig und oft genug nicht klar erkennbar ist, ist es doppelt so wichtig, genaue Kenntnisse der Foramina sowie deren Nerven und Gefäße zu haben. So kann man von den Kerngebieten bis hin zum Schmerzbereich den anatomischen Verlauf verfolgen und die Irritation suchen. CMD-Patienten fordern ein ständiges anatomisches Mitdenken, da nichts der Norm entspricht. Auslöser sind oft Fehlkontakte der Okklusion.

9.9.1 Anatomie und Symptome

Es folgt eine Übersicht der Foramen des Schädels mit den wichtigsten Strukturen, die durch diese hindurchtreten, sowie möglichen Symptomen.

Fissura orbitalis superior

Die Fissura orbitalis superior befindet sich im Os sphenoidale und ist die Fissur, durch die die Nerven für die Muskulatur der Augen hindurchtreten:

- Der N. oculomotorius (III) innerviert die M. rectus superior, inferior und medialis, weiter den M. obliquus inferior und den M. levator palpebrae superioris, der das Lid hebt. Die parasympathischen Fasern des N. oculomotorius ziehen zum Ganglion ciliare und zum M. ciliaris, der die Akkommodation steuert. Symptome sind Schielen und veränderter Pupillenreflex sowie Verengung der Pupille.
- N. trochlearis (IV) innerviert den M. obliquus superior. Symptome sind Doppelbilder.
- N. abducens (VI) innerviert den M. rectus lateralis. Symptom ist das Einwärtsschielen.
- N. ophthalmicus (V1) gibt einen R. tentorii zu Tentorium und Dura ab und versorgt die vordere Schädelgrube. In der Orbita teilt er sich in 3 Hauptäste:
  - N. lacrimalis: zur Tränendrüse, tränende Augen
  - N. frontalis: versorgt die Stirnhaut und den vorderen Lidwinkel
  - N. nasociliaris: zieht zum medialen Lidwinkel, den Nasenrücken und den Siebbeinzellen

Symptome. Kommt es zu einem Engpass der Fissura orbitalis superior, sind vorwiegend die Augen betroffen, z. B. tränende, trockene Augen, verschwommenes Sehen, perforierte Gefäße des Augapfels (Bulbus oculi).

Fissura orbitalis inferior

Die Fissura orbitalis inferior befindet sich im Boden der Orbita zwischen der Maxilla und der Ala major des Os temporale.

Irritationen der Fissura orbitalis inferior beeinträchtigen den **N. infraorbitalis**, den stärksten Ast des N. maxillaris. Er verläuft am Boden der Orbita und tritt durch das Foramen infraorbitalis unterhalb des Margo infraorbitalis zum Gesicht hin aus. Wie ein Pinsel tritt der Nerv durch das Foramen und verteilt sich nach allen Seiten. Seine Äste spalten sich in:

- Rr. palpebrales inferiores: für die Haut des Unterlids
- Rr. nasales externi: versorgen die Haut des Nasenflügels
- Rr. nasales interni: versorgen die Haut des Nasenvorhofs
- Rr. labiales superiores: versorgen die Oberlippe

Das erklärt den Schmerz bei einer Trigeminusneuralgie des N. maxillaris, der vom Ohr bis hin zur Nasenwurzel und in die Oberlippe verläuft. Er versorgt weiter die Kieferhöhle, die oberen Zähne (N. alveolaris superior), das Zahnfleisch sowie die Haut über der Maxilla (Reiss 2003).

Symptome. Neben der Trigeminusneuralgie sind Sinusitis maxillaris, Schmerzen der oberen Zähne. Stauungen im Wangenbereich bei CMD-Patienten aufgrund von Bruxismus und psychischer Belastung häufig. Die V. ophthalmica inferior gerät unter hohe Spannung und kann somit bei Stauungen nicht genügend abfließen.

Canalis opticus

Der Canalis opticus liegt unterhalb der Ala minor des Os sphenoidale. Der Canalis opticus hat nur ein zuführendes Gefäß, die **A. ophthalmica** und keine Vene! Im Canalis opticus sind die Dura mater und Pia mater fest mit dem Knochen verwachsen.

Symptome. Einengungen führen zur Beeinträchtigung des Sehvermögens. Dies kommt bei CMD-Patienten so gut wie nie vor.

Canalis caroticus

Der Canalis caroticus befindet sich in der Pars petrosa des Os temporale. Durch den gewundenen knöchernen Kanal zieht die **A. carotis interna**. Sie ist der größte Ast der A. carotis communis. Ebenfalls durchziehen den Kanal vegetative Nervenfasern.

Die A. carotis interna versorgt die vordere laterale Hemisphärenoberfläche einschließlich des Lobus insularis (ein Teil des ZNS) sowie das Auge. Ein Ast der A. carotis interna teilt sich in die Rr. caroticotympanici, die zu den Paukenhöhlen ziehen.

Introssäre Spannungen der Pars petrosa haben Einfluss auf die Arterie, somit lässt sich auch erklären, warum bei CMD-Patienten diese Region besonders betroffen ist.

Symptome. Ohrenschmerzen, Schwindel und Ohrgeräusche. Vor allem beim Pressen entsteht immenser Druck, der an die Pars petrosa (Os temporale) weitergegeben wird.

Foramen rotundum

Das Foramen rotundum liegt im Os sphenoidale unterhalb der Fissura orbitalis superior. Durch das Foramen rotundum zieht der N. maxillaris aus dem Ganglion trigeminale. Dieser Nerv zieht am Boden der Orbita entlang und tritt als N. infraorbitalis aus (vgl. Fissura orbitalis inferior, s. o.).

Symptome. vorwiegend Gesichtsschmerz im Oberkiefer, in Lippe und Nase – eine sehr häufig vorkommende Schmerzsymptomatik bei CMD-Patienten (atypischer Gesichtsschmerz)

Foramen ovale

Das Foramen ovale befindet sich ebenfalls im Os sphenoidale dorsal des Processus pterygoideus. Der N. mandibularis verlässt das Foramen ovale durch den Schädel und zieht durch die Fossa infratemporalis in die Mandibula. Eine ausführlichere Beschreibung zum N. mandibularis folgt in ▸ **Kap. 9.10** (**S. 186**).

Symptome. Restriktionen durch das Foramen verursachen Gesichtsschmerzen in Unterkiefer und Lippe (atypischer Gesichtsschmerz), ein Schmerzgebiet der Trigeminusneuralgie.

Foramen spinosum

Das Foramen spinosum liegt lateral hinter dem Foramen ovale. Durch das Foramen spinosum zieht die A. meningea media, ein Ast der A. maxillaris. Sie verläuft medial vom M. pterygoideus lateralis durch das Foramen spinosum.

Symptome. Der enge Bezug der A. meningea media zur Kaumuskulatur bewirkt bei CMD-Patienten nicht selten Kopfschmerzen.

Foramen jugulare

Das Foramen jugulare ist eine bindegewebige Struktur zwischen dem Os occipitale und der Pars petrosa des Os sphenoidale.

Durch das Foramen jugulare verlassen den Schädel:

- N. glossopharyngeus (IX): Er enthält motorische Fasern für den Rachenraum, die Tonsillen und das hintere Zungendrittel.
- N. vagus (X)
- N. accessorius (XI)
- A. meningea posterior
- V. jugularis

Symptome. Dies sind bei CMD-Patienten oft ein Druckgefühl in der Halsregion, Räuspern, Halsschmerzen, obwohl kein Infekt nachgewiesen werden kann. Daneben treten vegetative Probleme auf, die sich aufgrund der engen Beziehung des Kauapparats (Os temporale) zum Foramen jugulare erklären lassen. Eines der am häufigsten angegebenen Symptome bei CMD-Patienten sind Nackenschmerzen, die durch den N. accessorius verursacht sein können, wenn beim Austritt des

Nervs durch das Foramen jugulare Restriktionen auftreten. Symptome wie Druckkopfschmerzen, die ein hoher Prozentsatz der CMD-Patienten aufweist, entstehen durch Stauung der V. jugularis.

Praxistipp

95 % des venösen Blutes wird im Liegen aus dem Kranium drainiert. Die Durchtrittsstelle der V. jugularis macht das Foramen jugulare zu einem wichtigen Bestandteil in der Behandlung von Patienten.

Foramen incisiva

Das Foramen incisiva befindet sich im vorderen Bereich der Maxillae, nahe den Frontzähnen. Durch das Foramen incisiva tritt der N. nasopalatinus in den Oberkiefer (kurz hinter den Frontzähnen). Es ist ein Ast des N. maxillaris, der nerval die Schneidezähne, die vordere Gaumenschleimhaut und das Nasenseptum versorgt.

Symptome. Symptome wie Zahnschmerzen der oberen Frontzähne sind bei CMD-Patienten nicht selten. Es kommt häufig vor, dass hierfür keine Ursache festgestellt werden kann. Die Schmerzen der Patienten sind jedoch unerträglich, sodass sie darum bitten, den Zahn zu extrahieren. Sind die Schmerzen dann nicht behoben, wird der nächste Zahn geopfert, bis es keine mehr zu entfernen gibt.

Foramen mentale

Das Foramen mentale findet man an der Mandibula unter dem 1. Prämolaren. Es ist u. a. die Austrittsstelle der A. und V. mentalis, des N. mentalis, einem Ast aus dem N. mandibularis, dem 3. Ast des Ganglion trigeminale. Er versorgt sensibel den Unterkiefer und die Zähne und ist der einzige Trigeminusast, der motorische Fasern für die Kaumuskeln führt. Eine ausführlichere Beschreibung zum Nervenverlauf folgt in ▶ **Kap. 9.10** (**S. 186**).

Symptome. Dies sind v. a. Zahnschmerzen im Unterkiefer sowie die Trigeminusneuralgie, die von den Patienten als einschießender Schmerz im Unterkiefer angegeben wird.

Meatus acusticus

Der **Meatus acusticus externus** ist der äußere Gehörgang. Er hat eine Verbindung mit der Membrana tympani. Bei der osteopathischen Behandlung wird der Meatus acusticus externus für den 5-Finger-Griff benötigt.

Der **Meatus acusticus internus** ist ca. 1 cm lang mit einem Durchmesser von 0,6 – 0,8 cm. Er ist leicht gekrümmt und verbindet das Labyrinth mit der Schädelhöhle. Von da aus ziehen Hirnhäute in den Meatus acusticus. Das Ende des Gehörgangs liegt am Trommelfell und stellt gleichzeitig den Übergang zum Mittelohr dar (Reiss 2003).

Foramen lacerum

Das Foramen lacerum ist ein unregelmäßiges Loch mit Faserknorpel und liegt zwischen der Pars petrosa des Os temporale und dem Os sphenoidale. Es ist verhältnismäßig groß im Vergleich zu den anderen Durchtrittsstellen. Durch ihn treten der N. petrosus major und minor sowie der N. petrosus profundus, der weiter zum Ganglion pterygopalatinum zieht. Der parasympathische Fazialisast läuft zur Glandula lacrimalis sowie zu den Drüsen der Nasenschleimhäute. Das erklärt, warum bei Einengung u. a. die Tränendrüse beteiligt ist. Der restliche Teil ist mit Gewebe verschlossen.

Symptome. tränende Augen

Foramen stylomastoideum

Das Foramen stylomastoideum ist eine Öffnung hinter dem Processus mastoideus des Os temporale, der Fossa jugulare und dem Processus styloideus. Durch das Foramen teten die A. stylomastoidea und der N. facialis (VII) aus. Der Nerv hat sensible, sensorische, motorische und parasympathische Fasern. Er innerviert fast den ganzen Kopf. Der nach dem Foramen austretende N. intermediofacialis hat sensibel-sensorische und parasympathische Anteile.

Symptome. Die Verbindung des N. intermediofacialis zur Chorda tympani erklärt, warum es bei den Patienten zu Geschmacksveränderungen kommen kann. Fazialisparesen wurden bei CMD-Patienten im Praxisalltag nicht beobachtet.

Canalis nervi hypoglossi

Der Canalis nervi hypoglossi befindet sich seitlich vor dem Condylus occipitalis. Durch ihn ziehen der Plexus venosus canalis nervi hypoglossi und der N. hypoglossus (XII), motorisch versorgen die

Rr. linguales die Zungenmuskulatur (M. styloglossus, M. hyoglossus, M. genioglossus). Nachdem der N. hypoglossus den Canalis nervi hypoglossi verlassen hat, verläuft er im Bogen zwischen der V. jugularis interna und A. carotis interna im Bogen zum Mundboden.

Symptome. Irritationen des N. hypoglossus sind bei CMD-Patienten sehr selten, eher handelt es sich um eine neurologische Störung. Okklusionsstörungen sind in diesen Fällen Zufallsbefunde.

Canalis condylaris

Der Canalis condylaris befindet sich hinter dem Condylus occipitalis. Die V. emissaria condylaris verlässt den Schädel durch diesen Kanal.

Symptome. Schmerzen hinter dem Ohr treten bei vielen Patienten auf. Diese lassen sich u. a. auf Stauungen der V. emissaria condylaris zurückführen.

Die ▸ **Tab. 9.5** zeigt eine Übersicht der Durchtrittsstellen im Kopfbereich mit den soeben vorgestellten Nerven, Arterien und Venen sowie möglichen Symptomen.

▸ **Tab. 9.5** Übersicht zu den Durchstrittsstellen im Kopfbereich.

Durchtrittsstelle	Nerven	Arterien	Venen	Symptome
Fissura orbitalis superior	N. oculomotorius N. trochlearis N. abducens N. ophthalmicus	–	V. ophthalmica superior	Augen (tränend, trocken, verschwommenes Sehen)
Fissura orbitalis inferior	N. infraorbitalis (N. maxillaris)	A. infraorbitalis (A. maxillaris)	V. ophthalmica inferior	Gesichtsschmerz (Oberkiefer, Nase), Gesichtsschwellung
Canalis opticus	N. opticus	A. ophthalmica	–	Sehschärfe
Canalis caroticus	Plexus caroticus internus	A. carotis interna	Plexus venosus caroticus internus	Augen (Pupille) Ohr (Stauungen, Tinnitus?)
Foramen rotundum	N. maxillaris (aus Ganglion trigeminale)	–	–	Gesichtsschmerz (Oberkiefer, Nase)
Foramen ovale	N. mandibularis (aus Ganglion trigeminale)	–	–	Gesichtsschmerz (Unterkiefer, Lippe)
Foramen spinosum	R. meningeus (N. spinosus)	A. meningea media (A. maxillaris)		Kopfschmerz
Foramen jugulare	N. glossopharyngeus (IX) N. vagus (X) N. accessorius (XI)	A. meningea posterior	V. jugularis	Schluck-, Kreislauf- und Nackenbeschwerden
Foramen incisiva	N. nasopalatinus (aus N. maxillaris)	–	–	Zahnschmerzen der oberen Frontzähne, Nasenseptum und vordere Gaumenschleimhaut
Foramen mentale	N. mentalis	R. mentalis der A. alveolaris inferior (aus N. maxillaris)	–	Hautirritationen an der Schläfe, Zahnschmerzen der Unterkieferzähne

Fortsetzung ▸

► Tab. 9.5 Fortsetzung

Durchtrittsstelle	Nerven	Arterien	Venen	Symptome
Meatus acusticus internus	N. facialis (VII) N. vestibulocochlearis (VIII)	A. labyrinthi (A. basilaris)	–	Fazialisausfälle Gleichgewichtsstörungen, Tinnitus
Meatus acusticus externus	Verbindung mit der Membrana tympani	–	–	–
Foramen lacerum	N. petrosus major	–	–	Tränendrüse
Foramen stylomastoideum	N. facialis (VII) N. intermedius	A. stylomastoidea	–	Fazialisausfälle Geschmacksveränderungen
Canalis nervi hypoglossi	N. hypoglossus (XII)	A. meningea posterior	Plexus venosus canalis nervi hypoglossi	Zungenirritationen, nervale Ausfälle der Zunge
Canalis condylaris	–	–	V. emissaria condylaris	Schmerzen hinter dem Ohr, Stauungen

9.10 Zentrales Nervensystem (ZNS)

Rückenmark und Gehirn bilden gemeinsam das ZNS. Alle Informationen laufen hier zusammen, werden über afferente Leitungsbahnen verarbeitet und durch efferente Reaktionen in Form von Bewegung und Organtätigkeit erregt (► S. 4 ff.).

Die 12 Hirnnerven gehören zum peripheren System, entspringen direkt im Gehirn, dem **Truncus cerebri** (Hirnstamm), der im Kopf von kranial nach kaudal unterhalb des Dienzephalons verläuft (ohne Zerebellum) und sich aus dem Mesenzephalon, Pons und der Medulla oblongata zusammensetzt.

Neuronen (Nervenzellen) sind eine klar abgrenzbare Einheit, bestehend aus Dendriten (Rezeptoren am Ende), dem Axon (signalleitender Teil) und den Synapsen (signalübertragendes Ende).

Das Nervensystem lässt sich zum besseren Verständnis in verschiedene funktionelle Bereiche unterteilen. Sensomotorisch setzt es sich aus sensorischen, sensiblen und motorischen Teilen zusammen:

- sensorisch: visuell (Sehen), auditiv (Hören), Kinästhetik (Fühlen), gustatorisch (Schmecken)
- sensibel: Berührung, Temperatur und Schmerz
- motorisch: bewusste und unbewusste Bewegungen

Das **vegetative Nervensystem** wird unterteilt in das sympathische und parasympathische Nervensystem für das Herz, die Verdauungsorgane, den Blutdruck und die Drüsen.

Das menschliche Nervensystem besteht hochgerechnet aus ca. 30 Mrd. verschalteten Nervenzellen. Man nimmt an, dass für einen Erinnerungsvorgang 10 – 100 Mio. Nervenzellen aktiviert werden (Kunsch u. Kunsch 2007).

Die wichtigsten Nervenzellen des **Telenzephalons** (Großhirn) sind die Pyramidenzellen. In der Pyramidenbahn werden die willkürlichen Bewegungsimpulse des Körpers weitergeleitet.

Das **Zerebellum** (Kleinhirn) ist durch das Tentorium vom Telenzephalon getrennt. Die Nervenzellen des Zerebellums sind die Purkinje-Zellen und Granularzellen (Körnerzellen). Körnerzellen sind nur zwischengeschaltete Nervenzellen (Interneuronen). Die Axone der Purkinje-Zellen gewährleisten den Informationsfluss aus dem Kleinhirn zu anderen Hirnarealen.

Das Gehirn in Zahlen (Kunsch u. Kunsch 2007)

- Anteil des Großhirns im gesamten Hirngewebe: 87 %
- Aufteilung des Großhirns Kortex (Rinde): 55 %, Medulla (Mark): 45 %
- Gesamtzahl der Nervenzellen des Menschen: 30 Mrd.:
  - Großhirnrinde: 10 Mrd.
  - Kleinhirnrinde: 10 Mrd.
- Informationsaustausch zwischen den Großhirnhemisphären und Balken: 4 Mrd. Impulse
- Gewicht des Gehirns von Bismarck (83 Jahre): 1807 g
- Gewicht des Gehirns von Schiller (46 Jahre): 1580 g
- Zahl der Gliazellen (Hilfszellen) im Gehirn: ca. 10^{12}
- Verhältnis Nervenzellen zu Gliazellen: 1:10
- Anzahl der Synapsen des menschlichen Körpers: 100 Billionen
- Dauer eines Aktionspotenzials: 1 – 2 ms
- Telenzephalon (Großhirn):
  - Anzahl der Nervenzellen in der Großhirnrinde: Pyramidenzellen: 80 %, Sternzellen: 20 %
  - Anzahl der Zellkörper pro mm^3 Großhirnrinde: 100 000
  - Anzahl der Nervenzellen pro mm^3 Großhirnrinde: 10 000
  - Anzahl der Synapsen pro mm^3 Großhirnrinde: 1 Mrd.
- Zerebellum (Kleinhirn):
  - Zeitpunkt, ab dem sich keine Nervenzellen mehr im Kleinhirn bilden: 2. Lebensjahr
  - Anzahl der Purkinje-Zellen im gesamten Kleinhirn: 15 Mio.
  - Anzahl der Körnerzellen (Granularzellen) im gesamten Kleinhirn: 10 Mrd.
  - Verhältnis der Zahl der Körnerzellen zu Purkinje-Zellen: 1000:1
- Größe der Kleinhirnkerne:
  - Nucleus dentatus: 2,0 cm
  - Nucleus emboliformis: 1,5 cm
  - Nucleus globosus: 0,5 cm
  - Nucleus fastigii: 1,0 cm
- Durchblutung des Gehirns: beim Sprechen 100 %, Lesen 104 %, Nachdenken 110 %, Handbewegungen 116 %, beim Auftreten von Schmerz 116 %

Es ist erstaunlich, wenn man sich mit Zahlen des Gehirns befasst. Erst dann werden einem die Großartigkeit und Kombinationsmöglichkeiten bewusst, die sich auch therapeutisch nutzen lassen.

9.10.1 Funktionelle Hirnareale

Funktionelle Hirnareale sind besonders hoch entwickelt und geben Anhaltspunkte für eine gezielte Therapie. So ist bekannt, dass der linken Hemisphäre das Sprechen, Lesen und Schreiben zugeordnet ist, im Gegensatz zur rechten Hemisphäre, zu der eher das Vorstellungsvermögen, Sprachverständnis, Gedächtnis und die Musikalität gehören.

Pierre Flourens (1794 – 1867) vertrat noch die These, dass keine Areale im Großhirn vorhanden sind, denen eine spezielle Funktion zugeordnet werden kann. **Paul Broca** (1824 – 1880) konnte hingegen den Nachweis erbringen, dass die Fähigkeit für das Sprechen im Frontallappen lokalisiert ist. Dieses Areal wird heute als „Broca-Areal" bezeichnet (▶ **S. 134**).

Heute weiß man, dass keine der Meinungen korrekt ist. **J. Hughlings Jackson** (britischer Neurologe) konnte in Studien nachweisen, dass beim Sprechen verschiedene Areale des Kortex motorisch und sensorisch aktiviert werden. Trotz seiner speziellen Einteilung verfügt das Gehirn offensichtlich über eine große Flexibilität.

Der Ansatz einer osteopathischen Therapie besteht darin, die Flexibilität des Gehirns zu aktivieren unter Vermeidung von nicht gewollten Krafteinwirkungen von außen.

Das Wissen über die Funktionen des ZNS muss bei der Behandlung von Kieferpatienten mit einfließen, da es durch Dysfunktionen, wie das Knirschen, Pressen oder Frühkontakte, und die dadurch entstehenden Kräfte zu einer Irritation im ZNS kommen kann. Besonders das limbische System wird durch diese Kräfte belastet (s. u.).

Viele CMD-Patienten sind psychisch auffällig und begeben sich selbst in psychiatrische Behandlung. Über osteopathische Techniken, wie z. B. das Lösen der Suturen, die Mobilisierung jedes einzelnen Schädelknochens, das Behandeln der ZNS-Strukturen (Chikly 2011), kann die Spannung reduziert oder genommen werden. Patienten empfinden danach auch auf emotionaler Ebene eine deutliche Verringerung der Symptome.

Vorgestellt werden nur diejenigen Zusammenhänge und Bereiche, die wichtig für die osteopathische Behandlung bei Störungen im CMS sind. Verzichtet wurde aus diesem Grund auch auf eine weiterführende Systematik, die der einschlägigen Literatur zu entnehmen ist.

Basalganglien

Basalganglien haben eine wichtige Funktion innerhalb des extrapyramidal-motorischen Systems, also der Teil des Nervensystems, der nicht über die Pyramidenbahnen gesteuert wird. Ihnen unterliegen Teilbereiche der motorischen, kognitiven und limbischen Regulation. Kommt es zu Störungen, verändern sich der Muskeltonus (Dystonie) und die unwillkürlichen Bewegungsabläufe.

Zu den Basalganglien zählt man den Globus pallidus (der wichtigste efferente Kern, kontrolliert motorisch-exzitatorische Funktionen). Das Putamen und der Globus pallidus werden zusammen als Linsenkerne (Nucleus lentiformis) bezeichnet. Der Nucleus caudatus bildet mit dem Putamen zusammen das Striatum.

Liegen pathologische Störungen der Basalganglien vor, ist u. a. die Steuerung der Willkürmotorik nicht mehr gewährleistet. Ein Beispiel ist Chorea Huntington (Parkinson-Erkrankung), bei der eine Schädigung von Nervenzellen der Substantia nigra und des Putamens vorliegen.

Limbisches System

Das limbische System wird als Gebiet der Emotionen, des Triebverhaltens bezeichnet. Es liegen konträre Meinungen zur Lokalisation dieses Gebiets vor. Im Gyrus cinguli oberhalb des Corpus callosum werden Erlebnisse, Reize, Wut, Lust bewertet. Auch gelangen Schmerzfasern in das limbische System, wo sie unbewusst mit emotionalen Eindrücken vermischt werden (► S. 6).

Gerade CMD-Patienten sind emotional auffällig – einerseits aufgrund ständiger Schmerzen, die medizinisch oft nicht anerkannt werden, andererseits auch aufgrund der Schmerzverarbeitung im limbischen System.

Hippocampus

Der Hippocampus bildet zusammen mit dem Gyrus cinguli das Zentrum des limbischen Systems. Der Hippocampus ist für die Bildung und Verarbeitung von Kurz- und Langzeitgedächtnisinhalten verantwortlich. Als implizites Gedächtnis bezeichnet man unbewusstes Lernen, z. B. Gewohnheiten, grobmotorische Abläufe.

Amygdala

Die Amygdala (Mandelkern) ist verantwortlich für die Gemütsverfassung und hat Einfluss auf die Emotionen (Schmerz macht unruhig und traurig). Subjektive Wahrnehmung verändert den Schmerz. Wenn man glücklich ist, wird die Schmerzwahrnehmung eine andere sein, der Schmerz als weniger stark empfunden.

Thalamus

Die Aufgabe des Thalamus ist vielseitig, spezifische und unspezifische Kerngebiete steuern die Motorik, Sensorik und die Psyche. Die Thalami sind mit bestimmten Kortexarealen verbunden. Man bezeichnet den Thalamus auch als „Tor zum Bewusstsein", in ihm laufen alle sensorischen Signale zusammen. Ausgeschaltet werden diese Signale im Schlaf durch Blockierung der Signalweiterleitung.

Es ist wichtig, diese Verschaltung zu kennen, da gerade CMD-Patienten an Schlafstörungen leiden.

Hypothalamus

Die Funktionen des Hypothalamus sind in erster Linie die Regulierung der Körpertemperatur, des Herzschlags und der Nierenfunktion, der Fortpflanzung. Daneben werden im Hypothalamus Hunger und Durst reguliert. Außerdem ist es ein Kontrollzentrum des autonomen Nervensystems. Der Hypothalamus steht unter dem Einfluss des limbischen Systems (s. o.).

Hypophyse

Unterhalb des Hypothalamus liegt in der Sella turcica die Hypophyse (Hirnanhangsdrüse). Sie besteht aus einem Vorder- und einem Hinterlappen. Im Hinterlappen werden die Effektorhormone gespeichert und bei Bedarf ausgeschüttet. Der Vorderlappen wird durch den Hypothalamus gesteuert. Es werden glandotrope Hormone (Steuerung untergeordneter Drüsen) und Effektorhormone (direkt an die Zelle gerichtet) ausgeschüttet.

9.10.2 Hirnnerven des peripheren Nervensystems

Am Hirnstamm verlassen 12 Hirnnerven (für jede Körperseite) die Kerngebiete im Stammhirn. Sie zählen zum peripheren Nervensystem, wobei die ersten beiden Hirnnerven, der N. olfactorius (I) und der N. opticus (II), nicht dazu gezählt werden. Die Hirnnerven haben zum Teil motorische, sensorische bzw. sensomotorische Funktionen.

Alle im Folgenden vorgestellten Hirnnerven und nervalen Strukturen spielen bei CMD-Patienten eine wichtige Rolle, da die aufkommenden Kräfte bei nicht vorhandener Mobilität des Kraniums funktionelle Störungen hervorrufen können.

N. oculomotorius (III), N. trochlearis (IV) und N. abducens (VI)

Die Augennerven, N. oculomotorius (III), N. trochlearis (IV) und N. abducens (VI), ziehen gemeinsam durch den Sinus cavernosus in die Fissura orbitalis superior zum Auge. Sie sind bei CMD-Patienten oft in Mitleidenschaft gezogen, in Form von tränenden, trockenen, schleierbezogenen Augen oder erhöhtem Augendruck.

Es muss, wie schon öfter, auf den Sinus cavernosus hingewiesen werden, da Stauungen immer zur Veränderung von Gewebe führen, auch zu einer Beeinträchtigung dieser Augennerven.

Das Kerngebiet des **N. oculomotorius** liegt im Mesenzephalon (Mittelhirn), weiter verläuft er lateral des Tentorium cerebelli an der A. communicans posterior in die mittlere Schädelgrube (Fossa cranii media). Dann zieht er durch den Sinus cavernosus in die Fissura orbitalis superior. Der Nerv führt senso- und viszeromotorische Fasern. Es werden die Mm. rectus superior, medialis, inferior innerviert. Im Ganglion ciliare wird sympathisch die Pupille weit geschaltet und parasympathisch die Pupille eng gestellt.

Der Ursprung des **N. trochlearis** liegt ebenso im Mesenzephalon, er durchläuft die Fossa cranii media, ebenfalls durch den Sinus cavernosus in die Fissura orbitalis superior und innerviert einzig und allein den M. obliquus superior. Das Besondere an der Anatomie ist dieser Muskel, er verläuft am inneren Augenwinkel durch die Trochlea und rollt das Auge.

Symptome. Aufgrund von okklusaler Fehlbelastung kommt es zu folgender Dysfunktionskette: Fehlbelastung → Vomer verkeilt sich → Os ethmoidale wird restriktiv → intraossäre Immobilität der Fovea trochlearis (kleine Grube für die Anheftung) → Beeinträchtigung der Trochlea und des M. obliquus superior → Zug am Auge → Schmerz/Behinderung/Doppelbilder.

Technik. Am inneren Augenwinkel des Os frontale ist die Trochlea des M. obliquus ciliaris angeheftet. Mit einem Wattestäbchen wird am inneren Augenwinkel (▶ **Abb. 9.44**), indem man die Haut vorspannt, die Trochlea gelöst.

Ebenfalls möglich ist die Anwendung der Sinus-cavernosus-Technik: Die Ala major des Os sphenoidale tasten und in eine Translatation bewegen, d. h. die Ala major von rechts nach links und von links nach rechts schieben (▶ **S. 161**).

Der **N. abducens** kommt kaudal vom Pons, zieht durch die Fossa cranii posterior weiter durch die mittlere Schädelgrube durch den Sinus cavernosus in die Orbita, wo er den M. rectus lateralis innerviert.

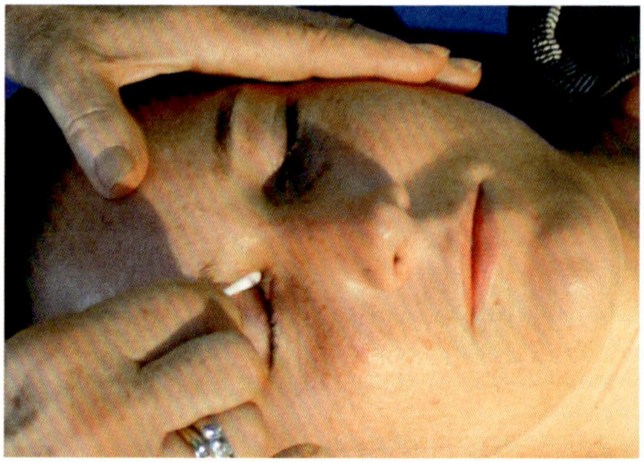

▶ **Abb. 9.44** Behandlung des N. trochlearis.

Symptome. Beeinträchtigung entsteht durch Sinusstau im Sinus cavernosus, was u. a. zum Einwärtsschielen führen kann.

Technik. Zu behandeln ist der Sinus cavernosus, um den N. oculomotorius (III), N. trochlearis (IV), N. abducens (VI), N. oculomotorius und N. trochlearis zu entlasten: Der Daumen der rechten und linken Hand liegt auf der Ala major jeder Seite, das Os sphenoidale wird in eine Translatation bewegt

(▸ Abb. 8.64, S. 124). Daneben sind weitere Sinustechniken möglich (▸ S. 161).

N. trigeminus (V) – Ganglion trigeminale

Das Ganglion trigeminale (Ganglion Gasseri) nimmt in der Behandlung von CMD-Patienten eine zentrale Stellung ein. Durch seine Lage über dem Foramen lacerum medial der Pars petrosa (Felsenbein) in der subarachnoidalen Aussackung steht es direkt anatomisch/biomechanisch mit dem Kauapparat in Verbindung.

Er spaltet sich in 3 Äste auf: N. ophthalmicus (V1), N. maxillaris (V2), N. mandibularis (V3). Der N. maxillaris und N. mandibularis sind direkt am Kauvorgang beteiligt. Hauptsächlich führt er somatosensible Anteile und nur in geringen Maßen somatomotorische Anteile mit sich.

Technik. Um das Ganglion zu entlasten, die Daumen auf beiden Seiten von kranial kommend an den Arcus zygomaticus legen (▸ Abb. 9.45). Einen beidseitig gleichmäßigen, langsamen Schub nach kaudal ausführen. Wird auf beiden Seiten die Ala major des Os sphenoidale nach kaudal bewegt, folgt das Ganglion der Pars petrosa des Os temporale, während das Tentorium auf dem Processus clinoideus anterior und posterior des Os sphenoidale gehalten wird.

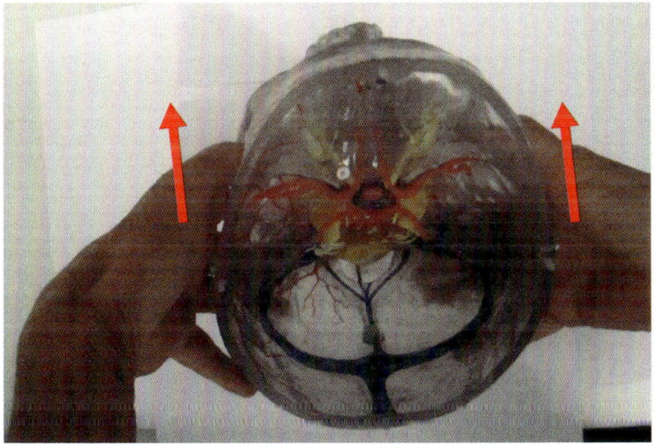

▸ Abb. 9.45 Behandlung des Ganglion trigeminale.

Praxistipp

Beim Vorliegen einer Trigeminusneuralgie kann diese Therapie bei Beginn einer Attacke vom Patienten selbst angewendet werden.

N. ophthalmicus (V1) zieht in die Fissura orbitalis superior, wo er sich aufteilt in:

- **R. tentorii:** Zweig für Tentorium und Falx cerebri
- **N. frontalis:** zieht zur Stirn, versorgt sensibel die Haut der Stirn und über dem medialen Augenwinkel
- **N. lacrimalis:** versorgt die Tränendrüse, Konjunktiva und die Haut über dem lateralen Augenwinkel
- **N. nasociliaris:** Dieser gibt weitere Äste an die Kornea, Sklera, Iris und Pupillae ab und verläuft als N. ethmoidalis anterior und posterior weiter, versorgt dann den Sinus ethmoidalis, die Dura der vorderen Schädelgrube, den Nasenbeinbereich medial und lateral sowie die äußere Nase. Die Abspaltung in den N. infratrochlearis versorgt sensibel den medialen Augenwinkel. Durch das Foramen supraorbitale tritt er aus.

Der **N. maxillaris (V2)** ist ein somatosensibler Nerv. Er zieht, vom Ganglion aus, in den Sinus cavernosus durch das Foramen rotundum (Os sphenoidale) in die Fossa pterygopalatina, wo er über das Ganglion pterygopalatinum einzelne Äste an die Peripherie verteilt.

Ganglion trigeminale → **N. maxillaris** → Sinus cavernosus → Foramen rotundum → Fossa pterygopalatina → Foramen infraorbitale

Er verläuft am Boden der Orbita weiter und tritt aus dem Foramen infraorbitale als N. infraorbitalis aus. Dort versorgt er die Haut unterhalb des Auges und den oberen Wangenbereich. Weitere Äste mit ihren Versorgungsgebieten sind in ▸ Tab. 9.6 dargestellt.

Technik. Zur Entlastung des Austrittsbereichs des N. maxillaris wird die Schleimhaut der Wange mit Daumen und Zeigefinger umfasst. Die Hand um das Nervenende beginnt mit einem geringen Zug nach ventral-kaudal. Der Daumen der anderen Hand legt sich von kranial kommend an den Arcus zygomaticus und bewegt den Arcus (Entlastung des Ganglion trigeminale) nach kaudal. Beide Hände führen dies gleichzeitig aus (▸ Abb. 9.46).

▸ **Tab. 9.6** Übersicht der nervalen Versorgung des Kiefers über den N. maxillaris.

Nerven	Versorgungsgebiet	Durchzugsgebiet
Rr. alveolares superiores posteriores	molarer Bereich im Oberkiefer, Sinus maxillaris	–
Rr. alveolares superiores mediales	Prämolaren, Sinus maxillaris	–
Rr. alveolares superiores anteriores	Front- und Eckzähne, untere laterale Nasenwand, Sinus maxillaris	–
N. zygomaticus teilt sich in:		Fissura orbitalis inferior
• R. zygomaticotemporalis	Haut des Schläfenbereichs	–
• R. zygomaticofacialis	Haut der oberen Wange	–
N. nasopalatinus (auch N. incisivus)	Zahnfleisch, obere Frontzähne	Canalis incisivus

Der **N. mandibularis (V3)** ist ein gemischter Nerv, mit sensiblen und motorischen Anteilen. Er tritt durch das Foramen ovale (Os sphenoidale) in die Fossa infratemporalis, durch das Foramen mandibulae und verläuft weiter im Canalis mandibulae zum Foramen mentale, wo er austritt.

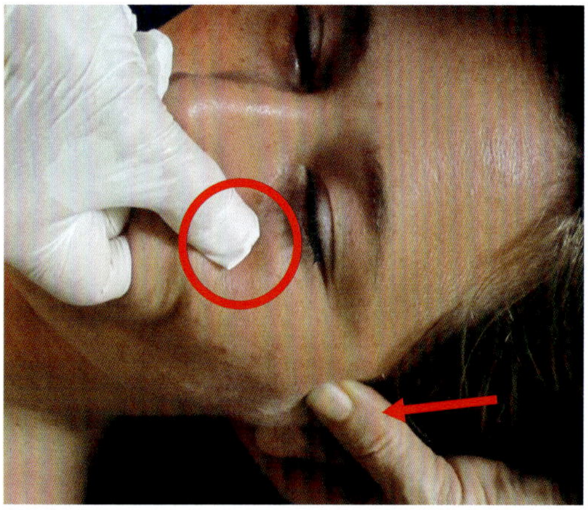

▸ **Abb. 9.46** Behandlung des N. maxillaris.

N. mandibularis → Foramen ovale → Fossa infratemporale → Foramen mandibulae → Canalis mandibulae → Foramen mentalis

Er teilt sich nach ca. 3 – 4 mm in einen vorderen und hinteren Nervenast auf. Die weitere Aufspaltung der Nervenäste ist in ▸ **Tab. 9.7** aufgezeigt.

Die motorischen Äste des N. mandibularis sind:

- N. massetericus: M. massetericus
- N. temporalis profundi: von unten an den M. temporalis
- N. pterygoideus lateralis und medialis: M. pterygoideus lateralis und medialis
- N. mylohyoideus: M. mylohyoideus und Venter anterior (vorderer Muskelbauch) des M. digastricus

Technik. Zur Entlastung des Austrittsbereichs des N. mandibularis die Schleimhaut mit Daumen und Zeigefinger umfassen, dort ist sein Austrittspunkt. Die Hand um das Nervenende beginnt mit einem leichten Zug nach ventral-kaudal. Der Daumen der

▸ **Tab. 9.7** Übersicht der nervalen Versorgung des Kiefer- und Kopfbereichs über den N. maxillaris.

Nerven	Versorgungsgebiet	Durchzugsgebiet
Vordere Nervenäste		
N. temporalis profundus	M. temporalis	Pars squamosa
Nn. pterygoidei lateralis	motorisch den N. pterygoideus lateralis	–
N. massetericus	motorisch die Pars profunda	Incisura mandibulae
N. buccalis	sensibel die Haut der äußeren Wange, innere Wangenschleimhaut	hinter dem M. temporalis
Hintere Nervenäste		
N. auriculotemporalis kleine Äste:	äußere Haut	unter der Glandula parotidea
• N. meatus acusticus externus	Gehörgang	–

Fortsetzung ▸

► Tab. 9.7 Fortsetzung

Nerven	Versorgungsgebiet	Durchzugsgebiet
• R. membranae tympani	Trommelfell	–
• R. communicans	N. facialis	–
• Nn. auriculares anteriores	Ohrmuschelvorderfläche	–
N. lingualis	vordere ⅔ der Zunge, Mundboden, Zahnfleischinnenseite	Ganglion submandibulare neben den Weisheitszähnen unter der Schleimhaut
• Chorda tympani	viszeromotorisch, vizerosensibel	–
• Rr. isthmi faucium	für Tonsillen	–
• N. sublingualis	Schleimhaut des Mundbodens Zahnfleisch, vordere Unterkiefer-zähne	–
• Rr. linguales	vordere Zunge, Geschmacksfasern der Zunge	–
N. alveolaris inferior	sensibel und motorisch	Foramen mandibulae, Canalis mandibulae, Foramen mentale
Weitere Äste		
N. mylohyoideus	M. mylohyoideus, M. digastricus (Venter anterior)	–
Plexus dentalis inferior	Unterkieferzähne, Ausnahme 1. Molaren	–
N. mentalis	Kinn, Unterlippe, Zahnfleisch der Frontzähne	Foramen mentale

anderen Hand legt sich von kranial kommend an den Arcus zygomaticus und bewegt den Arcus (Ganglion trigeminale) nach kaudal. Beide Hände führen dies gleichzeitig aus (► Abb. 9.47).

Eine gut geführte Anamnese lässt erkennen, welcher der **Trigeminusäste** irritiert wurde, der Weg der Irritation kann so zurückverfolgt werden, um dann einen gezielten Behandlungsplan aufzubauen. Das A und O des Therapieerfolgs ist das klare Kennen der Strukturen.

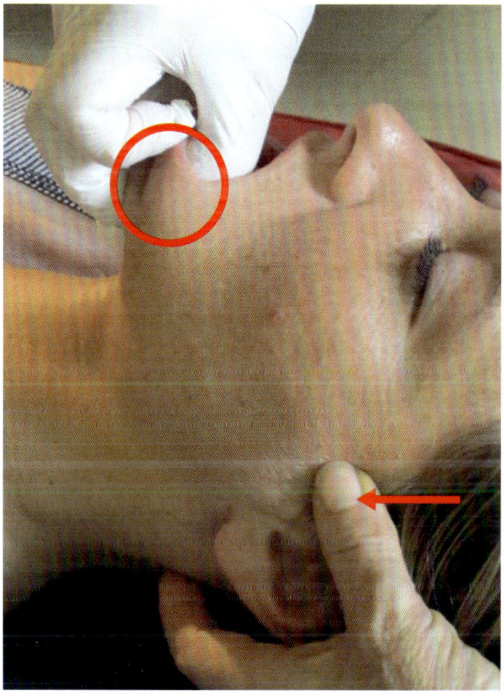

► **Abb. 9.47** Behandlung des N. mandibularis.

Fallbeispiel

Patientin, weiblich, 54 Jahre, Hausfrau, Hobby-Sängerin

Symptome: Schmerzen vom Ohr kommend bis in die Nasenwurzel ziehend

Anamnese: seit 2008 anfallartige Trigeminusneuralgie, Schienentherapie, seit 2009 schmerzfrei bis auf vereinzelt aufflackernde leichte Attacken

Im Dezember 2011 ereignete sich ein Unfall. Sie stolperte und schlug mit der rechten Gesichtshälfte gegen eine Mauerkante und zog sich einen Riss im Orbitaboden zu. Es folgte eine Operation.

Seit dieser Zeit kam es zu ausstrahlenden Schmerzen in den Oberkiefer. Nach Abheilung der Fraktur wurden die Beschwerden besser, aber es blieb ein Dauerschmerz in diesem Gebiet zurück.

Therapie: Durch intraossäre Mobilisation (erst nach absolutem Ausheilen der Fraktur mit zeitlichem Sicherheitsabstand), der Entlastung des Ganglion trigeminale und das Lösen des N. mandibularis (s. o.) an seiner Austrittsstelle konnten die Schmerzen weiter reduziert werden.

Das Ganglion trigeminale ist, wie auch das Fallbeispiel zeigt, in der Behandlung von CMD-Patienten unumgänglich, von hier aus entstehen die meisten Problematiken. Trigeminusneuralgien und der atypische Gesichtsschmerz sind z. B. meistens okklusal bedingt, sie sind grundsätzlich voneinander zu unterscheiden.

Zur Erinnerung: Die **Neuralgie** ist durch heftige, nicht anhaltende, klar abgrenzbare Attacken gekennzeichnet, die enorm schmerzhaft sind und auf der VAS mit 10, also dem höchst vorstellbaren Schmerz angegeben werden. Der **atypische Gesichtsschmerz** stellt sich anhaltend, aber nicht so heftig, als eher diffuser, großflächiger Schmerz auf der VAS mit 4 – 7 dar. Er ist gekennzeichnet durch Sensibilitätsstörungen der Haut und Zunge sowie durch motorische Ausfälle der Kaumuskulatur. Die Haut ist auf Berührung, Temperatur, Wind und Sprechen hochsensibel (▸ **S. 25** ff.).

Im Erkennen des Schmerzverlaufs kristallisiert sich die Frage heraus: Welcher Nerv ist betroffen? Welcher Engpass? Welcher Anteil? Welche Strategie ist anzuwenden? – Einen pauschalen Therapieplan gibt es nicht, da die individuellen Abweichungen enorm hoch sind.

Praxistipp

Die Behandlung dieser Nervenirritationen sollte behutsam angegangen werden. Wichtig ist es, das Ganglion trigeminale und den jeweiligen schmerzhaften Nervenast – ob einer oder mehrere – zu entlasten. Auch hier gilt: „So wenig wie möglich, so viel wie nötig!“ und „Never touch a running system!“

Voraussetzungen zur Trigeminusbehandlung sind gutes Beobachten und Einfühlen, sie sind ebenso wichtig wie die anatomischen Kenntnisse. Die Technik ist auf ▸ **S. 185** beschrieben.

Bei einer Schädigung des **N. lingualis** können Lähmungszeichen auftreten. Lässt man die Zunge herausstrecken, weicht diese zur gelähmten Seite ab. Bei einer Abweichung muss nicht unbedingt eine Lähmung vorliegen, auch bei Gesunden treten Asymmetrien auf.

Patienten beißen sich aufgrund der Sensibilitätsstörung auf die Zunge und/oder Wangenschleimhaut, wenn eine Schädigung des Nervs vorliegt.

Zu Bissspuren an der Zunge und Wangenschleimhaut kommt es auch durch Fehlfunktion der Okklusion (▸ **S. 92** f.), d. h., es muss keine Nervenirritation vorliegen.

Die mechanische Belastung bei einer Funktionsstörung sowie eine Überempfindlichkeit der Mandibula können die Rr. alveolares des **N. alveolaris inferior** so irritieren, dass es zu Schmerzen in einem oder mehreren Zähnen kommt. Funktionsstörungen können intraossäre Restriktionen der Mandibula entstehen lassen, die Mobilität wird geringer, die Nerven geraten unter erhöhte Spannung und reagieren mit Schmerzen.

Technik. Folgende 2 Möglichkeiten zur Behebung der Schmerzen sind möglich: Man kann a) intraossäre Restriktionen durch Mobilisation auflösen. Ist der Schmerz dadurch behoben, braucht man b) eine Entlastungsschiene nicht mehr anzufertigen. Durch interdisziplinäre Zusammenarbeit ist es möglich, effektiv und gezielt je nach Bedarf vorzugehen.

In ▸ **Tab. 9.8** ist eine Übersicht zur Innervation durch die Äste des N. trigeminus zusammengestellt.

▶ Tab. 9.8 Übersicht der Versorgungsgebiete durch den N. ophthalmicus (V1), N. maxillaris (V2) und N. mandibularis (V3) – den Ästen des N. trigeminus (V).

Nerv mit Ästen	Versorgungsgebiet
N. ophthalmicus (V1) – von der Fissura orbitalis superior in die Orbita	
N. nasociliaris	Dura der vorderen Schädelgrube, Lamina perpendicularis, Innenfläche des Nasenbeins, Haut der Nase
N. frontalis	Haut der Stirn, Haut über dem medialen Augenwinkel
N. lacrimalis	Haut am lateralen Augenwinkel, Glandula lacrimalis
N. maxillaris (V2) – vom Foramen rotundum zum Foramen infraorbitale	
N. infraorbitalis	Haut des oberen Wangenbereichs
N. zygomaticus	Haut der Schläfe, des oberen Wangenbereichs
R. alveolaris superior	Sinus maxillaris, Molaren
R. alveolaris superior medius	Sinus maxillaris, Prämolaren
R. alveolaris superior anterior	Sinus maxillaris, Eckzähne, Frontzähne, untere laterale Nasenwand
N. mandibularis (V3) – vom Foramen rotundum zum Foramen infraorbitale	
Ganglion oticum	Glandula paroidea
N. auriculotemporalis	Haut der hinteren Schläfenregion
N. pterygoideus	M. pterygoideus medialis
vorderer Schenkel	M. temporalis, M. pterygoideus lateralis, M. masseter, M. buccinator (Innenfläche der Schleimhaut)
N. alveolaris inferior, hinterer Schenkel	M. mylohyoideus, M. digastricus (Venter posterior), Haut am Kinn, Unterlippe
N. lingualis, Ganglion submandibulare	Geschmacksfasern, vordere ⅔ der Zunge, Mundboden, Zahnfleisch
Radix motoria	M. masseter, M. temporalis, M. pterygoideus lateralis, M. pterygoideus medialis, M. mylohyoideus, motorisches Zittern der Muskulatur

N. facialis (VII)

Das Kerngebiet des N. facialis (VII) mit dem N. intermedius und dem N. vestibulocochlearis befindet sich im Bereich der Medulla oblongata und des Pons cerebellum. Er tritt in Form von 2 Fazialiswurzeln (N. facialis und N. intermedius) auf und zieht gemeinsam mit dem N. vestibulocochlearis durch den Porus acusticus internus in die Pars petrosa, in der sich die 2 Nervenfasen zum N. intermediofacialis vereinen. Im Gebiet des Ganglion geniculi biegt der Nerv im 90°-Winkel nach hinten und verlässt das Mittelohr durch das Foramen stylomastoideum.

Nach dem Foramen stylomastoideum zieht der N. intermediofacialis zur Parotis und endet dort als Plexus intraparotideus. Seine motorischen Fasern innervieren vorwiegend fächerförmig weite Teile des Gesichts, d. h. die mimische Muskulatur, führt aber auch Fasern des Gehörs zum M. stapedius. Die sensiblen, sensorischen und parasympathischen Fasern sind die Anteile des N. intermedius:

- **sensorische Fasern**: verlaufen v. a. mit der Chorda tympani
- **sensible Fasern**: ziehen zum Trommelfell und übermitteln Schmerz- und Berührungsreize
- **parasympathische Fasern:** Diese stammen vom N. intermedius, der zusammen mit der Chorda tympani zur Mundhöhle zieht und für die Innervation der Glandula sublingualis und Glandula submandibularis sorgt.

Technik. Variante 1: Die Finger nehmen Kontakt mit dem Verlauf der einzelnen N.-facialis-Äste auf, bringen den Fazialisast nach kranial unter leichte Spannung. Die andere Hand tastet die Vagina carotica und bringt dann auch diese unter leichte Spannung nach kaudal, um Stauungen im Bereich des Nervenverlaufs zu drainieren (▶ Abb. 9.48).

Diese Spannung so lange halten, bis ein Releasing an dem jeweiligen Fazialisast ankommt.

Variante 2: Kontakt am Processus mastoideus und dem Processus jugularis des Os occipitale aufnehmen, eine Kompression in Richtung des Foramen geben (▶ Abb. 9.49). Diese Spannung so lange halten, bis ein Releasing erreicht ist.

Der **N. intermedius** führt viszerosensible, somatosensible und viszeromotorische Fasern mit sich, die zum Nucleus gustatorius, zum Nucleus salivatorius superior und zu den sensiblen Trigeminuskernen ziehen. Noch in der Pars petrosa, im Canalis nervi facialis, teilt er sich in 3 Äste:

- **Chorda tympani**: Diese zieht zwischen Hammer und Amboss durch, weiter verläuft sie zur Fissura petrotympanica, zieht unter dem M. pterygoideus lateralis nach vorne und endet im N. lingualis. Sie innerviert die Geschmacksknospen im Bereich der Zunge (vordere ⅔) und parasympathisch die Glandula submandibularis und Glandula sublingualis.
- **N. petrosus major:** Er spaltet sich ab dem Ganglion geniculi vom N. facialis ab, zieht unter dem Ganglion trigeminale hindurch, tritt durch das Foramen lacerum und vereinigt sich mit dem N. petrosus profundus (sympathisch) zum N. canalis pterygoidei, der parasympathische Fasern für die Innervation der Tränendrüse enthält.
- **N. stapedius:** motorischer Nerv für den M. stapedius

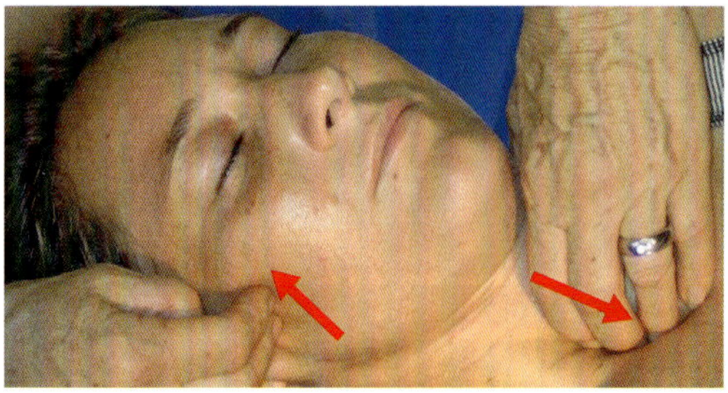

▶ **Abb. 9.48** Behandlung des N. facialis.

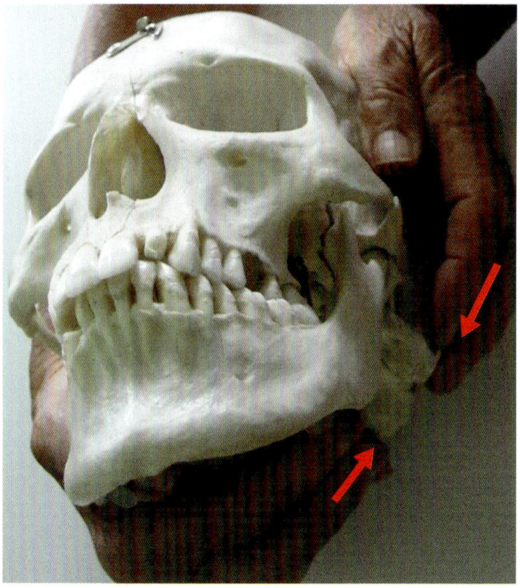

▶ **Abb. 9.49** Intraossäre Technik zur Behandlung des N. facialis.

Die **motorischen Fasern** des N. facialis, die außerhalb des Canalis nervi facialis verlaufen und fächerförmig weite Teile des Gesichts versorgen, sind:

- N. auricularis posterior: innerviert den M. occipitofrontalis (Venter frontalis), die Muskeln der Ohrmuschel
- R. stylohyoideus: versorgt den M. stylohyoideus
- R. digastricus: aktiviert den M. digastricus, Venter posterior
- Plexus intraparotideus: teilt sich weiter auf in:
  - Rr. temporales
  - Rr. zygomatici: Versorgung des M. zygomaticus major und minor und M. orbicularis oculi
  - Rr. buccales: Versorgung des M. buccinator und M. orbicularis oris
  - R. marginalis mandibulae: führt zur mimischen Muskulatur der Unterlippe und zum Kinn
  - R. colli: unterhalb des Platysma zum N. transversus colli

Periphere oder zentrale Störungen des N. facialis sind anhand folgender Symptome zu unterscheiden:

- Eine **periphere Läsion** beinhaltet Ausfälle der Gesichts- und der Stirnmuskulatur.
- Bei einer **zentralen Läsion** ist keine Lähmung der Stirnmuskulatur vorhanden. Da der Nucleus facialis beide Seiten versorgt, übernimmt er die Funktion der erkrankten Seite mit (dadurch bleibt das Stirnrunzeln erhalten).

Eine Fazialisparese kann ausgelöst werden durch Infektionen, z. B. Borreliose, oder durch mechanische Einwirkung, z. B. durch Fehlkontakte (dies ist extrem selten) oder Frakturen. Zentrale Ausfälle sind bedingt durch Tumoren oder Hirninfarkte.

In der ▸**Tab. 9.9** sind die Nervenäste des N. facialis aufgezeigt.

N. vestibulocochlearis (VIII)

Der N. vestibulocochlearis (VIII) geht von dem Pons ab und zieht durch den Subarachnoidalraum in den Meatus acusticus internus zum Innenohr. Seine Fasern sind für die Sinneswahrnehmung zuständig, d. h. sensorisch für Gehör und Gleichgewicht:

- N. vestibularis: Er zieht an die Maculae und Cristae ampullaris (Haarzellen) und ist für das Gleichgewicht zuständig (Scherer 2008).
- N. cochlearis: Dieser ist der Teil, der zur Schnecke zieht und das Gehör innerviert.

Betrachtet man die Vielfalt von Strukturen in der Pars petrosa des Os temporale (N. facialis, N. vestibularis, N. cochlearis, A. carotis interna, komplettes Innenohr usw.), die außerdem dicht beieinander liegen, und führt man sich die räumliche Nähe der Fossa mandibularis vor Augen, ist es leicht nachzuvollziehen, dass es bei Funktionsstörungen des Kauapparats zwangsläufig auch zu Störungen des N. vestibulocochlearis kommen kann. Eines der häufig beklagten Symptome in der heutigen Zeit ist der **Tinnitus**.

Nachdem wissenschaftlich nach wie vor nicht sichergestellt ist, welche Ursachen dem Tinnitus zugrunde liegen, könnte man die Vermutungen anstellen, dass intraossäre Restriktionen eine Behinderung a) des Nervs, b) der Arterie, c) des venösen Abflusses die Tinnitus-Symptome verursachen könnten. Früh- und Fehlkontakte durch Restriktionen im stomatognathen System könnten vielleicht ursächlich sein.

Technik. Die Fingerspitzen der einen Hand werden an die Sutura occipitomastoidea gelegt, während der Daumen der anderen Hand von außen vorsichtig in den Meatus acusticus externus geführt wird. Beide Hände nehmen die größte intraossäre Spannung auf und üben über eine indirekte Technik eine leichte Kompression in die fixierte Struktur aus (▸**Abb. 9.50**). Eine Entspannung des Bereichs abwarten, dann die Spannung der Hände langsam lösen.

▸**Tab. 9.9** Übersicht zum N. intermedius und N. facialis (N. intermediofacialis).

Hirnnerv	Äste
N. intermedius sensorische, sensible, parasympathische Fasern	• Chorda tympani • N. lingualis (⅔ der Zunge, Glandula sublingualis, Glandula submandibularis)
	• N. petrosus major • N. petrosus profundus • N. canalis pterygoidei
N. facialis motorische Fasern	• N. auricularis posterior • R. stylohyoideus • R. digastricus • Rr. temporales • Rr. zygomatici • Rr. buccales • R. marginalis mandibulae • R. colli

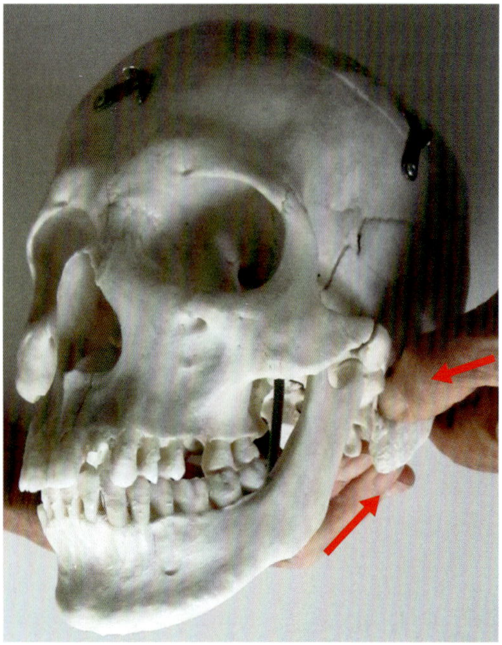

▶ **Abb. 9.50** Behandlung des N. vestibulocochlearis.

Praxistipp

Haben sich der Ton bzw. die beklagten Probleme gelöst oder verringert, belässt man es bei dieser 1. Behandlung (keine Nachbehandlung!). Das Gewebe braucht Zeit, um die Informationen zu verarbeiten.

N. glossopharyngeus (IX), N. vagus (X) und N. accessorius (XI)

Diese 3 Hirnnerven ziehen gemeinsam von der Medulla oblongata durch die Fossa cranii posterior und weiter durch das Foramen jugulare, gemeinsam mit der V. jugularis und der A. meningea posterior.

Das Foramen jugulare setzt sich aus der Incisura jugularis des Os occipitale und der Pars petrosa des Os temporale zusammen. Es ist eine dreieckige, länglich-ovale Öffnung. Pathologien, die nicht durch Tumoren bedingt sind, können vielfältige Symptome nach sich ziehen.

Beispiel. Beispielsweise umfasst das **Foramen-jugulare-Syndrom** (Vernet-Syndrom), bei dem eine einseitige Parese der 3 austretenden Nerven vorliegt, Symptome wie Heiserkeit, Phonationsstörungen (N. vagus), Sensibilitätsstörungen, Geschmacksstörung am Zungengrund, Störungen der Tonsillen (N. glossopharyngeus) oder des M. sternocleidomastoideus und/oder des M. trapezius (N. accessorius; Hopf u. Kömpf 2006, S. 232).

Der **N. glossopharyngeus (IX)** tritt hinter der Olive der Medulla oblongata aus und legt sich dem Sinus petrosus inferior medial an. Er verlässt den Schädel durch das Foramen jugulare, zieht in einem Bogen nach kaudal zur Zunge und zum Rachen. Zwischen der V. jugularis und der A. carotis interna läuft er unter dem M. hyoglossus zur seitlichen Pharynxwand. Sensibel und sensorisch versorgt er das hintere ⅓ der Zunge.

Das Ganglion superius befindet sich intrakranial, das Ganglion inferius nervi glossopharyngei befindet sich extrakranial, d. h., nachdem der Nerv das Foramen jugulare verlassen hat. Es enthält sensorische und parasympathische Fasern für die Glandula parotis. Vom Glomus caroticum führen Fasern zum Sinus caroticus. Dort befinden sich die Chemo- und Pressorezeptoren für die Atmung und Kreislaufregulation.

Der N. glossopharyngeus gibt 3 Äste ab:

- N. tympanicus: sensible Innervation der Tuba auditiva, sekretorische Innervation der Glandula parotidea (Ohrspeicheldrüse)
- Rr. tonsillaris: sensible Äste für die Schleimhaut der Tonsillen
- Rr. linguales: sensible Geschmackfasern für das hintere ⅓ der Zunge, die gleichzeitig vom N. lingualis über die Chorda tympani versorgt werden

Der **N. vagus (X)** verlässt ebenso wie der N. glossopharyngeus das Foramen jugulare und versorgt gemeinsam mit dem N. glossopharyngeus sensibel und motorisch den Rachenraum. Er verläuft mit der V. jugularis und der A. carotis interna in der gemeinsamen Bindegewebshülle der **Vagina carotica** nach kaudal. Im weiteren Verlauf zieht er zwischen Trachea und Ösophagus unter dem Aortenbogen in den Brustbereich. Als einziger Hirnnerv läuft er weiter in den Thorax und das Abdomen.

Diese Zusammenhänge erklären die Problematiken der CMD-Symptome.

Beispiel. Ein Beispiel dafür sind Magenprobleme, die die Person entweder mittig leicht rechts verlagert oberhalb des Bauchnabels (rechte Seite Foramen jugulare) oder links unterhalb des Rippenbogens haben kann.

Äste, die der N. vagus abgibt, sind:

- R. meningeus: verläuft durch das Foramen jugulare und innerviert die Dura der Fossa cranii posterior (hintere Schädelgrube)
- R. auricularis: sensible Innervation der Haut im Bereich des Meatus acusticus externus (äußerer Gehörgang), der Ohrmuschel, des Gehörgangs und eines Teiles vom Trommelfell
- R. pharyngeales: zieht zwischen der A. carotis interna und externa an die laterale Rachenwand
- N. laryngeus superior: Medial der A. carotis interna zieht er steil nach kaudal und bohrt sich durch die Vagina carotica an die äußere Rachenwand zum Cornu majus ossis hyoidei (großes Zungenbeinhorn). Dort teilt er sich auf in die Rr. internus und externus. Der R. internus versorgt die Schleimhaut von Rachen und Kehlkopf, die Epiglottis und die Vallecula epiglottica für den Geschmack.
- N. laryngeus recurrens: Zwischen Ösophagus und Trachea zieht er unter dem Aortenbogen nach kranial zum Kehlkopf bis zu den Stimmlippen. Es werden alle Kehlkopfmuskeln außer dem M. cricothyreoideus von ihm innerviert.

Weitere Äste gehen über die Rr. cardiaci cervicales superiores und inferiores zum Plexus cardiacus sowie die Rr. cardiaci thoracici und afferente und efferente Fasern zum Thorax und Abdomen.

Mit 4 – 6 motorischen Wurzelfasern tritt der **N. accessorius (XI)** hinter der Olive aus der Medulla oblongata aus. Man unterscheidet den R. internus aus dem Hirnstamm und den R. externus aus dem Rückenmark, die zu einem gemeinsamen Nerv verschmelzen. Nachdem er den Schädel durch das Foramen jugulare verlassen hat, innerviert er durch die Rr. musculares nur den M. sternocleidomastoideus und den M. trapezius.

Aufgrund der neuralen Struktur des N. accessorius durch das Foramen jugulare kann der Nerv irritiert werden.

Technik. Eine Hand unter das Os occipitale legen und in Extension bringen, gleichzeitig mit dem 5-Finger-Griff der anderen Hand das Os temporale in Innenrotation bewegen oder das Os occipitale in Flexion und Os temporale in Außenrotation (► **Abb. 9.51**).

Die ► **Tab. 9.10** zeigt eine Zusammenschau der soeben besprochenen Nerven mit möglichen Symptomen.

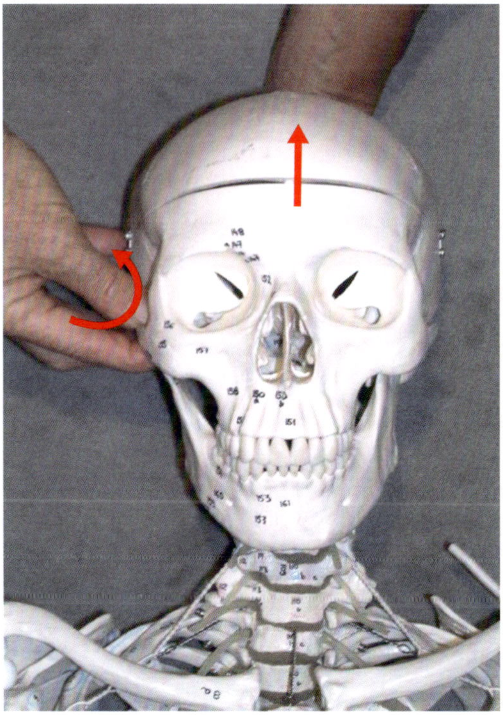

► **Abb. 9.51** Behandlung des Foramen jugulare.

► **Tab. 9.10** Übersicht zum N. glossopharyngeus (IX), N. vagus (X) und N. accessorius (XI).

Nerv und Äste	Symptome und Innervationsgebiete
N. glossopharyngeus (IX)	
• Rr. tympanici • Rr. tonsillares • Rr. linguales	• Globusgefühl, Schluckstörungen • Halsschmerzen, Kratzen im Rachenraum • Irritationen der Zunge
N. vagus (X)	
• Rr. meningei • Rr. auriculares • Rr. pharyngeales • Rr. linguales • Rr. laryngeales	• Kreislauf • Dura • Fossa cranii posterior • Ohr, Trommelfell • Rachenraum, Geschmack • Kehlkopf • Stimmveränderung
N. accessorius (XI)	
• Rr. musculares: – M. trapezius – M. sternocleido-mastoideus	• Muskelschmerz • Statik des Kopfes (Kopf wird gerne angelehnt)

N. hypoglossus (XII)

Der N. hypoglossus (XII) ist ein somatomotorischer Nerv aus der Medulla oblongata und verlässt das Kranium durch den Canalis nervi hypoglossi. Im Bogen zieht er zur Zunge und innerviert diese sowie die Mm. hyoglossus, genioglossus und styloglossus. Er endet mit den terminalen Teilen unter der Glandula submandibularis. Sein Verlauf kreuzt die A. occipitalis, Aa. carotis interna/externa, A. lingualis und die V. facialis.

Die beim **Sprechen** beteiligten Hirnnerven sind:

- N. trigeminus (V): Kieferbewegung
- N. facialis (VII): Mimik
- N. glossopharyngeus (IX): Rachenraum
- N. vagus (X): Kontrolle von Gaumen und Rachen sowie der Larynxmuskulatur
- N hypoglossus (XII): Zungenkontrolle

Die Zunge ist der Motor des Kauvorgangs, ca. 20 Muskeln müssen koordiniert zusammenarbeiten (► **S. 203**). Das erfordert nicht nur muskuläre Arbeit, sondern v. a. das Zusammenspiel der ZNS-Strukturen.

Im Screening-Bogen wird nach Parafunktionen der Zunge gefragt, weil sich durch Pressen gegen die Zähne Abdrücke am Zungenrand bilden können (► **S. 92** f.). Das häufige Pressen geschieht unbewusst, v. a. bei psychischer Belastung, z. B. dem Herunterschlucken ungerechter Kritik oder „Nicht den Mund aufmachen dürfen". Die Zähne werden fest zusammengebissen, und diese Kräfte müssen koordinativ vom ZNS verarbeitet werden. Die maximale Kaukraft eines Molaren beträgt 1900 N (Kunsch u. Kunsch 2007). Etwa 600 × wird in 24 Stunden geschluckt und mit der Zunge gegen die Zähne gepresst. Diese Parafunktion der Zunge ist bei fast allen CMD-Patienten anhand von Zungenabdrücken zu sehen.

9.10.3 Medulla oblongata und Verschaltung der Kleinhirnrinde

Von den Kernen des Zerebellums (Kleinhirn), Nuclei pontis, Nuclei vestibulares, und dem Tractus spinocerebellaris werden Afferenzen aus den ipsilateralen Vestibulariskernen zum Kortex (Rinde) des Zerebellums projiziert. Die efferente Schaltung geht von dem Axon der Purkinje-Zellen zu den Kernen, dort werden Informationen verarbeitet und weitergeleitet (Bähr et al. 2003).

Das Zerebellum ist das Rückkopplungssystem für den motorischen Kortex, welcher Bewegungspläne an den Bewegungsapparat angleicht (► **Abb. 1.4**, **S. 6**).

Des Weiteren muss man der Medulla oblongata (verlängertes Rückenmark) Beachtung schenken. Die afferenten Nozizeptoren des N. trigeminus enden in der Pars caudalis des Nucleus spinalis nervi trigemini. Diese reichen bis zur Höhe C 3 – C 4, in der sich die Zentren zur Kontrolle der Atmung, des Saug-/Schluckreflexes und des Erbrechens befinden. Bei den CMD-Patienten wird genau diese Region als besonders schmerzempfindlich angegeben.

Schmerzen in der HWS treten im Zusammenhang mit einer CMD besonders häufig auf. In der CMD-Therapie muss man diesem Bereich besondere Beachtung zukommen lassen, z. B. durch Mobilisation von C 0. Alle Wirbel zuzüglich der Dura mater spinalis brauchen eine Elastizität, um keine Irritation der Nerven, Arterien und Venen zu verursachen. Spannung der kurzen Nackenmuskulatur wirkt sich auf das Os occipitale, den M. trapezius und ebenso auf die Medulla oblongata aus. Dies kann durch Fehl- und Frühkontakte Dysfunktionen des Kauapparats hervorrufen.

Technik. Beide Hände unter das Os occipitale legen, die Fingerspitzen um das Foramen magnum (► **Abb. 9.52**). Die Zeigefinger von kranial kommend an die Processus transversus des Atlas, Ring- und kleinen Finger an das Os occipitale platzieren. Die Zeigefinger schieben den Atlas nach kaudal und die Mittelfinger sinken vorsichtig in den Spalt von C 0, Ring- und kleiner Finger ziehen das Os occipitale nach kranial.

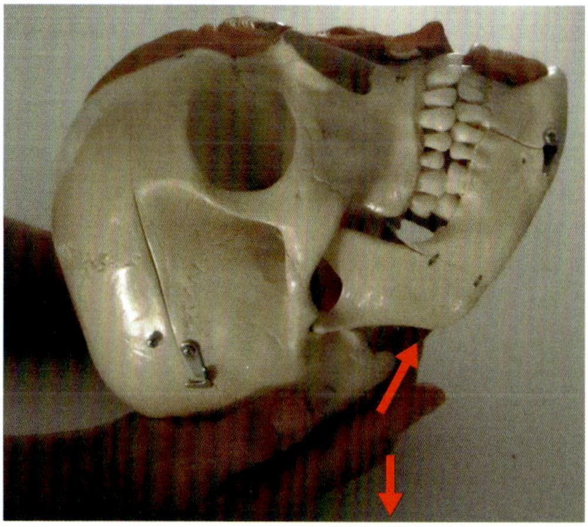

▸ **Abb. 9.52** Behandlung von C 0.
Zeigefinger (Schub nach kranial) ⇨, Ring- und Kleinfinger (Zug nach kranial) ⇦, Mittelfinger (verbleibt im Spalt von C 0) ⇧

9.11

Kiefer

Ein perfektes multifunktionelles Zusammenspiel bietet der orofaziale Bereich auch dann noch, wenn Störungen im Kauapparat vorhanden sind, erst die Summe der Störfelder lässt das „Fass" überlaufen. Eine orofaziale Dysfunktion resultiert aus dem Zusammenspiel von Okklusion, der Immobilität einzelner ossärer Strukturen, Hypermobilität/Hypomobilität von einzelnen oder mehreren Muskeln, Ligamenten, Abrasionen von Zahnhartsubstanz (durch erhöhte Aktivität der Mundschließmuskulatur) sowie Knirschen und Pressen. All das, bedingt durch die Summe von Kompensationen, kann zu Funktionsveränderungen führen.

Viele Menschen haben mehr oder weniger kleinere Störungen im Kiefergelenk, aber nur ein geringer Prozentsatz dieser Menschen weist Beschwerden auf. Erst wenn gravierende Störungen in Muskulatur und fixierten Schädelstrukturen hinzukommen, reagiert das neurophysiologische System mit Schmerz.

Ursachen für Schmerzen können sein:

- Diskusvorverlagerung
- Unfälle, die Frakturen zur Folge haben
- zu hohe oder zu niedrige Zahnsubstanz
- zu hohe oder zu niedrige Brücke, Füllungen
- Fehlkontakte
- Gelenkerguss
- ein dorsokranialer Belastungsvektor, der einen Druck in die bilaminäre Zone verursacht
- Immobilität des Kraniums

9.11.1 Anatomische Grundlagen

Im Folgenden werden das Kiefergelenk und sein Kapsel-Band-Apparat vorgestellt.

Kiefergelenk

Das Kiefergelenk (Articulatio temporomandibularis) ist das einzige wirkliche Gelenk im Schädelbereich. Es artikulieren die Mandibula mit dem Caput mandibulae (Kiefergelenksköpfchen) und der Fossa mandibularis des Os temporale. Zwischen der Fossa und dem Caput mandibulae befindet sich der Discus articularis (Gelenkscheibe). Dieser teilt das Kiefergelenk in 2 vollständig voneinander getrennte Gelenkkammern.

Caput mandibulae

Am distalen Ende der Mandibula befindet sich ein walzenförmiges Gelenkköpfchen – eine Achse, die quer durch das Caput verläuft, von außen-vorn nach innen-hinten und außerdem schräg von oben nach unten. Der Interkondylarwinkel beträgt 150°–170° (▸ **Abb. 9.53**). Die beiden Kieferköpfchen befinden sich manchmal in unterschiedlicher Stellung. Die Gelenkfläche greift etwa 1–2 mm weit über den Kamm des Gelenkkopfes nach hinten. Die Knorpelbedeckung ist im mittleren Bereich dicker als in den Randzonen.

Auf der Vorderseite des Caput liegt die Gelenkfläche. Sie hat einen ellipsoiden Umriss. Der Faserknorpel ist im mittleren Bereich dicker als an den kapselnahen Randzonen. Am dichtesten ist die Kortikalis im lateralen Abschnitt des Gelenkkopfes. Die Gelenkform ist auch abhängig von der Bissform, d. h., ob ein Tief- oder Kopfbiss vorliegt.

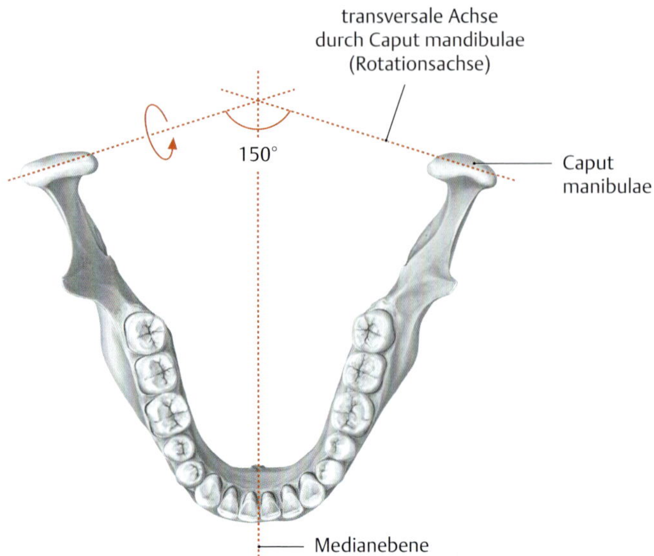

▸ **Abb. 9.53** Rotationswinkel der Kondylen (aus Prometheus).

Fossa mandibularis

Die Fossa mandibularis (Unterkiefergrube) mit dem Tuberculum articulare (Gelenkgrube) ist 2 – 3 × größer als die Gelenkfläche des Caput mandibulae. Die Achse der ovalen Fossa ist wie das Caput mandibulae nach innen und hinten gerichtet. Die Eminentia articularis (Fossa cranialis media) erstreckt sich von der Ala minor des Os sphenoidale bis zur Oberkante der Pars petrosa und lateral bis zur kranialen Seitenwand.

Die Dicke des Bodens der Fossa cranialis media beträgt links 9,17 mm und rechts 8,66 mm. 90 % davon liegen im Bereich der Eminentia articularis, die dünnste Stelle beträgt im Mittel rechts 0,96 mm und links 1,17 mm (von Lanz u. Wachsmuth 2003).

Am Abhang des Tuberculum articulare ist die Knochenstruktur am dichtesten und im vorderen Abschnitt mit Faserknorpel bedeckt. Im Alter kann die Dicke bis auf wenige Zehntel Millimeter abnehmen. Bei einem Sturz im höheren Alter kann die Fossa frakturieren.

Discus articularis

Der Discus articularis ist eine quer-ovale Platte (wie ein Erythrozyt), der in der Mitte ausgedünnt (inkongruent) ist. Er besteht aus kollagenfaserigem Gewebe, straffem Bindegewebe und Faserknorpel und setzt sich zusammen aus 2 Teilen: Der vordere Anteil befindet sich an der bilaminären Zone und der hintere Anteil steht in Verbindung zum M. pterygoideus lateralis (Pars superior).

„Er übernimmt aufgrund seiner Verformbarkeit und seiner Verschieblichkeit während der Kieferbewegungen die Funktion einer transportablen Gelenkfläche und ermöglicht die Rotation des Caput bei der Mahlbewegung." (Fanghänel u. Preuße 2004, S. 12).

Das Lig. discotemporale und Lig. discocondylare sind beides Bänder, die zur Rückstellung des Diskus dienen. Die Dicke des Diskus ist unterschiedlich, die intermediäre Zone (zentraler Abschnitt) ist dünn, während der vordere und hintere Abschnitt bis zu 3 mm dick sein können. Im dorsalen Abschnitt des Diskus befindet sich die Ruhelage des Caput mandibulae. Ist der Mund geschlossen, befindet sich der Diskus wie eine Kappe auf dem Gelenkkopf, er wird mit den Bewegungen mit transportiert („transportable Gelenkfläche") und verformt und verschiebt sich während des Kauvorgangs.

Bei der Bewegung der Unterkieferöffnung wird der Diskus auf dem Caput mit nach vorne genommen, beim Mundschluss bewegt sich das Caput mit dem Diskus nach hinten. Im Alter wird der Diskus dünner, sodass die obere und untere Kammer miteinander in Verbindung stehen, es kommt zu degenerativen Veränderungen am Gelenkknorpel, v. a. durch Zahnverlust oder -fehlstellung, was häufig bei CMD-Patienten der Fall ist.

Kapsel-Band-Apparat

Der Kapsel-Band-Apparat des Kiefergelenks umfasst die Kapsel, die bilaminäre Zone sowie die Lig. sphenomandibulare und Lig. stylomandibulare.

Kapsel

Das Kiefergelenk wird von einer lockeren Kapsel umschlossen, bestehend aus Kollagenfasern und lockerem Bindegewebe, welches stark durchblutet (vaskularisiert) ist und eine propriozeptive Funktion für die Mandibula hat. Am Rand der Facies articularis ist die Kapsel befestigt, dorsal setzt sie tiefer am Collum mandibulae an. Sie ist sehr locker, da sie keine der Bewegungen des Kauapparats behindern darf und den Mahlbewegungen genügend Spielraum geben muss.

Die Fasern der Gelenkkapsel sind fächerförmig, der hintere Faseranteil verläuft eher vertikal, während die vorderen Fasern horizontal verlaufen. Sie bilden das Lig. laterale und Lig. mediale, stabilisieren den Kondylus der Arbeitsseite und werden bei inkursiven Bewegungen angespannt. Der rückwärtige Kapselabschnitt ist bei Bewegungen nach vorne gespannt.

Innerviert wird die Kapsel vom N. auriculotemporalis, dem sensiblen Ast des N. mandibularis, N. massetericus und N. temporalis profundus.

Schrumpfungen der Gelenkkapsel führen zur Einschränkung der Mundöffnung. Dies geschieht meist so langsam, dass die Patienten es erst bemerken, wenn sie Nahrungsmittel, die sonst problemlos in den normal geöffneten Mund gepasst haben, nicht mehr essen können.

Die Gelenkschmiere (Synovialflüssigkeit) ist ein Gleitmittel, das einen hohen Gehalt an Hyalinsäure aufweist, um die Gleitfähigkeit bei der Rotation des Diskus zu ermöglichen (Zöller et al. 2003)

Bilaminäre Zone

Die bilaminäre Zone besteht aus 2 Zonen (daher ihr Name) – dorsal dem Stratum superius und Stratum inferius sowie kaudal dem Genu vasculosum.

Die obere Zone enthält elastische Elastinfasern und ist an der hinteren Wand der Fossa mandibularis befestigt. Die untere Schicht der bilaminären Zone besteht aus fibrösen Kollagenfasern, die am unteren Rand des Kondylus befestigt sind.

Das **Stratum superius** ist beteiligt an der Bildung von Synovialflüssigkeit. Es wird mit dem Genu vasculosum zusammen während der exkursiven Bewegung allmählich gespannt. Das **Stratum inferius** bildet ebenfalls Synovialflüssigkeit, wird bei der inkursiven Bewegung gestrafft und hält so den Diskus auf dem Caput mandibulae. Sie dienen also als elastische, bindegewebige Bänder zur Stabilisation und Rückstellung des Discus articularis.

Der kaudale Bereich der bilaminären Zone ist ein gefäßreiches Fett- und Bindegewebspolster, das **Genu vasculosum** (retroartikuläres Polster), das als Pufferzone bei den Kieferbewegungen dient (Kahl-Nieke 2010).

Die bilaminäre Zone besteht aus Fettgewebe, Nerven und Gefäßen, weshalb dieser Bereich sehr schmerzempfindlich ist. Hier ist die größte Schmerzrezeptorendichte des Organismus. Bei einer exkursiven Bewegung werden die Gefäße geöffnet und bei der inkursiven Bewegung komprimiert. Durch eine dorsokraniale Belastung des Caput mandibulae wird dieser Bereich stark belastet.

Lig. sphenomandibulare und Lig. stylomandibulare

Die extrakapsulären Ligamente sind das Lig. sphenomandibulare und Lig. stylomandibulare. Die Ligamente beeinflussen die Funktion des Kiefergelenks maßgeblich, es gibt keinen Moment, in dem beide Bänder entspannt sind. Ihre Funktion kann man mit einem Zügelsystem vergleichen, das das Gelenk unter Spannung hält.

Das **Lig. sphenomandibulare**, ein flacher Bandzug, verläuft von der Spina ossis sphenoidalis kommend zwischen dem M. pterygoideus medialis und lateralis nach kaudal und setzt an der Lingula mandibulae an, wo es fächerförmig das Foramen mandibulae umschließt, durch das der N. mandibularis zieht. Bei weiter Mundöffnung, Pro- und Mediotrusion gerät das Ligament unter Spannung.

Demgegenüber ist das **Lig. stylomandibulare**, das von der Vorderfläche des Processus styloideus zum hinteren Rand des Angulus mandibulae zieht, oft sehr breit. Man kann dieses Band als Verstärkung der Fascia parotidea und Fascia masseterica ansehen. Das Ligament gerät bei Pro- und Mediotrusion ebenso wie das Lig. sphenomandibulare unter Spannung. Es begrenzt die Bewegung nach vorne.

Funktionaler Zusammenhang mit der Okklusion

Das Modell in ▸ Abb. 9.54 a zeigt eine **optimale Verzahnung**. Betrachtet man den Kondylus in der Fossa mandibularis, so befindet sich dieser ca. ⅓ ventral und ca. ⅔ dorsal. Die bilaminäre Zone mit ihrer hohen Vaskularisierung ist kompressionsfrei, der Kondylus kann sich bei der Mahlbewegung

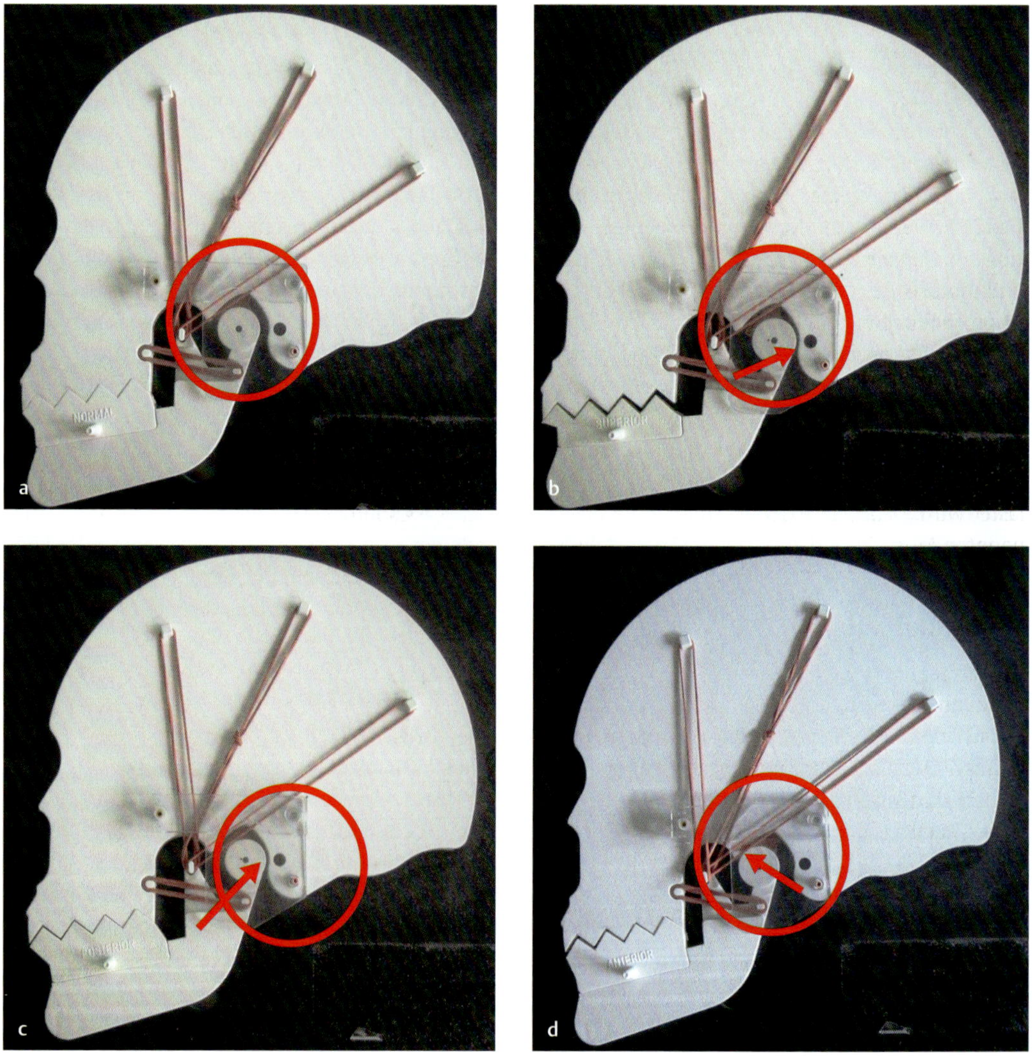

▸ **Abb. 9.54** Okklusion mit den auftretenden Kraftvektoren im Kiefergelenk.
a Kontakte ohne Fehlkontakte haben eine optimale Funktion.
b Frühkontakt im Frontbereich führt zu einem dorsolateralen Vektor.
c Frühkontakt am letzten Molaren superior (Kontakt auf dem distalen Höcker) führt zu einem verstärkten dorsokranialen Vektor.
d Frühkontakt am letzten Molaren anterior (Kontakt auf dem mesialen Höcker) führt zu einem verstärken Kontakt zum Diskus, also einem ventrokranialen Vektor.

ungehindert und ohne Druck auszuüben frei bewegen.

Liegt ein **Frühkontakt im Frontbereich** vor, entsteht ein dorsolateraler, dorsaler Kraftvektor (▶ **Abb. 9.54 b**; Stelzenmüller u. Wiesner 2010). Der Kondylus verursacht eine Kompression der bilaminären Zone, zusätzlich kann es zu Irritationen oder Schmerzen im Ohr kommen, da Druck aufgrund der Kondylenstellung entsteht (M. digastricus, Venter posterior, und N. facialis). Auch die Chorda tympani mit ihren vegetativen Fasern ist betroffen.

Befindet sich der **Kontakt auf dem letzten Molaren am distal geneigten Höcker** und ist die Front frei, entsteht eine Kompression des Kondylus nach kranial, dorsokranial, leicht ventral (▶ **Abb. 9.54 c**; Stelzenmüller u. Wiesner 2010). Dadurch werden der M. temporalis (Pars posterior), die Innervation über den Radix sensoria und motoria des N. trigeminus sowie N. temporalis profundus beeinflusst.

Der **Frühkontakt** befindet sich **auf dem letzten Molaren am mesial geneigten Höcker**, mit Schub nach anterior (▶ **Abb. 9.54 d**). Der Kondylus hat sich nach ventral-kranial, ventromedial begeben. Dies bedeutet, dass der Discus articularis belastet wird. Dadurch betroffen sind die soeben genannten Muskeln und Nerven (s. o.).

9.11.2 Kaufunktion

An der Kaufunktion sind nicht nur das Gelenk und die Zähne beteiligt, auch die Zunge, Lippen, Wangenschleimhaut, Muskeln und Nerven sind zum Zermahlen von Speisen nötig. Kaubewegungen sind 3-dimensional, die Okklusion ist eng mit dem Gelenk verbunden und kann nicht getrennt betrachtet werden, es muss eine Harmonie herrschen. Die Mundöffnung ist eine **Dreh-Gleit-Bewegung**, die **Ruhe-Schwebe-Lage** ist die Position, in der die Muskulatur entspannt ist und die Zähne 1 – 4 mm Abstand haben, also kein Kontakt besteht.

Kieferbewegungen

Mechanisch betrachtet sind die beiden Gelenkanteile bei der Kaufunktion in Bewegung. Das Öffnen und Schließen sowie die Mahlbewegung sind eine Kombination aus Rotation und Translation. Diese Bewegungen finden in der unteren Kammer zwischen Caput mandibulae und dem Diskus statt (▶ **S. 195**). Die obere Kammer ist die Gleitfläche des Discus articularis. Bei der Translation gleitet der Diskus auf das Tuberculum articulare (Gelenkhöcker), wobei der Diskus nach vorne verlagert wird. Durch die Rotation senkt sich die Mandibula, sodass eine Mundöffnung möglich wird. Durch das Zurückziehen der Ligamenti des Diskus auf das Caput mandibulae und dem gleichzeitigen Zurückgleiten des Caput kommt es zum Mundschluss.

Muskulär sind bei einer Mundöffnung der Mundboden, M. pterygoideus lateralis (Pars inferior) und M. digastricus beteiligt. Das Lig. discotemporale kommt unter leichte Spannung. Der Discus articularis gleitet mit dem Kondylus nach ventral-kaudal, wobei am Mundschluss der M. temporalis, M. masseter, M. pterygoideus lateralis und medialis sowie das Lig. discotemporale beteiligt sind.

Bei der Mahlbewegung des Unterkiefers findet auf der einen Seite eine Rotation (Arbeitsseite) und auf der kontralateralen Seite eine Translation (Balanceseite) statt (s. u.). Die Stabilisation auf der Arbeitsseite ist möglich durch die Ligamenti und die Kaumuskulatur. Auf der Balanceseite bewegt sich der Kondylus nach vorn und unten, sodass sich der Unterkiefer öffnen und gleichzeitig zur kontralateralen Seite schwingen kann.

Mediotrusion

Die Mediotrusion der Mandibula wird von der Balanceseite aus betrachtet (▶ **Abb. 9.55**). An der Mediotrusion (Balanceseite) sind folgende Bänder beteiligt: Lig. sphenomandibulare, Lig. stylomandibulare und Lig. discotemporale. Die muskuläre Aktivität erfolgt durch den M. temporalis (Pars posterior), M. masseter (Pars profunda), M. digastricus und M. pterygoideus lateralis (Pars inferior) und den M. pterygoideus medialis. Sie ist derzeit gangiger Terminus in der Zahnmedizin (▶ **S. 60**).

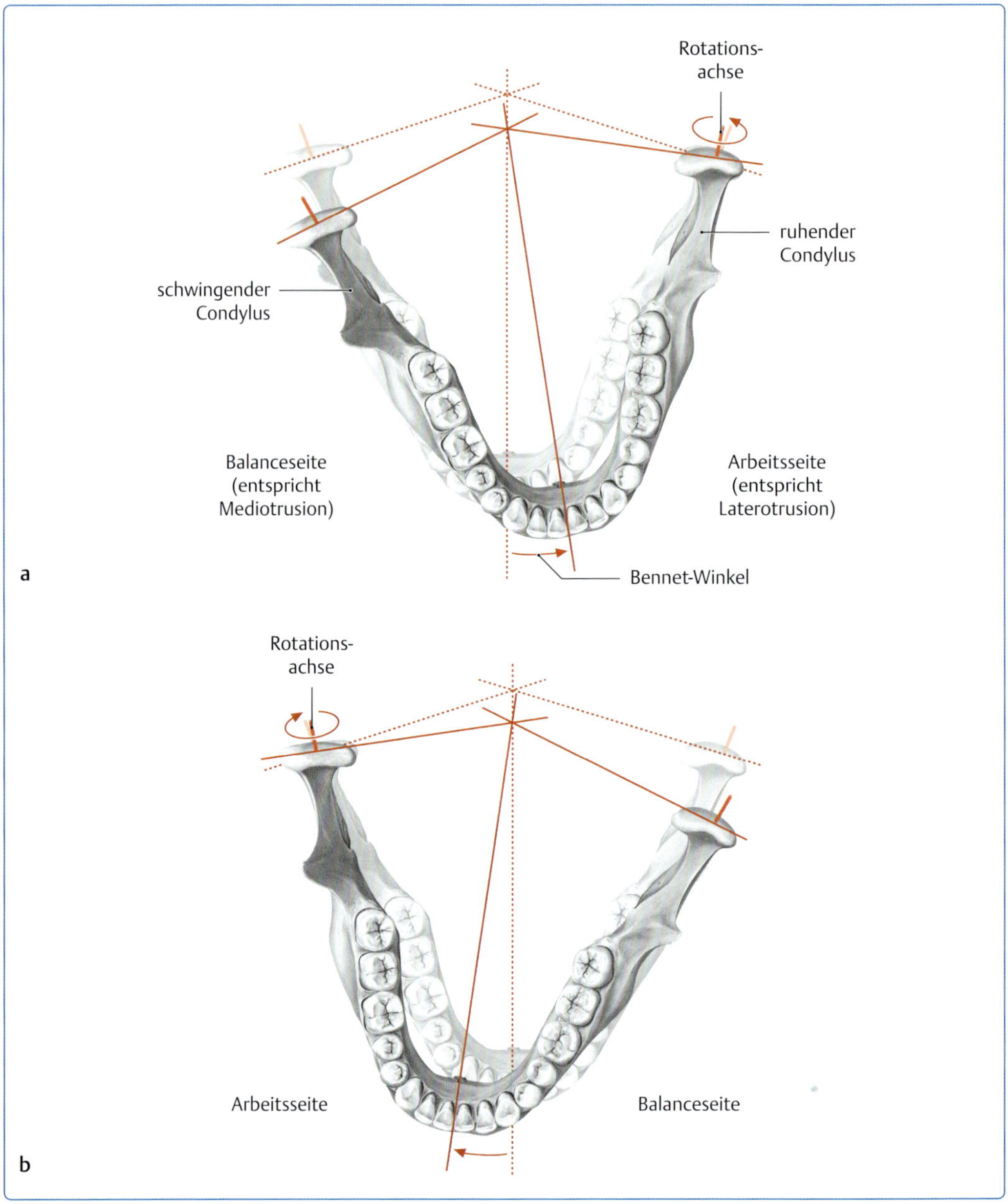

▸ **Abb. 9.55a, b** Mediotrusion links/rechts – Arbeits- und Balanceseite (aus Prometheus).

Laterotrusion

Die Laterotrusion wird von der Arbeitsseite aus betrachtet. An der Laterotrusion (Arbeitsseite) sind folgende Bänder beteiligt: Lig. sphenomandibulare, Lig. stylomandibulare und Lig. discotemporale. Die muskuläre Beteiligung findet durch den M. temporalis (Pars anterior), M. masseter (Pars superficialis) und den M. pterygoideus lateralis (Pars superior) statt.

Beim Kauvorgang verformt und verlagert sich der Discus articularis. Aktiv wird der Diskus durch den M. pterygoideus lateralis nach vorne gezogen.

Protrusion

Bei der Protusion, also dem Vorschieben der Mandibula nach ventral, kommt es zur Translation auf beiden Seiten im Gelenk. Die Zähne der Mandibula schieben sich so vor die des Oberkiefers.

Die Führung der Protrusion wird durch das ventrale Schieben entlang der oberen Frontzähne ermöglicht. Beteiligt sind auf beiden Seiten: M. temporalis, M. masseter, M. pterygoideus lateralis sowie die Lig. sphenomandibulare, Lig. stylomandibulare, Lig. discotemporale.

Bei einer Fehlstellung des Kiefers bezeichnet man diese Stellung als Protrusion des Unterkiefers oder Mesialverzahnung bzw. Verzahnung der Angle-Klasse III (► S. 57).

Retrusion

Die Retrusion ist das Zurückziehen der Mandibula nach dorsal durch den M. temporalis (Pars posterior), M. digastricus und das Lig. discotemporale. Diese Bewegung hat nur ein geringes Ausmaß.

> **Praxistipp**
>
> Man kann die Bewegung des Kondylus gut von außen tasten, indem man einen Finger vor den Tragus der Ohrmuschel oder in den äußeren Gehörgang platziert. Dieses Ertasten ist ein Bestandteil des Screenings (► S. 113 f.).

Kaubewegungen können mit und ohne Zahnkontakt stattfinden. Normalerweise findet der Zahnkontakt nur beim Schlucken statt, die Parafunktionen von Pressen und Knirschen vervielfältigen den Zahnkontakt erheblich, was häufig bei den CMD-Patienten zu finden ist.

Muskel- und Bandbeteiligung der Kaubewegungen

Folgende Auflistung vermittelt einen Überblick zur Muskel- und Bandbeteiligung bei der Kaubewegung.

Mundöffnung

- geschlossen:
  - Muskeln: Mundboden, M. digastricus
  - Bänder: keine Hemmung
- leichte Öffnung:
  - Muskeln: M. pterygoideus lateralis, Pars inferior
  - Bänder: Lig. discotemporale
  - unter leichter Spannung
- weite Öffnung:
  - Muskeln: Mundboden, M. digastricus
  - Bänder: Lig. discotemporale

Mundschluss

- weit geöffnet:
  - Muskeln: Entspannung des Mundbodens und des M. digastricus
  - Bänder: Lig. discotemporale
- leicht geöffnet:
  - Muskeln: M. temporale
  - Bänder: langsame Entspannung des Lig. discotemporale
- Mundschluss:
  - Muskeln: M. temporalis, M. masseter, M. pterygoideus lateralis und medialis
  - Bänder: Lig. discotemporale

Laterotrusion/Mediotrusion

- Laterotrusion:
  - Muskeln: M. temporalis (Pars anterior), M. masseter (Pars superficialis), M. pterygoideus lateralis (Pars superior)
  - Bänder: Lig. sphenomandibulare, Lig. stylomandibulare und Lig. discotemporale
- Mediotrusion:
  - Muskeln: M. temporale (Pars posterior), M. digastricus
  - Bänder: Lig. discotemporale

Protrusion/Retrusion

- Protrusion:
  - Muskeln: M. temporalis (Pars anterior), M. masseter (Pars superficialis), M. pterygoideus lateralis (Pars superior)
  - Bänder: Lig. sphenomandibulare, Lig. stylomandibulare und Lig. discotemporale
- Retrusion:
  - Muskeln: M. temporalis (Pars posterior), M. masseter (Pars profundus), M. digastricus, M. pterygoideus lateralis (Pars inferior) und medialis
  - Bänder: Lig. sphenomandibulare, Lig. stylomandibulare und Lig. discotemporale

9.11.3 Anatomie und Funktion der Zunge

In den vorangegangen Kapiteln sind einige Strukturen des stomatognathen Systems abgehandelt worden. Um der Komplexität gerecht zu werden, werden in diesem Teilkapitel die Zungenfunktion, Knochen, Muskeln sowie die funktionelle und technische Seite angesprochen.

Die Zunge ist der Stimulator für das Wachstum des Oberkiefers. Parafunktionen der Zunge, wie sie schon im Screening-Teil (▶ S. 92 f.) beschrieben wurden, sind eines der auffälligsten Zeichen der CMD-Patienten. Die Zungeneinlagerungen findet man in der heutigen Zeit bei fast allen Menschen, auch bei jenen Personen, die nicht unter die CMD-Symptomatik fallen.

Zungenlage

In der **Ruhe-Schwebe-Lage** der Zunge befindet sich die Zungenspitze an der Papilla incisiva, und der Dorsum linguae (Zungenrücken) schmiegt sich an das Gaumendach. 1500 – 2000 × schluckt der Mensch pro Tag, d. h., 1500 – 2000 × drückt die Zunge gegen die Zähne. Die Kraft, die dabei von der Zunge aufgebracht wird, ist nicht unerheblich. Der Druck der Zunge und Rachenmuskulatur auf einen Bissen beträgt 0,53 – 1,33 kPa (Kunsch u. Kunsch 2007). Die Zungenwurzel (Radix linguae) reicht bis zum Pharynx (Schlund), wo sie am breitesten ist.

Die Größe des intraoralen Raums spielt eine ebenso große Rolle für die Zahnstellung, wie auch die Größe der Zunge selbst. Zwischen Os palatinum und der Zungenwurzel (Radix linguae) befindet sich beim Vorliegen von Anomalien ein Raum von 0,9 – 2,1 mm. Er wird nicht immer durch Mundatmung hervorgerufen, sondern kommt auch bei zu kleiner Zunge vor. In einigen Fällen der Mundatmung ist der Raum erweitert auf ca. 5,1 – 5,2 mm (Rakosi 1988).

Zungenfunktion

Die wichtigsten Funktionen der Zunge sind die Nahrungsaufnahme und die Sprechfunktion. Beim Pressen und Schlucken drückt die Zunge gegen das Gaumendach, um die Nahrung zum Isthmus faucium (Zungengrund) zu befördern. In diesem Moment findet der Kontakt mit den Zähnen statt.

Bei der Nahrungsaufnahme wird der Bolus mit der Zunge auf die Zähne befördert und zermahlen, und zwar in einem ständigen Wechsel zwischen der Aktivität der Zunge (Schieben des Bolus auf die Zahnreihe) und der Wangenschleimhaut (Zurückschieben des Bolus aus der Wange auf die Zahnreihe). Dieser Wechsel erfolgt so lange, bis ein Speisebrei vorhanden ist, der mit dem Druck der Radix linguae in den Ösophagus befördert werden kann.

Es besteht weder ein Zahnkontakt beim Abbeißen noch Kauen, erst dann wenn sich der Zungenrücken an das Gaumendach anlegt. Die Zähne müssen aneinander vorbeigleiten. Funktionsstörungen der Zungenmuskulatur haben somit Auswirkungen auf den Kauvorgang und den Schluckakt, eine Okklusionsstörung kommt nur beim Schluckakt zum Tragen.

Parafunktionen

Die Ruhe-Schwebe-Lage ist je nach Gebisstyp und Zahnstellung unterschiedlich. Bei einem Distalbiss befindet sich die Zunge mehr retral, bei Mesialbiss mehr ventral. Das Verhalten der Zunge hängt eng mit deren Größe und der Fehlentwicklung des Unterkiefers zusammen.

Die Lage der Zunge ist deshalb von Bedeutung, da diese ein enormes Pressverhalten entwickeln kann (s. o.). Wie schon im Screening-Teil (▶ S. 92 f.) erwähnt, sieht man diese Krafteinwirkungen an den Impressionen der lingualen Fläche.

Diese Parafunktionen sind ein wichtiger Hinweis auf Fehlfunktion. Der Pressdruck der Apex linguae ist oft gegen die Frontzähne gerichtet, sodass die Zähne nach ventral gedrückt werden und dadurch eine vergrößerte Sagittalstufe entsteht (wie z. B. beim Daumenlutschen). Die Zunge kann kleinste Teilchen ertasten und spielt ständig an Strukturen, die als störend empfunden werden. Geringe Abstände zwischen einzelnen Zähnen können aufgrund des Zungenspiels so erweitert werden, bis es zur Bissanomalie kommt.

Ursachen für Parafunktionen sind:

- offener Mund (Mundatmung)
- Hyperaktivität des M. mentalis
- Zungenlage im Unterkiefer
- Sauglippe beim Schlucken
- Habits, z. B. Daumenlutschen, Fingernägel kauen, Bleistift beißen
- Zungendruck gegen die Zahnreihen

- Makroglossus (große Zunge)
- Mundwinkelrhagaden (Mundwinkeleinrisse)

Zungenmuskulatur

Es gibt 2 unterschiedliche Muskelarten, innere Muskeln ohne skelettale Anteile und äußere Muskeln mit knöchernen Ansätzen. Die inneren Muskeln sind für die Verformung der Zunge zuständig und die äußeren bewegen die Zunge. Diese ist durch ein Septum linguae in 2 Hälften getrennt. Umhüllt ist sie von der Tunica mucosa linguae.

Die **inneren Muskeln** sind:

- M. longitudinalis superior
- M. longitudinalis inferior
- M. transversus linguae
- M. verticalis linguae

Die **äußeren Muskeln** sind folgende:

- M. genioglossus:
  - Ursprung: Spina mentalis, fächerförmig an der Zunge von der Apex linguae bis zur Radix linguae
  - Funktion: Fixierung der Zunge im Unterkiefer; zieht die Zunge nach vorne zum Kinn hin

Kommt es zu einer einseitigen Lähmung des N. hypoglossus, wird die Zunge zur gleichen Seite gezogen. Die Dominanz des nicht geschädigten N. hypoglossus ist so groß, dass er die Zunge über die Mittellinie zur erkrankten Seite zieht.

- M. hyoglossus:
  - Ursprung: am Hyoid
  - Ansatz: strahlt von unten kommend seitlich in die Zunge bis zur Schleimhaut
  - Funktion: bewegt den Zungengrund nach dorsal-kaudal
- M. palatoglossus:
  - Ursprung: entspringt als Abspaltung des M. transversus linguae
  - Ansatz: Gaumenaponeurose
  - Funktion: hebt den Zungengrund und senkt den Gaumen
- M. styloglossus:
  - Ursprung: Processus styloideus
  - Ansatz: strahlt von hinten fächerförmig in die Zunge ein

Diese Muskeln sind notwendig zum Sprechen, Kauen und Schlucken.

Schluckvorgang

Beim Schluckakt werden die äußeren und inneren Zungenmuskeln gestützt vom Mundboden, bestehend folgenden Muskeln:

- M. mylohyoideus
- M. geniohyoideus
- M. digastricus, Venter anterior (die Bindegewebsschlinge)

Sie setzen alle am Os hyoideum an.

Der Schluckvorgang in Zahlen (Kunsch u. Kunsch 2007)

- Zahl der beteiligten Muskeln im Rachenbereich: > 20
- Anzahl der Schluckvorgänge pro Tag (Durchschnitt): ca. 600
- davon im Schlaf: ca. 50
- davon beim Essen: ca. 200
- übrige Zeit: ca. 350
- Druck der Rachenmuskulatur und der Zunge auf den Biss: 0,53 – 1,33 kPa
- maximale Größe der Nahrungsteile beim Schlucken: 12 mm
- Abläufe nach dem Beginn des Schluckens:
  - Öffnung des oberen Ösophagusverschlusses nach 0,2 – 0,3 s
  - Verschluss des oberen Ösophagusverschlusses nach 0,7 – 1,2 s

Zungeninnervation

Die **somatosensible Innervation** (Temperatur, Berührung) erfolgt aus 3 Hirnnerven:

- N. lingualis, (VIII)
- N. glossopharyngeus (IX)
- N. vagus (X)

Die **sensorischen Geschmacksnerven** sind:

- N. facialis (VII)
- N. glossopharyngeus (IX)
- N. vagus (X)

Sensible Innervation Mundhöhle und Rachen:

- N. trigeminus (V): Zungenrücken (Dorsum linguae), Oberkiefer lingual und bukkal
- N. facialis (VII), (N. intermedius): Zungenrand und hinterer Gaumenrand

- N. glossopharyngeus (IX): hinterer Zungenbereich und hinterer Gaumen
- N. vagus (X): Rachenraum

Zungentraining

Mit einem Zungentraining können gezielt die **inneren Muskeln** angesprochen werden:

- M. longitudinalis superior/inferior: Zunge lang machen (Gaumenstütze)
- M. transversus linguae: Zunge ganz schmal machen bei zu starkem lateralem Zungenpressen
- M. verticalis linguae: Zungenspitze einrollen, Schluckreflex

Die **äußeren Muskeln** erreicht man mit:

- allgemeine Zungenübungen:
  - Mit der Zunge jeden einzelnen Zahn zählen (Mobilität/Motilität)
  - Zungenspitze gegen den Gaumen drücken (Spannkraft, Koordination, Mobilität)
- speziellen Übungen:
  - M. hypoglossus: Zunge nach rückwärts, abwärts bewegen
  - M. genioglossus: Zungenspitze seitlich auf die Unterlippe legen
  - M. styloglossus: Wange von innen mit der Zunge ausbeulen

9.12

Muskulatur

Die genauen Kenntnisse von Lage, Ursprung, Ansatz und Funktion der Muskulatur sind notwendig, um CMD-Patienten adäquat zu therapieren. Wichtig im stomatognathen System ist das Erkennen von funktionellen Ketten, um ursächliche Symptome beurteilen zu können.

Palpation ist ein hervorragendes Messinstrument für Gelenke, Faszien und Gefäße sowie myogene Störungen, es kann richtungsweisende Information geben.

Bei der Behandlung des Kauapparats sollte keine Kraft eingesetzt werden, es ist ein „Spielen" mit dem Gewebe: Den Kontakt mit der dementsprechenden Muskelpartie aufnehmen und über funktionelle Wege den erwünschten Bereich lösen.

Fallbeispiel

Patient, männlich, 48 Jahre alt, Dr. med.

Anamnese: Der Patient hat das Gefühl, dass im Ohr etwas nicht stimmt und sucht einen HNO-Arzt auf. Dieser überweist ihn zum Zahnarzt, da kein Befund vorliegt.

Befund: Erstvorstellung Juli 2012. Das Orthopantomogramm zeigt eine Diskusverlagerung links auf. Die Mundöffnung beträgt 15 mm.

Beim Zahnarzt wird eine Schienentherapie wegen des Verdachts einer CMD eingeleitet und an einen Osteopathen überwiesen. Der osteopathische Befund zeigt diesbezüglich nur geringe Dysbalancen. Das linke Schultergelenk dagegen weist eine erhöhte Spannung auf (das Schultergelenk gehört mit zum Kauapparat, ▸ S. 213 f.).

Eine nähere Untersuchung ergibt massive Einschränkungen des linken Schultergelenks. Durch die Mobilisation der Schulter, ohne das Eingreifen in den Kauapparat, konnten die Mundöffnung auf 31 mm erweitert und die Beschwerden behoben werden.

Therapie: In einem Gespräch mit dem Zahnarzt wurde folgende Therapie besprochen: Relaxationsschiene für die Nacht, ansonsten keine weiteren Therapiemaßnahmen.

Dieses Fallbeispiel zeigt erneut, dass über funktionelle Ketten Probleme oder Schmerzen an völlig anderen Bereichen des Körpers auftreten können.

9.12.1 Stomatognathes System

Es folgt eine Kurzdarstellung der Muskeln und Ligamente des stomatognathen Systems.

M. temporalis

- **Ursprung:** Planum temporalis (tiefe Schicht), Fascia temporalis (oberflächliche Schicht):
  - Die Fascia temporalis ist eine derbe Schicht, die sich von der Galea aponeurotica bis zum Arcus zygomaticus (Jochbeinbogen) spannt. Die Verbindung der Fascia temporalis und der Galea aponeurotica wirkt ähnlich dem Zügelsystem beim Pferd auf die Kiefergelenke ein.
  - Gefäße der Fascia temporalis: A. temporalis superficialis, Aa. temporales profundae (A. maxillaris)
- **Ansatz:** Processus coronoideus der Mandibula. Oft zieht die Temporalissehne bis zur Mitte des R. mandibulae, auf Höhe der Kauebene. Diese

Sehne ist in vielen Fällen stark ausgeprägt. Ist sie bei Palpation schmerzhaft, so ist das ein Zeichen einer Funktionsstörung der Adduktoren (Kopp 2009).

- **Innervation:** N. mandibularis, 3. Ast aus dem Ganglion trigeminale
- **Gefäße:** Aa. temporalis profunda anterior und posterior
- **Funktion:** Kieferschluss, Retrusion durch Pars posterior, leichte Unterstützung durch Pars anterior

Praxistipp

Die Aktivität des Muskels ist gut tastbar, indem man die Finger oberhalb der Ohren auf den Muskel auflegt und die Zähne fest zusammenbeißen lässt. Ausschalten kann man die Muskelfunktion, indem man eine Watterolle zwischen die Frontzähne gibt, durch die keine Aktivität das posterioren Anteils mehr stattfinden kann. Den gleichen Effekt hat das anteriore Plateau (▶ S. 228).

- Die dorsalen Fasern ziehen die Mandibula in die bilaminäre Zone (▶ S. 197). Schmerz ist immer ein Zeichen von Funktionsstörung. Es ist der stärkste Muskel des Kauapparats.

Ursachen. Dysfunktionen können entstehen durch eine gestörte Okklusion, intraossäre Spannung, Galea-aponeurotica-Spannung, venöse Stauung im M. temporalis.

Symptome. Kopfschmerzen, Kiefergelenkschmerz

Technik. Behandlung von Triggerpunkten des M. temporalis nach Typaldos: Die Triggerpunkte aufsuchen, mit einem Finger eine Kompression auf den Punkt langsam aufbauen, so lange verharren, bis kein Schmerzgefühl mehr vorhanden ist.

Das **Lösen der Temporalissehne** erfolgt durch Kontakt mit der Fingerbeere an der Temporalissehne (▶ Abb. 9.56), keinen Druck ausüben! Ist eine erhöhte Spannung zu spüren, dann von außen an den Muskel greifen, den Muskelbauch nach kaudal oder kranial auf Spannung bringen. Ist keine Sehnenspannung mehr zu fühlen, kann die äußere Hand nach weiteren Restriktionen suchen und diese auf gleiche Art lösen. So lange fortfahren, bis eine Relaxation der Sehne erfolgt.

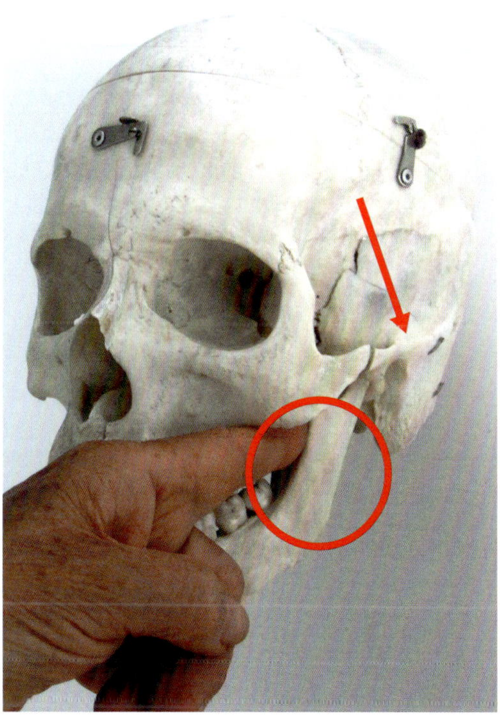

▶ Abb. 9.56 Behandlung der Temporalissehne.

M. pterygoideus lateralis

- **Ursprung:** Der untere Muskelanteil setzt an der seitlichen Fläche der Lamina lateralis processus pterygoidei an, der obere Anteil an der Crista und Facies infratemporalis.
- **Ansatz:** oberer Anteil: am diskokapsulären System (Diskus), unterer Anteil: am Collum mandibulae und der Fovea pterygoidea
- **Innervation:** N. pterygoideus lateralis, ein Ast aus dem N. mandibularis, dem 3. Ast des Ganglion trigeminale
- **Funktion:** Der untere Anteil des Muskels zieht den Unterkiefer nach vorne und leitet die Kieferöffnung ein, dies ist eine Schlüsselfunktion. Der obere Kopf der Pars superior bestimmt die Rückstellgeschwindigkeit des diskokapsulären Systems (Diskus) und stabilisiert das Kiefergelenk. Bei der Unterkieferbewegung bewegt sich der Discus articularis langsamer als der Kondylus:
  - bilateral: Kieferöffnung und Protrusion
  - unilateral: Unterkiefer zur kontralateralen Seite

- Durch einen Hypertonus der Kaumuskulatur, z. B. durch Stress, Knirschen, Pressen usw., entwickelt sich eine Dysbalance, der Diskus wird nach ventral gezogen (Pars superior) und der Kondylus (Pars inferior) nach dorsal gedrückt. Aus diesem Grund haben manche Personen morgens muskuläre Schmerzen der Kaumuskulatur. Er ist an der Balance- wie an der Arbeitsseite beteiligt.
- **Gefäß:** A. maxillaris

Ursachen. Dysfunktionen entstehen z. B. durch Bruxismus, Stress, Okklusionsstörung.

Symptome. Gelenk-, Ohren-, Kopfschmerzen, eingeschränkte Kieferöffnung

Technik. Leichten Kontakt mit dem Muskel aufnehmen (▸**Abb. 9.57**), einen Finger der anderen Hand

- von außen an den Kondylus legen und diesen nach medial bewegen,
- oder die Ala major der kontralateralen Seite zum Gelenk hin verschieben,
- oder die Ala major der ipsilateralen Seite nach kranial-kaudal nehmen,
- oder die Hand an die Vagina carotica legen und diese nach kaudal unter leichte Spannung bringen, um einen verbesserten venösen Abfluss zu erreichen.

Sind alle Möglichkeiten nicht zielführend, so besteht die Variation einer Translation des Os sphenoidale, um erst einmal eine Bewegung in der Struktur zu erreichen.

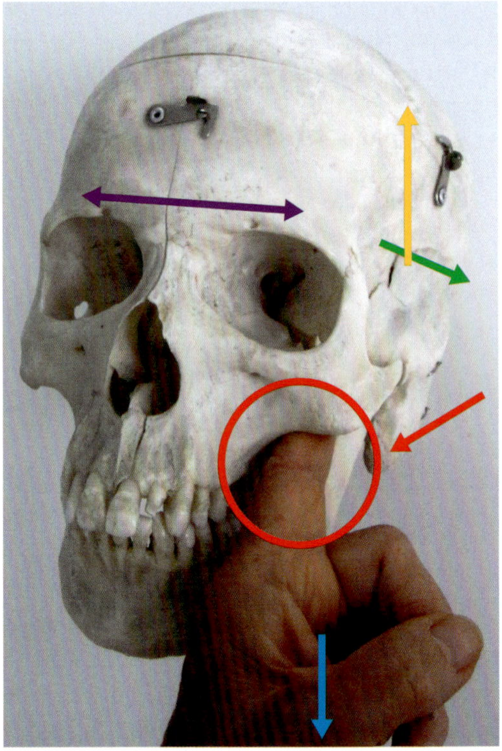

▸**Abb. 9.57** Behandlung des M. pterygoideus lateralis: Kondylus nach medial (roter Pfeil); Ala major kontralaterale (grüner Pfeil) oder ipsilaterale Seite (gelber Pfeil) zum Gelenk bewegen; Vagina carotis nach kaudal unter Spannung bringen (blauer Pfeil); Translation des Os sphenoidale (violetter Pfeil).

Praxistipp

Gerade beim Lösen des Hypertonus vom M. pterygoideus lateralis muss darauf hingewiesen werden, dass absolut **kein Druck** aufgebracht wird, da sich ansonsten reflektorisch die Spannung erhöht. Dieser Muskel ist sehr schmerzempfindlich. Es gibt einige sehr gute Möglichkeiten, den Tonus zu minimieren, ohne dem Patienten Schmerzen zuzufügen. Es muss herausgearbeitet werden, welche Struktur die Mobilität des Muskels verhindert. Da der Muskel fast horizontal verläuft, ist eine Annäherung zur Entlastung angebracht.

M. pterygoideus medialis

- **Ursprung:** Fossa pterygoidea, Lamina lateralis medial des Processus pterygoideus
- **Ansatz:** Tuberositas pterygoidea am Angulus mandibulae
  In vielen Präparaten hat der Muskel einen sehr breiten Ansatz.
- **Innervation:** N. pterygoideus medialis, ein Ast aus dem N. mandibularis, dem 3. Ast des Ganglion trigeminale
- **Gefäß:** A. maxillaris
- **Funktion:** Mundschluss, Protrusion, er unterstützt die Balanceseite:
  - bilateral: Protrusion
  - unilateral: Unterkiefer zur gleichen Seite
    Mit dem M. masseter zusammen bildet er eine Muskelschlinge, die an der Unterkante der Mandibula durch einen Sehnenstreifen verbunden ist. Das ermöglicht einen hohen Kaudruck. Er ist mit dem M. pterygoideus lateralis an der Laterotrusion beteiligt.

Ursachen. Dysfunktionen entstehen durch Bruxismus, Stress, Okklusionsstörung, Habits.

Symptome. Gelenk-, Ohren-, Kopfschmerzen, eingeschränkte Kieferöffnung

Technik. Es muss herausgearbeitet werden, welche Struktur die Mobilität des Muskels verhindert. Da der Muskel schräg senkrecht verläuft, ist eine Annäherung zur Entlastung angebracht.

Leichten Kontakt mit dem Muskel aufnehmen (▸ **Abb. 9.58**), einen Finger der anderen Hand

- von außen an die Mandibula legen und diese nach medial bewegen,
- oder die Ala major der kontralateralen Seite zur Muskelseite hin verschieben,
- oder die Ala major der ipsilateralen Seite nach kaudal nehmen,
- oder die Hand an die Vagina carotica legen und diese nach kaudal unter leichte Spannung bringen, um einen verbesserten venösen Abfluss zu erreichen.

Sind alle Möglichkeiten nicht zielführend, so besteht die Variation einer Translation des Os sphenoidale, um erst einmal eine Bewegung in der Struktur zu erreichen.

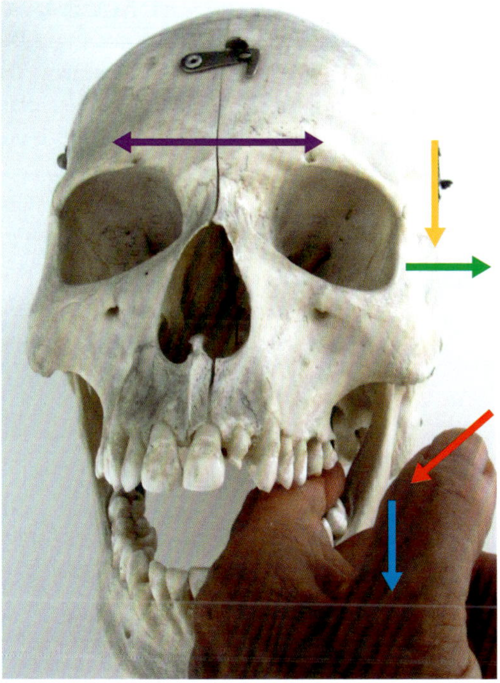

▸ **Abb. 9.58** Behandlung des M. pterygoideus medialis: Mandibula nach medial (roter Pfeil); Ala major kontralaterale Seite (grüner Pfeil) zum Muskel oder ipsilaterale Seite (gelber Pfeil) nach kaudal bewegen; Vagina carotis nach kaudal unter Spannung bringen (blauer Pfeil); Translation des Os sphenoidale (violetter Pfeil).

Lig. sphenomandibulare

- **Ursprung:** Spina ossis sphenoidalis seitlich des Foramen spinosum (ein derber platter Bandzug)
- **Ansatz:** Lingula mandibularis
  Diese liegt kranial um das Foramen mandibulae, den Eintritt des N. mandibularis. Das Lig. sphenomandibulare liegt zwischen dem M. pterygoideus lateralis und medialis. Bei der Latero- und Mediotrusion kommt das Band unter Spannung.
- **Funktion:** Hemmung der Protrusion und inferioren Bewegung der Mandibula, Stabilisierung des Kiefergelenks
- **Kontakt:** lateral mit dem M. pterygoideus lateralis, der A. maxillaris und der Glandula parotis; medial mit dem M. pterygoideus medialis

Technik. Den Daumen auf den letzten Molaren legen, den Zeigefinger der anderen Hand auf die Ala major und den Ringfinger von kaudal unter den Arcus zygomaticus platzieren (▸ Abb. 9.59). Eine Traktion der Mandibula nach lateral ausführen, das Ligament kommt so unter Spannung. Ist es fixiert, wird es zwangsläufig das Os sphenoidale mitnehmen, was man an der Ala major als feine Bewegung spüren kann.

Lösen kann man dieses Ligament, indem man eine indirekte Technik anwendet, d. h., das Band komprimiert und wartet, bis sich die Spannung auflöst.

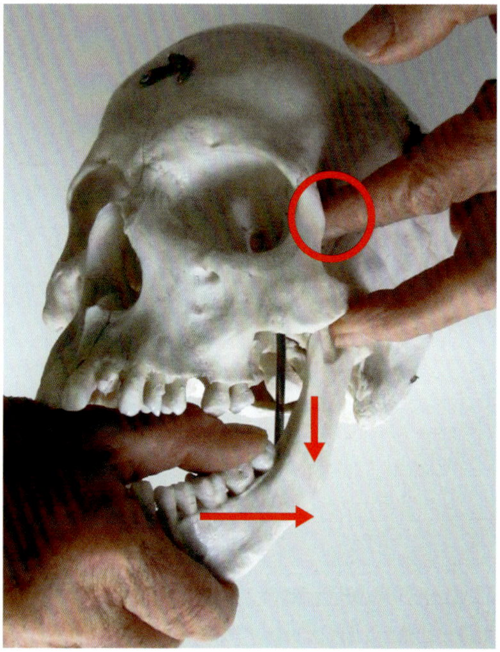

▸ Abb. 9.59 Behandlung des Lig. sphenomandibulare.

Lig. stylomandibulare

- **Ursprung:** Processus styloideus des Os sphenoidale
- **Ansatz:** Angulus mandibulae und grenzt an die Glandula parotis
  Es verläuft zwischen dem M. masseter und dem M. pterygoideus medialis.
- **Funktion:** Sicherung des Kiefergelenks

Technik. Den Daumen auf den letzten Molaren legen, den Zeigefinger der anderen Hand unter den Arcus zygomaticus und den Ringfinger an den Processus mastoideus platzieren (▸ Abb. 9.60). Zunächst eine leichte Traktion der Mandibula ausführen und diese dann in mediale Richtung bewegen. Dadurch kommt das Ligament unter Spannung. Ist dieses fixiert, wird es den Processus mastoideus mitnehmen, was als leichte Bewegung zu spüren ist.

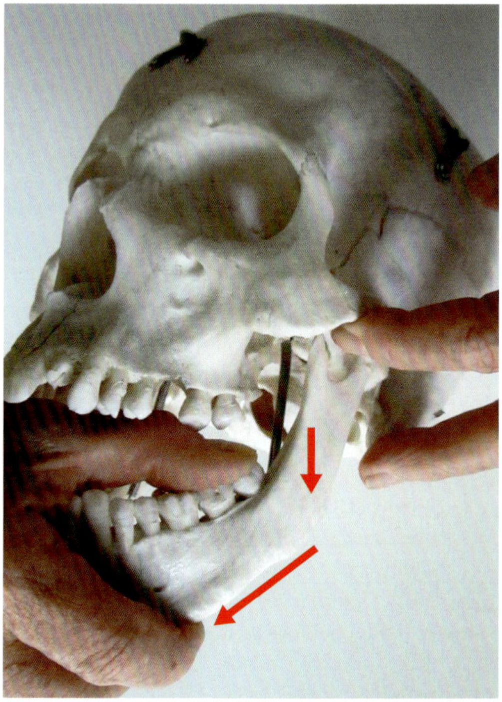

▸ Abb. 9.60 Behandlung des Lig. stylomandibulare.

Das Lig. sphenomandibulare und Lig. stylomandibulare bilden eine funktionelle Einheit, sie können nicht gleichzeitig in einen Entspannungszustand kommen. Es ist vergleichbar mit einem Zügelsystem, das ständig das Gleichgewicht des Kiefers gewährleistet.

Hinzu kommen folgende verstärkende Kapselbänder: das Lig. temporomandibulare und das Lig. mediale.

Lig. temporomandibulare

- **Lage:** Dies ist ein an der Außenseite der Kapsel liegendes Band, das von hinten-unten nach vorne-oben zieht. Es inseriert am Processus zygomaticus und führt zum Collum mandibulae. Es verstärkt die schlaffere seitliche Kapsel und zieht über den Discus articularis zum Collum.

- **Funktion:** Dieses Band verhindert ein zu starkes Ausweichen des Kondylus nach dorsal und lateral.

Technik. Dies ist eine extraorale laterale Dehnung der Kapsel und des Lig. temporomandibulare: Bei Patienten mit einer Kiefersperre, d. h. einer Mundöffnung von weniger als 15 mm, ist es nicht möglich, mit intraoralen Techniken zu arbeiten. Dies kann dann von außen durchgeführt werden. Ein Finger wird von außen hinter den Kondylus gelegt, der Finger der anderen Hand liegt kontralateral an der Ala major und schiebt diese in Richtung Kondylus, während der Finger am Kondylus diesen nach kaudal-medial hält (► **Abb. 9.61**).

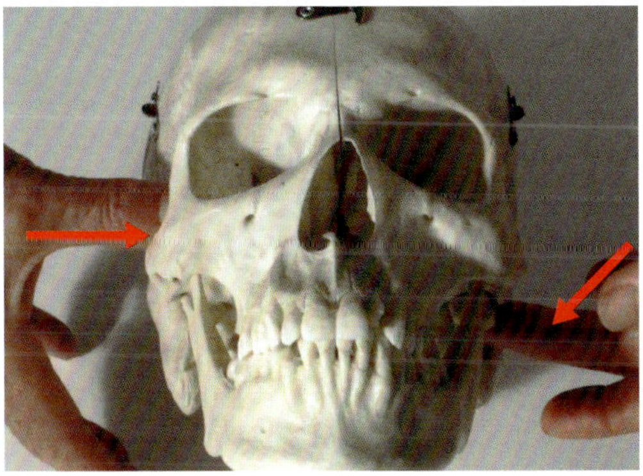

► **Abb. 9.61** Behandlung des Lig. temporomandibulare.

Lig. mediale

- **Lage:** Dies ist kein eigenständiges Band, sondern eine Verstärkung der medialen Kapselwand.

Technik. Bei zu geringer Mundöffnung muss von außen agiert werden. Ein Finger legt sich an den Kondylus, möglichst von kaudal, und zieht den Finger nach kranial-lateral, während die Ala major der kontralateralen Seite in eine Translationsrichtung bewegt wird (► **Abb. 9.62**).

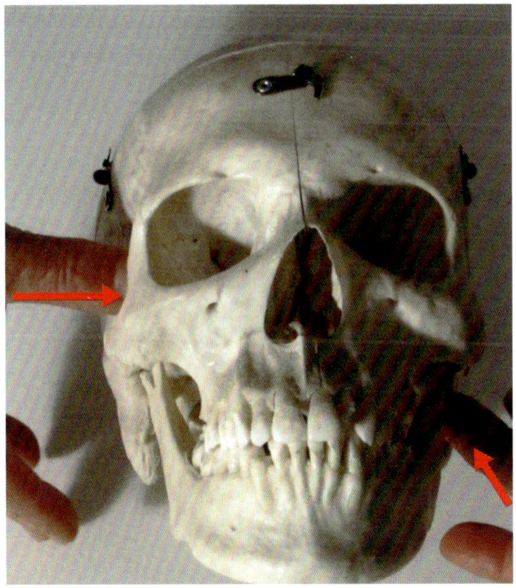

► **Abb. 9.62** Behandlung des Lig. mediale.

M. masseter

- **Ursprung:** Processus der Maxilla, am unteren Rand des Os zygomaticum
- **Ansatz:** Außenfläche des Angulus mandibulae, Tuberositas masseterica
  Er wird von der Ohrspeicheldrüse, dem Platysma und der Fascia parotideo-masseterica bedeckt und besteht aus 2 Teilen:
  - Die oberflächliche Pars superficialis setzt am vorderen ⅓ des Arcus zygomaticus an und verläuft schräg nach unten zum Angulus mandibulae.
  - Der tiefere Teil des Muskels, die Pars profunda, befindet sich kurz vor dem Kiefergelenk und am diskokapsulären System. Gerade die Fasern der Pars superficialis werden beim Pressen und Knirschen aktiviert. Da die Fasern der Pars profunda senkrecht verlaufen, wird die Hyperaktivität des Muskels erhöht.
- **Innervation:** N. massetericus aus dem N. mandibularis
- **Gefäße:** A. facialis, A. transversa faciei aus der A. temporalis superficialis, A. masseterica aus der A. maxillaris
- **Funktion:** Der M. masseter ist ein Mundschließer. Er hebt die Mandibula, macht eine Protrusions- und – mit Fasern des M. temporalis –

eine Laterotrusionsbewegung, er sichert das diskokapsuläre System. Die Aktivierung des Muskels wirkt sekretionsanregend auf die Glandula parotis.

Ursachen. Dysfunktionen entstehen durch Habits, z. B. Kaugummi kauen, Pfeiferauchen, Stress.

Symptome. schmerzender Muskelbauch, Ohrenschmerzen

Technik. Intraoral den dorsalen Muskelrand tasten und von außen mit den Fingern fixieren, dann leichte Querdehnung durchführen (▸ **Abb. 9.63**).

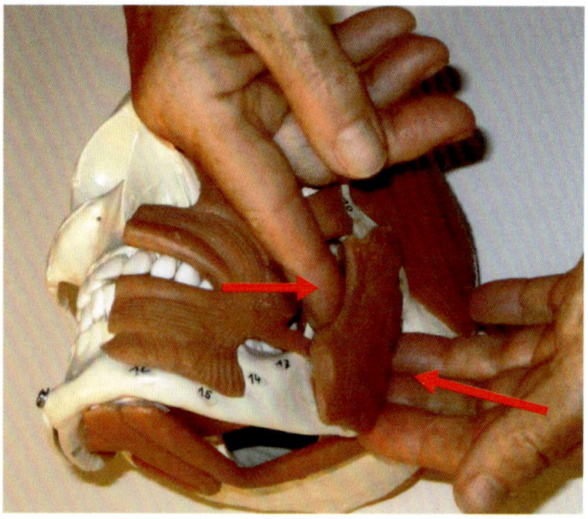

▸ **Abb. 9.63** Behandlung des M. masseter.

Cave

Es sind keine Triggerpunkt- und Massagetechniken anzuwenden, da der N. facialis (Rr. buccales) zwischen der Glandula parotis und dem M. masseter liegt.

9.12.2 Mundboden und suprahyoidale Muskulatur

Die Muskeln des Mundbodens (Diaphragma oris) und die suprahyoidale Muskulatur sind:

- **M. mylohyoideus:**
  - Ursprung: Linea mylohyoidea der Mandibula
  - Ansatz: an der Raphe mylohyoidea des Os hyoideum (Zungenbein)
  - Innervation: N. mylohyoideus, ein Ast aus dem N. mandibularis (Ganglion trigeminale)
  - Funktion: hebt das Os hyoideum beim Schlucken, senkt die Mandibula
- **M. geniohyoideus:**
  - Ursprung: Spina mentalis der Mandibula
  - Ansatz: Corpus des Os hyoideum
  - Innervation: N. hypoglossus
  - Funktion: zieht das Os hyoideum nach vorne-oben, fixiert es und senkt die Mandibula
- **M. digastricus, Venter anterior:**
  - Ursprung: über eine Zwischensehne am Cornu minor ossis hyoidei
  - Ansatz: Fossa digastrica der Mandibula (Einschnitt medial von der Unterkiefermitte)
  - Innervation: N. mylohyoideus, ein Ast aus dem N. mandibularis (Ganglion trigeminale)
  - Funktion: Vorziehen der Mandibula und Kieferöffnung, Heben und Fixieren das Os hyoideum beim Schlucken; Einleitung der Mundöffnung (Rollbewegung des Kondylus)
- **M. digastricus, Venter posterior:**
  - Ursprung: Incisura mastoidea des Processus mastoideus
  - Ansatz: Fossa digastrica
  - Innervation: N. facialis
  - Funktion: Zurückziehen des Os hyoideum, völlige Mundöffnung (M. digastricus, Venter posterior, durchbohrt den M. stylohyoideus)
- **M. stylohyoideus:**
  - Ursprung: Processus stylohyoideus des Os temporale (Griffelfortsatz)
  - Ansatz: Cornu minor ossis hyoidei
  - Innervation: N. facialis
  - Funktion: hebt das Os hyoideum nach oben-hinten beim Schlucken, Verschluss der Epiglottis (Kehlkopfeingang) beim Schlucken

Technik. Einen Finger intraoral an den Mundboden geben und mit den Fingern der anderen Hand diesen von kaudal aus stabilisieren (▸ **Abb. 9.64**). Vorsichtig tasten! Es wird Stelle für Stelle ertastet, ob schmerzhafte Strukturen vorhanden sind. Ist dies der Fall, auf der Stelle verharren, bis diese nicht mehr schmerzen (Triggerhernie nach Typaldos).

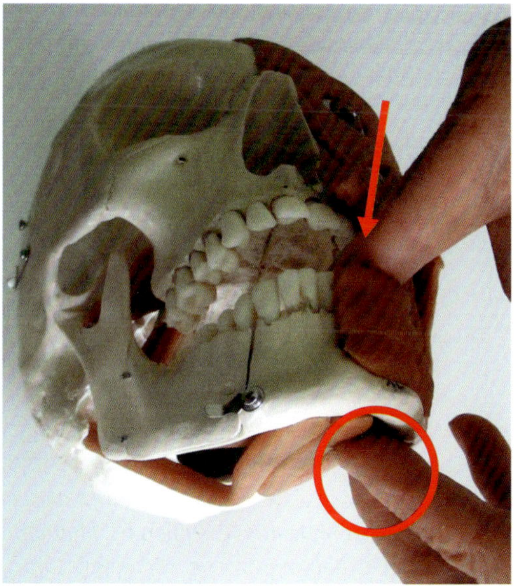

▸ **Abb. 9.64** Behandlung der Mundboden- und suprahyoidalen Muskulatur.

Cave

Im Unterkiefer liegen auf beiden Seiten die Lymphknoten der Glandula mandibularis und Glandula sublingualis. Diese sind empfindlich und können leicht gereizt werden. Außerdem befinden sich im Boden des Mundes Speichelsteine, die z. B. durch Manipulation den Ausgang der Speicheldrüse verstopfen können. Es kommt zu heftigen Schmerzen und Schwellung, Sialolithiasis (Speichelsteinkrankheit) genannt.

Der Mundboden (Diaphragma oris) ist eine horizontale Muskelgruppe, die den Kopfbereich abschließt, ebenso wie das Zwerchfell (Diaphragma) und der Beckenboden (Diaphragma pelvis), die die jeweiligen Körperabschnitte horizontal begrenzen. Diese sind neurogen gekoppelt, d. h., durch eine Hyperaktivität eines der Diaphragmen wird zwangsläufig ein anderes Diaphragma aktiviert und umgekehrt. Es ist nicht leicht, z. B. den Beckenboden kräftig anzuspannen und gleichzeitig die Atmung ruhig weiter fließen zu lassen, oder die Zähne kräftig zusammenzubeißen (Pressen) und die Atmung sowie den Beckenboden locker zu lassen. Die Muskelgruppe spannt den Unterkiefer und dient der Zunge als Widerlager.

9.12.3 Infrahyoidale Muskulatur

- **M. sternohyoideus:**
  - Ursprung: am Manubrium sterni (Brustbein), dorsal des Sternoklavikulargelenks (SCG)
  - Ansatz: Corpus des Os hyoideum
  - Innervation: Ansa cervicalis profunda aus dem Plexus cervicalis C 1 – C 3
  - Funktion: fixiert das Os hyoideum, öffnet die Mandibula
- **M. thyrohyoideus:**
  - Ursprung: Linea obliqua des Cartilago thyroidea (Schildknorpel, Adamsapfel)
  - Ansatz: Corpus des Os hyoideum
  - Innervation: Ansa cervicalis profunda aus dem Plexus cervicalis C 1 – C 3
  - Funktion: verkürzt den Abstand von Zungenbein und Kehlkopf, wichtig zur Verhinderung einer Aspiration
- **M. omohyoideus, Venter superior:**
  - Ursprung: Zwischensehne der Vagina carotica
  - Ansatz: Corpus des Os hyoideum
  - Innervation: Ansa cervicalis profunda aus dem Plexus cervicalis C 1 – C 3
  - Funktion: hält die Vagina carotica offen und spannt die Lamina praetrachealis (mittlere Halsfaszie)
- **M. omohyoideus, Venter inferior:**
  - Ursprung: Zwischensehne der Vagina carotica
  - Ansatz: Margo superior (medial der Inzisur) der Skapula
  - Innervation: Ansa cervicalis profunda aus dem Plexus cervicalis C 1 – C 3
  - Funktion: hält die Vagina carotica offen und spannt die Lamina praetrachealis (mittlere Halsfaszie)
- **M. sternothyroideus:**
  - Ursprung: hintere Fläche des Manubriums und der 1. Rippe
  - Ansatz: Linea obliqua des Cartilago thyroidea
  - Innervation: Ansa cervicalis profunda aus dem Plexus cervicalis C 1 – C 3
  - Funktion: zieht den Kehlkopf nach kaudal

Technik. Mobilisation des Os hyoideum, der Fascia cervicalis, Lamina praetrachealis (mittlere Halsfaszie):

- **M. digastricus:** den Zeigefinger an die Unterkiefermitte und den Mittelfinger an das Os hyoideum legen und dieses fixieren. Einen Finger der anderen Hand vor den Processus mastoideus platzieren, gleichzeitig den M. digastricus, Venter anterior, nach medial und M. digastricus, Venter posterior, am Processus mastoideus nach dorsal bewegen.
- **M. omohyoideus:** Os hyoideum fixieren und den Schultergürtel nach kaudal schieben (▸ S. 148 ff.).

9.12.4 Mimische Muskulatur

Die mimische Muskulatur besteht aus einer Vielzahl kleinerer Muskeln, die aber eines gemeinsam haben: einen knöchernen Ansatz ohne Sehnenanteile mit direkter Insertion in die Weichteile und Haut (Ausnahme: M. buccinator). Außerdem verfügen sie nicht über eine fasziale Hülle.

Die mimische Muskulatur übernimmt keine Haltefunktion, sondern ist Ausdruck der menschlichen Mimik. So ergibt sich ein individuelles Gesichtsbild.

Die mimische Muskulatur des Mundes ist mitverantwortlich für die Ausprägung des Oberkiefers mit seinen Zähnen (▸ **Tab. 9.11**). Wichtig für diese Funktion ist der M. orbicularis ori (Lippenschluss), der um den Mund liegt. Alle anderen Muskeln strahlen in ihn ein. Sie werden innerviert über den N. facialis.

Symptome. Hierzu gehören z. B. Schmerzen im Oberkiefereckzahnbereich durch den M. levator labii superioris alaeque nasi; Trigeminusneuralgie, atypischer Gesichtsschmerz (Austritt N. maxillaris).

Praxistipp

Ist der M. levator labii superioris alaeque nasi unter Spannung, kann man dies am äußeren Nasenwinkel sehen, da die Haut blutleer wird, wenn eine Dehnung erfolgt.

Technik. Die Techniken der mimischen Muskulatur sind von Bedeutung, da sie für einige CMD-Beschwerden verantwortlich sind. Ein Finger wird intraoral an die zu behandelnde Muskulatur gelegt, ein Finger der anderen Hand fixiert von außen die Weichteile (▸ **Abb. 9.65**). An schmerzhaften Stellen mit leichter Querdehnung verbleiben, bis diese keinen Schmerz mehr aufweisen.

▸ **Tab. 9.11** Mimische Muskulatur des Mundes.

Muskel	Ursprung	Ansatz
M. buccinator	Raphe pterygomandibularis	Mundwinkel
M. depressor anguli oris	Unterkiefer	Mundwinkel
M. depressor labii inferioris	Platysma, Mandibula	Unterlippe
M. levator labii superioris alaeque nasi	Orbita	Oberlippe
M. levator labii superioris	Foramen infraorbitale	Oberlippe
M. levator anguli oris	Fossa canina	Mundwinkel
M. mentalis	untere Schneidezahnwurzel	Kinnhaut, Unterlippe
M. risorius	Fascia parotidea	Mundwinkel
M. zygomaticus major	Arcus zygomaticus	Mundwinkel
M. zygomaticus minor	Arcus zygomaticus	Oberlippe

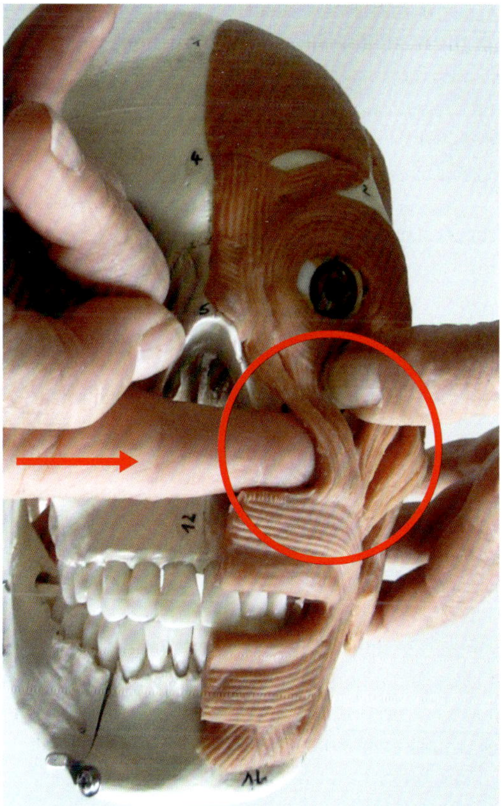

▶ Abb. 9.65 Behandlung der mimischen Muskulatur.

9.12.5 Muskulatur im Schulterbereich

Die nun folgende Muskulatur stellt eine funktionelle Einheit dar und wird aufgrund dessen zwar einzeln beschrieben, dann aber zusammenfassend kommentiert.

M. sternocleidomastoideus

Da der M. sternocleidomastoideus im Allgemeinen auf Triggerunkte untersucht wird, soll an dieser Stelle die Dehnbarkeit/Elastizität überprüft werden und es wird die Muskeltechnik separat vorgestellt. Durch den Ansatz und Ursprung des Muskels sind hier oft Dysfunktionen zu finden.

- **Ursprung:** Sternum und Klavikula (2 Köpfe)
- **Ansatz:** Processus mastoideus und über eine Sehnenplatte zur seitlichen Linea nuchae superior des Os occipitale
- **Innervation:** N. accessorius, Plexus cervicalis C 1 – C 4
- **Funktion:** einseitige Seitneigung mit Rotation zur Gegenseite, Atemhilfsmuskel, leichte Reklination; Stabilisation des Kopfes
  Liegt eine Irritation des N. accessorius vor, empfinden CMD-Patienten dies als „mein Kopf hält nicht auf dem Hals".

Ursachen. Dysfunktionen werden verursacht durch eine gestörte Okklusion, einseitiges Zur-Seite-Schauen bei PC-Arbeit.

Symptome. Die Personen halten den Kopf mit verschränkten Händen hinter dem Kopf fest; Kopfschmerzen, Schiefhals.

Technik. Man lässt den Patienten den Kopf zur Seite drehen, in eine leichte Seitneigung. Ein Finger legt sich kaudal vor den Finger der anderen Hand, von medial kommend vor den Ursprung des Muskels, und bringt diesen in eine Dehnung (▶ **Abb. 9.66**).

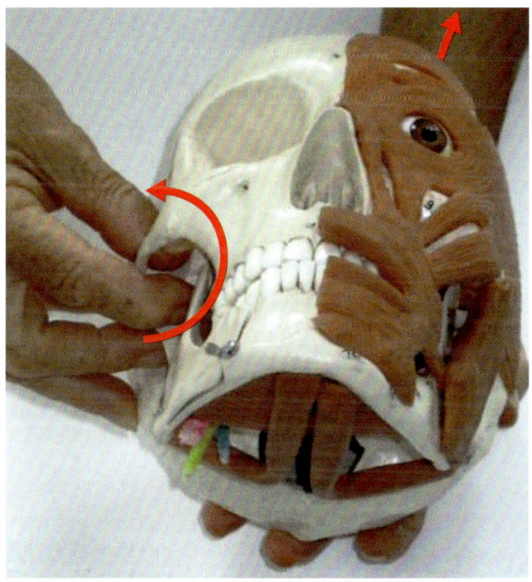

▶ Abb. 9.66 Behandlung des M. sternocleidomastoideus.

Weitere Muskeln im Schulterbereich

- **M. subclavius:**
  - Ursprung: 1. Rippe
  - Ansatz: Unterfläche der Klavikula
  - Innervation: N. subclavius C 4 – C 7 (gibt oft einen Ast an den N. phrenicus ab)
  - Funktion: schützt das SCG gegen Zug
- **M. pectoralis:**
  - Ursprung: Klavikula und Sternum, 4.– 6. Rippenknorpel

  - Ansatz: Crista tuberculi majoris des Humerus
  - Innervation: N. pectoralis medialis C 8 und Th 1, N. pectoralis lateralis C 5 – C 7
  - Funktion: Adduktion und Innenrotation des Armes
- **M. subscapularis:**
  - Ursprung: Fossa subscapularis
  - Ansatz: Tuberculum minoris des Humerus
  - Innervation: N. subscapularis C 5 – C 7
  - Funktion: Innenrotation des Armes
- **M. trapezius:**
  - Ursprung: Protuberantia occipitalis und Linea nuchae superior, Processus transversi C 7, Th 1 – Th 12
  - Ansatz: Klavikula, Akromion, Spina scapula
  - Innervation: N. accessorius, Plexus cervicalis
  - Funktion: Heben, Senken, Adduktion der Skapula; Kopfdrehung

Funktionelle Zusammenhänge im Schulterbereich

Diese Muskeln sind bei CMD-Dysfunktionen sehr oft betroffen. SCG und ACG gehören funktionell mit zum Kauapparat und haben dadurch einen direkten Einfluss auf das Kiefergelenk.

Die Aufspannung der Klavikula nach 3 Seiten durch den M. sternocleidomastoideus (klavikulärer Anteil) nach kranial-lateral, den M. trapezius (klavikulärer Anteil) nach kranial-medial und den M. subclavius nach lateral-kranial hat folgende Auswirkungen (▶ **Abb. 9.67**):

- Sie lässt einerseits das Os temporale – über den Processus mastoideus von ventral (M. sternocleidomastoideus) und von dorsal (M. trapezius) – das muskuläre Gleichgewicht halten, andererseits aufgrund von zu hoher Muskelaktivität das Os temporale in Innenrotation ziehen, sodass eine erhöhte Kompression der bilaminären Zone erfolgt.
- Der M. subclavius trägt von vorne mit dazu bei, das SCG offen zu halten. Es ist eine wechselseitige Funktion des SCG mit dem Kiefergelenk.
- Hinzu kommen noch die faszialen Strukturen, die diese funktionellen Ketten verstärken (Fascia cervicalis, ▶ **S. 175** f.).

M. trapezius, M. pectoralis, M. subscapularis und Klavikula mit dem M. subclavius sind großflächige Muskeln mit dementsprechenden faszialen Schichten. Die Fascia cervicalis, Lamina praevertebralis, befindet sich unter dem M. subscapularis, die Fascia cervicalis, Lamina superficialis, umhüllt den M. trapezius und geht in die Fascia clavipectoralis über. Bewegungen des ACG, d. h. der Schulter und des Armes (vorwiegend die Innenrotation), wirken auf das SCG ein, damit auf den M. sternocleidomastoideus und M. subclavius und im weiteren Verlauf auf das Kiefergelenk.

Zusätzlich sorgt diese muskuläre Konstellation dafür, dass der Arterien-Venen-Nerven-Komplex so wenig wie möglich – im erweiterten Sinne – einem Druck ausgesetzt wird.

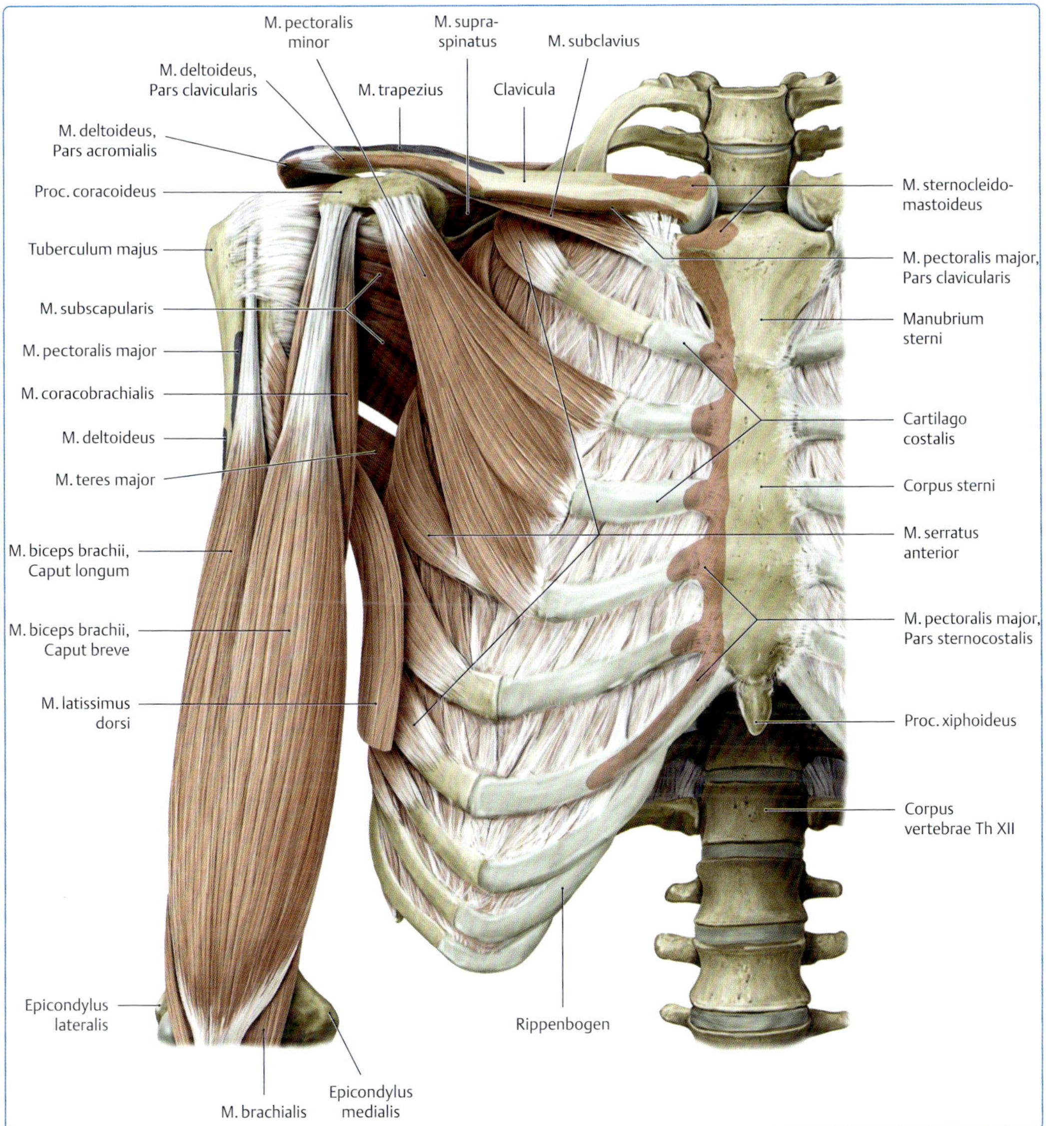

▸ **Abb. 9.67** Klavikula, M. trapezius, M. sternocleidomastoideus und M. subclavius (aus Prometheus).

9.13 Integration in ein Behandlungskonzept

Für den Aufbau einer Therapie benötigt es erst einmal einzelne Teile, die dann zu einem späteren Zeitpunkt eine Einheit darstellen müssen.

Alle Einzelheiten sind notwendig, um CMD-Patienten adäquat zu behandeln. Nicht eine Technik alleine macht die Behandlung aus, sondern das Erkennen der Funktionsstörung als Ganzes. Man muss die Beschwerden, die der Patient angibt, ernst nehmen, diese in Anatomie, Funktion und ganzheitliches Denken integrieren. Es gilt, alle anatomischen Strukturen gedanklich durchzugehen mit all den vielen möglichen Kombinationen, um dann eine funktionelle Kette auflösen zu können. Gerade bei den CMD-Patienten ist es oft ein Wirrwarr an Informationen und nicht leicht zu entschlüsseln, da eine Flut immer neuer Informationen dieser Personen auf einen zukommt und da sich bei jedem neuerlichen Termin die vorherige Information völlig geändert haben kann. Jedes Mal muss aufs Neue analysiert und kombiniert werden.

Keinesfalls darf eine CMD-Behandlungen schematisch ablaufen. Dies ist eine Herausforderung, aber das sollte den Reiz einer Therapie ausmachen.

Führt man all die einzelnen Symptome, Anatomie und Techniken zusammen, erhält man die Integration in ein Behandlungskonzept.

Folgende Übersicht vermitteln eine Vorstellung und einen Überblick der vielen Möglichkeiten und Zusammenhänge (▶ Tab. 9.12).

Man muss anhand der Informationen aus dem Screening-Bogen analysieren, welche Strukturen in welchem funktionellen Ausmaß betroffen sind, welche anatomischen Gegebenheiten vorhanden sind, um diese Strukturen zu normalisieren, und welche Grifftechniken sich als effektiv herausstellen, um auf schnellstem und erfolgreichstem Weg das optimale Therapieergebnis zu erreichen.

Auch an die noch so unwahrscheinlichste Möglichkeit innerhalb einer anatomischen Kette ist zu denken. Es ist zu klären, welche Strukturen wieso und warum zusammenpassen oder warum eben nicht, welche Kompensation sich eingestellt hat. Wo muss man ansetzen? Wieso sind diese Strukturen restriktiv? Warum entwickeln sich die Probleme in diese Richtung? Dies sind Fragen, die man sich in der Therapie stellen sollte, um der Komplexität der CMD gerecht zu werden.

Um dem Leser einen Überblick der vielen möglichen Störungen zu geben, folgt eine Übersicht der Zusammenhänge nach Symptomatik und Lokalisation. Diese erhebt keinen Anspruch auf Vollständigkeit.

9.13.1 Augenschmerzen

- CMD bei Knirschen, Pressen
- Falx cerebelli, Tentorium
- Canalis opticus
- Sinus cavernosus
- N. oculomotorius:
  - N. trochlearis
  - N. abducens
  - N. ophthalmicus
  - A. carotis interna
- Fissura orbitalis superior:
  - N. oculomotorius
  - N. trochlearis
  - N. abducens
  - N. ophthalmicus

▶ **Tab. 9.12** Übersicht möglicher Symptome.

Lokalisation der Dysfunktion	Symptome
Kiefergelenke	CMD
limbisches System, Gyrus cinguli	mentale Veränderung
HWS, Kopfgelenke	Nackenschmerz, Zephalgie
Hyoid	Globus, Dysphonie, Halsschmerzen
Halsfaszien	Dysphonie, Räuspern
BWS	thorakaler Schmerz
Lamina superficialis	Schulter, Glandula parotidea
Lamina praetrachealis	funktionelle Herzbeschwerden
Diaphragma	Atemnot
M. obturatorius internus und externus, gleiche Seite	Adduktoren, Leiste
M. piriformis, Gegenseite	von Gesäß bis Fuß einstrahlend
M. iliopsoas, gleiche Seite	tiefer Unterbauchschmerz, Rückenschmerz
Pubis	Blase, untere Bauchschmerz
ISG	tiefer Rückenschmerz

- A. ophthalmica superior
- Fissura orbitalis inferior:
  - N. maxillaris
  - V. ophthalmica inferior
- Os lacrimale
- Trochlea: M. obliquus superior
- Suturen

9.13.2 Kopfschmerz

- CMD bei retromandibulärem Kontakt
- Falx cerebri, Falx cerebelli, Tentorium, Dura mater
- Diaphragma, Mundboden
- Os sphenoidale:
  - M. pterygoideus medialis und lateralis
- Os occipitale:
  - M. sternocleidomastoideus
  - M. trapezius
  - M. longus colli
  - M. scalenus
  - M. subclavius
  - M. trapezius
- Fascia cervicalis:
  - Lamina superficialis
  - Lamina praevertebralis
- Foramen jugulare:
  - N. vagus
  - N. accessorius
  - V. jugularis
- Sinus: venöser Bereich
- vegetativ Th 3 – Th 4

9.13.3 Kiefer, Gesicht, Neuralgien

- CMD bei Kompression
- Falx cerebri, Falx cerebelli
- Ganglion trigeminale:
  - N. ophthalmicus
  - N. maxillaris
  - N. mandibularis
- Os sphenoidale:
  - Sinus petrosus superior
  - Sinus petrosus inferior
  - Sinus cavernosus
- N. oculomotorius:
  - N. trochlearis
  - N. abducens
  - N. ophthalmicus
  - A. carotis interna
- Foramen magnum/Medulla oblongata: Kerngebiet N. trigeminus
- venöser Abfluss:
  - V. jugularis
  - V. maxillaris
  - V. facialis
  - Plexus pterygoideus

9.13.4 Mentale Veränderung

- CMD bei Kompression/Pressen
- ZNS – limbisches System:
  - Gyrus cinguli
  - Epiphyse (Tag-Nacht-Rhythmus)
- Os sphenoidale:
  - Fossa hypophysialis
  - Hypophyse
- alle Knochen, die mit dem Os sphenoidale in Kontakt stehen
- alle Suturen
- Falx cerebri, Falx cerebelli, Tentorium cerebri, Dura mater
- Sinus cavernosus, venöser Abfluss: V. jugularis

9.13.5 Nackenbeschwerden

- CMD bei retromandibulärem Kontakt
- Foramen jugulare: N. accessorius
- Plexus cervicalis
- Os temporale
- Tentorium, Falx cerebri, Falx cerebelli
- Läsion des Atlas
- Gefäßabfluss:
  - Plexus venosus suboccipitalis
  - Vagina carotica: V. jugularis
- Fascia cervicalis:
  - Lamina praevertebralis
  - Lamina superficialis
- Fascia clavipectoralis
- Sternum, Klavikula, 1. Rippe
- Muskulatur:
  - M. sternocleidomastoideus
  - M. omohyoideus
  - M. levator scapulae
  - M. subclavius
  - M. pectoralis major/minor
  - M. subscapularis

9.13.6 Oberbauch

- CMD bei Kompression
- Foramen jugulare, N. vagus
- Blockierungen der BWS: Th 5 – Th 10 (Grenzstrang, vegetatives Nervensystem)
- Mundboden
- Diaphragma
- Ösophagus
- Fascia diaphragmatica inferior
- Lig. phrenico-oesophagea
- Kardia, Magen
- Peritoneum

9.13.7 Ohrenschmerzen

- CMD bei Knirschen, Pressen, gestörter Okklusion
- Intraossäre Restriktionen, Pars petrosa
- Falx cerebri, Falx cerebelli, Tentorium cerebelli, Dura mater
- Os coccygis
- Os sphenoidale
- Os temporale: M. sternocleidomastoideus
- Os occipitale: M. trapezius
- Os hyoideum:
  - M. digastricus
  - M. omohyoideus
- Sternum/Klavikula
- Fascia cervicalis: Lamina superficialis
- Sinus petrosus superior/inferior: V. jugularis
- Ganglion trigeminale
- N. vestibulocochlearis (VIII):
  - N. trigeminus
  - N. accessorius
- Pons
- 4. Ventrikel

9.13.8 Pharynxprobleme

- CMD bei Knirschen, Pressen, gestörter Okklusion
- Foramen jugulare:
  - N. accessorius
  - N. glossopharyngeus
  - A. carotis interna/externa
  - N. vagus
- N. laryngeus recurrens:
  - R. internus
  - R. externus
- Fascia cervicalis:
  - Lamina praevertebralis
  - Lamina superficialis
- Fascia thyreoidea, Lamina thyreopericardia
- Sternum, Klavikula
- Muskulatur:
  - M. sternocleidomastoideus
  - M. omohyoideus
  - M. digastricus

9.13.9 Rückenschmerzen

- CMD bei Knirschen, Pressen, gestörter Okklusion
- Falx cerebri, Falx cerebelli, Tentorium, Dura mater spinalis
- Blockierungen der HWS, BWS, LWS
- Diaphragmen:
  - Mundboden
  - Zwerchfell
  - Beckenboden
- Prolaps, Protrusion
- Faszienketten:
  - Galea aponeurotica:
    - Hals: Fascia cervicalis (Lamina superficialis)
    - Schultergürtel: Fascia subscapularis
    - Thorax: Fascia thoracolumbalis
  - Abdominalfaszien (Faszie von Treitz, Fascia renalis):
    - Becken: Peritoneum parietale
    - Beine: Fascia lata
    - Füße: Retinaculum, Aponeurosis

9.13.10 Schwindel

- CMD bei retromandibulärem Kontakt
- intraossäre Lässionen
- Os temporale
- Os occipitale
- Os coccygis
- Foramen jugulare:
  - N. vagus
  - V. jugularis
- Fascia cervicalis:
  - Lamina praevertebralis
  - Lamina praetrachealis
- Galea aponeurotica
- Foramen magnum
  - Pons

- Medulla oblongata
- Läsion des Atlas
- Muskulatur:
  - M. longus colli
  - M. scaleni
- Vagina carotica
- Herz, Kreislauf, Blutdruck

9.13.11 Unterbauch

- CMD bei Kompression
- Foramen jugulare
- Mundboden
- Diaphragma
- Lig. falciforme/umbilicale
- Blase, Prostata
- Blockierungen der LWS: L3 – S3 (Grenzstrang, vegetatives Nervensystem)
- Uterus
- Kolon: Colon sigmoideum

9.13.12 Zahnschmerzen

- CMD bei Knirschen, Pressen, gestörter Okklusion
- Os sphenoidale
- Maxilla
- Vomer
- Os ethmoidale
- Sutura palatina mediana: Incisura sphenopalatina, Fossa incisiva
- Ganglion trigeminale (Ganglion Gasseri): Fossa pterygopalatina
- N. trigeminus, N. alveolaris superior und inferior, N. nasopalatinus
- Falx cerebri, Falx cerebelli
- Sinus cavernosus:
  - N. oculomotorius
  - N. trochlearis
  - N. abducens
  - N. ophthalmicus
  - A. carotis interna
- mimische Muskulatur

9.14 Interpretation der Befunde

Wertet man den zahnmedizinischen und osteopathischen Screening-Bogen aus, erhält man ein recht genaues Bild der Problematik und kann diese Information gezielt nutzen.

Es ist erstrebenswert, eine gute Kommunikation aufzubauen, um die Therapien gegenseitig abzustimmen und um den Patienten nicht durch kontroverse Ansichten zu verunsichern. Dies sollte auch für die Vorgehensweise der Schienenbetreuung gelten (► S. 225).

Im Folgenden wird anhand von **Fallbeispielen** die Interpretation der Befunde sowie das weitere Vorgehen aufgezeigt.

Fallbeispiel 1

Patientin, weiblich, 51 Jahre alt, Immobilienmaklerin

Anamnese: Schmerzbeginn 2008, Schienenversorgung seit 2009 mit einer 24-Stunden-Tragedauer. Zahnärztliches Einschleifen alle 8 – 10 Wochen, Vorstellung in der Praxis Ende 2009

Die Patientin gab diffuse Schmerzen in der rechten Schulter, Ohrenschmerzen links und zeitweise Kopfschmerzen mit starkem Druckgefühl an.

Befund: Das zahnmedizinische Screening ergab folgende Befunde:

- Mundöffnung: im Vergleich zur Norm etwas zu gering, 37 mm einschließlich Überbiss
- Rechts-links-Vergleich: Mediotrusion mit 2 mm Differenz
- keine Schmerzen bei der aktiven Mundöffnung und den Kiefergelenkspalpationen
- Parafunktionen: Gesichtsasymmetrie, trockene Lippen, Zungeneinlagerungen, Schlüssel-Schloss-Phänomen
- Schmerzzuordnung beim isometrischen Test der Mundöffnung zur rechten Schulter
- keine myogene Restriktion
- kapsuläre Fixation des rechten Kiefers
- laut P-Scan Eckzahnfrühkontakt

Das osteopathische Screening ergab folgende Befunde:

- Immobilität der Sutura sphenopalatina
- Os sphenoidale in Innenrotation.
- Hyperaktivität des M. sternocleidomastoideus und des M. digastricus
- Restriktionen der Klavikula

▼

▼
- Sinusstau des Confluens sinuum (venöser Stau, Druck im Gelenk)

Therapie: Mobilisieren der Sutura sphenopalatina zum Auflösen des Eckzahnfrühkontakts, Mobilisieren der Klavikula (Abfluss der V. jugularis), Tonusreduzierung der muskulären Strukturen (Innenrotation des Os temporale), Nachkorrigieren des Os temporale zur freien Beweglichkeit, die nicht muskulär bedingt war, sondern strukturell

Eckzahnfrühkontakt führt in den meisten Fällen zu einer Fixation der Sutura sphenopalatina auf der kontralateralen Seite und zur Verschiebung des Os sphenoidale, wodurch auch die Muskulatur des M. pterygoideus lateralis und des M. pterygoideus medialis betroffen ist.

Durch diese Stellung muss die linke Maxilla nach kaudal-medial dem Zug des Os sphenoidale folgen. Dadurch wird der Vomer, Pars cuneiformis vomeris (vorderer Teil), nach rechts und die Ala vomeris (Anschluss an das Os sphenoidale) nach links versetzt. So kommt es zu einem Verkeilen des Vomers, was einen Eckzahnkontakt der kontralateralen Seite verursacht, da er die Maxilla nach kaudal-medial schiebt. Dem Druck der Maxilla folgt das Os temporale in Innenrotation.

Durch diese Fixation wird die Sutura sphenopalatina immobil. Dies wird über die Lamina superficialis (äußere Halsfaszie) kompensiert, was man an den Schmerzen im Bereich des SCG erkennen kann.

Fallbeispiel 2

Patientin, weiblich, 59 Jahre alt, Hausfrau

Anamnese: seit vielen Jahren terminale Knackgeräusche auf beiden Seiten, seit Jahrzehnten bestehende Trigeminusneuralgie rechts; neurologische Untersuchungen ergaben keine Befunde, das MRT war unauffällig

Befund: Das zahnmedizinische Screening ergab folgende Befunde:

- Mundöffnung 40 mm, Mediotrusion links 8 mm; Mediotrusion rechts 12 mm, eine abweichende Differenz
- Bei der Mundöffnung wurden Schmerzen im rechten Kiefergelenk auf der VAS mit 10 angegeben, mit einschießendem Schmerz in Ober- und Unterkiefer.

▼

▼
- Beim passiven und isometrischen Provokationstest links konnte ein Schmerz ausgelöst werden.
- Beim passiven Provokationstest rechts entstand Schmerzfreiheit.
- Beim Gelenk- und Bandtest waren sowohl die Kaudaltraktion, Mediotrusion als auch das Lig. sphenomandibulare restriktiv.

Das osteopathisches Screening ergab folgende Befunde:

- Die Sutura occipitomastoidea rechts und Sutura sphenopalatina rechts und links wiesen einen Befund auf.
- Die Falx cerebri und cerebelli sowie das Tentorium waren immobil.
- Der gesamte Sinusbereich wies Stauungen auf.
- Fixation von Os temporale, Os zygomaticum, Os ethmoidale und Os sphenoidale

Therapie: Therapiebeginn 2006: Mit Schienentherapie und dem Lösen der Restriktionen ist die Patientin beschwerdefrei geworden, bis auf gelegentliche geringe Attacken, die nur kurzfristig anhalten. Dies wird mit Nachkorrektur der Schiene, im Bedarfsfall, behoben.

Aufgrund des Provokationstests entsteht eine Kompression in das Kiefergelenk, in die bilaminäre Zone. Das Os temporale wird in Innenrotation bewegt und dadurch das Ganglion trigeminale aktiviert. Die Austrittspunkte des Trigeminus waren bei dem Palpationstest signifikant hoch. Die muskulären Palpationstests waren erwartungsgemäß hoch.

Auf dem P-Scan waren die Kontakte der linken Seite deutlich intensiver als auf der rechten. Die Kapsel und das Lig. sphenomandibulare der rechten Seite waren bei dem Test immobil, was zu einer weiteren Kompression des Gelenks in die bilaminäre Zone führt.

Auffallend hoch waren die Sinustests, die als weiterer Belastungsvektor durch venöses Aufstauen auf den Gelenkbereich einwirken. Die Membranen ließen keine bis nur geringe Bewegungen zu.

Grundsätzlich erfolgt das Vorgehen bei der **Behandlung von CMD-Patienten** in interdisziplinärer Zusammenarbeit wie folgt, um flexibel auf die Änderungen der Okklusion durch Schiene und osteopathische Therapie reagieren zu können:

- Von zahnärztlicher Seite wird eine Relaxationsschiene mit Eckzahnführung erstellt, sodass keine Kontakte mehr in der Front aufkommen können. Es handelt sich um eine 24-Stunden-Schiene.

- Aus der Kapsel, den Bändern und der Kaumuskulatur wird durch osteopathische Therapie jegliche Spannung entfernt. Meist wandert die Mandibula aufgrund dieser Maßnahmen weiter nach ventral und es kommt erneut zu Frontkontakten. In solchen Fällen muss anschließend die Schiene nachgeschliffen werden, um diese Kontakte wieder zu entfernen. Ein Prozess, der sich immer wiederholt, so lange, bis die Okklusion angepasst und das Kiefergelenk seine individuelle Position stabilisiert hat.

Praxistipp

Für den Patienten zur Eigenbehandlung: Auf beiden Seiten den Jochbogen, mit den Fingern nahe am Ohr, zu den Füßen ziehen und so lange warten, bis der Schmerz nachlässt.

Bei einer CMD-Therapie geht man davon aus, dass sich die Strukturen, die osteopathisch therapiert wurden, annähernd normalisieren. Dieser Zustand soll auf der Schiene eingeschliffen werden, um damit den Behandlungserfolg im positiven Sinne zu beeinflussen. Es ist erforderlich, nach einer Behandlung den Biss mit Silikon zu sichern (▸ **S. 238**).

Diese Vorgehensweise besteht für alle Arten von Früh- und Fehlkontakten: Korrektur der anatomischen Fehlbelastung durch den Osteopathen und Korrektur der Schiene durch den Zahnarzt.

CMD-Patienten haben im Laufe der Zeit ein ungeheures Gefühl für ihren Körper entwickelt. Sie spüren Kontakte und empfinden Dysfunktionen, die mit bildgebenden Verfahren nicht nachweisbar und dennoch vorhanden sind.

Folgt man diesen vom Patienten angegebenen Störungen, stellt man mit Erstaunen fest, dass sie tatsächlich vorhanden sind. Man muss den Patienten Glauben schenken, den von ihnen angegebenen Strukturen folgen und Veränderungen hervorrufen, zur neurophysiologische Umorganisation und Neuprogrammierung, im positiven Sinne. Stressfaktoren werden verringert, wenn Schmerzen nicht mehr das alles bestimmende Element sind und Möglichkeiten zur Vermeidung vom Patienten wieder gesehen werden können.

Stress, Knirschen, Bruxismus sind die klassischen Symptome von CMD-Patienten. Dies wird sich immer in der Muskulatur des M. masseter und M. temporalis bemerkbar machen. Das Einzigartige dieser Muskulatur ist, dass diese Muskeln bei einer Narkose als letzte entspannen und beim Aufwachen als erste wieder aktiviert werden – eine Aussage der Anästhesie.

Zusammenfassung

Beim Tennis werden die Seiten des Schlägers ebenso verformt wie der Tennisball. Wissenschaftliche Arbeiten wurden angefertigt, um solche Annahmen zu untermauern. Im osteopathischen bzw. zahnmedizinischen Kontext kann z. B. die Studie zur Gaumennahterweiterung (Holberg u. Rudzki 2008) herangezogen werden, in der nachgewiesen wurde, dass es zur Verformung am Corpus sphenoidale kommt.

Die Elastizität der einzelnen Knochen und deren Mobilität ist die Voraussetzung, um Dysfunktionen entgegenzuwirken. Lamellenknochen halten einer Druckbelastung von 12 kg/mm^2 und einer Zugbelastung von 10 kg/mm^2 stand.

Das Verspannungssystem der Membranen hat Auswirkungen auf den gesamten Körper. Gefäße sorgen für gute Durchblutung. Für einen verbesserten venösen Abtransport müssen manchmal Techniken eingesetzt werden.

Faszien sind ein faszinierendes biomechanisches System, das dem Osteopathen viele Möglichkeiten für individuelle Behandlungsstrategien eröffnet. Die Galea aponeurotica ist z. B. ein solches System, das sich nach allen Seiten verspannt.

Der Kauapparat mit Kiefer ist ein hochsensibler Bereich, der auf geringste Abweichungen neurophysiologisch reagiert. Die Zunge hat nicht nur die Aufgabe des Sprechens und des Beförderns der Speisen, sondern sie hat eine solche Kraft, dass sich Zähne und der Kiefer verformen können.

Die Muskulatur ist das ausführende Organ und ermöglicht unsere Bewegungen, während das ZNS die Schaltzentrale ist. Dieses Wechselspiel kann durch Dysfunktionen im stomatognathen System irritiert werden.

Die gegenseitige oder auch gleichzeitige Beeinflussung ist es, die das Erkennen zugrunde liegender Störungen erschwert: Sind es die Strukturen oder die Frühkontakte, die primär eine Läsion verursachen?

Interdisziplinäres Denken ermöglicht eine Therapie, die die Ursache von beiden Seiten betrachtet und beeinflusst.
Dieser Weg in der Behandlung von CMD-Patienten ist nur eine der Möglichkeiten. Es gibt noch viele andere Wege, die beschritten werden können und auch müssen, um eine Weiterentwicklung zu erreichen.

Literatur

Bähr M, Frotscher M, Küker W, Duus P. Neurologisch-topische Diagnostik. 8. Aufl. Stuttgart, New York: Thieme; 2003

Bechmann I, Nitsch R. Zentrales Nervensystem, Systema nervosa centrale, Gehirn, Encephalon, und Rückenmark, Medulla spinalis. In: Fanghänel J, Pera F, Anderhuber F, Nitsch R, Hrsg. Waldeyer Anatomie des Menschen. 17. Aufl. Berlin: de Gruyter; 2003: 355 – 554

Benndorf G. Dural Cavernous Sinus Fistulas: Diagnosis and Endovascular Therapy. Berlin, Heidelberg: Springer; 2011

Breul R. Zur Galea aponeurotica [persönliche Mitteilung]. München; 23. 05. 2011

Bundesärztekammer. Wissenschaftliche Bewertung osteopathischer Verfahren. Dtsch Arztebl 2009; 106: A-2325/B-1997/C-1941

Chikly B. Silent Waves: Theory and Practice of Lymph Drainage Therapy: With Applications for Lymphedema, Chronic Pain, and Inflammation. 2nd ed. Florida, USA: Upledger Institute; 2005

Chikly B. Brain parenchyma, nuclei and fluid (brain 1). Seminar am 23. 06. 2011. Freiburg: Deutsche Gesellschaft für Osteopathische Medizin (DGOM); 2011

Drake RL, Vogl W, Mitchell AWM. Gray's Anatomie für Studenten. München: Urban & Fischer/Elsevier; 2007

Faller A, Schünke M. Der Körper des Menschen: Einführung in Bau und Funktion. 15. Aufl. Stuttgart, New York: Thieme; 2008

Fanghänel J, Pera F, Anderhuber F, Nitsch R, Hrsg. Waldeyer Anatomie des Menschen. 17. Aufl. Berlin: de Gruyter; 2003

Fanghänel J, Preuße U. Suturen – Wachstumszonen des Schädels. Osteopathische Medizin 2004; 5: 4 – 8

Feneis H, Dauber W. Feneis' Bild-Lexikon der Anatomie. 10. Aufl. Stuttgart, New York: Thieme; 2008

Fritsch G, Hitzig E. Electric excitability of the cerebrum (Über die elektrische Erregbarkeit des Grosshirns). Arch Anat Physiol Wissen 1870; 37: 300 – 332

Fritsch H, Kühnel W. Taschenatlas Anatomie: 2 – Innere Organe. 10. Aufl. Stuttgart, New York: Thieme; 2009

Heisey SR, Adams T. Role of cranial bone mobility in cranial compliance. Neurosurgery 1993; 33: 869 – 876

Holberg C, Rudzki I. Die Belastung der Schädelbasis bei forcierter Gaumennahterweiterung. QZ 2008; 34: 1088 – 1101

Hopf HC, Kömpf D. Erkrankungen der Hirnnerven. Stuttgart, New York: Thieme; 2006

Kahl-Nieke B. Einführung in die Kieferorthopädie: Diagnose, Behandlungsplan, Therapie. 3. Aufl. Köln: Deutscher Zahnärzte Verlag; 2010

Kravchenko TI, Moskalenko YE, Vartanyan IA. Russische Forschungsstudien im Bereich der kranialen Osteopathie. Osteopathische Medizin 2004; 5: 28 – 29

Kunsch K, Kunsch S. Der Mensch in Zahlen: Eine Datensammlung in Tabellen mit über 20 000 Einzelwerten. 3. Aufl. München: Spektrum Akademischer Verlag/Springer; 2007

von Lanz T, Wachsmuth W. Praktische Anatomie: Kopf – Übergeordnete Systeme. Sonderausgabe. Berlin, Heidelberg, New York: Springer; 2003

Liem T. Dura mater spinalis: Bedeutung in der Osteopathie. Untersuchung der Bewegungs- und Spannungsübertragung. Osteopathische Medizin 2001; 4: 14 – 19

Liem T. Kraniosakrale Osteopathie. 5. Aufl. Stuttgart: Hippokrates; 2009

Liem T, Dobler TK. Checkliste Kraniosakrale Osteopathie. Stuttgart: Hippokrates; 2010

Paoletti S. Faszien: Anatomie, Strukturen, Techniken. 2. Aufl. München: Urban & Fischer/Elsevier; 2011

Piccolino M. Luigi Galvani's path to animal electricity. C R Biol 2006; 329: 303 – 318

Rakosi T. Atlas und Anleitung zur Fernröntgenanalyse. 2. Aufl. München: Hanser; 1988

Reiss G. Gehör- und Gleichgewichtsorgan: Organum vestibulocochleare. In: Fanghänel J, Pera F, Anderhuber F, Nitsch R, Hrsg. Waldeyer Anatomie des Menschen. 17. Aufl. Berlin: de Gruyter; 2003: 593 – 628

Retzlaff EW, Michael D, Roppel R, Mitchell F. The structures of cranial bone sutures. JAOA 1976; 75: 607 – 608

Rübben H, Hrsg. Uroonkologie. 5. Aufl. Berlin, Heidelberg: Springer; 2009

Scherer H. Der Gleichgewichtssinn: Neues aus Forschung und Klinik. 6. Henning Symposium. Wien, Österreich: Springer; 2008: 168

Schleip R. Eine Studie über die Fähigkeit der Faszien, sich aktiv zu kontrahieren und zu entspannen und dabei die Biomechanik des Körpers zu beeinflussen. Osteopathische Medizin 2006; 7: 19 – 20

Schwarzenberg D. Der Elastizitätsmodul: Messung und Anwendung in der Schule [Examensarbeit]. Mainz: Johannes Gutenberg-Universität Mainz, Institut für Physik; 2004: 66

Stelzenmüller W, Wiesner J. Therapie von Kiefergelenkschmerzen: Ein Behandlungskonzept für Zahnärzte, Kieferorthopäden und Physiotherapeuten. 2. Aufl. Stuttgart, New York: Thieme; 2010

Whitaker R, Borley N. Anatomiekompass: Taschenatlas der anatomischen Leitungsbahnen. 2. Aufl. Stuttgart, New York: Thieme; 2003

Zilles K, Tillmann B, Hrsg. Anatomie. Berlin, Heidelberg: Springer; 2010

Zöller JE, Kübler AC, Lorber WD, Mühling JFH. Kraniofaziale Chirurgie: Diagnostik und Therapie kraniofazialer Fehlbildung. Stuttgart, New York: Thieme; 2003

10 Schienentherapie

Nur gemeinsam ist es möglich, bei CMD-Patienten zu einem Erfolg zu kommen. Selektive osteopathische Techniken oder separate zahnärztliche Alleingänge führen nur zu temporären Teilerfolgen. Erst das gemeinsame Konzept ist vielversprechend, erfordert aber von beiden Seiten einiges Wissen aus den jeweiligen Fachbereichen: Nicht nur osteopathische, biomechanische oder zahnmedizinische Zusammenhänge, auch die Herstellung von Schienen und deren Design sollte den beteiligten Therapeuten vertraut sein. Zweck der Schienen ist es, auftretende Kräfte adäquat zu verteilen und der Mandibula die bestmögliche Bewegungsfreiheit zu ermöglichen sowie die bilaminären Zonen zu entlasten. Die Kondylen sollen sich neuromuskulär gesteuert aus einer pathologischen Position dorthin bewegen, wo die Kräfte am besten aufgenommen und weitergeleitet werden können. Dort sollen sie sich nach der Therapie habituell stabilisiert haben, gestützt durch ebenfalls stabile Zahnkontakte einer funktionell ausgeformten Okklusion.

Es ist sinnvoll für die therapeutische Arbeit mit CMD-Patienten auch selbst einmal Schienen herzustellen, um diesen Vorgang von Anfang an verstehen und nachvollziehen zu können. So erhält man ein Gefühl für das Material und die Technik und kann den Zeitaufwand und die Kosten beurteilen. Denn auch dies sind Punkte, die mit den Patienten besprochen werden müssen, bevor überhaupt eine Schienentherapie geplant und mit dem Zahnarzt abgestimmt wird.

Dr. Katrin Dietrich (Zahnärztin, pers. Mitteilung, München 2011):

„Zu Therapiebeginn werden die CMD-Patienten häufig mit einer herausnehmbaren Schiene aus Kunststoff versorgt. Abhängig vom Beschwerdebild werden diese Hilfsmittel nur nachts oder als Dauerschiene eingegliedert. Das Tragen dieses Aufbissbehelfs verhindert das Zusammenbeißen beider Zahnreihen. Dadurch bekommt die Kaumuskulatur ein neues Bewegungsziel, ihre Überaktivität und die Schmerzen werden verringert. Gleichzeitig wird durch die Bisshebung das Gelenkköpfchen nicht mehr so stark nach distokranial in die Gelenkpfanne hineingepresst. Es kommt zu einer Entlastung in den Kiefergelenken. Ziel dieser Vorgehensweise ist, die Kaumuskulatur wieder in eine optimale Funktion zu bringen. Dabei wird die myozentrische Position des Kiefergelenkköpfchens angestrebt.

Erscheint ein CMD-Patient zur Behandlung beim Osteopathen, ist neben der Anamnese eine Inspektion des Mundes und der Zähne sowie die Frage nach einer Schiene zwingend erforderlich. Der Osteopath wird durch seine verschiedenen Behandlungen eine Verbesserung des Beschwerdebildes des Patienten unterstützen. Je nach Erfordernissen wird er dabei das Kiefergelenk mit der Gelenkkapsel, zugehörige Bänder sowie die Kaumuskulatur oder aber auch intraossär behandeln, um dabei die Selbstheilungskräfte des Patienten anzuregen. Auch eine osteopathische Manipulation an anderen Körperstrukturen kann notwendig sein.

Von Bedeutung für den Therapieerfolg des Osteopathen ist dabei das Wissen um die Tragegewohnheiten und die Beachtung der Bisssituation des Patienten auf dem Aufbissbehelf. Die einzelnen Behandlungen in ihrem zeitlichen Ablauf sollten interdisziplinär so organisiert sein, dass nach der Manipulation durch den Osteopathen der Zahnarzt die Schiene begutachtet und gegebenenfalls Korrekturen an ihr vornimmt. Somit wird über den neu eingeschliffenen Aufbissbehelf dem neuromuskulären System das Behandlungsergebnis dauerhaft präsentiert und ist der Ausgangspunkt für die folgende Therapiesitzung. Dabei kommt es nicht nur lokal zu Symptomverbesserungen, sondern durch die muskuläre Verkettung auch an weiter entfernten Körperstellen.

Zunehmend werden die Patienten mit Funktionsstörungen des Kausystems immer jünger. Oft haben schon Kinder mit Eintritt in die Schule Kopfschmerzen unklarer Genese, verbunden mit einem chronisch erhöhten Muskeltonus im Bereich der Kau- und Nackenmuskulatur. Diese Patienten sind nach umfangreicher Anamnese, gemeinsam mit den Eltern, und anschließender Diagnostik in der Mehrzahl der Fälle mit einem ganzheitlichen Therapiekonzept unter primärer Einbeziehung des Osteopathen bzw. Physiotherapeuten zu behandeln.

Dabei kommt in der CMD-Therapie bei Kindern die funktionskieferorthopädische Behandlung mit herausnehmbaren myofunktionellen Geräten (Fränkel, EAO, Bionator) zum Einsatz, da die Eingliederung von Aufbissbehelfen durch das Zahn- und Kieferwachstum bei Kindern nur eingeschränkt möglich ist. Die Behandlung von Kindern erfordert somit immer eine intensive Zusammenarbeit von Zahnärzten und Kieferorthopäden, Osteopathen, Kinderärzten und Eltern, um möglichst einen dauerhaften Behandlungserfolg zu gewährleisten.“

10.1 Patientenaufklärung

Weil die Schienentherapie weitreichende Folgen haben kann, muss der Patient vor Behandlungsbeginn unbedingt über folgende Punkte intensiv aufgeklärt werden.

Folgende Information ist äußerst wichtig für den Patienten: Es gibt mit Beginn der Schienenversorgung quasi kein Zurück mehr, d. h., man kann nicht eine Schienentherapie in die Wege leiten und später die Schiene vorzeitig entfernen. In den meisten Fällen bedeutet das für den Patienten, in den alten Schmerzzustand zurückzufallen. Ein erneuter „Anlauf“ ist danach erfahrungsgemäß oft erheblich schwieriger als beim ersten Mal.

Der Patienten muss aufgeklärt werden über die Tragezeit (Monate, Jahre?) einer Schiene und die damit momentan und zukünftig anfallenden Kosten.

Weiterhin sind die Folgen einer späteren Rekonstruktion zu beachten, wenn die Okklusion so umgesetzt wird, wie es das erarbeitete Schienendesign vorgibt. Dabei kann es zu unterschiedlichen Maßnahmen kommen, wie z. B. der Erneuerung von Brücken, Kronen oder Füllungen. Auch kieferorthopädische oder kieferchirurgische Maßnahmen sind eventuell erforderlich. Diese Maßnahmen kosten Geld und sind im Vorfeld nicht vollständig vorhersehbar.

Dies alles muss im Vorfeld mit dem Patienten besprochen werden.

Ein umfangreiches Aufklärungsgespräch mit dem Patienten ist also unabdingbar, in dem erklärt wird, **was** auf ihn zukommt, **weshalb** er sich für eine Schienentherapie entscheidet und **warum** dies nötig ist.

Nur ein aufgeklärter Patient kann Therapiemaßnahmen nachvollziehen, ihnen folgen und zum Genesungserfolg beitragen.

10.2 Zusammenarbeit zwischen Osteopathen und Zahnmedizinern

Da Patienten mit Beschwerden jeglicher Art in eine osteopathische Praxis kommen, ergibt es sich, dass nach Anamnese und Untersuchung eine kraniomandibuläre Funktionsanalyse durchgeführt werden muss, wenn ein Verdacht auf Parafunktion besteht. Nicht selten ist es erforderlich, dass diese Patienten nicht nur osteopathisch, sondern auch zahnarztlich untersucht und eventuell behandelt werden müssen. Aus den spezifischen Untersuchungen ergeben sich dann weitere Fakten für die Behandlung.

Oft werden Osteopathen mit zahnärztlichen Problematiken konfrontiert. Das Weiterleiten dieser Patienten an ihren fachkundigen Zahnarzt ist unumgänglich, da auch hier die primäre Ursache für eine Dysfunktion liegen kann, die behandelt werden muss.

Seltener kommt es vor, dass Zahnärzte um interdisziplinäre Mitarbeit bitten, es sei denn, es besteht bereits eine engere und vertrauensvolle Zusammenarbeit untereinander. Nur durch fundiertes Wissen über die osteopathischen und zahnmedizinischen Funktionen der Schienentherapie ist es beiden Fachrichtungen möglich, interdisziplinär zu denken und zu handeln.

Das Einschleifen der Schienen obliegt ausschließlich dem Zahnarzt. Dennoch muss auch der Osteopath über das Schienenprofil genaue Kenntnisse haben, um bei Bedarf den Zahnarzt zu kontaktieren und eventuell auch außerhalb des geplanten Einschleifrhythmus die Schiene nach osteopathischer Behandlung nachschleifen zu lassen. Dies kann nötig sein, wenn nach der erfolgten Therapie eine Schienenkorrektur erforderlich ist.

Ebenso muss der Zahnarzt osteopathische Untersuchungstechniken kennen, um beispielsweise den Osteopathen zu kontaktieren, wenn er bei seiner Behandlung kraniale Restriktionen am Patienten feststellt. Das Wissen der jeweiligen Fachrichtung ist enorm wichtig, ohne die fachliche Kompetenz zu überschreiten.

Ganz gleich, ob die Therapie durch den Zahnarzt/Kieferorthopäden oder den Osteopathen eingeleitet wurde: Die Patienten, die mit einer Schiene versorgt werden sollen, werden sowohl den behandelnden Zahnarzt als auch den Osteopathen mit den gleichen Fragen konfrontieren.

Einheitliche Aussagen über Schienenfunktion, Schienendesign, Kosten sowie Behandlungsdauer sind unumgänglich, damit der Patient nicht verunsichert wird und die Behandler seriös und glaubwürdig auftreten.

10.3 Okklusionsschienen

Es gestaltet sich schwierig, einheitliche Aussagen und Ansichten über die Schienen und deren Therapie zu erlangen, da es keine einheitliche Terminologie und Therapie gibt. Dieser Beitrag soll einen kurzen Überblick zu dem Thema geben.

Die Deutsche Gesellschaft für Funktionsdiagnostik und Therapie (DGFDT) sagt dazu in ihrer aktuellen Stellungnahme (Ahlers et al. 2005, S. 79 f.):

„Okklusionsschienen [...] besitzen aufgrund ihrer Reversibilität ein weites Indikationsspektrum und stellen die zahnärztliche Standardmaßnahme in der Primärtherapie dar [...].

Das Wirkprinzip der Okklusionsschienen [...] basiert je nach Gestaltung auf unterschiedlichen neuromuskulären Mechanismen, wobei sie der Harmonisierung der Zahn-, Muskel- und Kiefergelenkfunktionen, [...] insbesondere aber der Ausschaltung okklusaler Interferenzen und Reduktion parafunktioneller Aktivitäten [...], wie des zentrischen und exzentrischen Bruxismus, dienen. Hierfür werden Äquilibrierungsschienen [...] (Synonym: ‚Michigan-Schiene', Stabilisierungsschiene, Relaxationsschiene und Ähnliche) oder vergleichbar wirkende kieferorthopädische Geräte eingesetzt. [...]

Bei Diskusverlagerungen (anterior-medial mit und ohne Reposition) beziehungsweise Struktur- und Stellungsänderungen in den Kiefergelenken dienen Positionierungsschienen (auch Repositionierungsschienen, (Synonyma: Protrusiv- oder Farrar-Schiene [...]) beziehungsweise Dekompressionsschiene, (Synonym: Distraktionsschiene) [...]) oder ähnlich wirkende kieferorthopädische Geräte der Wiederherstellung einer zentrischen Kondylenposition und damit einer physiologischen Kondylus-Diskus-Fossa-Relation. [...]

Die genannten Okklusionsschienen haben sich entsprechend der Indikationsstellung klinisch bewährt und sind durch wissenschaftliche Untersuchungen anerkannt."

Die Bezeichnung Aufbissbehelf ist ein Sammelbegriff jeglicher Schienenarten, sagt aber nichts über deren Funktion aus. Okklusionsschienen dienen in erster Linie dazu, Parafunktionen durch die Okklusion zu beheben. Die ▶ **Tab. 10.1** vermittelt

▶ **Tab. 10.1** Übersicht zur Schienentherapie.

	Beschreibung
Schienenarten	tiefgezogene Schiene, Schutzschiene, Aufbissbehelf mit anteriorem Plateau, Relaxationsschiene, Stabilisationsschiene, exzentrische Schiene, Repositionierungsschiene, Michigan-Schiene, Tanner-Schiene, DROS-Schiene usw.
Kosten	je nach Schienenart an den Zahnarzt verweisen
Tragezeit	24-Stunden-Schiene oder Nachtschiene
Tragedauer	je nach Veränderung der Schmerzen von 1 Jahr bis mehrere Jahre
Rückfall	v. a. durch vorzeitigen Abbruch der Behandlung
Rekonstruktion	nach Schmerzfreiheit über einen längeren Zeitraum
Rekonstruktionskosten	abhängig von den erforderlichen Maßnahmen; bei dem Patienten mit ansprechen, Information vom Zahnarzt einholen

eine Übersicht zu den Schienenarten und weiteren wichtigen Therapieaspekten.

Da es verschiedene Schienenarten gibt, sollen einige der bekanntesten aufgezeigt und näher dargestellt werden. Die Sichtweise zu den einzelnen Schienen ist bei jedem Therapeuten/Behandler sehr unterschiedlich und beinhaltet oft eigene Philosophien und Ansichten.

10.3.1 Allgemeine Grundlagen

Die Schienen sind herausnehmbar oder können im Ober- oder Unterkiefer eingegliedert werden. Sie sind aus hartem oder weichem Kunststoffmaterial. Dieses Material ist auf Verträglichkeit geprüft. Ziele sind:

- Entkoppelung des gewohnten Okklusionsmusters
- Entlastung der überforderten Kaumuskulatur
- Ausgleichen ossärer Restriktionen und faszialer Kettenverläufe
- Aufheben der Nonokklusion, Infraokklusion
- Schutz der Kiefergelenke
- Herausarbeiten der habituellen Bisslage (s. u.)
- Reduktion der Aktivität von Knirschen und Pressen
- Schutz der Zahnhartsubstanz
- Harmonisierung des Systems

Der Hintergrund einer Schienentherapie ist das Aufheben der verzahnten Okklusion, das Ziel ist die myogene und arthrogene Schmerzfreiheit.

Parafunktionen und Muster, die sich verselbstständigt haben, müssen mit ihren dentalen, myogenen, nervalen sowie zentralnervösen Störungen aufgehoben werden.

Informationen, die über afferente Fasern aus dem Periodont aktiviert und über efferente Fasern der motorischen Trigeminuskerne an die Kaumuskulatur weitergeleitet werden, ändern die okklusalen Kontakte durch Lageveränderung des Unterkiefers. Durch das Eingliedern einer Schiene wird die Aktivität der Muskulatur verändert oder aufgehoben.

Die Schienen beheben die Ursache der Dysfunktion allerdings nur so lange, wie sie eingegliedert sind, d. h. getragen werden. Wann immer die Schiene aus dem Mund entfernt wird, treten beim Schlucken, Pressen, Knirschen wieder die alten Muster auf und der Schmerz kann sich verselbstständigen. Dieses physiologische Geschehen ist entscheidend für die Anzahl der Tragestunden pro Tag und die Dauer der Schienentherapie.

Trotz der Schiene bleiben Parafunktionen zunächst weiterhin bestehen (Stressabbau), nur die Wirkung auf die Kapseln, Bänder und Muskeln wird im positiven Sinne verändert. Es wird eine Position der Okklusion gesucht, die zu Schmerzfreiheit und Reduktion der Muskelaktivität führt.

Zu einem späteren Zeitpunkt, wenn eine Schmerzreduktion erfolgt ist und sich die Schienenkontaktpunkte nicht mehr verändern, d. h. wenn eine Stabilisation erreicht wurde, kann eine Rekonstruktion auf der Basis des gefundenen Schienendesigns umgesetzt werden.

Technisch unterscheidet man 2 Arten von Schienen:

1. **Nicht adjustierte Schienen**: Diese sind entweder aus hartem oder weichem Material. Es handelt sich um einen Kunststoffüberzug, der über die Zahnbögen – meistens im Oberkiefer – angefertigt wird und verhindern soll, dass weitere Zahnsubstanz abgenützt wird bzw. die Abrasionen der Okklusionsfläche noch verstärkt werden, z. B. tiefgezogene, relativ weiche Miniplastschienen. Diese Schienen werden nachts getragen und sollen keinen Einfluss auf die Okklusion nehmen.
2. **Adjustierte Schienen**: Dies sind Schienen, die gezielt eine Veränderung der Okklusion bewirken und nach genauen Analysevorgaben hergestellt werden. Diese Schienen sind meist aus hartem Material und können im Ober- oder Unterkiefer eingegliedert werden. Sie sollen nachts und so viel wie möglich auch tagsüber getragen werden.

10.3.2 Bestimmung der Kondylenposition

Kenntnisse über die Kondylenposition sind notwendig für das Verständnis der Schienentherapie.

Die Definitionen für die zentrische, habituelle und therapeutische Kondylenposition sind von Bedeutung für die Therapie.

Ahlers und Jakstat (2011) definieren die physiologische als **zentrische Kondylenposition**, bei der die Kondylen nicht kranioventral verschoben und seitengleich sind, wobei ihrer Meinung nach die habituelle Okklusion selten mit der zentrischen Okklusion zusammenfällt.

Die Deutsche Gesellschaft für Funktionsdiagnostik und Therapie (DGFDT) hat die zentrische Kondylenposition als *„kranio-ventrale, nicht seitenverschobene Position beider Kondylen bei physiologischer Kondylus-Diskus-Relation und physiologischer Belastung der beteiligten Gewebestrukturen“* definiert.

Dapprich (2011, S. 422) schreibt: *„Zentrische Kondylenposition ist reproduzierbar. Seit über 35 Jahren haben einzelne Zahnärzte, wie J. Schmitter, ihre Patienten ganzheitlich und interdisziplinär behandelt. Dabei zeigte sich, dass sich bei diesen Patienten die Kondylenposition und damit die Okklusion nicht mehr veränderten, wenn die Kiefergelenke und die Wirbelsäule mit dem Bewegungsapparat eine funktionelle und störungsfreie Einheit bildete.“*

Bumann und Lotzmann (1999, S. 50) definieren die zentrische Kondylenposition als *„kranioventrale nicht seitenverschobene Position beider Kondylen bei physiologischer Kondylus-Diskus-Relation und physiologischer Belastung der beteiligten Gewebe. Die zentrische Kondylenposition ist völlig unabhängig von der Okklusion eines Patienten“.*

Laut Prof. Dr. Stefan Kopp (2009) beschreibt die *„,zentrische Realisation' […] die physiologische Position der Kiefergelenke, in der alle Strukturen entspannt sind. Die Kondylen sind nicht verlagert.“*

*„**Habituelle Kondylenposition** ist die gewohnheitsmäßig eingenommene Kondylenlage an der Protuberantia articularis. Sie ist ausschließlich von der statischen Okklusion des Patienten abhängig. Im Idealfall kann die zentrische- und habituelle Kondylenposition übereinstimmen* (Bumann u. Lotzmann 1999, S. 50).

Die *„**therapeutische Kondylenposition** ist eine vom Behandler festgelegte Position des Kondylus mit dem Ziel, eine funktionelle Einheit mit dem Diskus zu bilden und die bilaminäre Zone temporär zu entlasten“* (Bumann u. Lotzmann 1999, S. 50).

Wie die „ideale“ Kondylenposition für den Patienten zu benennen ist, ob zentrisch, habituell oder therapeutisch, ist durch obige Ausführungen nicht eindeutig definiert.

Aus Sicht der Osteopathen ist die **habituelle Kondylenposition** und deren Individualität wünschenswert. Es sollte auch das Gefühl des Patienten, ob diese Schiene und deren Okklusion angenommen werden kann, berücksichtigt werden.

Ein wichtiges Arbeitsmittel auf dem Weg zur Verbesserung der Situation ist die Aufbissschiene, mit deren Herstellung man praktischerweise vertraut sein sollte.

10.3.3 Schienentypen

Klassische Okklusionschienen werden im Allgemeinen von fast allen Zahnmedizinern nach den heute gültigen Prinzipien hergestellt. Es gibt verschiedene Schienenarten, die jeweils einen anderen therapeutischen Hintergrund haben.

Anteriores Plateau (frontaler Aufbiss nach Harwey) – Reflexschiene

Das **anteriore Plateau** wird bei Parafunktionen und Okklusionsstörungen eingesetzt. Diese Schiene bewirkt u. a. ein Ausschalten des M. temporalis posterior (der M. temporalis posterior zieht die Kondylen nach dorsal-kranial), sodass kein Druck in die bilaminäre Zone mehr möglich ist. Aus diesem Grund wird eine Schiene aus Kunststoff mit einer horizontalen Auflage, dem anterioren Plateau in den Oberkiefer eingegliedert (▸ **Abb. 10.1**). Beim Schließen des Mundes entsteht nur Kontakt im Bereich der Frontzähne, sodass der M. temporalis posterior nicht aktiviert wird. Ansonsten ist kein weiterer Kontakt möglich (Lotzmann 1998). Diese Schienenart ist für den akuten Schmerzzustand vorgesehen und sollte nicht länger als ein paar Tage eingesetzt werden, bis eine zum Therapiekonzept passende Schiene hergestellt wurde.

Die **„Jig-Schiene“** hat die gleiche Funktion wie das anteriore Plateau. Sie verhindert ebenfalls das

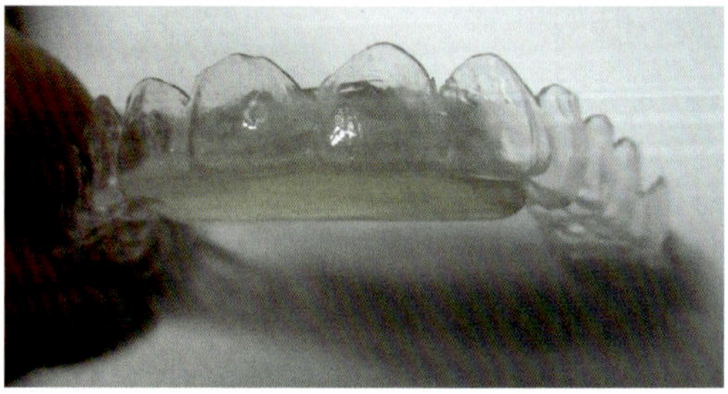

▸ **Abb. 10.1** Anteriores Plateau (Jig-Schiene) – eine Tiefziehschiene, bei der von 12 – 22 eine horizontale Kunststofffläche aufgebaut wird.

nächtliche Knirschen, und so können sich z. B. nachts keine großen Kräfte entfalten. Es gibt auch Therapeuten, die diese Schiene über längere Zeit tragen lassen. Die Ursache des Problems ist damit allerdings nicht behoben. Manchmal wird die Überlastung damit vorübergehend aufgehoben.

Dieses anteriore Plateau gibt es auch fertig im Dentalhandel zu kaufen. Diese Version ist vorgefertigt und wird mittels einer thermoplastischen Silikonmasse im Frontbereich des Oberkiefers eingesetzt.

„*Vorteil ist hier der Preis, Nachteil ist der schlechtere Tragekomfort und die Abstützung auch des Schienenteiles nur an den Frontzähnen, was zu Veränderungen der Zahnposition im Seitenzahnbereich führen kann. Auch ist es theoretisch möglich, das relativ kleine Teil zu verschlucken oder zu aspirieren, wenn es nicht korrekt angefertigt wurde*“ (Dr. Walter Kerf, pers. Mitteilung, Herrsching 2012).

Relaxationsschiene (adjustierte Positionierungsschiene)

Die „**Relaxationsschiene**“ ist eine klassische Okklusionsschiene und für die Therapie der CMD besonders geeignet. Sie wird im Oberkiefer oder im Unterkiefer eingegliedert und umfasst schützend die Zähne. Das Schienendesign ist im molaren Bereich glatt, d. h. ohne Impressionen, damit der Mandibula eine größtmögliche Mobilität ermöglicht wird. Eine Front-Eckzahn-Führung mit Retrusionsschutz ist dabei aber vorhanden (▶ **Abb. 10.2**).

Im molaren Bereich kommt es auf beiden Seiten zu einer Abstützung von mindestens 3 Kontakten, wobei die Front-Eckzahn-Führung in der Statik keine Kontakte aufweisen soll. In der dynamischen Okklusion, d. h. bei der Seitwärtsbewegung, sind Kontakte in der Front- und Eckzahnführung erwünscht, dafür aber keine Kontakte im molaren Gebiet. Nach Fertigstellung der Relaxationsschiene wird im Artikulator zuerst die Okklusion auf statische und dynamische Kontakte geprüft, ehe die Schiene bei dem Patienten eingesetzt wird.

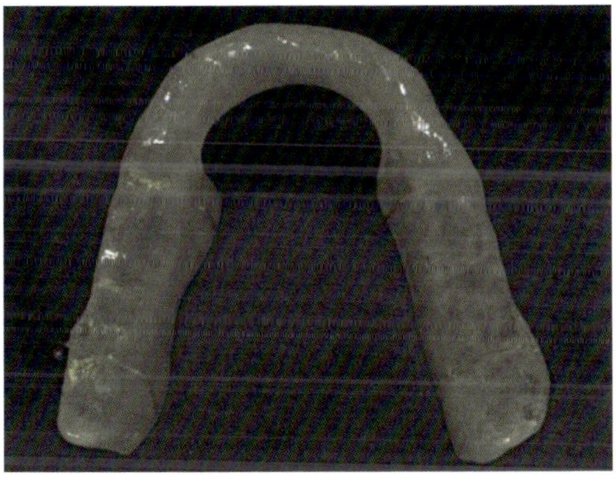

▶ **Abb. 10.2** Relaxationsschiene.

Es soll eine stabile Kondylenposition erreicht werden durch Ausbalancieren der Muskulatur. Das wiederum hat eine muskuläre Deprogrammierung zur Folge, die für den späteren Langzeiterfolg sorgt. Diese Schiene soll außerdem die Zähne schützen, wenn nachts aufgrund psychischer Belastung mit den Zähnen gepresst und geknirscht wird.

Anwendung findet die Relaxationsschiene ebenfalls vor prothetischen Maßnahmen und vor kieferorthopädischer Chirurgie (Kopp 1999).

Tragedauer. Getragen wird die Relaxationsschiene mehrere Monate in der Nacht oder durchgehend Tag und Nacht. Sie sollte dann nur zum Reinigen herausgenommen werden, d. h., sie verbleibt auch beim Essen im Mund.

Nach Erreichen einer stabilen Kondylenposition, d. h., die statischen Kontakte sind stabil und es gibt auch nach osteopathischer Vorbehandlung keine Veränderung mehr im Okklusalmuster der Schiene, kann ein Umbau in eine Stabilisationsschiene mit „normalem“ okklusalem Profil erfolgen (Kopp 1999).

Stabilisationsschiene (adjustierte Positionierungsschiene)

Die Indikation ist eine Sicherung der therapeutischen Zentrik nach einer erfolgreich abgeschlossenen Relaxationsschienentherapie oder anderen vorangegangenen Schienentherapien. „*Sie ist die letzte kondyläre Stabilisierungsbrücke*“ (Kopp 1999, S. 53) vor der zahnärztlichen Rekonstruktion/Restauration.

Diese Schiene ist in Bau und Form mit der Relaxationsschiene identisch, nur das Okklusaldesign stellt sich anders dar. Es weist Impressionen auf, hat einen Retrusionsschutz, d. h., ein Gleiten nach dorsal wird verhindert. Alle Seitenzähne haben Punktkontakte, Frontkontakte entstehen erst bei einer Protrusion.

Tragedauer. Die Tragedauer beträgt 24 Stunden, genauso wie bei der Relaxationsschiene.

Diese Schiene sollte so lange eingegliedert bleiben, bis eine stabile Kondylenposition gewährleistet und die durch die Relaxationsschiene erarbeitete „neue" Zentrik gesichert ist. Aus osteopathischer Sicht sollten keine Restriktionen in den kranialen Bereichen vorhanden sein und der Schmerzzustand durch die Dysfunktion aufgehoben oder mindestens auf ein geringes Maß reduziert sein (auf der VAS bei 2 – 3). Außerdem muss eine konstante Reproduktion der Kontakte auf der Schiene vorhanden sein. Ist dieser Zustand über einen größeren Zeitraum gegeben, kann eine Rekonstruktion der Zähne erfolgen.

Konstruktionsprinzip der Relaxations-/Stabilisationsschiene:

- **statische Kontakte:**
  - keine zentrischen Kontakte im Schneidezahngebiet: keine Frontkontakte, da diese sensorisch eine retrale Lage der Mandibula und damit eine Belastung der bilaminären Zone bewirken; ebenso kann eine Überlastung der Front zu Abrasionen der Zahnsubstanz führen
  - keine zentrischen Kontakte im Eckzahngebiet: keine Kontakte an den Eckzähnen
  - punktförmige Kontakte im Seitenzahngebiet: Abstützung im prämolaren und molaren Bereich, um eine Stabilität der Mandibula sicherzustellen
- **dynamische Kontakte:**
  - Schneidezahnführung: Bei einer Protrusion der Mandibula müssen die Frontzähne Kontakt haben.
  - Eckzahnführung: Wird die Mandibula in eine Mediotrusion bewegt, dürfen sich nur der untere und obere Eckzahn berühren; alle anderen Zähne müssen kontaktfrei bleiben.

Dieses Schienendesign hat sich in der Praxis als besonders geeignete Therapieform in der interdisziplinären Zusammenarbeit erwiesen. Die Vorteile liegen darin, dass die Mandibula absolute Bewegungsfreiheit hat, in keiner Weise eingeschränkt wird und der Biss seine individuelle Lage finden kann, sodass die aufkommenden Kräfte verteilt und nicht mit „Kraftpeaks" an das ZNS weitergegeben werden. Dadurch, dass dieser Schienentyp eine glatte Oberfläche aufweist, ist ein Abrutschen über einen Höcker nicht mehr möglich, und es wird eine ungewollte neurophysiologische Aktivität der Rezeptoren verhindert.

Dekompressionsschiene

Bei dieser Relaxations-/Stabilisationsschiene gehört die osteopathische Begleittherapie mit zum Behandlungskonzept.

Sie wird bei Gelenkgeräuschen, bei Gelenkkompression, bei Kapselfibrosierung und allen Funktionsstörungen eingesetzt. Das Schienendesign entspricht dem einer Relaxations- oder Stabilisierungsschiene, je nach Zustand des Patienten.

Tragedauer. Auch diese Schiene wird 24 Stunden getragen.

Die Schiene bleibt so lange eingegliedert, bis die Okklusion stabil und die Symptome nicht mehr vorhanden sind.

Repositionierungsschiene

Die Repositionierungsschiene ist eine Stabilisationsschiene und soll einen verlagerten Diskus wieder „einfangen". *„Sie unterscheidet sich durch ihre Konstruktionsmerkmale von einer ‚normalen' Stabilisierungsschiene, über die Okklusion wird der Unterkiefer in eine anteriore Position gezwungen, in welcher der verlagerte Diskus (wieder) auf dem Kondylus aufliegt. Man erkennt diesen Platz am Zeitpunkt des Verlagerungsknackens und natürlich an einer Aufzeichnung der Kondylarbewegung"* (Dr. Walter Kerf, pers. Mitteilung, Herrsching 2012).

Diese Schiene hat Impressionen und einen Retrusionsschutz, alle Seitenzähne haben Punktkontakt, eine Front-Eckzahn-Führung ist ebenfalls vorhanden (Kopp 1999).

„Im Laufe der Behandlung wird durch Verändern des okklusalen Reliefs der Unterkiefer mit aufliegendem Diskus Stück für Stück zurückgeholt bis in seine physiologisch ‚normale' Position." (Dr. Walter Kerf, pers. Mitteilung, Herrsching 2012)

Wegen besserer Compliance der Patienten wird sie im Unterkiefer eingegliedert.

Tragedauer. Die Repositionierungsschiene wird 24 Stunden auch beim Essen getragen und mindestens 6 Monate verwendet, bis zur Abnahme der Gelenkgeräusche und Schmerzfreiheit.

Protrusionsschiene

Eine Protrusionsschiene ist zur Entlastung der dorsalen Kiefergelenke geeignet. Der Unterkiefer wird in eine ventrale Position geführt (Lotzmann 1998).

Distraktionsschiene

Die Distraktionsschiene hat eine geringe Protrusionsführung mit einem leicht distrahierenden Effekt im Gelenk (Lotzmann 1998).

Brux-Checker (Hilfsmittel zur Aufzeichnung nächtlicher Parafunktionen)

Dies ist eine einseitig farbig beschichtete Folie von 0,1 mm und wurde im Jahr 2000 in Japan entwickelt. Die Folie wird über das Gipsmodell tiefgezogen und von dem Patienten eine Nacht lang getragen. Aufgrund des Abriebs der Folie lassen sich Interferenzen des Knirsch- und Bruxismusmusters, die nachts unbewusst auftreten, deutlich erkennen.

Die Schienen werden nur in der Nacht getragen. Die unbewussten Abrasionen, die nun sichtbar geworden sind, können jetzt individuell eingeschliffen werden. Die Kontaktpunkte, die im Stehen tagsüber entstanden sind, können so verbessert werden. Wie man bei den T-Scan-Testungen gesehen hat (▸ **S. 95** ff.), ist es ein gravierender Unterschied, ob die Okklusion im Stehen, Liegen oder Sitzen geprüft wird. Die Kontaktpunkte sind in der Intensität und Position anders geartet, was von großer Bedeutung ist, wenn man bedenkt, dass am Kauapparat im µ-Bereich getestet und auf der Schiene geschliffen wird – jede noch so geringe Veränderung registriert wird und Wirkung zeigt.

Aus osteopathischer Sicht wäre es sinnvoll, eine zusätzliche Nachtschiene zu haben, die nach den Abrasionen der Brux-Checker eingeschliffen ist (▸ **Abb. 10.3**). Man darf den zusätzlichen Kostenaufwand aber nicht außer Acht lassen.

Ein Beitrag zum Brux-Checker von Frau Gruber, Zahnärztin (pers. Mitteilung, Kirchseeon 2011):

„Es ist zu überlegen, ob im Laufe der Therapie nicht von Zeit zu Zeit über die vorhandenen adjustierten Schienen nochmalig Brux-Checker angefertigt werden, um in regelmäßigen Abständen auch nächtliche Bewegungsmuster auf der vorhandenen Schiene sichtbar zu machen. Dies würde meiner Meinung nach genauere Einschleifmaßnahmen ermöglichen.“

SensoBite (diagnostisches Hilfsgerät)

Um eine Bruxismustherapie exakt auf den Patienten abzustimmen, wurde SensoBite entwickelt. Es ist ein Diagnostikinstrument, das dem Patienten und dem Zahnarzt durch Aufzeichnungen ein direktes Feedback gibt.

In einen Aufbissbehelf wird eine Elektronik eingearbeitet, die vollständig in die Schiene integriert ist (▸ **Abb. 10.4**). Zu dem System gehört eine Box, die am Körper getragen wird und nachts neben das Bett zu legen ist. Über einen Infrarotsender mit geringer Leistung (wie bei medizinischen Implataten) werden auftretende Zahnkontakte aufgezeichnet und gespeichert. Zur anschließenden Auswertung können diese Daten über eine USB-Schnittstelle auf einen Computer übertragen werden.

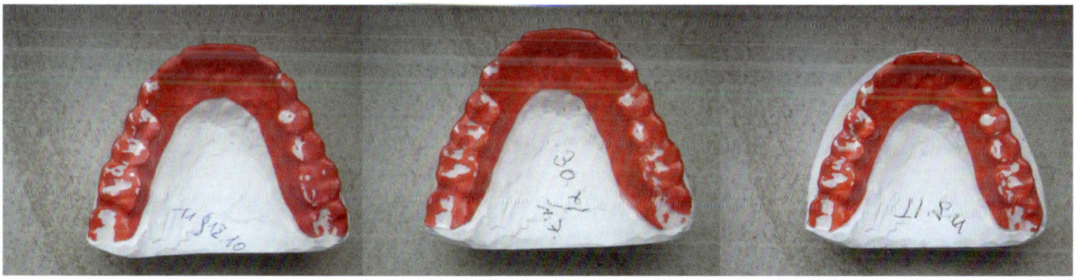

▸ **Abb. 10.3** Brux-Checker – Interferenzen werden durch das nächtliche Tragen der Brux-Checker sichtbar. Demzufolge können Nachtschienen auf die sonst nicht sichtbaren Belastungsstrukturen exakt eingeschliffen werden.

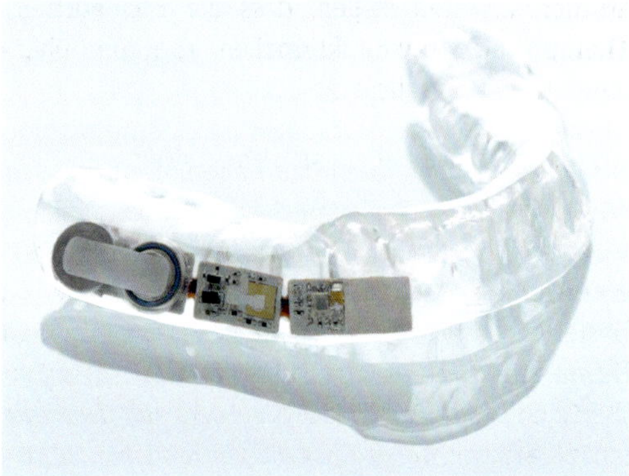

▶ Abb. 10.4 SensoBite.

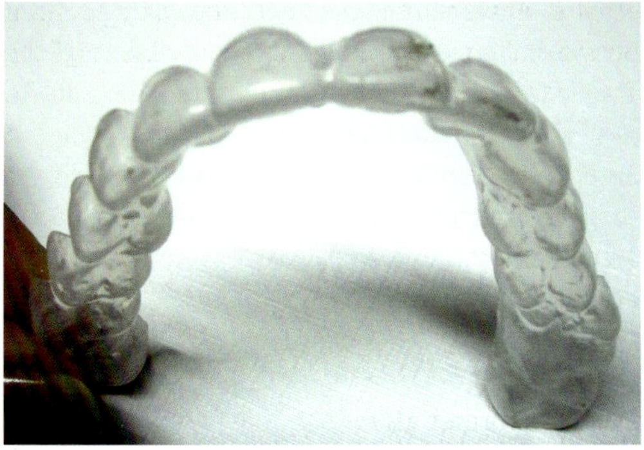

▶ Abb. 10.5 Tiefziehschienen, „Knirscherschienen“, Miniplastschiene.

Tiefziehschienen, „Knirscherschienen“, Miniplastschienen (Resilienz- oder Schutzschiene, nicht adjustiert)

Der Begriff „Knirscherschiene“ ist kein wissenschaftlicher Ausdruck, sollte aber erwähnt werden, weil er oft von Patienten und in der Umgangssprache verwendet wird.

Diese Schienen sind nicht adjustierte Schienen, d. h., diese Schienen werden nicht zur Korrektur der Okklusion angefertigt, sondern dienen lediglich zum Schutz der Zähne. Sie werden meist aus relativ weichem tiefgezogenem Material hergestellt, ohne Berücksichtigung der Okklusion, und sollen lediglich die Hartsubstanz vor Abrieb schützen (▶ Abb. 10.5).

Das Verarbeiten von Stresssituationen über die Kaumuskulatur ist in der heutigen Zeit enorm erhöht, es wird und kann der Stress nicht mehr über verstärkte körperliche Arbeit abgebaut werden. Die ungelösten psychischen Probleme werden so in den nächtlichen Schlaf mitgenommen, um durch das unbewusste Knirschen und Pressen abreagiert zu werden.

Die „Knirscherschienen“ sind ein sinnvoller und effektiver Schutz, da Zähne bis zur Pulpa abradiert werden können. Dies wird deutlich sichtbar, wenn man die unteren Zähne betrachtet und die fast plan geknirschten Zahnstümpfe sieht. Die Okklusion allerdings wird bei dieser Konstruktion außer Acht gelassen.

Aqualizer (Resilienz-/Reflex-Aufbissbehelf)

Der Aqualizer ist ein „Einweg-Aufbissbehelf“. Er besteht aus weichen Kunststoffpolstern auf beiden Seiten, die miteinander über einen dünnen Schlauch (Kommunikation) verbunden sind (▶ Abb. 10.6). In diesen Polstern befindet sich Flüssigkeit (destilliertes Wasser). Dieser Aufbissbehelf wird im Oberkiefer getragen, der Ausgleichsschlauch befindet sich zwischen den Oberkieferfrontzähnen und der Lippe. Eine Aussparung für das Lippenbändchen ist eingearbeitet. Die Polster werden auf beiden Seiten zwischen die Ober- und Unterkiefermolaren gelegt. Bei Mundschluss ruhen die Zähne auf den Polstern. Ist die Kraft der Kaumuskulatur auf einer Seite zu aktiv, wird die Flüssigkeit über den Verbindungsschlauch auf die kontralaterale Seite verlagert, es kommt zu einem Ausgleich beider Seiten.

Das Anwendungsgebiet ist schnelle und sehr effektive Hilfe für einen akuten Schmerzzustand des Patienten, aber nur für die Zeit, die benötigt wird, um eine adäquate Schienentherapie einzuleiten. Das Material ist leider nicht für eine dau-

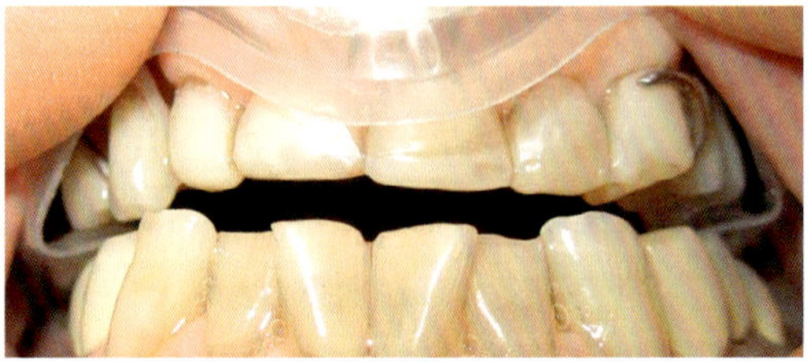

▶ Abb. 10.6 Aqualizer.

erhafte Anwendung geeignet und hält je nach Beißverhalten oft nur wenige Tage. Die tägliche Tragedauer ist abhängig von dem Beschwerdebild des Patienten und seiner beruflichen Tätigkeit, das Sprechen ist mit einem Aqualizer nur bedingt möglich und das äußere Erscheinungsbild beim Tragen mutet in der Öffentlichkeit zuweilen etwas wunderlich an.

Face-Former (Funktionsgerät)

Der Face-Former als Funktionsinstrument ist zwar kein Aufbissbehelf (▶ **Abb. 10.7**), gehört aber doch zum Bereich der Schienen, wenn auch nur im weitesten Sinne. Er wurde in der Logopädie entwickelt, als Trainingsgerät für die orofaziale Muskulatur bei Kindern und Erwachsenen.

Im Bereich der CMD liegt eine Vielzahl der Dysfunktionen im Weichteilbereich. Vorwiegend bei Kindern sind myofasziale Dysfunktionen zu beobachten.

Beispiel. Beispiele für inkompetenten Lippenschluss ist die Hyperaktivität des M. mentalis, Mundatmung, Lippeninkompetenz oder ein frontal offener Biss. Vor allem wird die Lippenmuskulatur aktiviert, die einen großen Einfluss auf die Zahnbögen ausübt. Es ist eine „aktive" Mundvorhofplatte zur Koordination der Muskulatur sowie zur neurophysiologischen Harmonisierung.

Der Face-Former ist auch verwendbar bei:

- Knirschen und Pressen
- Habits
- geistiger Anstrengung
- körperlicher Anstrengung
- in Stresssituationen

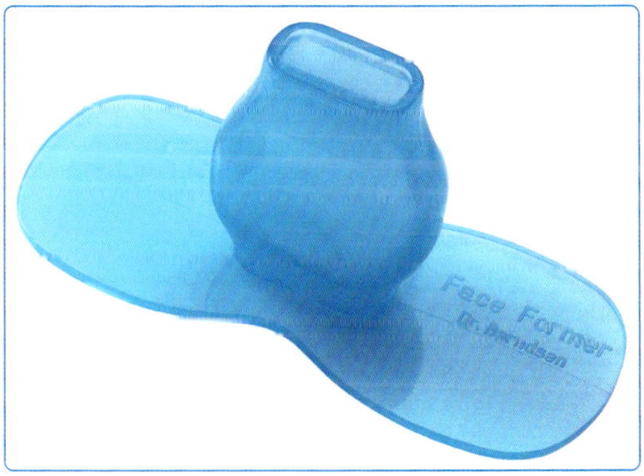

▶ **Abb. 10.7** Face-Former.

Studien konnten zeigen, dass die Face-Former-Therapie der myofunktionellen Therapie überlegen war (Kahl-Nieke 2012).

NTI-Schiene (Reflexschiene, nicht adjustiert)

Das Besondere der NTI-Schiene ist, dass diese aus einem vorgefertigten thermoplastisches Material besteht. Der Vorteil liegt im Preis, der Nachteil darin, das es ein relativ kleines Gerät ist, sodass die Gefahr besteht, es nachts zu verschlucken oder gar zu aspirieren.

Weitere Schienentypen

Die Schienentypen lassen sich einteilen in Positionierungs- bzw. Reflexschienen:

- **Positionierungsschienen**: Entlastungsschienen, Dekompensationsschienen, Protrusionsschienen, Repositionierungsschienen, Farrar-Schienen. Diese Schienen sind okklusal adjustierte Aufbissbehelfe – entspricht der Stabilisationsschiene.
- **Reflexschienen**: Jig-Schienen, anteriores Plateau, Resilienzschienen (weich bleibende Schienen). Sie alle sind nicht adjustierte Schienen.

Die folgenden Schienentypen lassen sich danach so einordnen:

- **Zentrikschiene:** Synonym für Michigan-Schiene, Entspannungsschiene, Äquilibrierungsschiene, Bisserhöhungsschiene. Sie wird in den Oberkiefer eingegliedert und gehört zur Gruppe der Positionierungsschienen.
- **DROS-Schiene** (adjustierte Positionierungsschiene): Die Abkürzung bedeutet „Diagnostische-, Relaxierende-, Orientierende und Stabilisierende Schiene". Sie wird in den Oberkiefer eingegliedert und in einer 1. Phase (DROS I) als anteriores Plateau gestaltet. In einer 2. Phase (DROS II) wird sie zu einer Relaxationsschiene umgearbeitet, mit Front- und Eckzahnführung und planem Aufbiss im Seitenzahnbereich (Positionierungsschiene).
- **Michigan-Schiene**: Sie wurde um 1950/1960 an der University of Michigan entwickelt, nach dem Konzept „Freiheit in der Zentrik". In den Oberkiefer eingegliedert gehört sie ebenfalls zur Gruppe der Positionierungsschienen. Die meisten heute verwendeten Positionierungs-

schienen sind auf die Michigan-Schiene zurückzuführen.

- **Tanner-Schiene** (adjustierte Positionierungsschiene): Diese blockiert bestimmte unerwünschte Bewegungen. Sie wird in den Unterkiefer eingegliedert und gehört zur Gruppe der Positionierungsschienen.
- **Äquilibrierungsschiene:** Sie wird in den Ober- oder Unterkiefer eingegliedert und gehört zur Gruppe der Positionierungsschienen.
- **Drum-Schiene:** Dies ist eine einfache, tiefgezogene Schiene, die in den Ober- oder Unterkiefer eingegliedert wird und zur Gruppe der Knirscherschienen zählt.
- **Jig-Schiene** (Front-Aufbiss-Schiene): Sie wird in den Oberkiefer eingegliedert und gehört zur Gruppe der Reflexschienen.
- **NTI-Schiene:** Diese vorgefertigte Schiene wird im Mund mithilfe von thermoplastischem Material auf die Frontzähne angepasst und funktioniert, wie auch die Jig-Schiene und das anteriore Plateau, über einen Reflex, der durch den allgemeinen Frontzahnkontakt aktiviert wird und auch im Schlaf erhalten bleibt. Nach S. Boyd (USA) reduziert der Reflex die mögliche Muskelkraft der Schließer um ca. 70% (Diese Information stellte Dr. med. dent. Gerhard Heitmann zur Verfügung.). Die NTI-Schiene gehört damit ebenfalls zur Gruppe der Reflexschienen.
- **Zentrikschiene:** Synonym für Michigan-Schiene, Positionierungsschiene, Äquilibrierungsschiene

In ▸**Tab. 10.2** ist eine Übersicht der gängigen Schienentypen zusammengeführt.

10.3.4 Auswahl der Schiene

Für die osteopathisch-zahnärztliche Zusammenarbeit sinnvoll sind:

- **anteriores Plateau**, für eine schnelle Entlastung der Kaumuskulatur und zur Kurzzeittherapie

▸**Tab. 10.2** Übersicht der Schienentypen (ohne Anspruch auf Vollständigkeit).

Schienentyp	Kurzbeschreibung
anteriores Plateau	Reflexschiene
Aqualizer	Resilienz-/Reflex-Aufbissbehelf
Brux-Checker	Aufzeichnung nächtlicher Parafunktionen
Distraktionsschiene	adjustierte Positionierungsschiene
DROS-Schiene	adjustierte Positionierungsschiene
Drum	s. „Knirscherschiene“
Face-Former	Funktionsgerät
Farrar-Schiene	adjustierte Positionierungsschiene
Jig-Schiene	Reflexschiene
MAGO-Schiene	adjustierte Positionierungsschiene
„Knirscherschiene“, Tiefziehschiene, Miniplast-schiene	Resilienz-Schutzschiene, nicht adjustiert
Michigan-Schiene	adjustierte Positionierungsschiene
NTI-Schiene	nicht adjustierte Reflexschiene
Performance Mouthwear	nicht adjustierte Reflexschiene
Relaxationsschiene	adjustierte Positionierungsschiene
Repositionsschiene	adjustierte Positionierungsschiene
SensoBite	diagnostisches Hilfsgerät
Stabilisationsschiene	adjustierte Positionierungsschiene
Tanner-Schiene	adjustierte Positionierungsschiene
Zentrikschiene (Michigan-Schiene)	adjustierte Positionierungsschiene

- **Relaxationsschiene**, die sich als individuell auf den Patienten eingestellte Aufbisshilfe nach jeder osteopathischen Behandlung so anpassen lässt, dass der erarbeitete Therapieerfolg bis zur nächsten Sitzung bei jedem Zusammenbeißen reproduziert und so erhalten wird – geeignet zur Langzeittherapie
- **Stabilisationsschiene**, so lange osteopathische Vorbehandlungen zum Einschleifen benötigt werden

Die beste Schiene ist die, die man nicht benötigt! Nur wenn sich eine Schienentherapie nicht vermeiden lässt, sollte diese eingesetzt werden.

Bei akuten Schmerzen und Verspannungen werden eingesetzt:
- Aqualizer als 1. Hilfsmaßnahme
- anteriores Plateau, Jig-Schiene, NTI-Schiene, Notbehandlung

Nach einer Notbehandlung muss die Ursache angegangen werden:
- Relaxationsschiene, freie Bewegungsmöglichkeit für den Unterkiefer
- Stabilisationsschiene, um den erarbeiteten Biss zu stabilisieren

All diese Maßnahmen sollten osteopathisch begleitet und unterstützt werden, um einen schnelleren und dauerhaften Erfolg zu sichern.

Oberkiefer- oder Unterkieferschiene (nach Prof. Dr. S. Kopp)

Die Meinungen über die Positionierung der Schienen im Ober- oder Unterkiefer sind kontrovers. Es gibt Vor- und Nachteile. Dies soll näher beleuchtet werden.

- Primär muss die Schiene dort eingesetzt werden, wo Zahnlücken sind: Fehlen im Oberkiefer Zähne, muss eine Oberkieferschiene angefertigt werden und umgekehrt.
- Die Ästhetik spielt in der heutigen Zeit eine enorme Rolle, deshalb ist es eher angebracht, eine Unterkieferschiene einzugliedern. Beim Lachen und Sprechen werden die Zähne sichtbar, eine Unterkiefer- ist im Gegensatz zur Oberkieferschiene weitgehend unsichtbar.
- Auch eine klare und störungsfreie Aussprache ist in der Gesellschaft von enormer Wichtigkeit. Die Zunge gewöhnt sich relativ schnell an die Schiene im Unterkiefer und mit lautem Lesen kann man dies beschleunigen. Im Oberkiefer platzierte Schienen erschweren das Sprechen, v. a. die S-Laute sind für die Zunge eine Herausforderung.
- Die Front- und Eckzahnführung dagegen ist in der Dynamik mit einer Oberkieferschiene leichter durchzuführen aufgrund der stabilen Position desselben (Punctum fixum).
- Die Funktion der Seitenzähne ist bei der Ober- und Unterkieferschiene identisch.

Zusammenfassend kann gesagt werden, dass die Unterkieferschiene eine höhere Akzeptanz bei den Patienten hat, als nicht störend empfunden wird und problemlos 24 Stunden getragen wird. Die Oberkieferschiene wird aus ästhetischen Gründen bei einer Tragedauer von 24 Stunden nur dann akzeptiert, wenn der Leidensdruck sehr hoch ist, d. h., der Schmerzlevel auf der VAS bei 7 – 10 liegt. Ein individuelles Vorgehen bei der Schienenlokalisation ist zu empfehlen (▶ **Tab. 10.3**).

▶ **Tab. 10.3** Pro und kontra Ober- und Unterkieferschiene (X = vorteilhaft).

Aufbissbehelf	Oberkiefer	Unterkiefer
Ästhetik	–	X
Funktion Zunge	–	X
Funktion Sprache	–	X
Funktion Frontzahn	X	X
Funktion Eckzahn	X	(X)
Funktion Seitenzahn	X	X

10.4 Herstellung einer Okklusionsschiene

Zur Herstellung einer Schiene wird zunächst eine Funktionsanalyse benötigt. Dies ist ein messtechnisches Verfahren, das das stomatognathe System erfasst. Es wird eine 3-dimensionale Unterkieferbewegung registriert sowie die artikuläre Führung der Kondylen (Kopp 2009).

10.4.1 Vorbereitende Maßnahmen

Die Herstellung von Schienen erfolgt mit folgenden Hilfsmitteln, in der angegebenen Reihenfolge:

1. Gesichtsbogen
2. Spurschreibung
3. Registrat
4. Modelle für Ober- und Unterkiefer
5. Artikulator

Gesichtsbogen

Der Gesichtsbogen wird am Schädel ausgerichtet als Bezugsebene für die Messungen oder anhand von Durchschnittswerten. Im Labor entspricht er dem Oberteil des Artikulators.

Zur Scharnierachsenbestimmung wird der Drehpunkt des Unterkiefers markiert (▶ **Abb. 10.8**).

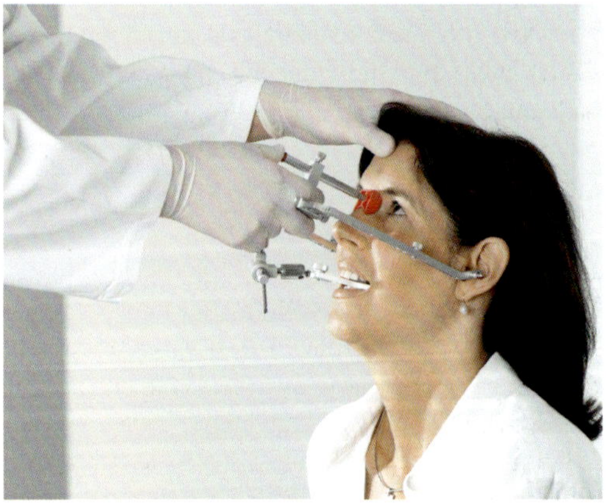

▶ **Abb. 10.8** Scharnierachsenbestimmung mit dem Gesichtsbogen.

Spurschreibung

Die Spurschreibung zeichnet die Kondylenbewegungen auf: Öffnen/Schließen, Protrusion/Retrusion, Mediotrusion/Laterotrusion. Die Werte dienen der Diagnostik sowie der Programmierung des Artikulators.

Anstelle des Gesichtsbogens wird der Oberkiefer nach neueren Erkenntnissen auch mithilfe der sog. „HIP-MOUNT“-Technik oder des „Head-Lines“-Gesichtsbogens einartikuliert. Damit vermeidet man Fehler, die durch nicht symmetrische Schädelformen entstehen und bei verdreht einartikulierten Oberkiefermodellen falsche Auftreffwinkel der Unterkieferzähne zur Folge haben. Die Spurschreibung dient dann überwiegend zur Feststellung und Lokalisation von Störungen im Bewegungsablauf (Schöttl 2011).

Registrat

Die Modelle werden über ein aktuelles Registrat („Biss“) in „zentrischer Relation“ montiert (▶ **Abb. 10.9**). In dieser Position wird die Schiene an die Okklusion angepasst.

Modelle für den Ober- und Unterkiefer

Es werden Abdrücke des Ober- und Unterkiefers erstellt, die dann mit Gips ausgegossen werden (▶ **Abb. 10.10**).

Artikulator

Mit dem Registrat werden Ober- und Unterkiefermodelle im Artikulator montiert (▶ **Abb. 10.11**). Dieser wird mit den zuvor gemessenen Werten programmiert und ermöglicht so eine genaue Nachahmung der individuellen Bewegungsmöglichkeiten des Unterkiefers des Patienten. Mit einer Okklusionsfolie werden die vorhandenen Zahnkontakte überprüft.

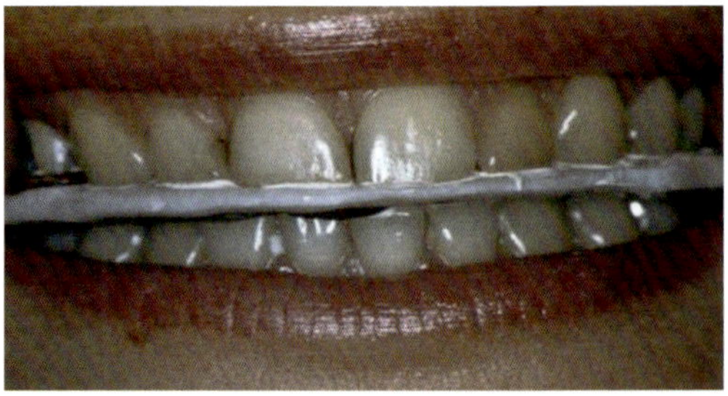

▶ **Abb. 10.9** Registrat.

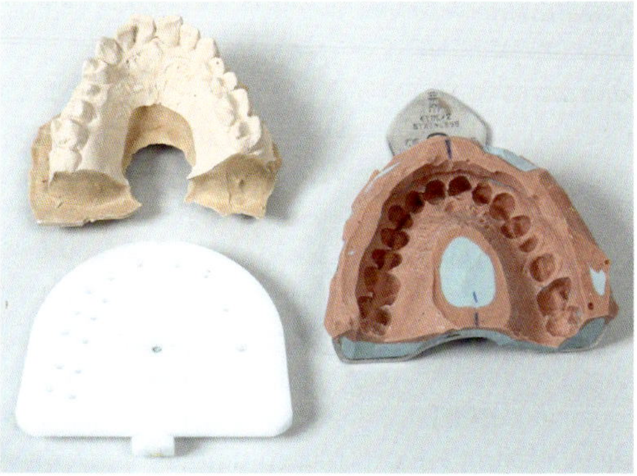

▸ **Abb. 10.10** Gipsmodelle von Ober- (links) und Unterkiefer (rechts).

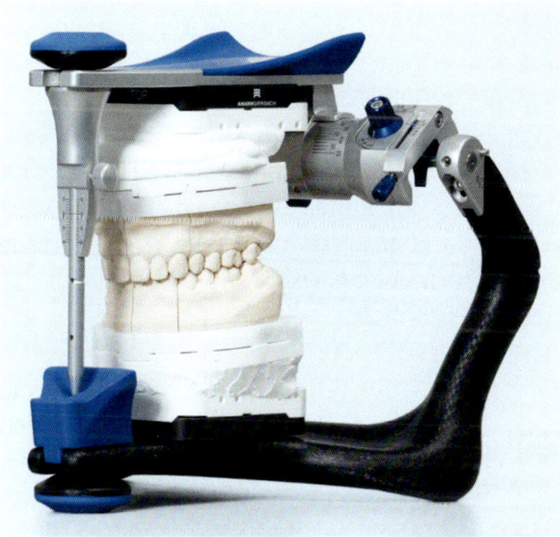

▸ **Abb. 10.11** Artikulator mit Gipsmodellen.

10.4.2 Anfertigung und Materialien

Die Schienentypen bestehen aus verschiedenen Materialien, die der Funktion der Schiene gerecht werden.

Relaxationsschiene

Dieses Schienendesign ist im molaren Bereich eben/plan und bietet so eine statische Abstützung auf beiden Seiten im Seitenzahngebiet. Das Bild zeigt eine sog. „gestreute Schiene“ aus festem Kunststoff (▸ **Abb. 10.12**).

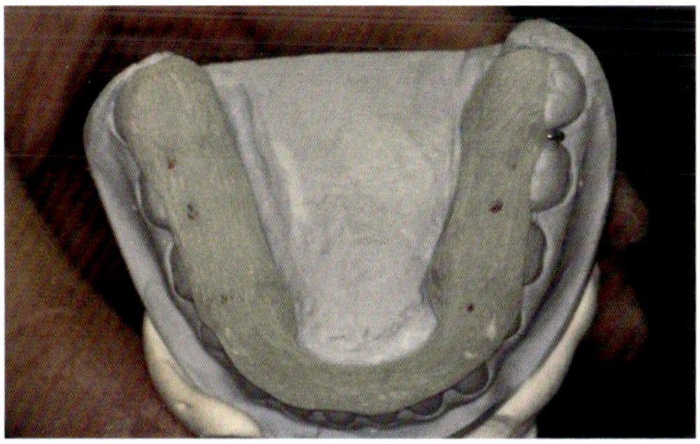

▸ **Abb. 10.12** Relaxationsschiene.

Lichthärtende Kunststoffe

Diese werden beispielsweise in schwarzer Verpackung in Stangenform geliefert. Dieses Material lässt sich wie Knete formen. Es wird über die Modelle modelliert und in einem Lichtofen ausgehärtet.

Kaltpolymerisate

Diese Schienen werden im Streuverfahren angefertigt, d. h. mit einem Kunststoffpulver und einer speziellen Flüssigkeit (Methacrylat). Abwechselnd wird Pulver aufgestreut und mit der Flüssigkeit beträufelt, so lange, bis eine Schienenform erreicht ist. Das Auspolymerisieren erfolgt mit dem Artikulator in einem Drucktopf.

Tiefgezogene Schienen

Eine Spezialfolie (2,0 mm) wird durch Thermoverformung von Kunststoff (Tiefziehen) auf die Oberfläche aufgebracht und auspolymerisiert (Wasserbad und Drucktopf). Anschließend wird aus Kaltpolymerisat die Kaufläche (Okklusion) aufgetragen und modelliert.

Tiefziehschienen (Knirscherschienen)

Das Modell des Oberkiefers wird in ein Druckformgerät gelagert. In dem Gerät befinden sich Kügelchen, in die das Modell gelegt wird. Über dieses Modell wird eine klare, durchsichtige 0,5 mm dicke Tiefziehfolie gelegt, das Gerät geschlossen und mit einem Arbeitsdruck von 0,5 – 2,5 bar und einem Infrarotstrahler tiefgezogen.

10.5 Interdisziplinärer Behandlungsablauf zum Einschleifen der Schienen

Der **Behandlungsablauf** stellt sich folgendermaßen dar: Der Patient wird osteopathisch vorbehandelt, wobei der Schwerpunkt auf der „Kieferproblematik" liegt. Das Freiarbeiten des Kiefers sollte folgende myogene Strukturen beinhalten:

1. Sehne des M. temporalis (Druck in die bilaminäre Zone)
2. M. pterygoideus lateralis (einseitige Aktivität zieht die Mandibula zur kontralateralen Seite)
3. M. pterygoideus medialis (Verschiebung der Mittellinie)
4. M. masseter (erhöhte Kaukraft)
5. mimische Muskulatur (myogene Spannung)
6. Mundboden (erhöhter Zungendruck gegen die Maxilla)
7. Kaudaltraktion (eingeschränkte Rotation, fixierte Kapsel)
8. rostromediale Translation/Mediotrusion (eingeschränkte Mahlbewegung)
9. Lig. sphenomandibulare (eingeschränkte Protrusion)
10. Lig. stylomandibulare (Hemmung der Protrusion)

Nach einem solchen Therapieablauf ist zeitnah die Schienenkorrektur durchzuführen, was idealerweise in denselben Räumen und seitens der Therapeuten „Hand in Hand" stattfindet.

Ist dies aus organisatorischen Gründen nicht möglich, muss der Biss gesichert werden, damit die Mobilität der Schädelknochen und die spannungsfreie Muskulatur erhalten bleiben. Diese **Bisssicherung** kann auf mehrere Weisen erfolgen:

- Mit einer Watterolle auf je einer Seite im Seitenzahnbereich. Diese Bisssicherung sollte nicht länger als max. 15 min andauern. Diese Form ist unangenehm für den Patienten durch den starken Speichelfluss.
- Zur Bisssicherung wird eine Silikonmasse verwendet. Die Silikonmasse wird mit einer Härterpaste gemischt, als Rolle auf die Unterkiefer leicht angedrückt und mit dem Bissschluss des Patienten in Form gepresst und überflüssiges Material mit einem Exacto-Messer entfernt. So wird eine Veränderung der erarbeiteten Okklusion verhindert. Die Tragezeit liegt bei bis zu ca. 5 Stunden.
- Zur Bisssicherung kann auch ein Aqualizer verwendet werden, der zwar den relaxierten Zustand nach der osteopathischen Behandlung erhält, aber den Nachteil hat, dass ein Kauen und Verschieben möglich ist. Dieses Wasserkissen hat andererseits den Vorteil, dass es mehrfach verwendet werden kann. Der Silikonschlüssel für die Bisssicherung ist dagegen nur für den einmaligen Gebrauch bestimmt, da sich die Situation des Kiefers und der Kaumuskulatur nach jeder osteopathischen Therapie verändert darstellt.

Der Patient begibt sich mit der Bisssicherung direkt nach erfolgter Therapie zum Zahnarzt, der die Schiene mittels Folientest kontrolliert und anpasst, bis keine Differenzen mehr vorhanden sind.

Der Patient gibt als letzter an, ob die Okklusion der Schiene für ihn angenehm ist oder ein Störkontakt vorhanden ist. Auf keinen Fall darf geäußert werden „Es beißt sich schon ein!", denn das passiert eben nicht.

10.5.1 Schienenkontrolle nach osteopathischer Behandlung

Kontakte werden auf der Schiene mittels einer Folie dargestellt, die je nach Folienfarbe Spuren auf der Schiene hinterlässt (▶ S. 53). Die am meisten verwendeten Farben sind schwarz oder blau, rot und grün.

> Es wird die statische Kontrolle beispielsweise mit schwarzer oder blauer Folie durchgeführt, die dynamische Kontrolle mit roter oder grüner Folie. Die verschiedenen Farben sind nötig, um die Statik von der Dynamik zu unterscheiden.

Es gibt verschiedene Möglichkeiten, die Okklusionsfolien einzuspannen:

- U-förmige Bissgabeln für breite Folien für die gleichzeitige Kontrolle des gesamten Gebisses oder
- gerade Folienhalter für die Testung jeweils einer Seite der Okklusion mit schmaleren Folienstreifen. Hier sollten dann 2 Folienhalter

verwendet werden, um eine neurophysiologische einseitige Aktivierung zu vermeiden.

Beide Systeme haben ihre Vorteile, je nach Mundgröße des Patienten und Vorlieben des Behandlers.

10.5.2 Adjustieren der Schiene

Der Zahnarzt führt die Schienenkontrolle mit einer Lupenbrille durch, um Kontakte und eventuelle Schlifffacetten auf dem Aufbissbehelf zu kontrollieren, und schleift anhand dieser Informationen die Schiene ein. Beurteilt wird ebenso, ob beim Mundschluss ein Gleiten sichtbar wird. Die Abstützung sollte möglichst gleichmäßig verteilt werden. Die Reihenfolge der Wichtigkeit der Kontakte lautet wie folgt: a) 6er, b) 5er, c) 4er, d) 7er.

Folgende 2 Funktionen werden auf der Schiene überprüft:

1. Die **Statik**, d. h. das Zusammentreffen der oberen und unteren Zähne, wird z. B. mit schwarzer Folie durchgeführt. Beurteilt wird, wo und wie intensiv die Kontakte sind. Der Patient wird aufgefordert, den Mund zu öffnen und wieder zu schließen. In der Umgangssprache sprechen wir vom „Klappern lassen“. Dabei sollte darauf geachtet werden, dass der Patient nicht auf der Schiene „herumhämmert“, weil er glaubt, dass seine Fehlfunktion dann besser sichtbar wird. Das ist nicht der Fall, da durch massives „Klappern“ eher alle Kontakte auf der Schiene abgebildet werden, statt der ersten Kontakte. Es genügt, 1 oder 2 × leicht den Mund zu öffnen und zu schließen, damit Frühkontakte sichtbar werden, die es zu entfernen gilt.
2. Die Prüfung der **Dynamik** wird mit roter oder grüner Folie durchgeführt. Diese Bewegung ist das Nachempfinden einer Kaubewegung: Der Patient wird aufgefordert, den Mund zu schließen und anschließend den Unterkiefer nach ventral (Protrusion) sowie nach lateral (Mediotrusion) zu bewegen, also nach vorn, rechts und links zu „rutschen“. Eine gute anschauliche Ausdrucksweise ist, „alles ist erlaubt“. Damit wird dem Patienten nicht eine bestimmte Richtung vorgegeben, um ein einseitiges neurophysiologisches Aktivieren der Muskulatur zu verhindern. Mit dieser Bewegungsaufforderung bleibt der Patient unbeeinflusst und das Testergebnis wird nicht aufgrund neurophysiologischer Fehlinformation verfälscht.

Der Okklusionstest sollte im Stehen ohne hohe Schuhabsätze durchgeführt werden, also in **„Neutral-Null-Haltung“** (▸ S. 95 ff.). Dies ist wichtig, da sich das Okklusionsmuster mit wechselnder Lageposition verändert.

Weiter ist darauf zu achten, dass die Okklusion im Ganzen aufgezeichnet wird. Testet man nämlich erst einen Quadranten und dann den anderen, so verfälscht es das Gesamtergebiss, da sich das ZNS sehr rasch neurophysiologisch auf diese Situation einstellt: Die Augen erfassen spontan und blitzartig die auszuführende Situation.

Kontakte werden dort sichtbar, wo auf der Schiene die farbige Folie liegt. Nicht vergessen: Nur leicht „klappern“ lassen, damit nur die Frühkontakte abgebildet werden.

Trotz aller Bemühungen kommt es bei der Schienentherapie immer wieder dazu, dass die Patienten die Schiene nicht mehr verwenden. Folgende Gründe für das Absatzen der Schienentherapie wurden ermittelt (Bijkerk 2003):

- 68,5 %: Absetzen der Schiene aufgrund Beschwerdefreiheit
- 14,8 %: wegen okklusaler Weiterbehandlung
- 5,6 %: Stagnation des Behandlungserfolgs (nach Beschwerdereduktion trat keine weitere Verbesserung mehr ein)
- 9,3 % wegen Misserfolg
- 1,9 % wegen Schienenunverträglichkeit

Beitrag von Frau Gruber, Zahnärztin (pers. Mitteilung, Kirchseeon 2011):

„Rückblickend bis heute wurde mir in den Jahren als Zahnärztin und ‚Betroffene‘ ein mehr und mehr multifaktorieller Zusammenhang deutlich. Das Kiefergelenk ist nicht isoliert zu betrachten und rein zahnmedizinisch und schienentechnisch zu therapieren.“

Dr. Walter Kerf (pers. Mitteilung, Herrsching 2012):

„Wir wünschen Ihnen, liebe Kollegen und Osteopathen, viel Erfolg bei dieser erfüllenden Tätigkeit und denken Sie daran, dass auch sehr ‚schwierige‘ Patienten nicht kommen, um uns zu ärgern, sondern wieder Spaß am Leben haben können wie Sie

und ich, wenn sie nun endlich keine Schmerzen und Behinderungen mehr erdulden müssen.“

Zusammenfassung

Keinen darf es verwundern, dass in der Schienentherapie eine hohe Schmerzreduzierung durch die Eliminierung von störenden Kontakten erreicht wird. Man muss sich bewusst machen, dass dieses hochsensible System leicht ein Haar zwischen den Zähnen spüren kann, es sogar als sehr störend empfindet. Dem wird in der Zahnmedizin Rechnung getragen: Die farbigen Testfolien haben eine Stärke von 8 µ, die Testfolien zur mechanischen Okklusionskontrolle sogar nur von 5 µ.

Die Schienentherapie ist ein einfaches System, ein leicht anzuwendendes Behandlungskonzept, um bei CMD-Patienten die Schmerzkaskade zu verringern oder ganz zu eliminieren. Sie entlastet den Kauapparat, normalisiert den Muskeltonus und die parafunktionelle Aktivität. Gewohnte Bissmuster werden entkoppelt, Früh- und Erstkontakte ausgeglichen, es kommt zu einer neurophysiologischen Harmonisierung.

Für einen fachfremden interdisziplinären Mitstreiter sind die vielen verschiedenen Schienenbezeichnungen verwirrend. Ein klares Konzept, welche Schiene am besten geeignet ist, lässt sich bis jetzt nicht erkennen. In der Zusammenarbeit von Zahnarzt und Osteopath hat sich in der niedergelassenen Praxis die Relaxations-/Stabilisationsschiene als bestes Konzept bewährt. Zeitnahes Einschleifen der Schiene ist am effektivsten, wenn Zahnarzt und Osteopath in den gleichen Räumlichkeiten sind und „Hand in Hand“ arbeiten. Das Urteil des Patient, ob die Okklusion der Schiene für ihn angenehm ist oder ein Störkontakt vorhanden ist, ist maßgebend. Ein „Es beißt sich schon ein!“ darf es nicht geben, denn das passiert auf keinen Fall. Was es macht, sind Dysfunktionen.

Literatur

Ahlers MO, Freesmeyer W, Fussnegger M et al. Zur Therapie der funktionellen Erkrankungen des kraniomandibulären Systems. Stellungnahme der DGZ und der DGZMK. ZM 2005; 95: 78 – 81

Ahlers MO, Jakstat HA, Hrsg. Klinische Funktionsanalyse: Manuelle Strukturanalyse – Interdisziplinäre Diagnostik. 4. Aufl. Hamburg: dentaConcept; 2011

Bijkerk V. 5 Jahres-Longitudinaluntersuchung und Analyse prognostischer Faktoren für den klinischen Verlauf von mit Zentrik- oder Distraktionsschienen therapierten Patienten [Dissertation]. München: LMU München, Medizinische Fakultät; 2003

Bumann A, Lotzmann U. Farbatlanten der Zahnmedizin, Bd. 12. Funktionsdiagnostik und Therapieprinzipien. Stuttgart, New York: Thieme; 1999

Dapprich J. Die zentrische Kondylenposition – Fiktion oder schon Realität? ZMK 2010; 26: 422 – 423

Dietrich K. Schienentherapie bei CMD-Patienten [persönliche Mitteilung]. München; 2011

Gruber A. Beiträge zum Brux-Checker und Schlussbetrachtung [persönliche Mitteilung]. 2011

Kahl-Nieke B. Evaluation einer innovativen apparativen Therapie zur Harmonisierung der orofazialen Muskulatur und Funktion. Im Internet: http://www.face-former.de/studien/unihamburg-new; Stand: 17. 08. 2012

Kerf W. Informationen zur Schienentherapie [persönliche Mitteilung]. 2012

Kopp S. Arbeitsanleitung 3: Okklusionspositionen [Skript]. Jena: Klinikum der Friedrich-Schiller-Universität Jena Poliklinik für Kieferorthopädie; 1999

Kopp S. Inderdisziplinäres Management der Kraniomandibulären Dysfunktion – Teil 3 [Skript]. Frankfurt a.M.: Seminarzentrum Frankfurt; 2009

Lotzmann U. Okklusionsschienen und andere Aufbißbehelfe: Grundlagen zur Theorie und Praxis. 4. Aufl. München: Verlag Neuer Merkur; 1998

Lotzmann U. Skript zur Zahnärztlichen Funktionsdiagnostik. Marburg: Universität Marburg; 2006

Schöttl R. Die Gleichschaltung des Artikulators mit dem Patienten. 2. Aufl. Unterleinleiter: MediPlus Verlagsgesellschaft; 2011

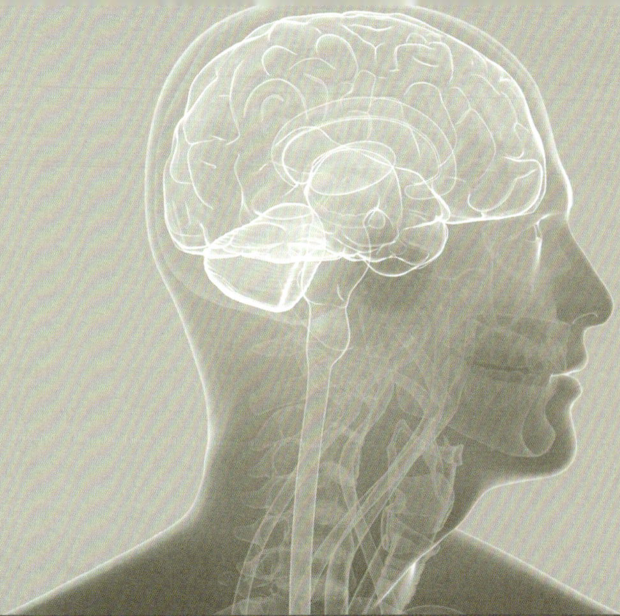

© SciePro/stock.adobe.com

Anhang

11 Abbildungsnachweis

Abb. 1.2: aus van den Berg F. Angewandte Physiologie 2: Organsysteme verstehen und beeinflussen. Bd. 2. 2. Aufl. Stuttgart: Thieme; 2005: 347

Abb. 2.2: Dorothea Prodinger-Glöckl, Erstveröffentlichung in pt_Zeitschrift für Physiotherapeuten_64 [2012] 7

Abb. 3.1: aus Liem T. Kraniosakrale Osteopathie. 5. Aufl. Stuttgart: Hippokrates; 2010: 491

Abb. 3.4: nach Hebgen E. Viszeralosteopathie. 4. Aufl. Stuttgart: Haug; 2011: 19

Abb. 6.4 – 6.6: nach Prof. S. Kopp, Frankfurt

Abb. 6.9: Quelle: Rakosi T. Atlas und Anleitung zur Fernröntgenanalyse. München: Hanser; 1988: 152, 179. Abdruck mit freundlicher Genehmigung des Autors sowie des Deutschen Ärzte Verlages

Abb. 6.13: nach Prof. S. Kopp, Frankfurt

Abb. 7.1: aus Liem T. Kraniosakrale Osteopathie. 5. Aufl. Stuttgart: Hippokrates; 2010: 83

Abb. 7.17: aus Liem T. Kraniosakrale Osteopathie. 5. Aufl. Stuttgart: Hippokrates; 2010: 240, von Dr. med. Louis-Philippe Dombard, Brüssel/Overijse/Belgien. Abdruck mit freundlicher Genehmigung von Dr. med. Louis-Philippe Dombard

Abb. 8.2 – 8.4: Prof. S. Kopp, Frankfurt in Zusammenarbeit mit Frau Dorothea Prodinger-Glöckl, Erstveröffentlichung in pt_Zeitschrift für Physiotherapeuten_64 [2012] 7

Abb. 8.16 a u. b: Cumdente GmbH, Tübingen

Abb. 8.22 – 8.23: nach Prof. S. Kopp, Frankfurt

Abb. 8.30: aus Schünke M, Schulte E, Schumacher U. Prometheus. LernAtlas der Anatomie. Kopf, Hals und Neuroanatomie. Illustrationen von M. Voll und K. Wesker. 3. Aufl. Stuttgart: Thieme; 2012

Abb. 8.58: aus Liem T. Kraniosakrale Osteopathie. 5. Aufl. Stuttgart: Hippokrates; 2010: 234

Abb. 9.24: Reprinted with permission from the CranioSacral Therapy Slide Series, Upledger Institute International © 1986

Abb. 9.33 – 9.35: aus Schünke M, Schulte E, Schumacher U. Prometheus. LernAtlas der Anatomie. Kopf, Hals und Neuroanatomie. Illustrationen von M. Voll und K. Wesker. 3. Aufl. Stuttgart: Thieme; 2012

Abb. 9.43: aus Schünke M, Schulte E, Schumacher U. Prometheus. LernAtlas der Anatomie. Kopf, Hals und Neuroanatomie. Illustrationen von M. Voll und K. Wesker. 3. Aufl. Stuttgart: Thieme; 2012

Abb. 9.53: aus Schünke M, Schulte E, Schumacher U. Prometheus. LernAtlas der Anatomie. Kopf, Hals und Neuroanatomie. Illustrationen von M. Voll und K. Wesker. 3. Aufl. Stuttgart: Thieme; 2012

Abb. 9.55: aus Schünke M, Schulte E, Schumacher U. Prometheus. LernAtlas der Anatomie. Kopf, Hals und Neuroanatomie. Illustrationen von M. Voll und K. Wesker. 3. Aufl. Stuttgart: Thieme; 2012

Abb. 9.67: aus Schünke M, Schulte E, Schumacher U. Prometheus. LernAtlas der Anatomie. Allgemeine Anatomie und Bewegungssystem. Illustrationen von M. Voll und K. Wesker. 3. Aufl. Stuttgart: Thieme; 2012

Abb. 10.4: Innovationszentrum Medizinische Elektronik e. V. Eine Initiative des Heinz Nixdorf Lehrstuhl für Medizinische Elektronik, TU-München

Abb. 10.7: Dentaurum GmbH & Co. KG, Ispringen

Abb. 10.8, 10.10, 10.11: Amann Girrbach®-Archiv, Pforzheim

Zeichnungen (mit Ausnahme von Abb. 1.3, 6.10 und 7.18: Christine Lackner, Ittlingen): B'n M Medical Graphics LTD, Paphos/Zypern

Alle anderen Abbildungen: Autorin

Abbildung Zwischentitel: © SciePro/stock.adobe.com

12 Sachverzeichnis

S

T